老年疾病药物治疗与处方

主编　贾　曦　张　婷　郭　婕　孙　华
　　　樊晓燕　聂瑞朋　钟　蕾

四川科学技术出版社

图书在版编目（CIP）数据

老年疾病药物治疗与处方/贾曦等主编. —成都：
四川科学技术出版社，2024.10. —ISBN 978 – 7 – 5727
– 1579 – 2

Ⅰ．R453

中国国家版本馆 CIP 数据核字第 20242RN769 号

老年疾病药物治疗与处方

LAONIAN JIBING YAOWU ZHILIAO YU CHUFANG

主　　编　贾　曦　张　婷　郭　婕　孙　华　樊晓燕　聂瑞朋　钟　蕾

出 品 人　程佳月
责任编辑　欧晓春
封面设计　刘　蕊
责任出版　王　英
出版发行　四川科学技术出版社
　　　　　成都市锦江区三色路 238 号　邮政编码 610023
　　　　　官方微博：http://weibo.com/sckjcbs
　　　　　官方微信公众号：sckjcbs
　　　　　传真：028 – 86361756
成品尺寸　185mm×260mm
印　　张　20.75
字　　数　500 千
印　　刷　成都一千印务有限公司
版　　次　2024 年 10 月第 1 版
印　　次　2024 年 10 月第 1 次印刷
定　　价　88.00 元

ISBN 978 – 7 – 5727 – 1579 – 2

邮　　购：成都市锦江区三色路 238 号新华之星 A 座 25 层　邮政编码：610023
电　　话：028 – 86361770

本书编委会

主　编　贾　曦　张　婷　郭　婕　孙　华　樊晓燕
　　　　　聂瑞朋　钟　蕾
副主编　孙文丽　齐振玲
编　委（排名不分先后）
　　　　　贾　曦　枣庄市精神卫生中心（枣庄市立第二医院）
　　　　　张　婷　山东省康复医院
　　　　　郭　婕　山东省疾病预防控制中心
　　　　　孙　华　高密市柏城中心卫生院
　　　　　樊晓燕　滨州市第二人民医院
　　　　　聂瑞朋　东明县焦楼卫生服务中心
　　　　　钟　蕾　上栗县人民医院
　　　　　孙文丽　青岛圣林源老年病医院
　　　　　齐振玲　枣庄市台儿庄区涧头集镇中心卫生院

前　　言

　　随着人类的发展和社会的进步，特别是人民生活水平的不断提高和全民健康状况的日益改善，人类的寿命普遍延长，人口老龄化问题已经成为人们关注的重要社会问题。研究老年人的健康问题，满足老年人的健康需要，提供优质的老年医疗服务，提高老年人的生活质量，已成为医学领域的重要课题。因此，为适应老年医学的发展和社会老龄化的需求，我们在繁忙的工作之余，积多年临床经验，并参考众家学说，精心编写成《老年疾病药物治疗与处方》一书，奉献给读者，以期对老年疾病的诊断、治疗有所帮助。

　　本书以突出中西医药学的特色和优势为主，借鉴现代医学的研究成果，系统地将老年疾病的病因、临床表现和药物治疗进行分类编写，补充了民间部分偏方、验方，覆盖了中西医药学治疗措施的各个方面。

　　本书简明扼要、重点突出、全面实用、条理清晰，适合临床医生和老年人阅读。

　　由于编者水平有限，在本书中，不妥之处在所难免，恳请读者不吝赐教和批评指正，以便不断修订完善。

编　者

2024 年 4 月

目　录

第一章 总 论

第一节 老年人的解剖生理学特征

人到老年，会产生不少生理变化。除了外在的容貌出现须发斑白、皱纹满布、褐斑点点、牙齿脱落、弯腰驼背外，主要是各器官系统的衰老及萎缩，进而出现功能变化。

一、老年人的外貌特征

老年人皮肤由于失水、皮下脂肪与弹性组织逐渐减少以及受到肌肉牵拉而产生皱纹，皱纹最早出现在额部，以后在眼角、耳前颞部及口角两边出现。一些老年人的面部皮肤呈暗灰色，有的呈油灰色、无光泽，有的呈暗黄色。由于皮肤弹性丧失，皮肤松弛可有眼睑、耳及颚下垂，较胖的老年人颈部组织下垂并有脂肪沉积，可出现下颌脂肪袋。

老年人以眼睑肿胀为特征，可出现下睑袋，80岁以后由于脂肪减少可造成眼球凹陷，眼球常可出现"老年环"。这是由于角膜周边轮状浑浊的缘故。

老年人由于椎间盘萎缩变薄，脊柱变短且弯曲，因此可出现驼背或身高降低，一般来说，80岁以上的老年人身高比年轻时下降10~15 cm。

老年人的体重一般会逐渐减轻，男性较女性明显，随年龄增加皮下脂肪的分布有显著变化。有学者研究认为，男性65~79岁脂肪厚度从平均1.2 cm减少到1.0 cm，80岁以上平均为0.9 cm；女性皮下脂肪厚度变化较少，80岁以上平均厚度为1.4 cm。

毛发脱落是衰老的又一现象，随年龄的增长毛发逐渐变稀、变白或变黄且易断裂。

二、消化系统变化

（一）咀嚼

老年人由于口腔卫生差及保护不当等原因，出现牙龈萎缩，牙齿松动脱落，这样可影响食物的磨碎，妨碍消化吸收。

（二）味觉和嗅觉

老年人由于舌乳头味蕾细胞随着年龄的增长而逐渐萎缩，导致味觉和嗅觉功能下降，闻知及感知食物气味的能力下降而影响食欲。

（三）胃肠道

老年人由于肠黏膜变薄，腺体绒毛萎缩，平滑肌弹性降低，功能减弱，腺体分泌量不足，导致胃肠蠕动减弱，各种消化酶及消化液分泌减少，使消化功能下降。

（四）肝、胆、胰

老年人肝细胞减少，纤维组织增多，蛋白质合成及解毒功能下降。胆囊收缩力下降，胆汁淤积，容易形成胆囊炎及结石。胆汁及胰液分泌减少，影响消化吸收。

三、心血管系统变化

随着年龄的增长，动脉硬化逐渐发展，特别是冠状动脉及脑血管硬化给人带来的危害最大。血压也会随着年龄的增长而有所增加，我国一般人高血压的发病率是 2% ~ 10%，而 65 岁以上的老年人则增高到 44.3%。

四、神经系统变化

老年人由于脑实质及神经细胞的变化，多数表现为注意力不集中，动作协调性差。对有时间限制的智力测验成绩下降，而对无时间限制的智力测验无大变化。有知识与经济条件较好的老年人语言智力测验成绩尚好。

五、呼吸系统变化

老年人由于肺泡变大、泡壁变薄、微血管减少、残气量增加、胸壁僵硬度增高、呼吸张力受阻和功能降低、咳嗽费力，容易发生呼吸道疾病及并发症。

六、内分泌系统变化

老年人变化最明显的是性腺，特别是女性。由于性腺分泌的改变，往往影响整个内分泌系统。有些人不能适应这种变化，就出现更年期综合征。男性性腺功能减退缓慢，一般到 60 岁以后睾丸才逐渐萎缩，睾酮分泌减少。老年人的基础代谢也比较低，一般 65 岁的老年人所需要的热量相当于 25 岁年轻人的 80%。

七、泌尿系统变化

肾脏会随着年龄的增长而出现肾小球纤维化变性、血管硬化、血流减少，影响其功能。老年人膀胱肌肉萎缩，括约肌也可萎缩，出现排尿异常。男性老年人前列腺肥大甚至钙化，压迫尿道，引起一系列症状。

八、运动系统变化

老年人肌细胞内水分减少，细胞间液增多，肌肉萎缩，失去弹性，肌群体积减小，抓握力减弱，跑步速度慢，有的肌肉纤维组织增生，使肌肉成为假性肥大。肌腱韧带萎缩而变僵硬。

老年人骨骼中有机物减少或消失。其中的钙，女性 35 ~ 45 岁开始丢失，绝经 10 年后丢失加速；男性 45 ~ 65 岁开始丢失，有的到 70 岁才开始丢失。因此，老年人易出现骨质疏松、关节软骨纤维化、磨损及骨化，肋软骨钙化变脆易断，滑囊变僵硬使关节两端骨面直接摩擦，致使关节钙化及骨化而产生骨质增生。

九、感觉系统变化

老年人视觉敏锐度随年龄增长而降低，昏暗时能见度更差，视野可缩小，晶体呈淡黄色，水分含量也逐渐减少，晶状体囊膜加厚，晶体皮质部分变小，故调节能力差或完全丧失。角膜变得更趋圆形，加之晶体倾斜，而致老年人出现散光。

听力与年龄相关，老年人听力减退是内耳、中耳的神经退化，鼓膜增厚所致。老年人双耳听力阈值差很少超过 10 dB，对高频声波阈值差明显增加，因而与老年人交谈声音要低而缓慢，大声喊叫反而听不清。老年人易患神经性耳聋，原因在于耳蜗与听神经的变性，出现耳鸣为听觉传导途径被损坏的指征。

老年人鼻黏膜萎缩和血管减少，有学者认为有 3/4 的 80 岁以上老年人嗅神经纤维消失。

（贾曦）

第二节　老年人的心理特征

心理健康是指心理行为能适应环境变化。世界卫生组织（WHO）提出个人心理健康的 10 项标准：①充分的安全感；②有自知之明，对自己的能力做出恰如其分的评价；③生活目标切合实际；④与周围环境保持良好接触；⑤保持自己人格的完整与和谐；⑥具有一定的学习能力；⑦能适度地表达和控制自己的情绪；⑧保持良好的人际关系；⑨有限度地发挥自己的才能与兴趣爱好；⑩在允许范围内，个人的基本需求应得到一定程度的满足。

人到老年，由于生理活动的变化、生活环境的变迁，不可避免地产生一系列的心理变化。老年人的心理活动有着千差万别的表现形式，如工农、城乡、脑力劳动与体力劳动者、性别、种族之间都有心理差异。许多社会因素有时可加快老年人的心理变化。

一、老年人情感变化的特点

（一）缺乏自信

有些老年人缺乏退休心理准备，会出现情绪波动，忧心忡忡，甚至会有被抛弃感，认为自己已失去价值，退到家庭生活小圈子里，感到茫然，无所事事。公共场合不愿去，觉得与环境不相称，会惹人讨厌，感到人走茶凉，人情冷淡，产生自卑感，缺乏自信心。

（二）失落感

老年人大多数退休在家，部分由于以前工作繁忙，或身居要职，交际频繁，退休后容易产生严重的失落感和彷徨感，导致气郁化火，出现烦躁不安，甚至脾气暴躁。如果失去老伴，则容易产生孤独感，变得忧郁寡言。

（三）固执唠叨

老年人看问题容易固执，比较难以接受新事物、新观点。和小辈一起生活的老年人，常看不惯年轻人的生活方式，常以自己以前的生活来衡量现在的生活，表现出难以适应新的生活。情绪不稳定，碰到小问题亦会激动不已，很难平静。

（四）不能正确对待疾病

老年人随着年龄的增大而体质状况逐渐变差，功能变弱，一旦出现力不从心的情况，容易怀疑自己生病了，看到别的老年人生病对家人的影响，往往自己对号入座，加重思想负担，影响生活。有的老年人患病后消极悲观，缺乏与疾病作斗争的信心，常抱以消极的态度，使疾病难以恢复。

此外，老年人的主要生活环境是家庭。因此，家庭的结构、家庭成员之间的关系、老年人在家中的地位等均可影响老年人的心理状态。老年人夫妻一方去世，可以引起另一方生活的不便；子女关系不融洽、家庭不和睦可增加老年人的烦恼。因此，老年人一方面要自我控制，另一方面家庭也要为老年人提供愉快舒适的生活环境。总之，人到老年，精神活动与青壮年时大不相同，认识、情感及意志行为均不同于从前，老年人应重新认识自己，建立新的心理平衡。

二、心理健康的综合评估

WHO 提出良好心理健康的评价标准。

1）具有良好的个性，情绪稳定，性格温和，意志坚强，感情丰富，具有坦荡的胸怀和豁达乐观的心境。学会调整自己的期望值和心态，培养自己的坚强性、自觉性、果断性和自制性。

2）良好的处世能力，观察问题客观现实，具有较强的自我控制能力，能适应复杂的社会环境，对事物变迁能始终保持良好的情绪。

3）具有良好的人际关系，待人接物大度和善，不过分计较，能助人为乐，与人为善。

（贾曦）

第三节　老年疾病的临床特征

衰老并不是疾病，而是人体新陈代谢的过程。人的衰老是从 30～40 岁开始的，老年人由于衰老，各项功能减退，对致病因子的敏感性增加，较年轻人更易患疾病，而且得病后易于恶化，给治疗带来更大的困难。

老年疾病可分为三种：其一，老年期特有的疾病；其二，虽然青壮年也有发生，但多见于老年期的疾病；其三，老年人和青年人都可见到的疾病，但老年人患病的临床表现与发病率与青年人不同。老年人发病时往往病情很重，但自我感觉症状却很轻。这是由于老年人机体反应性降低，正气又相对不足，不能抗邪外出，而自觉症状常较轻。例如肺部感染，老年人只是表现为轻咳，而没有明显的发热征象。无痛性心肌梗死亦多见于老年人。

老年疾病有许多共同的疾病特点：不易问清现病史、既往史及家族史；老年人常有多种疾病；同一种疾病，老年人症状也可不同于年轻人；老年人容易发生意识障碍，容易出现水、电解质紊乱，出现肝、肾功能不良；老年人用药吸收差，易积蓄；老年人疾病恢复期较长。

老年人随着年龄的增长，器官功能逐渐减弱，正气不足，难以抵抗外邪，机体应激能力减弱，病情容易迅速恶化，使得原来处于较低下的平衡状态的某些器官功能，容易在发病后迅速衰竭。如患普通肺炎，老年人即使获得有效的抗感染治疗，但由于肺气虚弱、痰液潴留，也可能出现呼吸衰竭、休克，甚至死亡等。

老年人患病时，往往有多种疾病共存。老年人由于器官功能下降、器官间的相互关联，容易出现多脏器疾病，如不少老年人有脑梗死，同时又有慢性支气管炎、肺气肿等。这样，当一个器官功能衰减时，其他器官的功能必然受影响，临床上治疗往往难顾彼此。

临床上可以看到，老年人往往器官功能比较衰弱，并且往往多种疾病同时存在，治疗用药较多，其副作用常常影响器官功能，使得本来就较衰弱的器官功能，因受到进一步打击而变得更糟，一病未见起色，新的疾病又有增加，使治疗难度增加，受到影响多而常见的是肝、肾功能。

老年人正气不足，器官功能衰退，机体的免疫力低下，自身调节能力差，组织修复能力低，再加上老年人对药物的反应不灵敏，众多药物的应用又相互干扰，使病情不易控制。老年人对疾病治疗信心不足，难以激发自身抗病能力，所以老年人疾病的治疗和康复较青年人难。

（贾曦）

第四节　老年人药代动力学特点

一、老年人药物代谢的特点

药物多通过肝脏代谢，肾脏排泄，其产物经胃肠道或泌尿道排到体外，也有部分经皮肤汗腺排泄。老年人机体各种功能降低，药物代谢与排泄受到一定影响，不能按照正常速度排出而容易蓄积在体内，致使药物在体内的半衰期延长，引起副作用。

（一）药物吸收

口服是药物进入体内的最常用途径，药物吸收取决于胃排空时间、被吸收药物通过小肠的时间、吸收面积、被吸收药物与肠黏膜的接触机会、胃肠道血液供应情况等。老年人胃酸减少，胃排空减慢，胃液量减少，小肠黏膜面积减少和肠管的吸收细胞数减少，肝功能减弱等，均影响口服药物的吸收速度与吸收程度。

1. 胃酸减少

由于胃壁细胞功能降低，胃酸分泌量减少，pH 值升高，导致胃酸对某些药物的破坏随之减少，如青霉素；消化道内对弱酸药物的吸收力下降，如水杨酸及巴比妥。

2. 胃排空减慢

胃排空减慢，使易引起黏膜溃疡的药物，如吲哚美辛、红霉素等与黏膜有更充分的接触时间，从而增加了溃疡的可能性。同时胃排空减慢使药物至小肠的时间延长，药物吸收延迟，增加胃酸对药物的破坏，血药浓度峰值降低，达峰时间延长，如地高辛。而核黄素等主要在近段小肠吸收的药物，则由于胃排空减慢而吸收增加。老年人因便秘而常用的通便药，缩短了药物在胃肠内的滞留时间，影响其他同时服用药物的溶解和吸收。

3. 胃液量减少

老年人胃液的减少使难溶性药物（如氨苄西林、地高辛、甲碘丁脲等）的吸收减慢，药物在体内的长时间存在又易引起其他不良反应。

4. 小肠黏膜面积减少和肠管的吸收细胞数减少

小肠黏膜面积减少和肠管的吸收细胞数减少可使口服药物的吸收量减少。

5. 肝功能减弱

肝功能减弱可使经肝微粒体酶代谢的药物排出变慢。

此外，通过主动转运而吸收的某些药物如糖类（葡萄糖、半乳糖）、维生素 B_1、抗代谢药物、抗生素、营养药物等的吸收率随年龄的增长而降低，表明老年人主动转运吸收减弱。由于上述因素的影响，老年人对药物的吸收会发生一定的变化。

（二）药物分布

药物吸收后，在血液中大多数与血浆蛋白相结合而被运输，这种结合的强度和重新分离的速度，决定了在一定时限内药物分布到作用部位的量，但是在人体内只有那些非结合（游离）的药物才能从血浆扩散到效应器官。老年人血浆蛋白含量减少，尤其在有营养不良或患有进行性疾病时，血清白蛋白降低，与白蛋白结合的酸性药物减少，游离药物浓度增加，如苯妥英钠，导致药物作用加强；α_1 - 酸性糖蛋白增加，以致与之结合的碱性药物减少，血药浓度增高，如利多卡因。另外，药物与红细胞结合也随年龄的增长而变化，如哌替啶在年轻人身体与红细胞结合的量比老年人多得多，故老年人使用哌替啶后血浆游离药物的浓度较高。老年人身体内组成成分的变化也会影响血药浓度。如老年人脂肪比例增加（比一般成年人增加 10% ~ 20%）和体内水分减少（比一般成年人减少10%～15%），因此水溶性药物，如对乙酰氨基酚、安替比林、乙醇在老年人组织中分布较少，而血中浓度较高。相反，脂溶性药物，如地西泮、氯氮䓬、硝西泮、利多卡因，在老年人组织中的分布较多，作用持续较久。以地西泮为例，对老年患者来说，半衰期为80小时，而青年人仅为20小时。老年人地西泮半衰期的增加与药物代谢率变化无关，而与组织结合增加有关。所以，此类药物老年人应用时要注意防止蓄积。此外，老年人血流动力学的改变，如心排血量降低，肝、肾血流量的下降等，不但会影响药物的分布，而且易引起药物的蓄积从而引起药物的副作用，甚至发生药物中毒或死亡。

（三）药物代谢

肝脏是药物在体内最重要的代谢、解毒器官，大部分药物在肝脏失活后，从肾脏直接排泄，但也有一部分从胆汁和肺部排出。所以，肝脏的功能直接影响药物在体内的代谢。老年人肝细胞数减少，肝血流量下降，肝细胞的微粒体酶活性降低，使肝脏对药物进行生物转化的能力降低，许多药物的半衰期明显延长。这种作用对肝脏摄取指数高的一些药物如普萘洛尔、咖啡因、利多卡因、安替比林、哌替啶、保泰松、异戊巴比妥、吗啡等尤其明显。由于药物在肝脏内的代谢速度减慢，在肝脏中代谢的或部分代谢的抗生素如四环素、红霉素、氯霉素等在老年患者中呈现半衰期延长，因此，其肝脏毒性作用也相应增加。需要注意的是，一般肝功能检查难以预测老年人肝脏代谢药物能力的改变。正常的肝脏功能并不一定表示肝脏代谢药物的能力正常。老年人肝功能的变化对一些药物的代谢有影响，对另外一些药物则很少或根本无影响。因此，临床上应因人、因时制宜，制订个体化剂量方案。

（四）药物排泄

肾脏是药物在体内的主要排泄器官，老年人均有不同程度的肾功能下降。因年龄的增长而出现的肾单位减少，肾血流量下降，肾功能降低，影响了肾对药物的排泄能力，使主要经肾排泄的许多药物的清除率明显降低，血浆半衰期延长、血药浓度增高，为老年人用药易致毒性反应的重要原因之一。如地高辛，给予老年人普通成人剂量（每日0.25～0.375 mg）极易引起蓄积中毒。老年人应用这类药物时应适当减少剂量，尤其是维持量。有条件时可进行血药浓度监测，根据血药浓度制订个体化剂量方案。此外，在应用主要经肾排泄的药物时，如青霉素、苯巴比妥、锂盐、四环素类、氨基糖苷类、头孢类、磺胺类抗生素等要慎用。

老年人应用大剂量青霉素、羧苄西林等，特别在肾功能减退或有尿毒症时，易发生青霉素脑病，故使用上述药物时其剂量应相应减少。另外，除肾脏排泄外，药物的一部分由肝排泄到胆汁内，随年龄的增长肝的排泄能力下降，如普萘洛尔、利多卡因的清除率降低，血药浓度高。

二、老年人对药物的敏感性改变

许多药物是通过与组织中的被称为药物受体的特异性大分子的结合而起作用的。老年人体内药物受体的数目及受体的亲和力均有变化，故导致了一些药物在老年人体内的敏感性有所不同，如老年人对苯二氮䓬类较敏感，而对异丙肾上腺素和普萘洛尔则较耐药。

（一）对中枢神经抑制药敏感性的改变

老年人对吗啡的反应比年轻人要敏感，同样剂量的吗啡对老年人的镇痛作用显著强于年轻人，且更易引起呼吸抑制作用。老年人对苯二氮䓬类药物（如地西泮）的敏感性增高，且老年男性对地西泮的清除减少，血药浓度较高。地西泮在老年人产生醒后困倦、尿失禁等副作用的比率明显高于年轻人。老年人对巴比妥类的敏感性增高，常规剂量也易引起精神症状，故此类药物宜减量或慎用。

（二）对强心苷敏感性的改变

老年人由于肾功能减低，由肾排泄的强心苷类药物（如地高辛）清除率降低，半衰期延长，易发生中毒反应。因此，老年人使用强心苷类药物时剂量宜小。

（三）对噻嗪类利尿剂敏感性的改变

老年人肾、肝及周围血管疾病多，内环境稳定性差，应用噻嗪类利尿剂时易发生水、电解质及糖代谢紊乱。

（四）对β受体激动剂敏感性的改变

老年人由于β受体数目减少或活性减低，对β受体激动剂的敏感性下降，故使用β受体激动剂时应增加剂量。

（五）对降压药物敏感性的改变

老年人压力感受器的反应性差，静脉张力减低，心血管和自主神经功能减弱，用降压药易发生体位性低血压，利血平易导致老年人发生忧郁症。老年人重要脏器如心脏、大脑的血管多有动脉硬化、管腔狭窄、供血减少，如用降压药物致血压突然大幅度降低易导致心、脑供血不足，诱发心绞痛、晕厥，甚至脑血栓形成。所以，老年人应选用作用缓和的降压药，使血压缓慢下降。

（六）对抗心律失常药物敏感性的改变

老年人对利多卡因较敏感，其原因是体内脂肪组织的增加，使脂溶性的利多卡因在体内储存量增加。此外，利多卡因对心房率的抑制随年龄增加而增加，故对窦房结功能不良者用药更应慎重，以防其毒性反应。

（七）对抗凝药物敏感性的改变

老年人肝脏合成凝血因子的能力衰退，对口服抗凝剂比青年人敏感。
总之，老年人由于器官功能发生退行性改变，受体及代谢酶的绝对数量、活性、敏感性均发生改变，对药物的敏感性也发生了改变，发生不良反应的可能性亦较高，应引起临床注意。

（贾曦）

第五节　老年人安全用药原则

老年人由于生理功能和形态方面随年龄的增加发生一定的改变，各器官渐趋老化，功能减退，各器官血流量减少，药物在体内的吸收、分布、代谢和排泄都有改变，对药物反应则更为敏感，因而易出现各种不良反应。如用药不当易引起头晕、头痛、共济失调、智能障碍等；也有的发生夜间不安、多梦，次日倦怠等；对乙酰氨基酚、去痛片等用后导致出汗过多，造成虚脱；哌替啶用后可引起呼吸抑制；降压药用后因老年人的心排血量及血容量减少，压力感受器的反射调节功能减退，易引起低血压等。因此，老年人用药应特别慎重，必须合理用药，才能提高药物的疗效，避免或减少药物的不良反应。在老年人用药前以下问题要注意考虑。

一、是否需要用药物治疗

老年患者用药要全面考虑，如无充分理由，不可轻易使用任何药物。老年患者不是所有病症都需要靠药物来解决，也不要多种慢性疾病同时用药治疗，要分清主次，可用可不用的药物坚决不用。例如，患者入眠困难，不可轻易给患者服用镇静剂，应先找出失眠的原因，如让患者排空大小便，或把患者安置在一间温暖的卧室和舒适的床铺上，嘱患者夜晚避免饮用咖啡或就寝前饮用大量液体等。又如患者能主动地安排访亲问友而不感到孤独的话，就不一定给予镇静催眠药。对于诊断明确的疾病，确实需要进行药物治疗，临床医生应根据病情选择适当的药物，作为患者应按医嘱服药，绝不可自作主张。自选药品进行治疗时，特别是不要偏信广告，滥用新药。即使有人推荐，也要经过周密调查了解，和医生沟通后再决定是否服用，应尽量避免因对新药无知而发生药物的不良反应。总之，老年人需用药物治疗时，一定要严格掌握适应证。有些病症在可用可不用药物治疗时，应尽量不用。对偶尔发生的消化不良等症状，往往通过饮食或生活、运动调理可取得满意的效果。

二、药物的选择

老年人同时患多器官疾病者较多，因而用药的种类偏多。对老年患者用药应选最熟悉的品种，尽可能少的药物，且首先要看药物对某种病的疗效怎样，还要考虑它的副作用。如用药种类太多，药物之间常可发生相互作用，致使药物不良反应的发生率增加。此外，用药前要确切了解肾、肝功能和精神方面的情况，对肾功能有障碍者不宜选用四环素类、氨基糖苷类、氨苄西林等。对隐性疾病能使其明显化的药物应慎用，如类固醇药物可使血糖升高、糖尿病恶化、肺结核复发。选用降压药时，不仅要考虑到降压效果，还要考虑降压药的副作用，努力做到合理选择药物。

三、药物的剂量

老年人由于肝脏代谢能力及肾脏清除功能减退，药物在体内的半衰期延长，而易于蓄积产生副作用，因此，老年人用药剂量宜小。一般主张采用常用量的 1/2 ~ 3/4，有人认为从 50 岁开始每增加 1 岁药量应减少 1%。鉴于老年人个体差异较大，因此，用药应尽可能个体化，根据每个患者的具体病情选择最适当的剂量。有条件时应测定血药浓度，指导临床用药。

四、药物、饮食与药物的相互作用

药物的相互作用是指同时或相隔一定时间先后使用超过一种（通常是两种）药物时，由于药物之间或药物–机体–药物之间的反应，改变了药物原来的体内过程、组织对药物的感受性或药物理化性质，而产生单种药物所没有的有益作用或不良作用。老年人年老多病，同时应用多种药物的机会增多，若配伍不当就可出现药物间相互拮抗以致改变疗效或出现不良反应，甚至出现某些药源性疾病。特别是有些老年人滥用抗生素、解热镇痛药、激素类药、补药和中草药等药物，就会造成药物的相互作用，而增加药物不良反应的发生率。如庆大霉素和链霉素、林可霉素等药合用可加大耳毒性。胃酶合剂与颠茄合剂同时服用起不到药物作用。服硫酸亚铁时喝茶水或者四环素类与复方氢氧化铝和硫酸亚铁同时服用，可在胃肠道中形成难溶性的络合物。治疗帕金森病的药物左旋多巴和抑制胃肠道的抗胆碱能药物（阿托品、颠茄等）合用时，可使前者药效明显下降。

食物与药物的相互作用，如牛奶与四环素同时服用，牛奶中的钙与四环素形成不溶解的复合物；酸果汁和蔬菜汁可降低与其共服的不耐酸抗生素（氨苄西林、红霉素）的疗效。酒类与各种药物的相互作用亦值得注意，酒可增强巴比妥、氯丙嗪、三环类抗抑郁药、苯二氮草类的衍生药（氯氮草、地西泮等）的抑制作用，乙醇可明显加强阿司匹林的副作用。服用甲苯磺丁脲、氯磺丙脲、氯霉素、呋喃唑酮、甲硝唑等药若同时饮酒，可出现潮红、头痛、恶心、呕吐、胸痛、口中有金属味、呼吸困难和低血压等症状。因为这些药物能抑制乙醛脱氢酶，使乙醇在体内氧化的中间产物乙醛不能正常氧化，造成乙醛蓄积而产生上述症状。应用降血糖药合并饮酒可产生虚弱、精神错乱，甚至丧失知觉等低血糖反应。因为乙醇能增强降血糖作用，抑制肝糖原分解，导致血糖过低。饮酒可增强中枢神经抑制药（包括镇静催眠药、抗组胺药、抗惊厥药、镇痛药等）的作用，甚至引起中毒而死亡。总之，老年人在选择药物时，一定要注意药物之间、药物与饮食之间的相互作用。

五、用药时间与次数

人体的各种功能都有广泛的昼夜节律性，许多药物在体内的过程及其效应也有一定的时辰节律性，因此，为使药物获得疗效而不发生或少发生副作用，要注意用药的时间与次数。此外，服药时还要注意药袋上所标明的是饭前服，还是饭后服。饭前服的药物大多对胃黏膜刺激不大，多为在胃肠道局部或全身发挥作用的药物如健胃药、止泻药等。饭后服的药物如阿司匹林等，大多对胃有刺激，饭后服可减少刺激，并可延长药物的吸收时间。按规定服药，既可提高疗效，又可减少副作用。但是部分老年人由于记忆力差、听力减退，常听不懂或记不清医生的嘱咐，经常不能按医生处方所规定的用药时间与次数服药，作为家人及护理人员应进行核对，多给予关心及照顾。

六、给药剂型和方法

有不少老年人有吞咽困难，而给其服的各种药物的体积又常较大，有时由于这个困难会造成治疗上的失败。一般来说选用液体剂型较为适宜。多数老年人肌肉薄弱，肌内注射时药物吸收较差，应避免采用较长期的肌内注射，如注射部位有硬结或疼痛时，要及时告诉医护人员进行处理。一般情况下，选用口服给药方法为佳，若发生严重急性细菌感染，则需静脉使用抗生素，效果明显，但毒副作用也较大，还可能会引起输液反应或静脉炎。此外，为得到患者很好的配合，给药的剂量应以小量为宜，治疗的方案也应尽可能的简单。住院患者的治疗药物要经常地、定期地给予调整。

七、停药时间

当病情好转或治愈后，或用药达到疗程时，应给予及时减量或停药。当然如类固醇药、治疗帕金森病及控制癫痫的药物等不能骤然停用。对于其他疾病，当病情好转之后在仔细观察之下，逐渐减药或停止药物治疗是安全的。

（贾曦）

第二章 呼吸系统疾病

第一节 慢性阻塞性肺疾病

慢性阻塞性肺疾病（COPD）是一种气流受限不完全可逆，呈进行性发展的疾病。由于肺功能检查对确定气流受限有重要意义，因此，肺功能是诊断 COPD 的重要手段。在吸入支气管扩张剂后，最大深吸气后第一秒用力呼气容积（FEV_1）/用力肺活量（FVC）<70% 表明存在气流受限，并且不能完全逆转。

COPD 与慢性支气管炎、肺气肿有密切关系。慢性支气管炎、肺气肿发展到一定程度，出现不完全可逆的气道受阻时则诊断为 COPD；临床上，慢性支气管炎和肺气肿是导致 COPD 的常见疾病。慢性咳嗽、咳痰虽常先于气流受限存在许多年，然而不是所有此类患者都会进展为 COPD；少数 COPD 患者没有慢性咳嗽、咳痰史。在我国，COPD 是导致慢性呼吸衰竭和慢性肺源性心脏病最常见的病因，约占 80%，是老年人的一种常见病。

一、病因

COPD 的确切病因尚不清楚，所有与慢性支气管炎和阻塞性肺气肿发生有关的因素都可能参与 COPD 的发病。已经发现的危险因素大致如下。

（一）遗传因素

流行病学研究结果显示 COPD 易患性与基因有关，常见遗传危险因素是 α_1-抗胰蛋白酶的缺乏。

（二）支气管哮喘和气道高反应性

国内外流行病学研究结果均表明，支气管哮喘和气道高反应性是 COPD 的危险因素。

（三）吸烟

吸烟为 COPD 重要发病因素，被动吸烟也可能导致呼吸道症状及 COPD 发生。

（四）粉尘和化学物质

纵向研究资料证明，接触某些特殊的物质、刺激性物质、有机粉尘及过敏原能够使气道反应性增加，尤其是合并哮喘时更易发生 COPD。

（五）大气污染

化学气体如氯气、氧化氮、二氧化硫等，其他粉尘如二氧化硅、煤尘、棉屑等及烹调时的油烟而引起的室内空气污染也是 COPD 的危险因素。

（六）感染

呼吸道感染是导致 COPD 急性发病的重要因素，可以加剧病情进展。肺炎链球菌和流感嗜血杆菌为 COPD 急性发作的最主要病原菌。病毒、肺炎衣原体和肺炎支原体可能参与 COPD 发病。儿童时期的重度呼吸道感染也与 COPD 的发生有关。

（七）其他

寒冷空气能引起黏液分泌物增加，支气管纤毛运动减弱，导致 COPD 发病。

二、临床表现

（一）症状

1. 慢性咳嗽

慢性咳嗽为首发症状。疾病初期为间歇性咳嗽，早晨较重，以后早晚或整日均有咳嗽，但夜间咳嗽不明显。少数患者干咳，也有部分患者虽有明显气流受限，但无咳嗽。

2. 咳痰

咳痰一般为白色黏液或浆液性泡沫样痰，部分患者清晨咳痰较多，偶有痰中带血丝，合并感染时痰量增多，常有脓性痰。

3. 气短或呼吸困难

气短或呼吸困难是 COPD 的标志性症状。早期在劳力时出现，后逐渐加重，以致日常活动甚至休息时也感到气短。这是患者焦虑不安的主要原因。

4. 喘息和胸闷

部分患者特别是重度患者有喘息；常于急性加重期或劳力时感到胸部紧闷。

5. 全身性症状

在疾病过程中，特别是较重患者，可出现体重下降、食欲下降、外周骨骼肌肉萎缩和功能障碍、精神抑郁和（或）焦虑等。

（二）体征

早期体征可不明显，随疾病进展，常有以下体征。

1. 视诊

视诊胸廓形态异常，胸部过度膨胀、前后径增大、剑突下胸骨下角增宽（桶状胸）及腹部膨凸；呼吸变浅，频率增快；重症患者常常前倾坐位、缩唇呼吸以增加呼出气量；低氧血症者可出现皮肤、黏膜发绀，伴右心衰竭者可见双下肢水肿。

2. 叩诊

叩诊肺呈过清音，肺肝浊音界下移，心浊音界缩小。

3. 听诊

听诊两肺呼吸音减低，呼气延长，部分患者可闻及干、湿啰音，剑突部心音较清晰响亮。

三、药物治疗

（一）目标

COPD 是一种不可逆的慢性进展性疾病，其治疗目标为：①延缓病情进展；②控制症状；③减少并发症和急性加重；④增加活动能力，扩大活动范围；⑤解除心理情绪障碍。总之，尽可能延长患者生存时间，提高其生活质量。

（二）减少危险因素

戒烟是目前证明唯一行之有效的方法。戒烟后咳嗽、咳痰减轻，因增龄引起的 FEV_1 减退速度较非戒烟者缓慢。越早戒烟越好。大力进行戒烟宣传，提倡健康生活方式。另外，对于接触有害气体或粉尘者，应改善工作或生活环境，并注意预防呼吸道感染。

（三）西药治疗

1. 稳定期治疗

1）支气管扩张剂：主要支气管扩张剂有 β_2 受体激动剂、抗胆碱药及甲基黄嘌呤类，根据药物的作用及患者的治疗反应选用。

2）糖皮质激素：吸入糖皮质激素的长期规律治疗只适用于具有症状且治疗后肺功能有改善的患者。可进行 6 周至 3 个月的糖皮质激素吸入实验性治疗，根据效果确定是否进行糖皮质激素吸入治疗。对 COPD 患者，不推荐长期口服糖皮质激素治疗。

3）其他药物

（1）祛痰药（黏痰溶解剂）：常用药物有盐酸氨溴索、乙酰半胱氨酸等。

（2）抗氧化剂：COPD 时气道炎症使氧化负荷加重，促使 COPD 的病理、生理变化。应用抗氧化剂如 N – 乙酰半胱氨酸可降低疾病反复加重的频率。

（3）疫苗：流感疫苗可减轻 COPD 患者的严重程度和降低死亡率。

4）长期家庭氧疗（LTOT）：对 COPD 并发慢性呼吸衰竭者可提高生活质量和生存率，对血流动力学、运动能力和精神状态均会产生有益的影响。LTOT 的使用指征为：①动脉血氧分压（PaO_2）≤55 mmHg① 或动脉血氧饱和度（SaO_2）≤88%，有或没有高碳酸血症。②PaO_2 在 55～70 mmHg 或 SaO_2 <89%，并有肺动脉高压、右心衰竭或红细胞增多症（血细胞比容 >0.55）。一般用鼻导管吸氧，氧流量为 1.0～2.0 L/min，吸氧时间 >15 h/d。目的是使患者在海平面、静息状态下，使 PaO_2 ≥60 mmHg 和（或）SaO_2 升至 90%。

2. 加重期治疗

COPD 常会出现急性加重，主要原因为气道感染（病毒、细菌），其他可以导致加重的继发性原因包括肺炎、肺栓塞、气胸、肋骨骨折/胸部创伤、不合理用药（镇静

---

① 1 mmHg≈0.133 kPa。

剂、麻醉剂、β_2受体阻滞剂）、心力衰竭或心律失常，应注意区别。加重的诊断和分级尚无统一标准，主要根据基础肺功能损害和现有症状程度，轻者气急加重，咳嗽和咳痰增加。重者可出现急性呼吸衰竭（或称慢性呼吸衰竭急性加重）。如果没有酸血症和呼吸衰竭，社区医疗服务和家庭护理条件良好，可先启用或增加支气管扩张剂吸入治疗及抗生素治疗，数小时如果症状改善，则可以继续在家庭治疗，如无效则当去医院。

1）控制性氧疗：氧疗是COPD加重期患者住院的基础治疗。给氧途径包括鼻导管或文丘里面罩。鼻导管给氧时，吸入的氧浓度与给氧流量有关，估算公式为吸入氧浓度（％）= 21 + 4 ×氧流量（L/min）。一般吸入氧浓度为28％~30％，吸入氧浓度过高时引起二氧化碳潴留的风险加大。氧疗30分钟后应复查动脉血气以确认氧合满意而未引起二氧化碳潴留或酸中毒。

2）抗生素：COPD急性加重并有脓性痰是应用抗生素的指征。起初应根据患者所在地常见病原菌类型经验性地选用抗生素，如给予β内酰胺类/β内酰胺酶抑制剂、大环内酯类或喹诺酮类。如果对最初选择的抗生素反应欠佳，应及时根据痰培养及抗生素敏感试验调整药物。长期应用广谱抗生素和糖皮质激素者易继发真菌感染，宜采取预防和抗真菌措施。

3）支气管扩张剂：COPD急性加重期用短效β_2受体激动剂治疗。如效果不佳，可加用抗胆碱能药物（异丙托溴铵、噻托溴铵等）。严重COPD急性加重者，应静脉滴注茶碱类药物，但应注意茶碱类药物血药浓度的个体差异。

4）糖皮质激素：COPD急性加重期住院患者宜在应用支气管扩张剂基础上，口服或静脉滴注糖皮质激素，糖皮质激素的剂量要权衡疗效及安全性，建议口服泼尼松30~40 mg/d，连续7~10天逐渐减量停药。也可以静脉给予甲泼尼龙40 mg，每天1次，3~5天改为口服。延长给药时间不能增加疗效，反而会使不良反应增加。

5）机械通气：根据病情需要可通过无创或有创方式给予机械通气，无论是无创或有创，机械通气都只是一种生命支持方式。

6）其他治疗措施：注意纠正身体水、电解质失衡。补充营养，根据患者胃肠功能状况调节饮食，保证热量和蛋白质、维生素等营养素的摄入，必要时可以选用肠外营养治疗。积极排痰治疗，最有效的措施是保持机体有足够体液，使痰液变稀薄；其他措施如刺激咳嗽、叩击胸部、体位引流等方法，并可酌情选用祛痰药。积极处理伴随疾病（如冠心病、糖尿病等）及并发症［如休克、弥散性血管内凝血（DIC）、上消化道出血、肾功能不全等］。

7）并发肺源性心脏病、右心衰竭的患者：治疗方法可参阅有关章节。

（四）中药治疗

1. 辨证用药
1）寒哮
因多年咳嗽而渐成气短、呼吸困难，稍劳后即气促。又突然气促加重，喉中哮鸣有声，胸膈满闷如塞，咳不甚，痰少而咳吐不爽，面色晦滞带青，口不渴，或口渴喜热饮，天冷及受寒易发，形寒怕冷。舌苔白滑，脉弦紧或浮紧。

治法：温肺化痰，化痰平喘。

方药：射干麻黄汤加味。

射干 12 g，麻黄 12 g，干姜 10 g，细辛 4 g，清半夏 12 g，紫菀 12 g，款冬花 12 g，炙甘草 10 g，五味子 12 g，大枣 3 枚，葶苈子 15 g，花椒 6 g。

若有表寒里饮，寒象较甚者，可用小青龙汤。

2）热哮

素有呼吸困难，活动后气促，感受阳邪或痰从热化，气粗息涌，喉中痰鸣如吼，胸高胁胀，咳呛阵作，咳痰色黄或白而黏稠，吐出不利，烦闷不安，汗出，面赤，口苦，口渴喜饮，不恶寒。舌苔黄腻，质红，脉滑数或弦数。

治法：清热宣肺，化痰定喘。

方药：定喘汤加减。

黄芩 15 g，桑白皮 15 g，杏仁 10 g，半夏 10 g，款冬花 10 g，苏子 10 g，白果 12 g，甘草 8 g。

肺热盛者加生石膏；表寒重者加桂枝、生姜；肺气壅实，痰鸣息涌不得卧加葶苈子、地龙；内热盛便闭者加生大黄、芒硝；痰黏稠不易吐者加知母、射干、鱼腥草。

以上两方适用于肺气肿以哮为主的有外感患者。

3）风寒袭肺

有呼吸困难，咳喘气促，劳则加重病史，外感风寒，喘咳气急，胸部胀闷，痰多稀薄色白，兼有头痛、恶寒，或伴发热，口不渴，无汗。苔薄白而滑，脉浮紧。

治法：宣肺散寒平喘。

方药：麻黄汤加味。

生麻黄 12 g，桂枝 10 g，杏仁 10 g，炙甘草 10 g，苏子 10 g，紫菀 10 g，白芍 10 g，干姜 8 g。

4）痰热郁肺

素有呼吸困难，咳喘气促，劳则加重病史，外感热邪，或痰从热化，喘咳气涌，肺部胀痛，痰多黏稠色黄，或带血丝，伴胸中烦热，身热，有汗，口渴喜冷饮，面红，咽干，尿赤，大便干结。苔黄或腻，脉滑数。

治法：清热泄痰定喘。

方药：桑白皮汤加减。

桑白皮 15 g，黄芩 15 g，鱼腥草 30 g，蒲公英 15 g，浙贝母 10 g，杏仁 10 g，苏子 12 g，半夏 12 g。

身热甚加生石膏、知母；痰多黏稠加海蛤粉、瓜蒌皮；口渴咽干加天花粉；喘不得卧而便闭加葶苈子、生大黄；痰有腥味加冬瓜子、薏苡仁、芦根等。

5）痰浊阻肺

素有咳嗽气促史，现喘而胸满闷窒，端坐呼吸，咳嗽痰多而黏稠、色白，咳吐不爽，食欲下降、恶心、呕吐，口黏不渴。苔白腻而厚，脉滑。

治法：化痰降气定喘。

方药：二陈汤合三子养亲汤加减。

清半夏 15 g，陈皮 10 g，茯苓 15 g，苏子 10 g，白芥子 10 g，炒莱菔子 15 g，苍术 12 g，白术 15 g，厚朴 15 g。

6）肺气郁闭

素有呼吸困难，气促劳后加重。每因情绪刺激而诱发，突然呼吸急促，气憋，胸闷胸痛，咽中如窒。苔薄白，脉弦。

治法：开郁降气定喘。

方药：五磨饮子加减。

沉香 10 g，木香 10 g，槟榔 15 g，乌药 10 g，柴胡 12 g，生龙骨 15 g，生牡蛎 15 g，降香 10 g。

以上几型适用于慢性阻塞性肺气肿以喘为主的患者。外感解除或急症平息后的治疗以补虚（肺、脾、肾）为要。

7）肺虚

咳喘短气，气怯声低，痰少而稀薄，自汗恶风，或咳而痰少且黏，烦热口干，面色潮红。舌淡红或红，脉软弱或细数。

治法：补肺益气养阴。

方药：生脉散合补肺汤加减。

人参 5 g（另炖），黄芪 15 g，麦冬 12 g，熟地 12 g，五味子 10 g，款冬花 10 g，桑白皮 15 g，百合 12 g，沙参 12 g。

8）脾虚

素有咳喘上气，气促不得卧，脘腹痞胀，纳谷减少，大便溏泄，或食腻易泻，乏力短言。苔白腻或白滑，脉细而无力。

治法：健脾益气化痰。

方药：六君子汤加减。

党参 15 g，白术 15 g，山药 12 g，茯苓 12 g，甘草 10 g，陈皮 10 g，清半夏 12 g，补骨脂 12 g，干姜 10 g。

9）肾虚

平时喘促息短，动则尤甚，纳气不足，腰酸耳鸣，或畏寒肢冷，面苍白。舌淡胖，质嫩，脉沉细。或颧红，烦热，汗出而黏。舌红少苔，脉细数。

治法：补肾纳气。

方药：阳虚者用金匮肾气丸加减。

熟附子 12 g，肉桂 10 g，熟地 12 g，山萸肉 10 g，山药 15 g，茯苓 10 g，泽泻 10 g，丹皮 8 g，仙灵脾 15 g，补骨脂 12 g。

阴虚者用七味都气丸加味。

熟地 15 g，山萸肉 12 g，山药 15 g，茯苓 12 g，丹皮 10 g，泽泻 10 g，五味子 12 g，党参 15 g，麦冬 15 g，女贞子 12 g，枸杞 15 g。

2. 中成药

1）金匮肾气丸：金匮肾气丸有补肾助阳作用，在慢性阻塞性肺气肿的平稳时期可长期服用，方法是每次 1 丸，每日 2 次，口服。

2）六味地黄丸：六味地黄丸有补肾滋阴作用，适合于肺气肿平稳期阴虚者，每次1丸，每日2次，口服。

3）知柏地黄丸、七味都气丸：知柏地黄丸、七味都气丸有补肾阴、清虚火作用，适合于肺气肿平稳期偏于阴虚火旺者，每次1丸，每日2次，吞服。

4）咳嗽痰喘丸：咳嗽痰喘丸适合于肺气肿平稳期有寒痰者，每次30粒，每日2次，吞服。

5）橘红丸：橘红丸适合于肺气肿平稳期有热痰者，每次1丸，每日2次，口服。

6）止咳枇杷露或枇杷膏：有化热痰作用，可用于肺气肿有热痰者，每次30 mL，每日3次，口服。

3. 单、验方

1）紫河车一具，烘干研粉，每次3 g，每日服3次，吞服，可长期服用。

2）菊花、陈皮各500 g，麻黄150 g，款冬花100 g。装袋制枕头，经常枕用。

3）枸杞20 g，山药30 g，百合15 g，茯苓30 g，陈皮20 g，黄芪50 g，熟地30 g。研粉做蜜丸，每丸10 g重，每次1丸，每日2次，长期服用。

4）山萸肉10 g，核桃仁15 g，甜杏仁6 g，蛤蚧6 g。研粉，每次6 g吞服，每日3次。

5）紫河车15 g，核桃仁15 g，山药15 g，茯苓15 g。研粉，每次6 g吞服，每日3次，可长期服用。

4. 饮食疗法

1）生山药120 g，煎服，每日1剂，坚持食用，至少3个月。

2）紫河车1具，人参15 g，黄芪250 g，冰糖1 kg。将紫河车、人参、黄芪一同加水适量，浸泡半天，文火煎煮，2小时后过滤取汁，药渣加水再煎，先后煎3次，然后浓缩至500 mL左右，放入溶化的冰糖，制成药膏。用法：每次2食匙，每日3次，空腹温开水冲服，1个月为1个疗程。

3）核桃仁1~2个，生姜1~2片，一并细细嚼服，每日早、晚各1次。

4）核桃仁150 g，山药150 g，大枣150 g（去核），枸杞150 g，黄芪150 g，紫河车100 g，蛤蚧50 g。先将黄芪煎取3次共浓缩至200 mL，将其余药研粉，加入蜜（枣花蜜最好）500 g，搅匀后上笼蒸2小时，放冷后，每次15 g，每日2次，嚼服。

5）冬虫夏草3 g，猪腰2个。猪腰洗干净切片后与冬虫夏草一起用小火炖1小时。调味后食猪腰喝汤，对老年人肺气肿，气促，动则加剧，自汗，神疲体倦者有效。

6）薏苡仁120 g，百合40 g。加水适量浓煎取汁，慢慢频服。对老年人肺气肿，气促痰少，口干咽燥，疲倦乏力者有效。

7）瘦牛肉150 g，南瓜150 g，生姜3片，加入调料，共炖至烂熟，经常食用。对老年人肺气肿，咳嗽，痰多，胸闷者有效。

8）新鲜猪肺100 g（或用羊肺），薏苡仁50 g，川贝母10 g。炖熟后猪肺切片，调味即可食猪肺，饮汤。对老年人肺气肿，胸闷气促，痰多自汗者有效。

（孙华）

第二节　肺　炎

肺炎是发病及死亡率较高的疾病之一。由于老年人呼吸功能的退行性变化，呼吸器官防御系统能力的削弱，老年人好发本病。本病临床症状往往不典型，故易贻误病机。

一、病因

肺炎可由细菌、病毒、支原体等引起。多为细菌性，或初为病毒感染后并发细菌感染，且多为顽固耐药的"住院获得细菌"混合感染。近年来由于抗生素的广泛应用，耐药菌株不断出现，致病菌发生了很大变化。过去认为毒力低的致病菌革兰阴性杆菌亦可以在老年患者中不断引起感染。目前，一些过去尚属罕见的新病原体也相继出现，且有增长趋势，如军团菌、卡氏肺囊虫、巨细胞病毒等。近年来，肺真菌感染的发病率逐渐上升。另外，病毒、支原体感染亦有上升。鉴别诊断中应考虑到它们的可能性。

老年人随着年龄的增长，呼吸道局部抵抗力降低，呼吸肌无力，全身其他器官功能的减退，特别易将口、咽及上消化道的内容物吸入气管，致使病原体到达下呼吸道，滋生繁殖，引起肺泡毛细血管充血、水肿，肺泡内有纤维蛋白渗出。

二、临床表现

1）典型的肺炎临床表现有高热、寒战、咳嗽，咳铁锈色痰和胸痛。

2）病侧肺可有湿啰音及其他肺实变体征。

3）老年人机体反应能力下降，大多数患者症状不典型，起病多缓慢而隐匿，发热不显著或有中度不规则发热，很少畏寒及寒战，全身症状较重，乏力倦怠，食欲锐减。轻度咳嗽，痰多黏稠，咳出困难，量不大，很少发现铁锈色痰（肺炎肺炎链球菌肺炎特征）或果酱样痰（克雷伯菌肺炎特征）。有些患者起始症状是嗜睡、意识障碍、末梢循环衰竭及休克。同济医科大学报道70例老年人休克，其中肺炎35例，占首位。此外，肺实变体征多不典型，常发现呼吸音减低，肺底部啰音。

三、药物治疗

肺炎多起病急骤，症状笃重，甚则危及生命，故临床当以急重病对待。抗生素应用是治疗细菌性肺炎的最主要环节。

（一）西药治疗

1. 抗生素治疗

一经诊断，应立即给予敏感抗生素治疗。

1）肺炎链球菌肺炎：首选青霉素。青霉素 G，80 万 U，肌内注射，每日 2 次，疗程 7 ~ 10 天；重者静脉点滴，每日 240 万 ~ 480 万 U；合并脓胸等并发症，每日可用 1 000 万 U 左右，疗程适当延长。红霉素为主要候补药物，如罗红霉素，150 mg，口服，每 12 小时 1 次。

2）金黄色葡萄球菌性肺炎：苯唑西林 1 ~ 2 g，每 4 小时 1 次，肌内注射或静脉滴注；氯唑西林每日 2 ~ 6 g，分 2 ~ 4 次，肌内注射或静脉滴注；头孢唑啉每日 4 ~ 6 g，分 3 ~ 4 次，肌内注射或静脉滴注；头孢噻吩每日 3 ~ 6 g，分 3 ~ 4 次，肌内注射或静脉滴注；红霉素每日 1 ~ 1.5 g，分 4 次口服。

3）革兰阴性杆菌肺炎：头孢唑啉每日 6 ~ 10 g，加阿米卡星每日 0.4 g，均分 2 次静脉滴注；头孢哌酮每日 4 ~ 6 g 或头孢他啶每日 2 ~ 4 g，分 2 次加入少量液体中静脉滴注。

2. 抗病毒治疗

金刚烷胺 0.1 g，每日 2 次，连服 3 ~ 5 日。利巴韦林可按每 10 mg/kg，口服或肌内注射；也可雾化吸入，每次 20 ~ 30 mg（2 岁以上），溶于蒸馏水 30 mL 内，雾化吸完为止，每日 2 次，连续 5 ~ 7 日。

3. 支持疗法

鼓励患者多饮水，每日 1 ~ 2 L。进食易消化并含足够热量的饮食，必要时补充液体。做好护理，高热者可用冰袋冷敷或乙醇浴物理降温，一般不用退热剂，酌情使用止痛剂，缺氧者（PaO_2 < 60 mmHg 或有发绀）及时给氧。

4. 感染性休克的治疗

1）一般治疗：立即进行抢救，平卧、吸氧、保暖，维持呼吸道通畅，行心电图监护。

2）纠正休克

（1）补充血容量：补液量和速度应视病情和心肺功能而定，液体组成有生理盐水、平衡盐、葡萄糖盐水或低分子右旋糖酐溶液。低分子右旋糖酐 500 ~ 1 000 mL，静脉滴注，每日 1 次。伴有代谢性酸中毒时，予以 4% 碳酸氢钠 400 ~ 600 mL，每日 1 次，静脉滴注。老年患者注意肺部湿啰音与尿量变化，必要时可静脉注射毒毛花苷 K 0.125 ~ 0.25 mg，对于感染性休克的患者纠正酸中毒是很重要的一项措施。

（2）血管活性药物的应用：在输液的同时，可加用诸如多巴胺、异丙肾上腺素、间羟胺等血管活性药物以帮助恢复血压，保证重要器官的血液供应，使收缩压维持在 90 ~ 100 mmHg。在补充血容量的情况下，亦可应用血管扩张药，以改善微循环。若合并心、肾衰竭，酌情予以正性肌力药或利尿药。

3）积极控制感染：感染性休克可能与患者感染严重或抗生素用量不足、感染未得到有效控制有关。因此，须加大青霉素使用剂量，用量可达 1 000 万 U/d，分 4 次静脉滴注，或根据痰液或血液细菌培养和药物敏感试验选用有效抗生素静脉滴注。必要时可选用高效、广谱抗生素，如头孢哌酮 4 ~ 6 g/d，或头孢他啶 2 ~ 3 g/d，或头孢曲松 1 ~ 2 g/d 进行治疗，以尽快控制感染。合并厌氧菌感染时，可同时使用甲硝唑 250 mL，静脉滴注，1 次/日。

4）糖皮质激素的应用：病情严重、全身中毒症状明显经上述处理血压仍不升，可于 24 小时内静脉滴注氢化可的松 100~200 mg，休克纠正即停药。一般主张不超过 3 天。主要是根据微循环改善的情况而决定。纠正休克后，若尿量仍少于 30 mL/h 者，应快速滴入 20% 甘露醇 250 mL，或呋塞米 40 mg 肌内注射。若仍无明显效果，则应按肾功能不全处理。应测定中心静脉压，如低于 50 mmHg 时应提高滴速，接近 100 mmHg 时则应减慢滴速。无条件测定中心静脉压时，则观察颈外静脉是否怒张，呼吸有无加剧，肺底湿啰音是否增多，结合几方面的体征调整滴速。需要时可适当提高滴速，但应严防滴速过快而并发急性肺水肿。对严重休克者，可采取两组静脉同时输液，一组用以快速输入右旋糖酐加肾上腺皮质激素、抗生素等；一组用以滴注碳酸氢钠溶液及血管活性药物，当血压稳定后即将此组输液通道撤除，保留一组继续输液。

5）纠正水、电解质和酸碱平衡紊乱：补液不宜过快，以免引起肺水肿。输血可改善血的氧含量，增加抗体和中和毒性，纠正血中钾、钠、氯的含量。必要时可予以呼吸兴奋剂。

6）加强支持疗法：食物宜高糖、高维生素、高蛋白。不能口服者予以鼻饲，予以大量维生素 C 3~5 g，每日 1 次，静脉滴注。

7）预防心、肾功能不全：对于原有心脏病患者，应注意输液速度，避免因输液过快而诱发心力衰竭。必要时，可给予毛花苷 C 0.2~0.4 mg，静脉注射。若患者经过补液，尿量仍 <400 mL/24 h 时，应考虑有肾功能不全的存在；如果患者收缩压 >90 mmHg，可给予 10~20 mg 呋塞米利尿，帮助代谢产物的排出；如果患者收缩压 <90 mmHg，则应继续增加补液量。

（二）中药治疗

1. 辨证用药

1）表寒里热

咳嗽，喘逆上气，胸胀或痛，息粗鼻扇，咳而不爽，痰吐黏稠，伴有形寒身热，烦闷，身痛，有汗或无汗，口渴。苔薄白或黄，质红，脉浮数或滑。

治法：宣肺泄热。

方药：麻杏石甘汤加味。

生石膏 30~60 g，麻黄 10 g，杏仁 10 g，甘草 10 g，鱼腥草 30 g，黄芩 15 g，桑白皮 15 g，蒲公英 15 g。

2）痰热壅肺

高热汗出，胸痛，咳嗽气促，痰多黏稠色黄，或夹有血丝，伴有胸中烦热，有汗，渴喜冷饮，面红，咽干，小便赤短，大便秘结。苔黄腻，脉滑数。

治法：清热解毒，宣肺化痰。

方药：桑白皮汤加味。

桑白皮 15 g，黄芩 15 g，黄连 10 g，川贝母 10 g，杏仁 10 g，苏子 10 g，半夏 12 g，鱼腥草 20 g，野荞麦根 30 g，蒲公英 15 g。

身热甚者加生石膏、知母；痰多黏稠加瓜蒌皮、海蛤粉；便闭而喘者加葶苈子、生大黄；痰腥臭者加薏苡仁、芦根。

3）气阴两虚

发热不重，或低热不退，手足心热，神志倦怠，自汗乏力，咳嗽力弱，咯痰不爽，口干。舌红，脉细数。

治法：益气养阴，清热化痰。

方药：竹叶石膏汤加减。

人参6 g（另炖），麦冬15 g，清半夏10 g，大枣4枚，甘草6 g，生石膏20 g，竹叶10 g，白茅根30 g，瓜蒌皮15 g，沙参12 g。

4）阴液枯竭

疾病迁延日久，低热不退，手足心热，头晕，心慌乏力。舌尖红无苔，脉细数无力。

治法：滋阴复脉。

方药：加味三甲复脉汤。

炙甘草12 g，生地12 g，人参8 g（另炖），阿胶12 g（烊冲），麦冬12 g，远志6 g，白芍12 g，生龙骨15 g，生牡蛎15 g，鳖甲12 g，童便适量，鸡子黄1枚，五味子10 g。

5）阳气暴脱

高热骤降，或体温并不高，面色苍白，口唇青紫，呼吸迫促，烦躁不安，冷汗如雨，四肢厥冷。舌质淡，脉微细欲绝。

治法：回阳救逆，固脱。

方药：四逆加人参汤加味。

熟附子15 g，炙甘草12 g，干姜12 g，人参15 g（另煎），黄芪30 g，白术15 g。

2. 中成药

1）清热解毒口服液：清热解毒口服液有清热解毒抗感染作用，每次10～20 mL，每日3次，口服。适用于阳盛热高者。

2）安宫牛黄丸：安宫牛黄丸有清热醒脑作用，用于老年人肺炎有高热神昏者。每次1粒，每日2次。

3）生脉注射液：生脉注射液有复脉扶助正气作用，每次30 mL，静脉滴注。适用于气阴两虚有虚脱征象者。

3. 单、验方

1）金银花30 g，大青叶30 g，鱼腥草30 g，千里光15 g，连翘12 g，射干10 g。每日1剂水煎，分次服。

2）大青叶15 g，板蓝根30 g，草河车30 g，柴胡15 g，僵蚕10 g，蚤休15 g。每日1剂水煎，分次服。

3）生大黄30 g，芒硝15 g，大蒜15 g，用纱布包裹，敷于肺部。如胸部无刺激反应，可连用5天左右。应用于肺炎痰多或迁延不愈者。

4）白毛夏枯草15 g，鱼腥草30 g，贯众15 g，生麻黄10 g，醋10 mL。上药煎至100 mL，蒸汽吸入。

5）麻黄10 g，桑白皮10 g，黄芩10 g，杏仁12 g，生石膏30 g，丹皮8 g，甘草

6 g，银杏 6 g。水煎服，每日 1 剂，重症 2 剂，连服 5~6 剂。

4. 饮食疗法

1）鲜冬瓜（带皮）50 g，北粳米 50 g，同煮成粥。或用冬瓜子 30 g，煎水去渣，与粳米煮粥。痰多者可用薏苡仁。可清热化痰，适用于痰热阻肺者。

2）猪肺 200 g，紫菜 20 g，猪肺切片，加入调味同煮成汤。每日频服，适用于痰热阻肺者。

3）菊花 5 g，陈皮 5 g，沏水成茶饮用，可清热化痰。热多者菊花可多用，痰多者陈皮可多用。

4）白茅根 30 g，薏苡仁 20 g，瘦猪肉 50 g，瘦猪肉切片，三物一起煮粥服用。有清热生津，化痰等功能。用于肺热口渴，咳嗽痰黄者。

5）鲜竹沥，每次 50 mL，每日 2 次口服。有清热泻肺，醒神化痰的功效，用于高热痰黄稠，有神志改变者。

6）大白菜 200 g，白萝卜 150 g。加调料做汤，吃菜喝汤。有清热化痰的作用。用于肺热咳嗽，痰液黄稠者。

7）冬瓜仁 30 g，杏仁 15 g，薏苡仁 30 g，瘦猪肉 50 g。瘦猪肉切片，共煮至肉熟汤成，调味后食肉喝汤。有清肺化痰作用。适用于痰多而黏稠，热象不甚者。

（孙华）

第三节　慢性肺源性心脏病

慢性肺源性心脏病是指肺部、胸廓或肺动脉的慢性病变引起肺循环阻力增高，导致肺动脉高压及右心负担加重，造成右心室肥大，最后发生右心衰竭的一种心脏病（简称肺心病）。

本病是我国比较常见的一种心脏病，发病多在 40 岁以上，且随着年龄增加，患病率增高。绝大多数是从慢性支气管炎并发阻塞性肺气肿发展而来的。本病常年存在，在冬季多由于呼吸道感染而导致呼吸衰竭和心力衰竭，病死率较高。

中医没有肺心病的病名，但就其临床表现类似于中医的"肺胀""喘证""咳嗽""痰饮"等病症。

一、病因

本病病因分为以下 4 类。

（一）支气管、肺疾病

支气管、肺疾病以慢性支气管炎并发阻塞性肺气肿最常见，占 80%~90%，其次为支气管哮喘、支气管扩张症、重症肺结核、尘肺及先天性肺囊肿所并发的肺气肿或肺纤维化。

（二）胸廓运动障碍性疾病

胸廓运动障碍性疾病较少见。严重的脊柱后凸、侧凸，脊椎结核，类风湿性关节炎，胸膜广泛粘连或胸廓成形术等造成的严重胸廓畸形均可引起肺不张、肺血管扭曲或闭塞，久之形成肺纤维化或并发肺气肿，从而发展为肺心病。

（三）肺血管疾病

肺血管疾病甚少见。累及肺动脉的过敏性肉芽肿病，广泛或反复发生的多发性肺小动脉栓塞及肺小动脉炎，以及原因不明的原发性肺动脉高压症，均可使肺小动脉狭窄、阻塞，引起肺动脉高压和右心室负荷过重，而发展成为肺心病。

（四）呼吸中枢功能障碍造成通气不足

呼吸中枢功能障碍造成通气不足包括原发性肺泡通气不足、慢性高原病、呼吸中枢损害等。

二、临床表现

临床上除原有肺、胸疾病的各种症状和体征外，主要是逐步出现肺、心功能衰竭以及其他器官损害的征象。

（一）肺、心功能代偿期（包括缓解期）

此期主要是慢性阻塞性肺疾病（简称慢阻肺）的表现。慢性咳嗽、咳痰、气促，活动后可感心悸、呼吸困难、乏力和劳动耐力下降。体检可有明显肺气肿征，听诊多有呼吸音减弱，偶有干、湿啰音，心音遥远。肺动脉瓣区第二心音亢进，提示有肺动脉高压存在。三尖瓣区出现收缩期杂音或剑突下心脏搏动，提示有右心室肥大。

（二）肺、心功能失代偿期（包括急性加重期）

本期临床表现以呼吸衰竭为主或心力衰竭为主或两者兼有。

1. 呼吸衰竭

急性呼吸道感染为常见诱因，临床表现详见其他章节。

2. 心力衰竭

表现为劳力性呼吸困难、腹胀、食欲下降、恶心、呕吐等症状。主要为体循环瘀血的体征，可有颈静脉怒张、肝大伴压痛、肝颈静脉回流征阳性、腹水及下肢水肿。三尖瓣区出现收缩期杂音，严重者心尖区可闻及奔马律，也可出现各种心律失常。

（三）并发症

1. 心律失常

心律失常多表现为房性期前收缩及阵发性室上性心动过速，也可有心房扑动（简称房扑）及心房颤动（简称房颤）。

2. 上消化道出血

缺氧、高碳酸血症及循环淤滞可使上消化道黏膜糜烂坏死，发生弥漫性渗血；或因其他原因产生应激性溃疡出血。

3. 肾功能衰竭

呼吸衰竭、心力衰竭、休克等原因均可导致氮质血症、尿毒症的发生。

4. 休克

休克可因严重感染、严重心力衰竭、上消化道大出血等引起。

5. 酸碱平衡失调及电解质紊乱

呼吸衰竭时，呼吸性酸中毒普遍存在。但由于体内代偿情况的不同，或并存有其他疾病时，可出现各种不同类型的酸碱失衡及电解质紊乱。

6. 肺性脑病

肺性脑病为中、重度呼吸衰竭所引起的高碳酸血症、低氧血症、酸碱平衡失调等一系列内环境紊乱引起的脑部综合征。患者表现为烦躁不安、神志模糊、嗜睡、谵语及四肢肌肉抽搐等。

7. DIC

因严重缺氧、酸中毒、感染、休克等因素激活凝血因子以及红细胞增多，血黏度增高，促使血液进入高凝状态，发生 DIC。

三、药物治疗

（一）西药治疗

慢性肺心病是呼吸系统病变的晚期表现，其所发生的低氧血症和高碳酸血症常影响全身各重要脏器和组织。因此，在治疗中，急性加重期关键在于迅速有效地控制感染，保持呼吸道通畅，纠正缺氧和二氧化碳潴留，处理好电解质紊乱和酸碱失衡，改善右心衰竭状态；病情缓解期，应抓紧扶正固本的防治措施，积极治疗基础病变，提高免疫力，减少急性发作，延缓病情发展。

1. 急性发作期的治疗

1）控制感染：有效地控制呼吸道感染是急性发作期治疗成败的关键。

合理应用抗生素是控制感染综合治疗中最重要的环节。应根据可靠的痰菌培养及药敏结果针对性应用，未出结果前一般可酌情经验用药。目前医院外感染以肺炎链球菌等为多见，但金黄色葡萄球菌和革兰阴性杆菌明显增多。院内感染以革兰阴性杆菌为主，如铜绿假单胞菌、大肠杆菌等，其次为产酶金黄色葡萄球菌及其他耐药菌株。此外，支原体、真菌、病毒等感染有增多趋势。应用抗生素的原则，除针对致病菌选药外，还提倡早期足量、联合、静脉给药。联合用药一般以二联窄谱抗生素为宜，必须用广谱抗生素时，要注意二重感染，特别是真菌感染。多主张一种药单独滴注，液体量在 100 ~ 250 mL，不宜过多，以尽快达到和保持有效的药浓度，并避免加重心肺负荷。半衰期短的抗生素，应一天内多次给药。通常疗程为 10 ~ 14 天，或者感染症状消失后再巩固治疗 3~5 天。

院外感染可选青霉素 320 万~640 万 U/d；联用阿米卡星 0.4 g/d；头孢唑啉或头孢拉定 4~6 g/d；或根据药敏选用大环内酯类、喹诺酮类，其他 β-内酰胺类、氨基糖苷类药物。均以静脉给药为好。院内感染则更重视培养及药敏结果，常用哌拉西林、苯唑西林、氯唑西林等半合成青霉素，阿米卡星等氨基糖苷类，三代头孢菌素类，以及含 β-内酰胺酶抑制剂的复合抗生素，甚至碳青霉烯类抗生素，因此，更应注意药物不良反应的观察。

2）治疗呼吸功能不全

（1）清除痰液、保持气道通畅：给予化痰药物溴己新等，或结合雾化吸入清除痰液。同时配合使用氨茶碱等支气管解痉剂解除气道痉挛，保持气道通畅，改善肺通气功能，以利于氧气吸入和二氧化碳的排出，缓解机体缺氧状况。

（2）吸氧：慢性肺心病多为 II 型呼吸衰竭，因此，吸氧应采取 24 小时持续低流量、低浓度、鼻导管方式。尤其当 $PaCO_2 > 80$ mmHg 时，此时由于二氧化碳对呼吸中枢不仅没有兴奋作用，而且抑制呼吸，而呼吸中枢的兴奋性刺激主要来自低氧血症，若给予高浓度吸氧会造成外周血氧分压突然升高，减少或停止对呼吸中枢的刺激，加重呼吸衰竭或导致呼吸停止。另外，呼吸衰竭患者禁止使用镇静药物，以免抑制呼吸。

（3）使用呼吸兴奋剂及呼吸机：严重呼吸性酸中毒或呼吸衰竭患者可通过使用呼吸兴奋剂如尼可刹米、洛贝林等，必要时使用呼吸机改善呼吸功能。

（4）经鼻人工气道技术的应用：经鼻人工气道技术的应用是降低呼吸衰竭死亡率的关键，国内对重症 II 型呼吸衰竭的治疗，多先应用静脉滴注呼吸兴奋剂如尼可刹米、二甲弗林、多沙普仑、氨苯噻唑及洛贝林等。呼吸兴奋剂若与抗感染、扩张支气管和排痰等措施配合应用能起到有益的作用，但如气道不通畅，其应用可增加耗氧量，反而不利，一般在应用 24 小时后若未能使 $PaCO_2$ 下降或 $PaCO_2$ 上升即应停用，考虑建立人工气道，施用机械通气治疗。国内在 20 世纪 80 年代初及以前多经口腔插管建立人工气道，但神志清醒的患者，常难于接受，而且在插管时可能发生迷走神经反射性心搏骤停。近年来，气管插管导管的制作材料由橡胶改为塑料，又进而使用硅胶体，其组织相容性较橡胶好，聚氯乙烯塑料导管用热水浸泡后变软有利于通过弯曲的上呼吸道，硅胶管较塑料管更佳。因此，经鼻气管插管患者易于接受，很少引起支气管黏膜的损伤，患者可以进食，便于口腔护理，利于长期应用。

（5）机械通气技术的应用：机械通气的适应证如下。①肺性脑病时；②呼吸频率 >30 次/分或 <6 次/分，潮气量 <200 mL 或最大吸气压力小于 20 cmH_2O①；③在适当控制性氧疗情况下 $PaO_2 < 35$ cmH_2O；④失代偿性呼酸 pH 值 <7.20；⑤$PaCO_2$ 进行性升高时，在未建立人工气道条件下若呼吸衰竭不严重，患者神志清醒能配合治疗时，可采用鼻面罩双水平气道正压呼吸，可取得一定疗效。在严重 II 型呼吸衰竭，自主呼吸受到明显抑制时，可采用同步持续强制通气方式（ACMV）通气。当感染得到控制、病情好转要换用同步间歇通气（SIMV），在进一步好转准备撤机时可换用压力支持通气方式

---

① 1 cmH_2O = 0.1 kPa。

（PSV），在新型机械通气机具有 PSV + SIMV 方式时将压力下调至 5 cmH$_2$O 或更低，刚刚能克服通气机管道阻力水平，稳定 2~4 小时后即考虑撤机。

3）控制心力衰竭：肺心病是以右心损害为主的心脏病，右心衰竭的治疗，最主要是去除病因。除上述积极控制感染、合理氧疗、降低右心后负荷外，治疗主要从三个方面考虑：①利尿；②强心剂的应用；③扩张肺血管。

（1）利尿剂的应用：通过利尿减少血容量，减轻心脏负荷，但利尿过快可导致电解质紊乱、血液浓缩、循环阻力增加、痰黏稠不易咳出等，使病情加重。因此，近年来，对肺心病心力衰竭使用利尿剂持谨慎态度，一般选用缓和利尿剂、小剂量、短疗程。常用的有噻嗪类利尿剂，如氢氯噻嗪 12.5~25 mg，2~3 次/天，或环戊噻嗪 0.25~0.5 mg，1~2 次/天。因通过排钾利尿，故应补充钾盐，或与保钾利尿剂交替使用。保钾利尿剂如氨苯蝶啶 50~100 mg，1~3 次/天，或螺内酯，20 mg，3 次/天。对严重水肿患者可临时使用呋塞米 20 mg/次肌内注射，或依他尼酸 25 mg/次，口服或稀释后静脉缓慢注射。

（2）强心剂的应用：经控制感染、利尿剂等措施后，心力衰竭仍不能被控制时，可考虑加用强心剂。肺心病患者由于心肌缺氧、感染中毒等因素，对洋地黄类药物耐受性很低且疗效亦差，易发生心律失常。故应用强心剂时，一般选用作用快、排泄快的强心剂，且剂量宜小。例如，毒毛花苷 K 0.125~0.25 mg/d，稀释后静脉缓慢推入，或去乙酰毛花苷 0.2~0.4 mg/次，稀释后静脉缓慢推入，必要时 2~4 小时 0.2 mg/次重复 1 次，1 日剂量不超过 0.6 mg。

（3）扩张肺血管的药物：临床经常使用的血管扩张剂有以下几种。

酚妥拉明：酚妥拉明通过对肺小动脉 α 受体的阻滞作用，使血管扩张，肺动脉压下降，减轻右心室的后负荷。本品 10~20 mg 加入 10% 葡萄糖液 250~500 mL 中静脉滴注，每分钟 30~40 滴，每日 1 次，维持 3~11 天。

多巴胺：在综合治疗基础上加用本品 30 mg、山莨菪碱 30~60 mg 加入 10% 葡萄糖液 250 mL 内静脉滴注，每分钟 20~30 滴，每日 1 次。

多巴酚丁胺：多巴酚丁胺通过改善心肌的收缩力，增加心排血量，减轻右心室的瘀血状态。本品 250 mg 加入 5% 葡萄糖液 500 mL 中，以每分钟 2.5~10 μg/kg 的速度静脉滴注。房颤者禁用。

硝普钠：国内近来研究表明，硝普钠能直接扩张肺血管床使肺循环阻力降低，从而降低右心室射血阻力，肺动脉、右心房压力下降，心排血量增加，应用硝普钠后临床症状改善明显，患者能从端坐位转至平卧或高枕位，发绀、水肿、颈静脉怒张、呼吸频率及心率等均有改善，静脉压下降。故认为硝普钠对于肺心病心力衰竭患者亦是有用的药物之一。

4）肝素疗法：肝素不仅能抗凝，而且能激活多种活性物质，结合抗原抗体复合物，抑制细菌毒性作用，增强吞噬细胞对病原菌的吞噬作用，加快炎症的吸收。有人报道，将 480 例重症肺心病患者分两组，试验组在综合治疗基础上给予肝素 100 mg（125 U/mg）加入 5%~10% 葡萄糖液 500~1 000 mL 中，静脉滴注每分钟 30 滴，每日 1 次，7 天为 1 个疗程，总有效率为 80.3%，对照组总有效率为 63.8%，两组对比 $P < 0.05$。

5）控制心律失常：肺心病心律失常多因感染、缺氧、高碳酸血症、电解质紊乱或洋地黄过量引起。经积极控制呼吸道感染，纠正缺氧、高碳酸血症和电解质紊乱或停止使用洋地黄后，多数患者心律失常即可消失。经上述处理后，仍有心律失常者，可考虑应用抗心律失常药物，如属室上性心律失常，且未使用过洋地黄者，可考虑选用毛花苷C或维拉帕米等；室性异位心律者可给予利多卡因或美西律等。对于药物不能控制的快速性心律失常，根据指征，必要时电击复律。多源性房性心动过速不宜用洋地黄或抗心律失常药物治疗，应治疗基础疾病，调整全身情况。由于β受体阻滞剂增加气道阻力，不适宜于肺心病患者。

6）并发症的处理

（1）肺性脑病：肺性脑病的治疗基本上和呼吸衰竭的治疗相同，对脑水肿应降低颅内压，在采用纠正缺氧与二氧化碳潴留的各项措施后，可再用脱水剂和地塞米松、20% 甘露醇或25% 山梨醇，剂量 1～2 g/kg，静脉快速滴注，每日1～2 次。在应用脱水剂时要注意血液浓缩和加重电解质与酸碱平衡紊乱的不良反应。对躁动者使用镇静剂应慎重。可用10% 水合氯醛 10～15 mL 保留灌肠，或奋乃静口服，每次 4 mg，已做气管插管或气管切开及辅助呼吸者，呼吸由人工控制，镇静剂可放手使用。

（2）其他并发症的治疗：如积极纠正酸碱失衡及电解质紊乱，消化道出血、休克、DIC 等的治疗，参见有关章节。

2. 缓解期的治疗

缓解期治疗原则是改善预后，减少急性发作和住院次数，增强劳动力和延长患者寿命，降低病死率。因此，应积极预防呼吸道感染、防治慢性支气管炎和支气管哮喘等肺部疾患，提高机体免疫力等。

根据患者情况，选用下列方法提高机体免疫能力。

1）免疫疗法：①死卡介苗做皮肤划痕治疗，每周1 次，3 个月1 个疗程；②左旋咪唑，50 mg，每日3 次，每隔2 周服3 天，连用3～6 个月；③支气管炎菌苗疗法，开始剂量0.1 mL，每周1 次，皮下注射，每次递增0.1～0.2 mL，至1 mL 为维持量，每年用2～3 个月，有效者可连用2～3 年。

2）扶正固本疗法：紫河车组织液及丙种球蛋白可酌情使用。

3）营养疗法

肺心病多数有营养不良（占60%～80%），营养疗法有利于增强呼吸肌力及改善免疫功能，提高机体抗病能力。应按具体情况给予合理营养，碳水化合物不宜过高，因为糖的呼吸商高，过多二氧化碳生成会增加呼吸负荷。

（二）中药治疗

1. 辨证用药

1）风寒外束，寒水射肺

咳嗽气促，倚息不得卧，心悸，痰多而呈白色泡沫状，胸痞干呕，身体痛重，肢体水肿，面部尤甚，发热恶寒。苔薄白腻，脉浮紧。

治法：温化寒饮，解表。

方药：小青龙汤加减。

生麻黄 12 g，桂枝 10 g，白芍 10 g，干姜 10 g，细辛 3 g，清半夏 12 g，五味子 10 g，白术 15 g，茯苓 12 g，葶苈子 15 g，白茅根 30 g，黄芪 15 g，花椒 10 g。

2）痰浊壅肺

咳嗽痰多，色白黏腻或呈泡沫状，短气喘息，稍劳即著，怕风易汗，脘痞纳少，倦怠乏力。舌质偏淡，苔白腻或浊腻，脉小滑。

治法：化痰降气，健脾益肺。

方药：苏子降气汤、三子养亲汤和六君子汤加减。

清半夏 12 g，陈皮 10 g，茯苓 12 g，肉豆蔻 12 g，厚朴 10 g，前胡 10 g，干姜 8 g，苏子 10 g，莱菔子 12 g，葶苈子 15 g，当归 10 g，麻黄 12 g，白芍 10 g，五味子 10 g，黄芪 12 g，白术 15 g。

3）痰热郁肺

咳逆喘息气粗，烦躁，胸满，痰黄或白，黏稠难咯；或气喘不得卧，心悸发热微恶寒，有汗不多，溲黄，便干，口渴舌红。舌苔黄或黄腻，舌边光红，脉数或滑数。

治法：清肺化痰，降逆平喘。

方药：越婢加半夏汤和桑白皮汤加减。

麻黄 10 g，生石膏 30 g，清半夏 12 g，杏仁 10 g，黄芩 15 g，黄连 10 g，山栀 10 g，川贝母 10 g，苏子 10 g，甘草 6 g，鱼腥草 20 g，瓜蒌皮 15 g。

痰鸣喘息，不得平卧加射干、葶苈子；痰热伤津，口干舌燥加天花粉、知母、芦根；阴伤而痰少者加沙参、麦冬。

4）痰蒙神窍

神志恍惚，谵妄，烦躁不安，撮空理线，表情淡漠，嗜睡，昏迷，或肢体瞤动，抽搐，咳逆喘促，咯痰不爽。舌质暗红或淡紫，苔白腻或淡黄腻，脉细滑数。

治法：涤痰，开窍，息风。

方药：涤痰汤加减。

清半夏 15 g，茯苓 12 g，橘仁 10 g，胆南星 10 g，竹茹 10 g，枳实 10 g，石菖蒲 12 g，陈皮 10 g，僵蚕 10 g，蝉蜕 15 g，全蝎 10 g。另服至宝丹或安宫牛黄丸以清心开窍。

若痰热内盛，身热，烦躁，谵语，神昏，苔黄舌红者加葶苈子、天竺黄、竹沥；肝风内动，抽搐加钩藤、羚羊角粉；血瘀明显，唇甲发绀加丹参、红花、桃仁；有皮肤黏膜出血、咯血、便血色鲜者加水牛角、生地、丹皮、紫珠草等。

5）肺肾气虚

呼吸浅短而难继，声低气怯，甚则张口抬肩，倚息不能平卧，咳嗽，痰白如沫，咯吐不利，胸闷心慌，形寒汗出。舌淡或暗紫，脉沉细无力，或有结、代。

治法：补肺益肾，纳气平喘。

方药：平喘固本汤和补肺汤加减。

党参 15 g，黄芪 15 g，炙甘草 10 g，冬虫夏草 3 g，熟地 10 g，核桃肉 10 g，五味子 10 g，沉香 10 g，款冬花 10 g，苏子 10 g，清半夏 10 g。

肺虚有寒，怕冷，舌淡加肉桂、干姜；有阴虚低热，舌红少苔加沙参、麦冬、生地、玉竹；气虚瘀阻，颈脉动甚，面唇青紫加丹参、当归、苏木；有喘脱危象者加参附汤，送服蛤蚧粉或黑锡丹。

6）阳虚水泛

面目虚浮，甚至目如脱状，下肢水肿，甚则一身水肿，腹部胀满有水，心悸，喘咳，咯痰清稀，脘痞纳差，尿少，怕冷，面唇青紫。苔白滑，舌胖质暗，脉沉细。

治法：温肾健脾，化饮利水。

方药：真武汤和五苓散加减。

熟附子 12 g，桂枝 10 g，茯苓 15 g，白术 15 g，猪苓 15 g，泽泻 10 g，生姜 3 片，赤芍 15 g，白茅根 30 g，花椒 10 g。

2. 中成药

1）金匮肾气丸：金匮肾气丸有温肾纳气作用，肺心病患者在平时可经常服用。每次 1 丸，每日 2 次温开水送服。

2）咳嗽痰喘丸：咳嗽痰喘丸有化痰止咳，温肺的作用，平时服用可使症状减轻。每次 30 粒，每日 3 次口服。

3）橘红丸：橘红丸用于肺热痰黄者，可清化痰热。每次 1 丸，每日 2 次。

3. 单、验方

1）灵芝、核桃仁、黄芪、党参各 30 g，五味子、麦冬各 20 g。水煎常服，可减少肺心病的急性发作。

2）桑白皮、红枣各 15 g，葶苈子 30 g，生大黄 10 g，枳实 12 g。轻症患者每日 1 剂；重症患者每日 2 剂，水煎分次服。有降气，利水，平喘作用。

3）人参 6 g（另炖），熟附子 6 g，熟地、紫石英、磁石各 15 g，五味子、冬虫夏草、紫河车粉（吞服）各 9 g，核桃肉 3 个，山萸肉 12 g，生山药 30 g，沉香 1.5~3 g（冲服）。水煎服，每日 1 剂。用于肾不纳气者。

4）党参、黄芪各 200 g，白术 150 g，防风 30 g，蛤蚧 5 对。研粉做成 6 g 重之蜜丸，每次 1 丸，每日 3 次，于缓解期连续服用或间断服用 3 个月。本方对气虚易感冒者有效。

4. 饮食疗法

1）冬虫夏草 20 g，鸭 1 只或紫河车 1 具，炖食之，每日 1~2 次。

2）紫河车粉，每次 2 g，每日 2 次，气候偏凉时经常间断服用。

3）当归、三七各 100 g，糯米 250 g，核桃仁、黑芝麻各 150 g。共研粉，每次 10~15 g，每日 2 次，加糖冲服。

4）山药 150 g，白萝卜 100 g，煮汁代茶饮用。用于肺心病咳喘，心悸。

5）鲫鱼 250 g，赤小豆 50 g，生姜 5 片，甜杏仁 15 g。煮熟后吃鱼喝汤，有补脾，宣肺，利水作用，用于肺心病气喘，心悸，下肢水肿，食欲下降者。

6）白萝卜 150 g，猪肺 250 g，生姜 6 片。煮汤服用，有补肺顺气的作用，用于肺心病肺虚气逆者。

（孙华）

第四节　呼吸衰竭

呼吸衰竭是任何原因引起的呼吸功能严重损害导致的以缺氧为主要特征的临床综合征，可伴有或不伴有二氧化碳潴留。根据动脉血气分析结果，呼吸衰竭是指在海平面大气压下，于静息条件下呼吸室内空气，并排除心内解剖分流和原发于心排血量降低（如休克、心力衰竭）的情况后，$PaO_2 < 60$ mmHg（吸氧时 < 70 mmHg），伴有或不伴有 $PaCO_2 > 50$ mmHg。本病属中医学"喘证""哮证""痰饮""闭证""痰厥"的范畴。

一、病因

引起呼吸衰竭的疾病很多，任何能损害呼吸功能的因素都可导致呼吸衰竭。临床常见的大致有以下四类：

（一）中枢神经系统疾病

中枢神经系统疾病如脑炎、脑外伤、脑血管疾病、脑肿瘤等。

（二）周围神经传导系统及呼吸肌疾病

周围神经传导系统及呼吸肌疾病如脊髓神经炎、多发性神经炎、重症肌无力、抗胆碱酯酶药物中毒、颈椎外伤等。

（三）肺、胸疾病

肺、胸疾病如肺炎、慢性支气管炎伴广泛的气道阻塞与肺气肿、哮喘持续状态、各种弥漫性肺疾病、广泛肋骨骨折等可引起的阻塞性和限制性通气功能衰竭。

（四）肺血管病变

肺血管病变如肺血管栓塞、阻塞性血管炎、肺毛细血管瘤，使肺泡通气与血流比例失调而损害换气功能。

二、临床表现

呼吸衰竭常有基础病因，如胸部外伤或手术后，严重肺部感染等，本病主要症状为缺氧和二氧化碳潴留，可引起脑、肝、心、肾等重要脏器功能障碍。中枢神经系统初期表现为头痛、烦躁、肌肉抽搐，逐渐出现语言障碍、定向障碍、嗜睡、昏迷、扑翼样震颤，锥体束征阳性。呼吸循环系统初期表现为呼吸急促、发绀、心悸、心动过速、血压升高，然后心率渐慢，血压下降，呼吸减慢、变浅、停止，视盘水肿。肝肾功能障碍表现为黄疸、氨基转移酶增高，蛋白尿、血尿、管型尿和尿素氮升高。酸碱失衡及电解质紊乱可引起心律失常和酸中毒。

三、药物治疗

(一) 西药治疗

呼吸衰竭治疗的基本原则：①针对不同病因，积极治疗基础疾病；②及时去除使病情加重的诱因，如急性呼吸道感染、痰液引流不畅、心力衰竭等；③按病情变化全面分析，抓住主要矛盾，采取有效措施纠正缺氧和二氧化碳潴留；④维护心、脑、肝、肾等重要脏器功能，预防和治疗并发症。一般应采取综合治疗措施，但必须以纠正缺氧和二氧化碳潴留为主要目标。

1. 病因治疗

病因治疗是纠正呼吸衰竭的根本，所以应采取积极措施治疗引起呼吸衰竭的基础疾病。慢性呼吸衰竭急性加重的诱因，以呼吸道感染最为常见。据统计，我国慢性呼吸衰竭急性发作的诱因 80% 以上为感染所致，即使非感染因素诱发的呼吸衰竭也会发生继发感染，故积极控制感染是缓解呼吸衰竭的重要措施。抗感染治疗的最佳方案是根据痰培养和药物敏感试验的结果选用敏感抗生素，也可根据病情先制订经验性方案，如青霉素与庆大霉素、红霉素与氯霉素、氨苄西林、头孢唑啉，氟喹诺酮类、哌拉西林或第三代头孢菌素等，待细菌培养和药物敏感试验结果出来后再作调整。在治疗过程中应注意二重感染的可能，特别是真菌感染，故应用广谱抗生素（尤其是同时应用糖皮质激素）时更应注意，及时进行有关检查，一旦发现二重感染，应立即进行处理。

2. 保持呼吸道通畅

呼吸衰竭治疗的第一步就是要保证呼吸道通畅。因通畅的呼吸道是进行各种呼吸支持治疗的必要条件，重症急性呼吸衰竭尤其是意识不清的患者，咽部肌肉失去正常的肌肉张力，软组织松弛，舌根后倒，均可阻塞上呼吸道。此外，呼吸道黏膜水肿、充血、痰液壅滞以及胃内容物误吸或异物吸入，都可以成为急性呼吸衰竭的原因或使呼吸衰竭加重。可让患者采取头偏向一侧，频频做深呼吸动作。严重呼吸困难时应进行气管插管，多用于神志不清的患者；或气管切开，多用于神志清醒的患者。当有大量痰液、血液、误吸的胃内容物以及淹溺时的淡水或海水等闭塞气道时，充分有效的负压吸引和顺位排液常可立即解除梗阻，改善通气。有支气管痉挛时要用平喘解痉药以扩张支气管，如氨茶碱、二羟丙茶碱、地塞米松等。排痰不畅可用祛痰药，除氯化铵合剂口服外，可用雾化吸入，如用 3% 碳酸氢钠 2 ~ 2.5 mL、5% ~ 10% 乙酰半胱氨酸（痰易净）1 ~ 3 mL、0.5% 异丙肾上腺素 0.25 mL 做雾化剂，经超声雾化器雾化吸入，湿化呼吸道，利于排痰。

如经上述处理无效，病情危重者，可采用气管插管和气管切开建立人工气道。近年来，较多采用经鼻插管法治疗慢性呼吸衰竭。人工气道建立后可做机械通气，亦方便吸引痰液。

3. 呼吸兴奋剂

呼吸兴奋剂适用于通气严重不足伴意识障碍者。应用氧疗的同时应用呼吸兴奋剂，以尼可刹米为常用。首次 2 支（0.75 g）静脉推注，然后以 10 支（3.75 g）加入 5% 葡萄糖液 500 mL 中静脉滴注。同时应注意气道通畅，并防止呼吸兴奋剂过量引起抽搐并增加氧耗。如应用呼吸兴奋剂 12 小时无明显效果，神志不清者，应考虑气管插管或切开，加用机械呼吸。

4. 纠正酸碱失衡和电解质紊乱

1）呼吸性酸中毒：呼吸性酸中毒靠增加通气来纠正。

2）呼吸性酸中毒伴代谢性酸中毒：呼吸性酸中毒伴代谢性酸中毒发生于急性加重期，低氧血症严重时，除充分供氧、改善通气外，严重酸中毒可用碱性药物 3.64% 氨基丁二醇 150 mL 加 5% 碳酸氢钠 100 mL 静脉滴注。

3）呼吸性酸中毒伴代谢性碱中毒：呼吸性酸中毒伴代谢性碱中毒多发生于治疗过程中应用利尿剂及糖皮质激素之后，治疗时应避免二氧化碳排出过快和补充碱性药物过量。轻者可补以氯化钾、氯化钠，若不见好转者，$PaCO_2$ 不太高时，可小量使用乙酰唑胺 1~2 天。若 $PaCO_2$ 明显升高，使用氯化铵口服，或静脉滴注 1% 氯化铵溶液，以提高血氯，降低血液酸度。

4）呼吸性碱中毒：应用呼吸机通气量过大，二氧化碳排出过快，可引起呼吸性碱中毒，应调节通气量，充分供氧。

5）代谢性酸中毒：代谢性酸中毒多发生于大量使用利尿剂及糖皮质激素，进食少或频发呕吐者，应补充氯化钾及氯化铵。

5. 心力衰竭的治疗

1）利尿剂的应用：呼吸衰竭并心肺功能不全时利尿不宜过快，以免发生血液浓缩、痰液变稠和电解质紊乱等不良反应。一般应用氢氯噻嗪，可并用氨苯蝶啶，无效时可更换螺内酯。口服利尿剂无效或严重右心衰竭时可静脉注射或肌内注射呋塞米或依他尼酸。

2）强心剂的应用：一般呼吸衰竭患者无须使用强心剂，但在呼吸道感染基本控制而心功能不全仍未改善时应继续使用强心剂。一般选用毒毛花苷 K 或毛花苷 C 静脉注射或口服地高辛，剂量一般为常用剂量的 1/3~1/2。

6. 消化道出血的处理

消化道出血是呼吸衰竭的严重并发症，治疗的关键为积极缓解呼吸衰竭，昏迷患者宜放置鼻饲导管，适量灌注氢氧化铝凝胶，静脉滴注西咪替丁有防治作用，剂量为西咪替丁 0.2~0.4 g 加入 10% 葡萄糖液内静脉滴注，每日 1 次。此外，还可应用其他止血药物如云南白药、凝血酶、氨甲苯酸等。

7. 其他

如脑水肿的预防和治疗，肾血流量的维持以及肝功能和各种电解质、酸碱平衡的维持都是不可忽视的。

8. 营养支持

呼吸衰竭患者因摄入能量不足和呼吸增加、发热等因素，导致能量消耗增加，多数存在混合型营养不良，会降低机体免疫功能，感染不易控制，引起呼吸肌无力和疲劳，以致发生呼吸泵功能衰竭，使抢救失败或病程延长。故抢救时应常规给鼻饲高蛋白、高脂肪、低糖类，以及适量多种维生素和微量元素的饮食，必要时做静脉高营养治疗。营养支持应达到基础能量消耗值，可用以下公式预算（单位：kcal/24 h）：

基础能耗（女性）= 665 + 9.6 × 体重（kg）+ 1.8 × 身高（cm）- 4.7 × 年龄（岁）；

基础能耗（男性）= 66 + 13.7 × 体重（kg）+ 5.0 × 身高（cm）- 6.8 × 年龄（岁）。

呼吸衰竭患者实际的基础能耗比上式计算的能耗平均增加20%；人工通气患者增加50%。补充时宜循序渐进，先用半量，逐渐增至理想能量入量。胃肠营养时还要特别注意调整胃肠道功能和预防胃食管反流。三大能量要素的比例宜按照：糖类45% ~ 50%，蛋白质15% ~ 20%，脂肪30% ~ 35%摄入。

（二）中药治疗

1. 辨证用药

1）痰热壅肺

喘咳气粗，甚则鼻翼扇动，胸部胀满，痰多黄稠，或夹血痰，胸闷烦热，面红或暗，多汗，口渴喜冷饮，尿赤，大便秘结。舌苔黄腻，脉滑数。

治法：疏风宣肺，清热化痰。

方药：二陈汤和三子养亲汤加减。

清半夏15 g，陈皮10 g，茯苓15 g，苏子10 g，白芥子10 g，炒莱菔子15 g，苍术12 g，白术15 g，厚朴15 g。

2）痰浊蒙窍

咳喘，语无伦次，意识不清，嗜睡，半昏迷，昏迷，发绀。舌质暗紫或绛紫，苔白腻或黄腻，脉滑数。

治法：豁痰开窍。

方药：菖蒲郁金汤、涤痰汤加减。

石菖蒲、葶苈子各9 g，胆南星、竹茹、茯苓各12 g，郁金、天竺黄、法半夏各12 g，甘草3 g，加服苏合香丸。

3）肝风内动

咳喘，烦躁，躁动，语无伦次，手指（趾）抽搐，谵语，全身抽动。舌紫暗，苔白腻或黄腻，脉弦细数。

治法：滋阴平肝息风。

方药：生脉散、镇肝息风汤加减。

北沙参、生地、麦冬各20 g，石斛、白芍、竹茹、生牡蛎、女贞子、墨旱莲各15 g，牛膝、钩藤各12 g，五味子6 g。食欲下降、腹满者，去生地、麦冬、五味子、加山楂、神曲各12 g。

4）血瘀伤络

久病不愈，声低息微，或意识不清、腹满、食欲下降、呕血便血、皮下瘀点瘀斑。舌红或淡或暗，脉沉细无力。

治法：化瘀止血，行气通络。

方药：血府逐瘀汤加减。

赤芍、丹皮、桃仁各 6 g，郁金、延胡索各 12 g，竹茹、藕节、芦根各 15 g，甘草 3 g。呕血、便血者，加白及、生茅根各 15 g；重者，加服云南白药；全身出血及气虚欲脱者，加生脉散或独参汤。

5）元阳欲绝

呼吸浅表，面色晦暗，自汗出，四肢逆冷，烦躁不安，表情淡漠。舌质紫暗，苔少或薄白少津，脉沉细无力或脉微欲绝，处于危重状态。

治法：益气救逆，回阳固脱。

方药：独参汤和参附汤加减。

人参 6 g（微火久熬），熟附子 12 g，干姜 6 g，炙甘草 3 g。

2. 中成药

1）黑锡丹：黑锡丹每次 6 ~ 9 g，每日 3 ~ 4 次。用于呼吸衰竭，真阳暴脱，上盛下虚之症。

2）蟾酥粉：蟾酥粉每次 10 mg，每日 3 ~ 4 次。适用于喘促欲脱之症。

3）苏合香丸：苏合香丸每次 1 丸，每日 2 ~ 3 次，灌服或鼻饲。温通开窍，用于寒闭。

4）局方至宝丹：局方至宝丹每次 1.5 ~ 3 g，每日 3 次。辛凉开窍，用于热闭。

5）其他：如参附注射液、六神丸、生脉注射液、银黄注射液、醒脑静注射液等均可酌情选用。

3. 单、验方

1）搐鼻散（细辛、皂角、半夏）和通关散（猪牙皂、细辛、薄荷、麝香）吹入患者鼻腔内，使之喷嚏，达到兴奋呼吸的目的。

2）鲜淡竹沥 20 ~ 30 mL，口服，每日 3 次。

3）麻黄、五味子、甘草各 30 g。研细末，分 30 包，每次 1 包，每日服 2 次。

（孙华）

第五节　肺结核

长期以来，结核病是婴幼儿和青年人的多发病。近几十年来，由于抗结核药物的合理应用以及卡介苗普种等结核防治措施的加强，婴幼儿和青少年结核病的患病率和病死率下降十分显著，而老年人特别是老年男性患病率下降缓慢，死亡率随年龄增长而上升。据统计，我国 65 ~ 69 岁老年组患肺结核率相当于青少年组的 2.3 ~ 36.9 倍，痰涂片阳性率相当于青年组的 1.9 ~ 7.5 倍。老年人肺结核多数临床症状不典型，有的虽患有活动性肺结核，排出大量结核分枝杆菌（简称结核菌），但并不出现症状，仍随便接触周围人群，其传播危险性极大。老年人肺结核患者体质弱，免疫力低下，易合并其他疾病，病情较复杂，治疗效果差。因此，积极防治老年人肺结核病是保障人民身体健康的重要一环。

一、病因及病理

（一）病因

肺结核是由结核菌引起的肺部感染性疾病。

（二）病理

结核病的基本病理改变有以下 3 种表现：

1. 渗出性病变

渗出性病变是在病变初期，即病情进展及人体免疫力低下时，结核菌引起的肺血管充血、组织水肿、细胞浸润，即结核性炎症。此种病变为可逆性，可以完全吸收，也可变为增生性病变。

2. 增生性病变

增生性病变主要表现为结核结节和结核性肉芽肿的形成，其中有上皮样细胞和朗汉斯巨细胞的形成。这对结核病的诊断是具有特异性的。

3. 变质性病变

病变发生凝固性坏死，也称干酪性坏死。在坏死不完全的区域中，有大量的结核菌，而已坏死的区域结核菌减少或消失。在机体抵抗力低下的情况下，结核病易浸润发展，并按一定途径在肺内支气管、淋巴管、消化道播散和血行播散，从而引起相应组织器官的结核病。我国现行结核病分类将结核病分为原发性肺结核、血行播散性肺结核、继发性肺结核（包括浸润性、干酪性、空洞性）、结核性胸膜炎、其他肺外结核。老年人肺结核多为继发性及血行播散性肺结核。

二、临床表现

（一）症状

早期或轻度肺结核可无症状。典型肺结核起病缓，病程经过较长，有低热、乏力、食欲下降、咳嗽、少量咯血等。

1. 全身中毒症状

全身中毒症状表现为午后低热、盗汗乏力、食欲减退、体重减轻。一般不伴畏寒，多有全身不适。在血行播散时可有高热，妇女可有月经失调或闭经。

2. 呼吸系统症状

常见症状有：

1）咳嗽、咳痰：常为干咳或少量黏液性痰，伴继发感染时可有大量脓痰，支气管内膜结核咳嗽剧烈呈呛咳。

2）咯血：约半数患者有不同程度咯血，炎性病灶毛细血管通透性增高，引起痰中带血；小血管损伤可有中等量咯血；空洞壁动脉瘤破裂可发生大量咯血；有时钙化的结核病灶因硬结机械性损伤血管，或因结核性支气管扩张而咯血。

3）胸痛：病变累及壁层胸壁时，相应胸壁有刺痛，一般并不剧烈，部位固定，随呼吸和咳嗽而加重。

4）呼吸困难：病变范围广泛，肺功能减退，可出现呼吸困难；并发气胸或大量胸腔积液，则有急骤出现的呼吸困难。

（二）体征

肺结核患者多呈无力型，营养不良；重症者可出现呼吸困难，多为混合型呼吸困难，可伴有发绀；高热者呈热病容。大部分患者呈扁平胸，当病灶小或位于肺组织深部，多无异常体征。若病变范围较大，患侧胸部呼吸运动减弱，叩诊呈浊音，听诊有时呼吸音减低，或为支气管肺泡呼吸音。因肺结核好发生在上叶的尖后段和下叶背段，故锁骨上下、肩胛间区叩诊略浊，咳嗽后闻及湿啰音，对诊断有参考意义。当肺部病变发生广泛纤维化或胸膜增厚粘连时，则患侧胸廓下陷，肋间隙变窄，气管移向患侧，叩诊变浊，而对侧可有代偿性肺气肿征。

（三）并发症

并发症有自发性气胸、脓气胸、支气管扩张、肺心病。结核菌随血液播散可并发脑膜、心包、泌尿生殖系统或骨结核。

（四）老年人肺结核

老年人肺结核临床表现除有上述共同特点外，应注意4点。

1. 首发症状

一般认为，老年人肺结核发病隐匿、病程缓慢，症状常不典型。据统计，老年人肺结核以咳嗽、咯血、发热、呼吸困难和食欲下降5项之一作为首发症状者占81.8%，其中咳嗽为第1位，占39.1%。

2. 常见症状

据我国一组797例60岁以上老年人肺结核数据分析。常见症状顺序为：咳嗽、咯血、胸痛、气急与发热，即呼吸道症状较明显。

3. 合并非结核性疾病比例高

老年人肺结核往往合并有慢性阻塞性肺疾病、糖尿病等，这些疾病的临床表现往往掩盖了肺结核的临床症状，值得注意。肺结核合并血糖控制良好的糖尿病者，结核病灶进展迅速，易有干酪样坏死及支气管扩张。

4. 老年人血行播散型肺结核发生率有增高趋势

老年人发病多隐匿，因累及各系统而发生各种非特异的症状和体征，误诊率较高。X线胸片有典型改变者占1/3~2/3，结核菌素试验可为阴性。

三、药物治疗

（一）化学治疗的原则

肺结核化学治疗（简称化疗）的原则是早期、规律、全程、适量、联合。整个治疗方案分强化和巩固两个阶段。

1. 早期

对所有检出和确诊患者均应立即给予化疗。早期化疗有利于迅速发挥早期杀菌作用，促使病变吸收和减少传染性。

2. 规律

严格遵照医嘱要求规律用药，不漏服，不停药，以避免耐药性的产生。

3. 全程

保证完成规定的治疗期是提高治愈率和减少复发率的重要措施。

4. 适量

严格遵照适当的药物剂量用药，药物剂量过低不能达到有效的血药浓度，影响疗效和易产生耐药性，剂量过大易发生药物毒副反应。

5. 联合

联合用药指同时采用多种抗结核药物治疗，可提高疗效，同时通过交叉杀菌作用减少或防止耐药性的产生。

（二）西药治疗

1. 异烟肼

异烟肼（INH，H）每日用量 3~8 mg/kg，成人一般用 300 mg，1 次或分 2~3 次口服。大剂量使用易发生周围神经炎，宜加用维生素 B_6。

2. 链霉素

链霉素（SM，S）成人每日 1 g 或隔日 1 g，1 次或分 2 次肌内注射，50 岁以上或肾功能减退者每日 0.75 g；小儿每日 20~30 mg/kg。长期应用可发生听神经和前庭支的损害。

3. 对氨基水杨酸

对氨基水杨酸（PAS）成人每日 8~12 g，分 2~4 次饭后服。本品用量较大，疗效较弱，与其他抗结核药配合，有延缓结核菌对其他药物产生耐药性的作用。不良反应以胃肠刺激多见。

4. 吡嗪酰胺

吡嗪酰胺（PZA，Z）成人剂量 1.0~2.0 g，分 2~3 次口服，对慢性患者可提高痰菌阴转率。应定期查肝功能。

5. 乙硫异烟胺

乙硫异烟胺疗效尚可，但胃肠刺激症状较多，不少患者难以坚持用药。每日 0.75~1.5 g，分 2~3 次口服。

6. 卷曲霉素、硫酸卡那霉素和硫酸紫霉素

卷曲霉素、硫酸卡那霉素和硫酸紫霉素疗效与 SM 相似，患者细菌对 SM 耐药时，可以选用。不良反应是对听神经和肾有损害，上述 4 种药物皆不宜并用。

7. 乙胺丁醇

乙胺丁醇（EMB，E）疗效与对氨基水杨酸钠相似，可作为该药的代用药。剂量为每日 15 mg/kg（成人 0.75 ~ 1.0 g），1 次或分 2 ~ 3 次口服。不良反应为可引起视力障碍。

8. 利福平

利福平（RFP，R）疗效与 INH 相似，毒性小，对其他抗结核药物均耐药的结核菌，对本品皆敏感。成人每日剂量为 450 ~ 600 mg，早餐前 1 次口服。治疗前和治疗过程中应检查谷氨酸氨基转移酶。

9. 抗结核新药

1）利福定：本品对结核菌有相似于或稍强于 RFP 的制菌作用，两者有交叉耐药性。文献报道 332 例肺结核患者，每日给利福定 150 ~ 200 mg 治疗，6 个月后在症状解除、X 线表现为病变改善及痰菌阴转都取得良好的效果。

2）利福喷汀：全国利福喷汀临床协作研究证明，每周只需服药 1 次（顿服 500 ~ 600 mg）。用于治疗肺结核初、复治患者，疗程（9 个月）结束时痰菌阴转率、病变有效率和空洞关闭率与 RFP 每日连用组相比疗效一致。

3）利福布汀：利福布汀（RBU）为利福平的衍生物。最大特点是对耐 RFP 菌的作用，对结核菌和最小抑菌浓度（MIC）有较高活性。不足之处是口服吸收不完全，血清峰值浓度低。目前已在临床试用。

4）氧氟沙星：氧氟沙星（OFX）该药在日本试用于耐多种抗结核药的慢性纤维空洞型肺结核，用量每日 0.3 ~ 0.6 g（分 1 ~ 3 次），并取得肯定疗效，且无严重不良反应。目前我国对耐药结核菌感染亦在试用 OFX。

5）环丙沙星：环丙沙星（CFX）对结核菌的 MIC 稍优于氧氟沙星，两者均有高度杀结核菌活性，口服剂量为每次 250 mg，每日 2 次。

6）斯巴沙星：本品对结核菌的 MIC 为 0.1 mg/L，优于 OFX 数倍，在小鼠体内的抗结核活性比 OFX 强 6 ~ 8 倍。其剂量 50 ~ 100 mg/kg，相当于异烟肼 25 mg/kg，毒性亦小。专家们认为它是第一个像 INH 那样能防止小鼠结核菌感染的喹诺酮类药物。目前正在进一步临床试验。

10. 化疗方法

1）两阶段疗法：开始 1 ~ 3 个月为强化阶段，每日用药。常同时用两种或两种以上的杀菌剂，以迅速控制结核菌繁殖，控制病情，防止或减轻耐药菌株的产生。第二阶段维持阶段或称巩固治疗，时间 12 ~ 18 个月，每周 3 次间歇用药。常以两种或两种以上药物联合使用，直至疗程结束，以彻底杀灭结核菌，预防复发。

2）间歇疗法：用于维持阶段治疗，有规律地采用每周给药 2 ~ 3 次，可获得与每天给药相同的效果。并且因减少给药次数而使毒副反应和药费均降低，既方便了患者，又有利于监督用药，保证全程化疗。

11. 化疗方案

1）长期化疗：长期化疗（又称标准化疗）指联合采用异烟肼、链霉素及对氨基水杨酸钠，疗程为 12~18 个月的治疗方案。如 2HSP/10HP、2HSE/10H$_3$E$_3$，前 2 个月为强化阶段，后 10 个月为巩固阶段，H$_3$E$_3$ 表示每周 3 次的间歇用药。

2）短程化疗：指联合用两种或两种以上杀菌剂，总疗程为 6~9 个月。常用方案如 2SHR/7HR、2HRZ/4HR、2HRZ/4H$_3$R$_3$ 等。可取得与长期化疗同样的治疗效果。

短程化疗是现代治疗肺结核的主要方法。短程化疗的主要药是 INH、RFP、PZA，对结核菌既"杀"又"灭"，且 INH、RFP 还可防止耐药，故短程化疗的作用明显强于长期化疗，时间也明显短于长期化疗。短程化疗方案有 9 个月、6 个月、4 个月甚或更短的各种方案，但普遍认为 6 个月疗程为短程化疗的标准疗程。在 6 个月方案中，一般全程使用 RFP、INH，大多数分两个阶段进行（强化阶段和维持阶段）。强化阶段 1~3 个月（多为 2 个月）；一般加用 PZA，故 R、H、Z 为主药，加用或不加用链霉素或乙胺丁醇。关于短程化疗时药物毒副反应问题，据报道，以 INH、RFP 和 PZA 为主的短程化疗方案的严重毒副反应是很少的。英国医学研究委员会和胸部疾病学会在世界范围内做了大量研究，临床证实中毒性肝炎的发生率为 0.2%~2.8%，比长期化疗方案少得多。迄今尚未见到因短程化疗出现肝毒性而不能接受治疗的报告。但对有并发症或过敏体质者宜谨慎用药，并在治疗中密切观察，尽早发现与及时做出恰当处理。

12. 对初治患者，国际防痨及肺病联合会推荐的适用于国家防痨规划的结核病化疗方案（表 2-1），可供制订治疗方案时参考。

表 2-1 国家防痨规划的结核病化疗方案

疗　程	化疗方案	疗　程	化疗方案
6 个月	2RHZ/4RH 2ERHZ/4RH 或 4R$_2$H$_2$ 2SRHZ/4RH 或 4R$_2$H$_2$	8 个月	2SRHZ/6TH 或 6EH 2SRHZ/6S$_2$H$_2$Z$_2$

13. 复治肺结核化疗

复治肺结核化疗仍可选用初治时的方案，待获得药物敏感试验结果后，根据情况可维持原方案或适当更动，总疗程为 1~1.5 年。复治患者，一般可用以下方案：

1）2S（E）HRZ/4HR，督促化疗，保证规律用药。6 个月疗程结束时，若痰菌不转阴，巩固期可延长 2 个月。如延长治疗痰菌仍持续阳性，可采用下列复治方案。

2）初治规则治疗失败的患者，可用 2S$_3$H$_3$Z$_3$E$_3$/6H$_3$R$_3$E$_3$。

3）慢性排菌者可用敏感的一线药与二线药联用，如卡那霉素（K）、丙硫异烟胺、卷曲霉素（Cp），应严密观察药物不良反应，疗程以 6~12 个月为宜。氟喹诺酮类有中等度抗结核作用，对常用药物已产生耐药的患者，可将其加入联用方案。若痰菌阴转，或出现严重不良反应，均为停药指征。

14. 疗效考核指标

痰液细菌学检查是考核疗效的主要指标。痰菌转阴说明病灶内细菌大量减少或完全灭绝，已不再是传染源；若痰菌转阳则提示病变复发，治疗失败。另外，肺部 X 线检查是判断病情转归的重要依据，但疗效的判定须结合痰菌检查和临床表现。

15. 对症治疗

1）发热：干酪样肺炎或血行播散型肺结核高热持续不退时，有强有力抗结核药物应用同时，可短期应用肾上腺皮质激素治疗。长期不规则低热可适当选用解热药。

2）咳嗽、咳痰：刺激性干咳者可选用镇静剂，如喷托维林 25 mg，每日 3 次；咳嗽剧烈者可用可待因 15 mg，每日 3 次；痰液黏稠者可用氯化铵 0.3～0.6 g 或棕色合剂 10 mL，每日 3 次；黏痰不易咳出者可选用 α-糜蛋白酶 5 mg，雾化吸入。

3）咯血：小量咯血，如痰中带血，无须特殊处理。精神紧张者可酌情合用镇静药，剧咳时可服喷托维林。

大量咯血，宜取半卧位，指导患者轻轻咳嗽，将血咳出，应用垂体后叶素 5～10 U 加入 50% 葡萄糖 40 mL 中，缓慢（10～15 分钟）静脉推注；持续咯血者，可将 10 U 垂体后叶素加入 5% 葡萄糖 500 mL 内静脉滴注。垂体后叶素可收缩小动脉，减少肺血流量，故能制止咯血，但有腹痛、排便感、腹泻、恶心、呕吐、心悸及面色苍白等不良反应。高血压病、心肌病和孕妇忌用垂体后叶素，可改用 1%～2% 普鲁卡因 5～10 mL 静脉注射。精神比较紧张者酌情给镇静剂，如苯巴比妥 30 mg，每日服 3 次。失血过多时可少量输血。反复咯血，药物不能控制时可做人工气腹术止血，一次注气 1 000 mL 左右，每日或隔日补气 1 次。

咯血窒息是咯血致死的主要原因，需严加防范，并积极准备抢救，咯血窒息前症状包括胸闷、气憋、唇甲发绀、面色苍白、冷汗淋漓、烦躁不安。抢救措施中应特别注意保持呼吸道通畅，采取头低脚高 45° 的俯卧位，轻拍背部，迅速排出积血，并尽快挖出或吸出口、咽、喉、鼻部血块。必要时用硬质气管镜吸引、气管插管或气管切开，以解除呼吸道阻塞。

16. 糖皮质激素

为减轻中毒症状，改善全身情况，加速渗出病变吸收和防止粘连，对血行播散型肺结核、结核性脑膜炎、浆膜结核等，在使用强有力抗结核药物的同时，短期应用糖皮质激素有一定好处。一般给泼尼松每日 20～30 mg，分 3～4 次口服。2～3 周渐减量，共用 4～6 周。亦可用促肾上腺皮质激素（ACTH），每日 40 U，静脉注射，4～6 天为 1 个疗程。

（三）中药治疗

1. 辨证用药

1）肺阴亏损

干咳少痰，或痰中带血丝，咳声短促，胸痛隐隐，手足心热，以午后为明显，口燥咽干，甚则声嘶，盗汗，乏力，纳差。舌边尖红，苔薄少津，脉细数。

治法：滋阴，润燥，杀虫。

方药：月华丸加减。

沙参 60 g，麦冬 50 g，生地 60 g，熟地 60 g，浙贝母 15 g，桑叶 30 g，菊花 60 g，

百部 30 g，阿胶 40 g，三七 15 g，茯苓 50 g，山药 50 g。

肺阴虚象较明显，可加玉竹、羊乳滋补肺阴；咯血量较多者可加白及、藕节、仙鹤草等止血；胸痛明显者加郁金、延胡索以止痛；午后低热明显者可加用银柴胡、十大功劳叶、地骨皮、青蒿等。亦可用中成药生脉注射液 20 mL 加入 5% 的葡萄糖 250 mL 中静脉滴注，每日 1 次。

2）阴虚火旺

咳嗽加剧，咯痰量少，色黄黏稠，反复咯血，量多色鲜红，胸胁掣痛，壮热骨蒸，盗汗，颧红，午后尤甚，心烦不寐，性躁易怒，形体消瘦，男子可见梦遗。舌质红绛，苔花剥或无苔，脉细数。

治法：滋阴益肺，清火杀虫。

方药：百合固金汤、秦艽鳖甲散。

生地、熟地各 9 g，麦冬、浙贝母各 12 g，玄参 10 g，当归 9 g，白芍、甘草、桔梗各 3 g，百合 12 g，秦艽 15 g，鳖甲、地骨皮各 30 g，柴胡 10 g，青蒿、知母、乌梅各 12 g。

痰黄量多者加清热化痰之品如黄芩、鱼腥草、全瓜蒌、桑白皮等，或用鱼腥草注射液 20～40 mL 加入 5% 的葡萄糖液中静脉点滴，每日 1 次；咯血量多者可加白及、大黄炭、血余炭、三七等止血之品；潮热盗汗甚者可用敛汗之品如煅龙骨、煅牡蛎、乌梅、麻黄根、浮小麦等，亦可用中成药虚汗停等；如见有明显的肾阴亏虚证者，可酌用龟板、冬虫夏草、紫河车等。

3）气阴两虚

咳嗽无力，气短声怯，咯白痰，量较多，亦可出现痰中带血，午后潮热，热势不高，乏力纳差，面白神疲，自汗盗汗，口干咽燥，脘腹胀闷，大便溏。舌淡红，苔白，脉细弱无力。

治法：益气养阴，润肺杀虫。

方药：保真汤。

人参、黄芪、白术各 9 g，茯苓、甘草各 4.5 g，当归 9 g，白芍 6 g，生地、熟地各 9 g，天冬、麦冬、柴胡、地骨皮、知母、黄柏、五味子各 6 g，莲子心 5 枚，陈皮 4.5 g，生姜 3 片，大枣 5 个。

本方重在扶正，一般应加百部、白及等杀虫之品；若见咳嗽咯痰量多，其色白质清稀者，可加用法半夏、陈皮等燥湿化痰之品；咳嗽剧烈者可加用紫菀、款冬花、枇杷叶等湿润止咳之品；咯血量较多时可酌加山茱萸、仙鹤草等补气摄血；若动则汗出，畏风者，可加麻黄根、浮小麦、防风等。亦可用中成药丽参注射液 20 mL 加入 5% 葡萄糖液中静脉滴注，每日 1 次。

4）阴阳两虚

咳呛咯血，劳热骨蒸，形寒畏风，自汗，喘息，面浮肢肿，纳差，大便溏，或有五更泻，或有心悸，甚则出现发焦毛耸，肌肤甲错，大肉尽脱，大骨枯槁。舌红无苔，脉微细弱。

治法：滋阴补阳。

方药：补天大造丸。

紫河车 1 具，牛膝 15 g，天冬、麦冬、杜仲各 30 g，五味子 15 g，枸杞 60 g，陈皮 10 g，干姜 3 片，侧柏叶 15 g。

辨证以肾虚证为主，症见动则气促，呼多吸少者，可加用冬虫夏草、乌梅、诃子、胡桃肉等补肾之品；心悸、肢肿者，可加用茯苓、车前草、丹参等。五更泻者可用肉豆蔻、补骨脂等以补火暖土。

2. 中成药

1）养阴清肺糖浆：养阴清肺糖浆每次 20 mL，每日 2 次。适用于阴虚肺燥，咽喉干痛，干咳少痰，或痰中带血等症。

2）阿胶：阿胶每次 3~9 g。每日 2 次，口服。适用于阴血不足，肺燥咳嗽、咯血等症。

3）利肺片：利肺片每次 4~6 片，每日 3 次，温开水送服。用于肺痨咳嗽、咯血者。肺经有热者慎服。

3. 单、验方

1）百部、白及、三七。上药等量研末，每服 1.5 g，每日 2~3 次。具止咳止血功效。

2）摄龟，俗名克蛇龟，烧炭，研粉轧片每片 0.5 g。每服 4 片，每日 3 次。

3）壁虎，又名守宫、天龙，放瓦上焙干研细，装胶囊，每服 3~4 粒，每日 3 次。用于肺、肺门淋巴结结核以及胸、腰椎结核。

4）大蒜对于肺结核颇有效验，内服外用均可，或每次以 30 g 佐餐，每日 3 次，或以鲜大蒜泥，置纱布上贴双涌泉穴 20~30 分钟，局部疼痛时取下。

5）净灵脂、白芥子各 15 g，生甘草 6 g，研末，大蒜泥 15 g 同捣匀，入醋少量，摊纱布上，敷颈椎至腰椎夹脊旁开 1 寸①半，1~2 小时皮肤有灼热感时去之。每 7 日 1 次。

6）五倍子、飞辰砂敷脐治疗肺结核盗汗：取五倍子粉 2~3 g，飞辰砂 1~15 g，加水成糊状，涂在塑料薄膜上敷于脐窝，用胶布固定，24 小时为 1 次。

（孙华）

---

① 寸：此处指中医同身寸。

第三章　循环系统疾病

第一节　慢性心力衰竭

心力衰竭是由心肌梗死、心肌病、血流动力学负荷过重、炎症等任何原因引起的心肌损伤，造成心肌结构和功能的变化，最后导致心室泵血或充盈功能低下而引起的一组临床综合征。临床主要表现为呼吸困难、乏力和体液潴留。慢性心力衰竭（CHF）是指持续存在的心力衰竭状态，可以稳定、恶化或失代偿。治疗心力衰竭的目标不仅是改善症状、提高生活质量，而且要针对心肌重构的机制，延缓和防止心肌重构的发展，降低心力衰竭的住院率和死亡率。

一、病因

慢性充血性心力衰竭多有器质性心血管疾病的基础，从病理生理角度分两类。

（一）原发性心肌损害

1. 缺血性心肌损害
缺血性心肌损害如冠心病心肌缺血、心肌梗死是心力衰竭常见的原因。
2. 心肌炎和心肌病
各种类型的心肌炎和心肌病均可引起心力衰竭，以扩张型心肌病为常见。
3. 心肌代谢障碍性疾病
心肌代谢障碍性疾病以糖尿病性心肌病多见。

（二）心脏负荷过重

1. 压力负荷（后负荷）过重
压力负荷（后负荷）过重即收缩期负荷过重。①左心室后负荷过重见于高血压、主动脉瓣狭窄；②右心室后负荷过重见于二尖瓣狭窄、COPD 导致的肺动脉高压、肺动脉狭窄等。心脏为克服增高的阻力，心室肌代偿性肥厚以保证射血量，持续的负荷过重，心肌必然发生结构及功能的改变，由代偿终至失代偿。

2. 容量负荷（前负荷）过重
容量负荷（前负荷）过重即舒张期负荷过重。①心脏瓣膜关闭不全造成血液反流，如主动脉瓣关闭不全，二尖瓣关闭不全；②心脏及动静脉分流性疾病，如房间隔缺损、室间隔缺损、动脉导管未闭等。此外，还包括伴有全身血容量增多或循环血容量增多的疾病如慢性贫血、甲状腺功能亢进等。容量负荷增加的早期心室腔代偿性扩大，以维持正常心排血量，长期心排血量增加出现失代偿改变。

3. 心肌舒张受限（心室前负荷不足）
心肌舒张受限（心室前负荷不足）如二尖瓣狭窄、心包缩窄或填塞、限制型心肌病等，心室充盈受限，使前负荷不足，体循环与肺循环瘀血，出现心力衰竭。

在上述基本病因基础上，慢性充血性心力衰竭常由各种诱因，包括感染、过度劳累、情绪激动、心律失常、妊娠或分娩、水及电解质失调、洋地黄过量或不足等诱发。

二、临床表现

慢性心力衰竭的主要临床表现是各脏器的瘀血和周围组织灌注不足，以前者为明显。临床上常根据心力衰竭开始发生的部位与瘀血的部位，分为左心衰竭、右心衰竭和全心衰竭。以左心衰竭开始较多见，以后继发肺动脉高压，导致右心衰竭。单独的右心衰竭较为少见。

（一）左心衰竭

左心衰竭主要是由左心排血量降低，使肺瘀血及重要脏器供血不足引起。

1. 症状

1）呼吸困难：呼吸困难是左心衰竭时最早出现和最重要的症状，为肺瘀血和肺顺应性降低导致肺活量减少的结果。在不同情况下肺瘀血的程度有差异，因而呼吸困难的表现有以下不同形式。

（1）劳力性呼吸困难：呼吸困难最初仅在较重体力劳动时发生，休息后即自行缓解，是由于体力活动使静脉回流增加，肺瘀血加重所致。随着病情的进展，则在较轻的体力劳动时也出现呼吸困难。

（2）端坐呼吸：患者平卧时出现呼吸困难，常被迫采取坐位或半坐位以减轻呼吸困难。坐位时，重力作用可使部分血液转移至身体下垂部位，可减轻肺瘀血；坐位使横膈下降，可增加肺活量。

（3）夜间阵发性呼吸困难：夜间阵发性呼吸困难是左心衰竭早期的典型表现。患者常在夜间熟睡后突然憋醒，被迫坐起，可伴阵咳，咳泡沫样痰，似喘息状态，称为心源性哮喘。轻者采取坐位数分钟后即缓解，重者则可发展为肺水肿。夜间阵发性呼吸困难的发生机制可能与平卧时静脉回流增加；膈肌上升，肺活量减少；夜间迷走神经张力增高；可使冠状动脉收缩和支气管平滑肌收缩等有关。

2）咳嗽、咳痰和咯血：咳嗽、咳痰和咯血系肺泡支气管黏膜瘀血所致，痰常呈白色泡沫样浆液性，有时带血而呈粉红色泡沫样痰。咯血可由肺毛细血管或支气管黏膜下静脉破裂所致。

3）其他症状：心排血量降低所致的倦怠、乏力等。严重时，由于脑缺血、缺氧可出现烦躁或嗜睡、精神错乱等。

2. 体征

除原有的心血管疾病体征外，左心室增大，可发生相对性左房室瓣关闭不全而出现心尖区收缩期吹风样杂音，心率增快，心尖部舒张期奔马律，两肺底湿啰音，若继发支气管痉挛，可伴有哮鸣音或干啰音。偶有胸腔积液，以右侧多见。部分患者可有交替脉。严重者有发绀。

3. 急性肺水肿

急性肺水肿是急性左心衰竭最严重的表现。表现为极度呼吸困难，伴有窒息感，被迫端坐呼吸，咳出大量白色或粉红色泡沫痰。两肺满布湿啰音及哮鸣音。心率增快，心尖舒张期奔马律。血压在起始时可升高，以后可降至正常或低于正常。如不及时抢救，可引起神志模糊、休克或窒息而死亡。急性肺水肿的发生机制是肺静脉压显著增高，肺毛细血管压超过渗透压后，血浆渗入肺间质及肺泡内，使气体交换发生障碍。

（二）右心衰竭

右心衰竭主要为体循环静脉回流受阻和静脉压增高，引起器官瘀血及缺氧所致。

1. 症状

1）水肿：水肿多由下肢开始，如踝部、胫骨前、卧位时骶部显著等。因水肿最早出现在身体的下垂部位，故又称下垂性水肿。多在白天活动后于傍晚加重，经休息一夜后可消退或减轻。随着病情发展可发生全身性水肿，甚至出现胸腔积液或腹腔积液。

2）颈静脉充盈：颈静脉充盈为右心衰竭的早期表现，是静脉压增高的表示。当静脉压显著升高时，身体其他部位的表浅静脉也充盈，并可见颈静脉搏动，肝颈静脉回流征阳性。

3）内脏瘀血

（1）肝瘀血：肝大，质较硬，有压痛，随心力衰竭的好转或恶化，肝脏可在短时期内增大或缩小。当右心衰竭突然加重时，肝脏急性充血，肝小叶中央细胞坏死，引起肝急剧肿大，明显压痛，并有黄疸、肝功能障碍等。一旦心力衰竭改善，上述情况恢复正常。长期慢性肝瘀血，可引起肝细胞萎缩、结缔组织增生，形成心源性肝硬化。

（2）肾瘀血：肾小球滤过减少，通透性增大，以致尿量减少，尿中有少量蛋白、红细胞及管型等。肾功能可有不同程度障碍。

（3）胃肠道瘀血：有腹胀、食欲缺乏、恶心、呕吐、腹泻等。

4）发绀：发绀是静脉血氧低下所致。首先出现于循环末端，如指端、口唇、耳郭等部位。右心衰竭比单一左心衰竭时发绀更重。

2. 体征

1）心脏扩大：右心衰竭时，右心室肥厚，在胸骨左缘或剑突下心脏搏动增强。如右心衰竭继发于左心衰竭，则见全心明显增大。心力衰竭加重时，扩大的心腔可以回缩变小。右心衰竭时，心率增快，部分患者可在胸骨左缘相当于右心室表面听到舒张期奔马律，右心室明显扩大，形成功能性三尖瓣关闭不全，产生三尖瓣区收缩期杂音，吸气时杂音增强。

2）颈静脉怒张：患者半卧位时，可见膨胀的颈外静脉超出胸骨柄水平。按压肿大的肝脏时，可引起颈静脉充盈加剧，称肝颈静脉回流征阳性。如舌下静脉亦有明显怒张，则表示有明显静脉压升高，是右心衰竭比较早的表现。

3）肝大和压痛：充血性肝大，触诊时常在剑突下明显触及，边缘钝圆，有弹性、膨胀感及明显压痛。随着心力衰竭好转或恶化，肝大可短期内减轻或加剧。长期慢性右心衰竭可引起心源性肝硬化，肝脏触诊质地较硬，压痛可不明显，常伴有黄疸、脾大、腹腔积液及慢性肝功能损害。

4）水肿：是右心衰竭较晚的表现，常表示水钠潴留在 4 kg 以上。水肿从低垂部位开始，起初患者尚能自由活动，夜晚时，两下肢出现水肿，逐渐上升。待被迫卧位时，水肿以骶尾部明显，严重者可全身水肿及胸腔及腹腔积液。

5）胸腔积液和腹水：胸腔积液多见于右侧，也可为双侧胸腔积液。腹水常发生在疾病的晚期。

（三）全心衰竭

左、右心衰竭的临床表现并存，右心衰竭时因排血量减少，可使左心衰竭的肺瘀血临床表现减轻或不明显。

三、治疗原则

心力衰竭的治疗包括一般治疗和药物治疗。一般治疗原则主要是合理的休息，控制水钠摄入量，积极减少或去除心力衰竭的诱因和改善营养。其中休息是减轻心脏负担的主要方法，但经过休息，症状好转后，也应适当地进行一些运动，合适的运动往往对改善心功能有利。另外，保持乐观的态度，消除负性心理状态，保证充足的睡眠，避免劳累和呼吸系统的感染，少食多餐，食用易消化、富含维生素及蛋白质的食物对心力衰竭的治疗都是非常有益的。一般心力衰竭患者多有水、钠潴留，故控制水、钠摄入对治疗心力衰竭十分重要，一般轻度心力衰竭食盐摄入应限制在每日 5 g 以内，中度心力衰竭应在每日 2.5 g 以内，重度心力衰竭应限制在每日 1 g 以内。水的摄入一般应控制在 1.5 ~ 2 L/d。

四、药物治疗

心力衰竭的药物治疗原则，主要是给强心药物增强心肌收缩力；舒张静脉血管及排钠利尿减少血容量，以减轻心脏前负荷；舒张阻力血管，降低外周阻力，以减轻心脏后负荷。具体应用时，不能一概而论，换句话说，不是对任何疾病都要三类药物同时使用，应针对不同的病情，分别选用。一般心力衰竭早期可首选利尿剂，部分患者单用利尿剂就可控制心力衰竭。单用利尿剂疗效不佳时，可合用其他药物。但长期应用利尿剂可引起血糖、血脂及尿酸代谢改变，这一点也应考虑。对风湿性心脏病二尖瓣狭窄者，应以扩张静脉、利尿减轻前负荷为主。对晚期心力衰竭者，不宜使用钙拮抗剂，因其可抑制心肌收缩力。对伴有低血压者不宜使用血管扩张药。使用洋地黄类药物时，因其安全范围窄，应密切观察，避免中毒，尤其在老年人缺氧、低血钾及肾功能不全时更容易发生。另外，钙拮抗剂、奎尼丁和胺碘酮等，因能提高地高辛的血药浓度，合用时应注意调整地高辛的剂量。

总之，心力衰竭的治疗，应根据具体情况，注意到治疗药物的个体化，以期达到良好的治疗作用，同时又尽量使不良反应降至最小。

（一）西药治疗

目前，抗心力衰竭药有四大类。①强心苷类：以地高辛为代表，能增强心肌收缩力，增加心搏血量。各种强心苷类药的作用基本相似，只是作用时间快慢、长短、强弱有所不同。②非苷类强心药：主要是磷酸二酯酶抑制药，如氨力农、米力农等，它们有正性肌力和血管扩张作用，能降低心脏前、后负荷，从而改善心脏功能。③血管扩张药：主要有血管紧张素Ⅱ转换酶抑制药（如卡托普利、依那普利）、钙通道阻滞药（如硝苯地平）、α受体阻滞剂（如酚妥拉明、哌唑嗪）和直接血管扩张药（如硝普钠、肼屈嗪），它们通过扩张容量血管和阻力血管，降低心脏前、后负荷，使心搏血量增加。④利尿药：利尿药通过利尿减少血容量，从而降低心脏前、后负荷。

1. 利尿药的应用

利尿药是心力衰竭治疗中最常用的药物，通过排钠排水减轻心脏的容量负荷，对缓解瘀血症状、减轻水肿有十分显著的效果。对慢性心力衰竭原则上利尿药应长期维持使用，水肿消失后，应以最小剂量无限期使用。但是不能将利尿药作为单一治疗心力衰竭的方法。

利尿药包括袢利尿药、噻嗪类利尿药及潴钾类利尿药三类。其中袢利尿药增加尿钠排泄可达钠滤过负荷的 25%，并能加强游离水的排出，利尿效果最强，肾功能严重损害，肾小球滤过率明显下降时，仍能保持一定的利尿效果。又有静脉制剂，起效很快。而其他两类利尿药利尿效果相对较弱，而且中度肾功能损害时就失效。由于各类利尿药作用部位不同，联合使用时有协同利尿作用。

1）适应证：所有有水钠潴留的心力衰竭患者或原先有过水钠潴留的患者都应当适当使用利尿药。

2）禁忌证：一般无禁忌证，除非对药物过敏。在血容量明显不足、明显低血压、低血钾时应暂缓使用，待纠正后再用。但是 NYHA 心功能分级为Ⅰ级的患者一般不需要利尿药治疗。右室梗死伴右心衰竭症状时不应利尿，而应补充血容量。心包炎伴积液或心包缩窄时，尽管有右心衰竭，但不宜利尿。

3）临床使用注意事项

（1）从小剂量开始，一般氢氯噻嗪从 25 mg/d，呋塞米从 20 mg/d 开始，再根据临床效果来调整剂量。如果是急性心力衰竭出现急性肺水肿则应当使用足量袢利尿药静脉注射快速利尿。重症心力衰竭伴肾功能不全时，应选用呋塞米或布美他尼治疗；AMI 伴心力衰竭、低血压或心源性休克，应避免使用强效快速利尿药；慢性肺心病伴心力衰竭时，宜小剂量、间断利尿。

（2）慢性心力衰竭病情控制后仍需长期使用，但剂量、服药方法可适当调整。每日体重的变化是最可靠的监测水钠潴留的指标，可根据体重变化情况来调整利尿药用量。

（3）利尿药用量不足可能导致心功能恶化，并影响血管紧张素转换酶抑制药（ACEI）和β受体阻滞药的疗效和长期稳定地使用。利尿药用量过多，则可能导致低血压、氮质血症、低钠、低钾血症或增加应用 ACEI 和血管紧张素Ⅱ受体阻滞药后导致的肾功能不全的发生率。因此，应及时调整剂量。

（4）如患者利尿药不敏感，可通过改用利尿药静脉滴注、联合使用两种利尿药、加用小剂量多巴胺或多巴酚丁胺 2 ~ 5 μg/（kg·min）短时间静脉滴注增加肾血流量等方法来解决。

（5）利尿药常见的不良反应包括：电解质紊乱（低血钾、低血钠、低血镁等）、尿酸及血脂紊乱、血糖代谢紊乱、低血压、氮质血症、激活神经内分泌等。其中低血钾可引起严重的室性心律失常，是心力衰竭患者猝死的原因之一。若同时使用抗心律失常药物及利尿药，有增加致心律失常的潜在危险。因此，利尿药对代谢的不利影响较明显。长期用药、老年人、大量快速利尿后、合并肝肾功能不良者容易出现不良反应。

（6）利尿药应尽可能在白天给药，防止因频繁排尿而影响患者夜间睡眠。

4）常用的利尿药

（1）噻嗪类：噻嗪类通过抑制远曲小管钠和氯的重吸收而起到利尿作用，在心力衰竭治疗中也是常用的利尿药，可单独使用或与其他利尿药合用。口服噻嗪类利尿药在肠道吸收快，1 ~ 2 小时后发挥利尿作用，以原形和氢氯噻嗪形式维持药效 6 ~ 12 小时，作用时间明显长于袢利尿药。主要用于轻度水肿的心力衰竭。可引起低血钾、高尿酸血症。长期使用对血脂、血糖代谢有不良影响，加重胰岛素抵抗，可导致阳痿等性功能障碍。这类药物中最常用的是氢氯噻嗪，每日 1 ~ 2 次，每次 25 ~ 50 mg，口服，服后 1 ~ 2 小时起作用，持续 12 ~ 24 小时。长期应用可引起低钾血症，使用时应补充钾盐或与保钾利尿剂合用。此外，在肾功能不全患者中，可进一步减少肾小球滤过率，尚可使血糖、血尿酸、血脂、血氨增高，因而并发糖尿病、痛风、肾功能不全者忌用。

（2）袢利尿药

呋塞米：呋塞米是最常用的利尿药，用于严重充血性心力衰竭、急性左心衰竭及急性肺水肿的治疗。在最大剂量范围内其利尿作用随剂量增加而增强，受肾功能影响小。另外还有扩张静脉等作用。需要快速利尿时采用静脉缓慢注射，起始剂量为 20 ~ 40 mg，用药后 10 ~ 20 分钟起效，持续 4 ~ 6 小时。必要时于 1 小时后再静脉注射 80 mg。大剂量静脉注射（>4 mg/min）或口服 1 000 mg/d 以上时可能产生可逆性耳毒性，使听力下降。维持治疗时可采用口服制剂，剂量范围 20 ~ 80 mg/d，分 1 ~ 2 次给药，需 1.5 小时达到血药浓度峰值，作用持续 4 ~ 5 小时。

此药经肾小管分泌至肾小管腔内后，通过与肾小管上皮细胞结合，阻断 Na^+、K^+、Cl^-、H^+ 离子重吸收而起到利尿作用。其利尿作用强，易引起低血钾，应定期检查血电解质并注意补充钾离子。与 ACEI 或保钾类利尿药合用可减少低血钾的发生。另外大量利尿可导致低钠血症、低氯血症，并可出现低血容量。长期使用还可使血尿酸升高，对糖脂代谢有一定的不良影响，但比噻嗪类利尿药为轻。

布美他尼：布美他尼利尿机制及适应证与呋塞米非常相似，利尿作用比呋塞米强，一般临床上用于对呋塞米效果欠佳的患者。有口服及静脉制剂，静脉注射剂量为 1 ~ 3 mg，用药后 30 分钟内起效，持续 4 ~ 5 小时。常用于急性心力衰竭、肺水肿治疗。必要时 2 ~ 3 小时可重复使用，每日最大剂量不超过 10 mg。口服制剂一般用于慢性心力衰竭治疗，剂量为 0.5 ~ 2 mg/d，分 1 ~ 2 次服用。不良反应方面与呋塞米相似，但肾毒性较呋塞米强，应避免与肾毒性药物合用。对磺胺过敏者不宜使用。

依他尼酸：依他尼酸在剂量、作用持续时间和不良反应与呋塞米非常相似。常用剂量为 50 mg 静脉注射。孕妇用比呋塞米安全。

（3）保钾利尿药

螺内酯：作用于肾远曲小管，干扰醛固酮的作用，使钾离子吸收增加，同时排钠利尿，但利尿效果不强。在与噻嗪类或袢利尿剂合用时能加强利尿并减少钾的丢失，一般用 20 mg，每日 3 次。

氨苯蝶啶：直接作用于肾远曲小管，排钠保钾，利尿作用不强。常与排钾利尿剂合用，起到保钾作用，一般 50 ~ 100 mg，每日 2 次。

阿米诺利：作用机制与氨苯蝶啶相似，利尿作用较强而保钾作用较弱，可单独用于轻型心力衰竭的患者，5 ~ 10 mg，每日 2 次。保钾利尿剂可能导致高钾血症。一般与排钾利尿剂联合应用时，发生高血钾的可能性不大，但不宜同时服用钾盐。

2. 血管扩张药

其基本原理是通过扩张动脉和（或）静脉，减轻心脏的前后负荷，减少心脏做功，从而降低心肌耗氧。血管扩张药物近年来发展很快，有很多新药问世，按其作用机制可分为：直接作用于血管平滑肌，如硝酸酯、硝普钠、肼屈嗪、米诺地尔，新药有恩哒嗪、羟胺肼哒嗪、垂匹地尔、潘钠西地尔；交感神经系统阻滞剂，如哌唑嗪、酚妥拉明、妥拉唑林、酚苄明、双苄胺，新药有三甲唑嗪、多塞唑嗪、吲哚拉明、乌拉哌地尔；ACEI，如卡托普利、苯脂丙脯酸；钙通道阻滞剂，如硝苯地平。按其作用部位分为：主要扩张动脉的药，如硝苯地平、肼屈嗪、敏尔定；主要扩张静脉的药，如硝酸酯；均衡扩张动脉和静脉的药，如硝普钠、哌唑嗪、三甲唑嗪、卡托普利和依那普利。

适应证：最主要的适应证是急性左心衰竭，尤其是 AMI 并发的泵衰竭；其次是经利尿剂、洋地黄治疗无效的慢性患者如慢性顽固性左心衰竭或全心衰竭、高血压心脏病、扩张性心脏病以及关闭不全为主的瓣膜病。

常用的血管扩张剂有：

1）硝酸酯类：硝酸酯类以扩张静脉、减轻前负荷为主，多用于肺瘀血、肺水肿。硝酸甘油：舌下含化，0.6 mg，每 5 ~ 10 分钟 1 次，连服 2 ~ 3 次。静脉宜从小量每分钟 5μg 开始，渐加量，可每分钟 20 ~ 50 μg 维持，病情稳定后改用异山梨酯口服维持。

2）酚妥拉明：阻滞 α_1、α_2 受体，并能直接舒张血管平滑肌，对动静脉均有扩张作用，但以扩张动脉为主，因此，既能增加心排血量，又能减轻肺瘀血。当心力衰竭伴血压增高，末梢循环差时最适用。紧急时缓慢静脉注射 1 ~ 10 mg，同时检测血压，不使血压降得太低、心率过快。静脉滴注从 0.1 mg/min 开始，每 5 分钟增加 0.1 mg/min，最大剂量为 2 mg/min。使用中应监护血压、心率。有胃炎及溃疡病者慎用，低血压禁用。

3）硝普钠：硝普钠直接舒张动静脉平滑肌，减轻心脏前后负荷，增加心排血量。适用于各种急性心力衰竭并发肺水肿，也可用于严重和难治性心力衰竭。对心源性休克者，可与多巴胺或多巴酚丁胺合用。禁忌证为血容量不足、严重肝肾功能减退、甲状腺功能低下、血小板明显减少。用时须避光，防分解。长期大剂量使用可导致氰化物中毒。本药起效迅速，降压作用明显，应从小剂量开始，15 μg/min，无效时逐渐加量，每5~10分钟增加5~10 μg，最大剂量为300 μg/min。使用中监测血压，有条件时检测血流动力学指标。

4）ACEI：同时扩张动静脉，作用较硝普钠缓和，用于慢性心力衰竭患者，可使临床症状与运动耐力明显改善，长期应用可使肥厚的心肌恢复正常。

（1）卡托普利：卡托普利是第一个被广泛使用的 ACEI。它本身无活性，从胃肠道吸收后，经肝脏代谢转化成有活性的代谢产物，通过巯基与血管紧张素转换酶（ACE）锌结合部相结合，产生 ACE 抑制作用。药物经肾脏排泄，清除半衰期为4~6小时，可用于治疗原发性高血压、心力衰竭、心肌梗死后左心室功能异常、糖尿病肾病等。

充血性心力衰竭时常用维持剂量为37.5~150 mg/d，分3次服用，每日2次的方法也是可行的。对于可能发生低血压情况的患者，可先试用6.25 mg，3次/天，如无不良反应，可用12.5 mg，3次/天，之后根据患者情况逐渐增量至目标剂量50 mg，3次/天，或者达到患者最大耐受剂量。伴有肾病但无禁忌证者，可减量服用。对于心肌梗死后左心室功能异常（LVEF<40%），卡托普利有预防严重心力衰竭的作用，此外，还有预防再梗死和降低冠状动脉血管重建术的比例。

除上述 ACEI 共有的不良反应外，卡托普利在使用剂量较大时，可能出现味觉异常（2%~7%）、皮疹（4%~10%）、中性粒细胞减少（少见）。在肾功能不全、伴有结缔组织病者容易产生中性粒细胞减少，停药后能恢复正常或好转。少数患者（1%）使用剂量较大时可出现蛋白尿。极少数患者有肝功能损害出现。

（2）依那普利：依那普利用于心力衰竭治疗的效果已经得到多个临床试验的验证。它是个前体药物，口服后60%被吸收，不受食物影响，在肝脏和肾脏内代谢为有活性产物依那普利酸。服药后2小时达到血药浓度峰值，而依那普利酸的达峰时间为5小时，心力衰竭时达峰时间延长。95%药物及代谢产物经肾脏排泄，因此，肾功能不全时应适当减量。而肝功能不好时应适当加大剂量，因为肝脏将依那普利代谢为依那普利酸的能力下降。依那普利酸的清除半衰期在心力衰竭时为7~8小时。多次服药后达11小时。心力衰竭患者一次口服依那普利10 mg，可有效抑制 ACE 活性达19小时。

心力衰竭时先从2.5 mg，2次/天开始，逐渐加量至10 mg，2次/天。用于心肌梗死后早期应在24小时内使用，首先从1.25 mg，1/2 h，共3次开始，之后改为5 mg，3次/天，效果较好。依那普利静脉制剂用于高血压的治疗。未见慢性心力衰竭静脉用药资料。心肌梗死早期静脉使用依那普利因低血压发生率明显增高而禁用。

不良反应：与 ACEI 共有不良反应相同，其中咳嗽较常见。使用依那普利最主要的危险是低血压，在用药前应评价肾功能和引起低血压的危险因素，包括患者已经使用的药物对血压的影响。

（3）福辛普利：福辛普利是个前体药物。特点是该药通过亚磷酸基团与 ACE 结合，而不像其他第二代 ACEI 那样通过羟基结合 ACE。另外，它经过肝脏和肾脏双通道排泄，对于有肾功能不全者药物可经胆汁排泄，不需要调整剂量；而肝功能不全可大部分从肾脏排泄，因而不容易产生体内蓄积。

心力衰竭时先从10 mg，1次/天开始，逐渐增量至20~40 mg/d，1次/天的目标剂量或最大耐受剂量。不良反应与 ACEI 共有不良反应相同。有些研究表明其咳嗽的发生率较低。

（4）贝那普利：贝那普利组织结合率高，血浆半衰期为 21～22 小时，主要经肾脏排泄。每日给药 1 次，起始剂量为 2.5 mg，1 次/天，维持剂量为 5～10 mg，1 次/天。

（5）奎那普利：血浆半衰期短，但与 ACE 结合紧密，因此仍可每日用药 1～2 次。与卡托普利、依那普利相比，较少发生低血压。用于治疗心力衰竭时以 2 mg，2 次/天开始，维持剂量为 5～40 mg，1 次/天。

（6）培哚普利：培哚普利血浆半衰期为 27～60 小时，经肾脏排泄。起始剂量为 2 mg，1 次/天，维持剂量为 4 mg，1 次/天。

（7）雷米普利：雷米普利血浆半衰期为 34～133 小时，主要经肾脏排泄，属组织特异性的 ACEI。起始剂量为 1.25 mg，2 次/天，维持剂量为 2.5～5 mg，2 次/天。

（8）赖诺普利：赖诺普利血浆半衰期为 7 小时或更长，经肾脏排泄。此药为水溶性药物，直接具有药物活性，在体内不代谢。起始剂量为 2.5 mg，1 次/天，维持剂量为 5～20 mg，1 次/天。

（9）西拉普利：西拉普利血浆半衰期为 8～24 小时，经肾脏排泄。起始剂量为 0.5 mg，1 次/天，维持剂量为 1～2.5 mg，1 次/天。

5）钙拮抗剂：以扩张小动脉为主。多应用于高血压合并心力衰竭。用法：硝苯地平舌下含服或吞服 10～20 mg，每日 3～4 次。

6）部分新型扩血管药物：

（1）心钠素（ANF）：心钠素为心房肌细胞分泌的一种多肽激素，其排钠利尿作用胜过噻嗪类和呋塞米，拮抗醛固酮作用与螺内酯类似，抑制肾素和血管紧张素作用可与卡托普利媲美，扩血管作用与硝普钠等雷同。

（2）OP-41483：OP-41483 是一种稳定的前列环素类似物，其心血管效应类似于硝普钠。在治疗充血性心力衰竭方面，尤其是由冠心病引起者，OP-41483 是一种有效的药物。

（3）抗利尿激素血管受体阻滞剂：对抗利尿激素水平高的充血性心力衰竭患者，该阻滞剂有明显的血管扩张效应。

（4）第二代二氢吡啶类药物：其具有较强的扩血管效应，而负性肌力作用弱且心脏特异性较高。如尼卡地平、尼索地平、尼群地平等可降低休息和运动时周围血管阻力、肺毛细血管楔压（PCWP），增加心排血指数和休息时冠状窦血流量，但对显示心率、心室充盈压和症状积分无明显影响，长期使用可致液体潴留，而尼索地平可激活去甲肾上腺素和血管紧张素活性使心力衰竭恶化。

7）β 受体阻滞剂：从传统的观察来看，β 受体阻滞剂以其负性肌力作用而禁用于心力衰竭。现代的观点认为心力衰竭时心脏的代偿机制虽然在早期能维持心脏排血功能，但在长期的发展过程中将对心肌产生有害的影响，加速患者的死亡。代偿机制中交感神经兴奋性的增强是一个重要的组成部分，而 β 受体阻滞剂可对抗这一效应。为此，20 世纪 80 年代以来不少学者在严密观察下审慎地进行了 β 受体阻滞剂治疗心力衰竭的临床验证，其中一项较大规模的临床试验（MERIT-HF）应用美托洛尔治疗缺血性或非缺血性心肌病心力衰竭，与对照组相比其结果证实患者不仅可以耐受用药，还可明显提高运动耐量，降低死亡率。其他相关试验也有类似结果。

（1）美托洛尔：美托洛尔是迄今为止治疗心力衰竭临床研究中使用最多的一个β受体阻滞药，与安慰药相比，能降低死亡危险性 39%，猝死发生率降低 45%（MERIT - HF 研究结果）。起始剂量为 6.25 mg，1～2 次/天，或美托洛尔缓释片 12.5 mg，1 次/天。有些人剂量可逐渐增加达 200 mg/d。治疗应当个体化，根据患者临床表现决定治疗剂量。国人对 β 受体阻滞药的敏感性比白种人高，所以无论是起始剂量还是最大耐受剂量都可能比白种人低。主要不良反应为心动过缓、房室传导阻滞、心力衰竭加重、低血压等。

（2）比索洛尔：比索洛尔能降低中、重度心力衰竭患者总病死率 34%，总的住院率降低 20%，因心力衰竭恶化住院率降低 36%，猝死降低 45%（CIBIS Ⅱ 研究结果）。起始剂量为 1.25 mg，1 次/天。不良反应同美托洛尔。

（3）卡维地洛：卡维地洛是新一代的 β 受体阻滞药，伴有 α_1 受体阻滞作用及扩血管作用，有研究认为它有抗氧化自由基的作用。美国卡维地洛试验结果显示，它能降低死亡危险性 65%；在 COPERNICUS 试验中降低死亡危险性 35%。两个试验均因卡维地洛明显降低心力衰竭死亡危险性而提前结束。起始剂量为 3.125 mg，1 次/天。目标剂量为 25 mg，2 次/天。不良反应与美托洛尔相似，但发生率较低。

（4）布新洛尔：布新洛尔与卡维地洛药理作用相似，但在 BEST 临床试验中只是降低心血管病病死率 14%，心力衰竭住院率降低 22%，未能降低总的病死率。

由于 β 受体阻滞剂确实具有负性肌力作用，临床应用仍应十分慎重。应待心力衰竭情况稳定后，首先从小剂量开始，逐渐增加剂量，适量长期维持。症状改善常在用药后 2～3 个月才出现。β 受体阻滞剂的禁忌证为支气管痉挛性疾病，心动过缓、二度及二度以上房室传导阻滞。

应用血管扩张剂要注意：合并低血压的心力衰竭患者慎用；用药中注意血压、心率的监测；停药时逐渐减量，避免突然终止治疗引起反跳。

3. 正性肌力药物

1）洋地黄类正性肌力药物

（1）适应证：适用于各种类型的充血性心力衰竭，对伴有快速室率的房颤的心力衰竭效果特别显著。在心脏病伴心房扩大者面临手术或分娩等应激时也可起预防作用，对室上性快速心律失常如室上性心动过速、房颤或房扑也有较好疗效。

（2）禁忌证：预激综合征伴房颤或房扑；二度或高度房室传导阻滞；肥厚性梗阻型心肌病而无明显房颤或心力衰竭者；单纯性重度二尖瓣狭窄伴窦性心律者。

（3）洋地黄制剂的选择：常用的洋地黄制剂为地高辛、洋地黄毒苷及毛花苷 C、毒毛花苷 K 等。

地高辛：地高辛口服片剂每片 0.25 mg，口服后经小肠吸收 2～3 小时血药浓度达高峰。4～8 小时获最大效应。地高辛 85% 由肾脏排出，10%～15% 由肝胆系统排至肠道。本药的半衰期为 1.6 天，连续口服相同剂量 7 天后血浆浓度可达稳态，纠正了过去洋地黄制剂必须应用负荷剂量才能达到有效药浓度的错误观点。目前所采用的自开始即使用维持量的给药方法称之为维持量法。免除负荷量用药大大减少洋地黄中毒的发生率。本制剂适用于中度心力衰竭维持治疗，每日1次，0.25 mg/次。

洋地黄毒苷：洋地黄毒苷口服片剂每片0.1 mg，因半衰期长达5天，在开始使用时必须应用负荷量，否则需连续服药3~4周血浆浓度才能达稳态，故临床上已少用。

毛花苷C：毛花苷C为静脉注射制剂，注射后10分钟起效，1~2小时达高峰，每次0.2~0.4 mg稀释后静脉注射，24小时总量0.8~1.2 mg，适用于急性心力衰竭或慢性心力衰竭加重时，特别适用于心力衰竭伴快速房颤者。

毒毛花苷K：毒毛花苷K亦为快速作用类，静脉注射后5分钟起作用，0.5~1小时达高峰，每次静脉用量为0.25 mg，24小时总量0.5~0.75 mg，用于急性心力衰竭时。

（4）洋地黄中毒及其处理：洋地黄的应用应个体化。因其中毒量与治疗量接近，易出现中毒反应，故用药中要注意观察中毒征象，一旦发生，立即停药，治疗中毒。

影响洋地黄中毒的因素：洋地黄轻度中毒剂量约为有效治疗量的2倍，这本身就表明洋地黄用药安全窗很小。心肌在缺血、缺氧情况下则中毒剂量更小。水、电解质紊乱特别是低血钾，是常见的引起洋地黄中毒的原因；肾功能不全以及与其他药物的相互作用也是引起中毒的因素；心血管病常用药物如胺碘酮、维拉帕米及阿司匹林等均可降低地高辛的经肾排泄率而导致中毒。在住院患者中洋地黄中毒的发生率为10%~20%。

洋地黄中毒的表现主要有：①心外征象，主要包括消化道症状，如恶心、呕吐、食欲减退，是强心苷中毒最常见的症状，应与心功能不全或其他药物所引起的偶有腹泻、腹痛相鉴别。神经症状，如头痛、头晕、失眠、忧郁、乏力，严重者可有谵妄、精神错乱及惊厥等。视觉症状，常见者为色视异常，如绿视或黄视、视物模糊、盲点等。②心脏征象，包括心肌收缩力受抑制而使心力衰竭症状加重和发生各种心律失常，这是应用强心苷时中毒致死的主要原因。常见的心律失常有：室性期前收缩，常呈二联、三联律或多形性者，为常见的中毒表现；室性心动过速或双向性心动过速、房性阵发性心动过速伴房室传导阻滞、非阵发性交界性心动过速、房颤伴高度房室传导阻滞等亦为多见，且具特征性；也有缓慢型心律失常者，如房室传导阻滞、窦房阻滞、窦性停搏、窦性心动过缓等；房颤的患者，用药后心室律变为规则时，除转复为窦性心律者外，无论心室率是快是慢，均提示强心苷中毒。

洋地黄中毒的处理：立即停药，有室性期前收缩、室上性心动过速或合并低钾者，可用钾盐和苯妥英钠治疗；出现缓慢性心律失常时，阿托品常能显效，个别严重者，常需安装临时起搏器。近年来发现，镁离子不但可以兴奋受洋地黄抑制的Na^+-K^+-ATP酶，还可改善心肌的代谢，防止钾的丢失，纠正严重的心律失常以及降低心脏前后负荷等。这样既能防治洋地黄中毒，又可治疗心力衰竭。一般剂量为25%硫酸镁10 mL静脉滴注，每日1次，连用3~5天多能显效，低血钾严重者可同时补充钾盐。

2）非洋地黄类正性肌力药物：非洋地黄类正性肌力药物可用于洋地黄治疗无效或不能耐受洋地黄的患者。现试用于临床的有：

（1）β受体激动剂

多巴胺：多巴胺主要兴奋β_1受体和多巴胺受体。可使心肌收缩力增加，心排出量增多，尿量增多，而体循环血管阻力不变或略降低。剂量：2 ~ 10 μg/（kg·min）。

多巴酚丁胺：多巴酚丁胺是多巴胺的衍生物，它具有增强心肌收缩力的作用，但增快心率的作用比多巴胺小，对周围血管的作用比多巴胺弱。因而总的看来，多巴酚丁胺更宜用于心力衰竭的治疗。

左旋多巴：近年来，文献报道左旋多巴（L - dopa）为多巴胺的前体，是一种口服儿茶酚胺类药物，口服后可转化为多巴胺。有人用 L - dopa 伍用维生素 B₆ 治疗 34 例充血性心力衰竭患者，总有效率达 85%。未发现心律失常等其他不良反应。

对羟苯心胺（PNL）：对羟苯心胺系一新的 β₁ 受体激动剂，有强大的正性肌力作用，可口服也可静脉给药。目前，已发现本药治疗充血性心力衰竭安全有效，适于各种心力衰竭，可作为洋地黄的替代药或辅助药。加之能改善窦房结及房室传导功能，故对心动过缓的心力衰竭尤为适用。对急性心力衰竭及休克相对较差。口服剂量：口服10 ~ 20 mg，每日 3 次，最大剂量为每日 200 mg。可长期应用。静脉注射：每分钟 25 ~ 100 μg/kg，通常 2.5 ~ 5 mg 稀释后缓注。静脉滴注为每分钟 15 μg/kg，控制心率在每分钟 100 次以内。本药治疗难治性心力衰竭可收到良好效果，与洋地黄合用有协同作用而不增加心律失常的发生。一般无明显不良反应，偶有心率增快，多于 1 小时内恢复，个别有室性期前收缩、胸闷、精神紧张，尚有使用大剂量可致心肌缺血的报道。

吡布特罗：吡布特罗为 β 受体激动剂，动物实验证明它既有兴奋 β₁ 受体的作用而使心肌收缩力加强，同时又有兴奋 β₂ 受体的作用而扩张血管。作用时间持续 5 ~ 6 小时，长期应用疗效不定，可能产生耐药性。口服：每次 10 ~ 15 mg，每日 3 次。

丙丁基多巴胺：丙丁基多巴胺系新合成的多巴胺类似物，据称毒性很小。Fernel 等以静脉给药每分钟 5 ~ 20 μg/kg，治疗 11 例充血性心力衰竭患者，左心室充盈压下降。该药不降低血压，稍增快心率。

多巴胺异丁酯：多巴胺异丁酯为一种口服活性多巴胺，治疗充血性心力衰竭急性效应及长期效应良好，对心率、血压无大改变。初始量为 100 mg，每日 3 次。

TA - 064：TA - 064 系 β₁ 受体激动剂，Thorman 等观察 16 例扩张型心肌病伴中、重度左心衰竭患者，以本品每分钟 8 μg/kg 静脉滴注，左心室搏出做功指数增加47% ~ 65%，左心室效率增加 53% ~ 62%，但心肌耗量增加 11% ~ 31%，无毒性反应及不良反应。

沙丁胺醇：沙丁胺醇为 β₂ 受体激动剂，主要用于治疗伴有支气管痉挛的 COPD。因具有正性肌力作用，故也被用于心力衰竭的辅助治疗。

可文：可文是新合成的 β₁ 受体激动剂，但也有一定的 β₁ 受体拮抗作用。现已表明，在充血性心力衰竭患者中，可文有正性肌力作用，但对心肌代谢和冠状动脉血流量无明显影响。有人认为，可文特别适用于中度心力衰竭患者。

（2）磷酸二酯酶抑制剂：这类药物是近年来新开发出来的一组正性肌力药物，其正性肌力效应是通过心肌磷酸二酯酶活性的抑制，减少 cAMP 水解，使进入细胞内 Ca^{2+} 增加所致。其扩血管效应也与平滑肌内 cAMP 浓度增加相关。

氨力农：氨力农优点是正性肌力作用明显增强而心肌耗氧量则显著降低（-30%），但对心肌有急性缺血性损害而非衰竭心肌，用药后心外膜心电图示 ST 段抬高，因而不宜应用。伴有心力衰竭时则不加重心脏缺血，其作用优于洋地黄及多巴酚丁胺。剂量：25～150 mg，每 6 小时 1 次口服；静脉注射每分钟 6～10 μg/kg；静脉滴注每次 0.75～0.76 mg/kg。不良反应少。

米利农：米利农其正性肌力作用为氨力农的 10～15 倍，不良反应小，耐受性好，是目前此类药物中最有希望的药物。适用于急、慢性、顽固性充血性心力衰竭。剂量：2.5～7.5 mg 口服，每日 1 次；静脉注射按 1.0 mg/kg 给药。与卡托普利、硝普钠合用疗效更佳，亦可联用洋地黄、多巴酚丁胺等。

依诺昔酮：依诺昔酮系咪唑衍生物，静脉注射速度为每分钟 1.25 mg，首次量为 0.5 mg/kg，每 15～20 分钟 1 次，每次递增 0.5 mg/kg 直至 1.5～3 mg/kg，作用持续 4.5～14 小时（平均 10.8 小时）。本药并不降低病死率，且有一定不良反应。

CI-930：CI-930 系双氧吡哒嗪酮衍生物。Jafri 等报道经常规治疗无效的中、重度充血性心力衰竭 10 例，在停用血管扩张剂继用洋地黄的情况下，静脉用本品由 0.5 mg 开始，最多用至 3 mg，心排血指数由 2 L/（min·m^2）增至 2.7 L/（min·m^2），PCWP 由 19.5 mmHg 降至 16.5 mmHg，周围血管阻力下降，心率、血压无变化。口服也见到同样变化。

（3）具有多种作用机制的正性肌力药物：这类药物通过两种或多种生化途径增强心肌收缩力。氟司喹南、匹莫苯和维司力农是临床研究较集中的具代表性的药物。

氟司喹南：氟司喹南具有平衡扩张动脉阻力血管与静脉容量血管的作用。大剂量还有非反射性和非 cAMP 依赖的正性肌力和正性变时作用，可能通过促进 $Na^+ - Ca^{2+}$ 交换而发挥正性肌力作用。大剂量（150 mg/d）治疗心力衰竭的血流动力作用较小剂量（75～100 mg/d）显著，但改善运动耐量的效果反不如小剂量，且死亡率高，其原因不明。

匹莫苯：匹莫苯有轻度磷酸二酯酶抑制作用。临床研究结果表明匹莫苯可迅速改善缺血性心肌病伴心力衰竭患者的心肌收缩力，而对心肌舒张并无负性作用，小剂量（5 mg/d）对心功能 Ⅱ～Ⅲ 级、应用地高辛和利尿药治疗患者的运动耐量、氧耗峰值以及生活质量的改善较大剂量更明显，治疗 6 个月无耐药性。

维司力农：维司力农除具轻度磷酸二酯酶抑制作用使 Ca^{2+} 内流增加外，还减少滞后的外向和内向调整 K^+ 离子流，并延长钠通道开放增加细胞内 Na^+。多中心随机对照长期临床治疗试验结果表明，小剂量（60 mg/d）维司力农使心功能 Ⅲ 级的有症状心力衰竭患者的病死率和致残率降低，生活质量改善，而大剂量（120 mg/d）却明显增高病死率。其他不良反应为可逆性粒性白细胞减少（发生率 2.5%）。

4. 血管紧张素 Ⅱ 受体拮抗剂

阻断心力衰竭患者血管紧张素 Ⅱ 受体（AT$_2$）作用的另一种方法是使用 AT$_2$ 受体拮抗剂（ARB）。这类药物可以干扰肾素 - 血管紧张素 - 醛固酮（RAAS）系统而对激肽酶无抑制作用，从而发挥 ACEI 的主要益处而尽可能减小了其不良反应的危险。与 ACEI 不同，ARB 可阻断 ACE 和非 ACE 途径产生的 AT$_2$ 和血管紧张素 Ⅰ 受体（AT$_1$）结合。因此理论上此类药物对 AT$_2$ 不良作用的阻断比 ACEI 更直接、更安全。应用 ARB 后血清 AT$_2$ 水平上升与 AT$_2$ 受体结合加强，可能发挥有利的效应。ARB 对缓激肽的代谢无影响，因此不能通过提高血清缓激肽浓度发挥可能对心力衰竭有利的作用，但也不会产生可能与之有关的不良反应。应用 ARB 治疗心力衰竭疗效至少应等同于 ACEI，而不良反应更少。

目前大规模临床试验观察对慢性收缩性心力衰竭长期作用的 ARB 类药物不多，有氯沙坦、缬沙坦和坎地沙坦，而且由于已建立 ACEI 在心力衰竭治疗上的地位，一些试验的观察只能在 ACEI 应用基础上加用 ARB。

1）氯沙坦：氯沙坦是第一个用于临床的 ARB 制剂，在高血压治疗研究中已经有大量的资料积累，但在心力衰竭治疗方面的资料有限。此药血浆半衰期为 1.5 ~ 2.5 小时，但其活性产物 EXP - 3147 的半衰期为 6 小时。1/2 经肾脏排泄，其余经肝脏排泄，肾功能不全时肝脏排泄增加，一般不需调整剂量。治疗心力衰竭参考起始剂量为 50 mg，1次/天。目标剂量为 150 mg，1 次/天。不良反应发生率很少，患者服药顺应性较好。主要不良反应包括：低血压、高血钾、肾小球滤过率下降致肾功能不全、神经血管性水肿、头昏等。禁用于高血钾、双侧肾动脉狭窄、妊娠妇女。

2）缬沙坦：缬沙坦组织特异性较高，血浆半衰期为 2 小时，经肾脏排泄。治疗心力衰竭参考起始剂量为 80 mg，维持剂量为 80 ~ 320 mg。不良反应与氯沙坦相似。

5. 其他药物

1）硫酸镁：充血性心力衰竭患者由于进食少，长期使用洋地黄可使尿镁排出增多，导致失镁。由于体内缺镁，可使心力衰竭难以纠正，且易引起难治性心力衰竭的发生，近年也认识到低镁血症是难治性心力衰竭的常见原因之一。镁除具有改善心肌代谢、增强心肌收缩力的作用外，还有扩张血管、增强利尿的作用，从而减轻心脏的前后负荷。因此，除血管扩张药的使用外，合用镁剂治疗，有助于心力衰竭的纠正。用法：25% 硫酸镁 10 ~ 30 mL 溶于 5% ~ 10% 葡萄糖液 500 mL 中静脉滴注，每日 1 次，一般连用 3 ~ 7 天，心力衰竭基本控制后改用每日 5 ~ 10 mL 肌内注射。

2）辅酶 Q10：本品可减轻右心负荷，改善心脏功能。一项双盲交叉试验，对 12 例标准分级为 III ~ IV 级的充血性心力衰竭患者进行研究，连续给予辅酶 Q10 12 周，心脏每搏输出量和射血分数明显增加。

3）肝素：肝素静脉滴注治疗各种原因引起的顽固性心力衰竭有较好的疗效，一般连用 5 天后，多数患者即呼吸平稳，两肺啰音减少或消失，心率减慢，尿量增加，能平卧，水肿减轻或消失，肝脏回缩。

4）胰高血糖素：本品能激活心肌的腺苷酸环化酶系统，增加心肌收缩力，扩张外周血管，增加心排出量和尿量。首剂 3 ~ 5 mg 加入 5% 葡萄糖液 20 mL 中静脉注射，如无不良反应，以后可每小时 2.5 ~ 10 mg 静脉滴注。糖尿病者禁用。

5）能量合剂：三磷酸腺苷（ATP）、辅酶 A、胰岛素可增加能量，促进代谢，改善心功能，起辅助治疗作用。

6）前列腺素 E_1（PGE_1）：PGE_1 可扩张周围静脉，适用于冠心病、高血压心脏病合并心力衰竭。常用量：600 μg 加入 5% 葡萄糖液 250 mL 中，以每分钟 15 ~ 20 滴速度静脉滴注，每日 1 次，共用 3 天。

7）莨菪碱类药物：莨菪碱类药物是神经节后胆碱能受体阻滞剂，能解除全身血管平滑肌痉挛，使阻力血管和容量血管扩张，减轻心脏前、后负荷，改善心脏功能，增加心排血量。用法：东莨菪碱 0.3~0.6 mg 加入 5% 葡萄糖生理盐水 150 mL 静脉滴注，每日 1 次，用 3~4 天，有效后改为 0.3~0.6 mg，口服，每日 3~4 次，用 10 天。或山莨菪碱 20 mg 加入 25% 葡萄糖液 20 mL 中，静脉注射，每日 2 次，有效后改口服，10 mg，每日 3 次维持，可与地高辛联用。

总之，上述治疗心力衰竭的药物中，每一种药物均具有符合一线药物的条件。但没有一种能满足一线药物的全部条件。利尿剂可控制液体潴留，但不能维持稳定的疗效；洋地黄类制剂可维持长期较稳定的疗效，但对降低病死率尚有待于研究，而且有些患者不宜服用；卡托普利可降低死亡率，但不能防止液体潴留。因此，单用一种药物治疗充血性心力衰竭似乎是不合理的。充血性心力衰竭的治疗，主要在于合理安排上述药物的联合应用。

（二）其他治疗

纠正水、电解质紊乱及酸碱失衡。主动脉内球囊反搏术对治疗心肌梗死后的低排综合征有一定效果。

（三）中药治疗

1. 辨证用药

1）气血两亏

除心力衰竭表现外，尚有心悸，头晕眼花，乏力，少气懒言，唇淡，面色无华。舌淡苔薄，脉细无力。

治法：气血双补，养心安神。

方药：归脾汤加减。

党参、白术、龙眼肉各 15 g，黄芪、当归各 20 g，茯神、酸枣仁、远志各 10 g，木香 6 g，炙甘草 5 g。

2）心肾阴虚

呼吸困难，动即发作，心悸不宁，悸则心烦少寐，口渴，咽干，两颧潮红，耳鸣腰酸。舌红，脉细数。

治法：滋阴清火，养心安神。

方药：天王补心丹加减。

党参、丹参各 15 g，生地、玄参、玉竹、柏子仁各 12 g，麦冬、天冬、酸枣仁、当归各 10 g，五味子 5 g。

3）心脉瘀阻

心悸怔忡，气喘不得平卧，指末青紫，纳差腹胀。舌暗或紫斑，脉细或结、代。

治法：活血化瘀，通阳镇神。

方药：桃仁红花煎加减。

桃仁、红花、当归、龙骨、牡蛎各 15 g，丹参 20 g，川芎、延胡索、郁金、桂枝各 10 g，甘草 5 g。

4）脾肾两虚

腰以下肿甚，按之没指，尿少，腰酸膝冷，怯寒神倦或伴腹水，腹胀纳差。舌淡暗或紫，苔白，脉沉弱或结、代。

治法：温阳利水，益气。

方药：真武汤加减。

附子 6 g，茯苓 20 g，白术、白芍、泽泻、车前子各 15 g，生姜 5 片，桂枝、桑白皮各 10 g。

2. 中成药

1）参麦注射液：参麦注射液每次 2~4 mL，肌内注射，每日 1 次或 5~20 mL 加入 5% 葡萄糖液 250 mL 中，静脉滴注，每日 1 次。

2）活心丹：活心丹用于治疗慢性心功能不全，并有缓解心绞痛作用。每次 1~2 丸，每日 3 次。妇女经期及孕妇慎用。

3）附片注射液：附片注射液具有强心利水之功。每次 2~4 mL，肌内注射，每日 1~2 次或 4~8 mL，加入葡萄糖液中静脉滴注，每日 1 次。

4）八珍丸：八珍丸 1 丸，每日 3 次。用于治疗气血两亏型。

5）天王补心丸：天王补心丸 1 丸，每日 2 次。用于治疗心肾阴虚型。

6）生脉饮口服液：生脉饮口服液 1 支，每日 2 次。用于治疗心肾阴虚型。

7）通脉养心丸：通脉养心丸 40 粒，每日 2 次。用于治疗气血两亏型。

3. 单、验方

1）车前草 20 g，茯苓 15 g，大腹皮 12 g。水煎服，每日 1 剂。用于治疗心力衰竭，轻度水肿。

2）赤芍、川芎、丹参、鸡血藤、泽兰各 15 g，党参、益母草、麦冬各 25 g，附子、五加皮各 10~15 g。水煎服，每日 1 剂。用于治疗右心衰竭。

3）玉米须 30 g。水煎服，每日 1 剂。用于治疗心力衰竭，轻度水肿。

4）罗布麻根，含有多种强心苷，9~15 g，水煎服。有强心、利尿、消肿作用。

（贾曦）

第二节　急性心力衰竭

急性心力衰竭（AHF）是指急性发作或加重的左心功能异常所致的心肌收缩力降低、心脏负荷加重，造成急性心排血量骤降、肺循环压力升高、周围循环阻力增加，引起肺循环充血而出现急性肺瘀血、肺水肿并可伴组织、器官灌注不足和心源性休克的临床综合征，以左心衰竭最为常见。急性心力衰竭可以在原有慢性心力衰竭基础上急性加重或突然起病，发病前患者多数合并有器质性心血管疾病，可表现为收缩性心力衰竭，也可以表现为舒张性心力衰竭。急性心力衰竭常危及生命，必须紧急抢救。

一、病因和发病机制

心脏解剖或功能的突发异常，使心排血量急剧降低和肺静脉压突然升高可发生急性左心衰竭。常见的病因有：

1）急性心肌弥散性损害导致心肌收缩无力，常见于冠心病急性广泛前壁心肌梗死。

2）急性机械性梗阻如严重的二尖瓣及主动脉瓣狭窄、左心室流出道梗阻、二尖瓣口黏液瘤或血栓嵌顿主动脉主干或大分支的栓塞，以及急进性高血压，致使心脏的后负荷急剧增加，排血严重受阻。

3）急性心脏容量负荷过重，AMI、感染性心内膜炎等引起乳头肌功能失调、腱索断裂、瓣膜穿孔、室间隔穿孔和主动脉窦瘤破裂等，以及输液过多、过快，使心脏负荷显著增加。

4）突然的心室舒张受限，如急性大量心包积液或积血所致的急性心脏压塞。

5）严重的心律失常，包括快速的室上性和室性心律失常以及严重的心动过缓等，使心脏排血显著减少。

主要的病理生理基础为心脏收缩力突然严重减弱，心排血量急剧减少，或左心室瓣膜急性反流，或急性心脏压塞致使左心室舒张末压迅速升高，肺静脉回流不畅。由于肺静脉压快速升高，肺毛细血管压随之升高使血管内液体渗入肺间质和肺泡内形成急性肺水肿。

在上述各种病因和诱因的作用下，心肌收缩力突然明显减弱或心脏负荷突然明显增加，致使心排血量急剧降低，心室充盈压显著升高，此与慢性心力衰竭不同，各种代偿机制的作用均不明显。

正常人肺毛细血管平均压为 $4 \sim 7$ mmHg，毛细血管胶体渗透压为 $25 \sim 30$ mmHg，由于两者差异很大，故血管内液体不渗入肺组织间隙。急性左心衰竭时，左心室舒张末期压迅速升高，使左心房、肺静脉和肺毛细血管压力相继升高，当肺毛细血管内静水压超过胶体渗透压时（即 > 25 mmHg 时），血清即渗入肺组织间隙，若渗入液体迅速增多，则又可进一步通过肺泡上皮浸入肺泡或进入终末小支气管后再到达肺泡，引起肺水肿。

肺泡内液体与气体混合形成泡沫，后者表面张力很大，可阻碍通气和肺毛细血管自肺泡内摄取氧，引起缺氧，同时，肺水肿可降低肺顺应性，引起换气不足和肺内动静脉分流，导致动脉血氧饱和度降低。缺氧又很快使组织产生过多的乳酸，致发生代谢性酸中毒，从而使心功能不全进一步加重，最后可引起休克或严重的心律失常，重者可导致死亡。

在上述过程中，肺淋巴管引流，肺泡表面活性物质、血浆白蛋白浓度和毛细血管通透性等因素的改变，均可影响肺水肿产生的速度。

二、病史

大多数患者有心脏病病史，冠心病、高血压和老年性退行性心瓣膜病为老年人的主要病因；风湿性心瓣膜病、扩张型心肌病、急性重症心肌炎等常为年轻人的主要病因。

三、诱发因素

常见的诱因有慢性心力衰竭治疗缺乏依从性、心脏容量超负荷、严重感染、严重颅脑损害或剧烈的精神心理紧张与波动、大手术后、肾功能减退、急性心律失常、支气管哮喘发作、肺栓塞、高心排血量综合征、应用负性肌力药物、应用非甾体类抗炎药、心肌缺血、老年急性舒张功能减退、吸毒、酗酒、嗜铬细胞瘤等。

四、临床表现

1. 早期表现

左心功能降低的早期征兆为心功能正常者出现疲乏、运动耐力明显减低、心率增加15～20 次/分，继而出现劳力性呼吸困难、夜间阵发性呼吸困难、高枕睡眠等；检查可见左心室增大、舒张早期或中期奔马律、两肺底部有湿啰音、干啰音和哮鸣音，提示已有左心功能障碍。

2. 急性肺水肿

急性肺水肿起病急，病情可迅速发展至危重状态。突发的严重呼吸困难、端坐呼吸、喘息不止、烦躁不安并有恐惧感，呼吸频率可为 30～50 次/分；频繁咳嗽并咯出大量粉红色泡沫样痰；心率快，心尖部常可闻及奔马律；两肺满布湿啰音和哮鸣音。

3. 心源性休克

1）低血压：持续 30 分钟以上，收缩压降至 90 mmHg 以下，或原有高血压的患者收缩压降低≥60 mmHg。

2）组织低灌注状态：①皮肤湿冷、苍白和发绀伴紫色条纹；②心动过速＞110 次/分；③尿量明显减少（＜20 mL/h），甚至无尿；④意识障碍，常有烦躁不安、激动焦虑、恐惧和濒死感；收缩压低于 70 mmHg，可出现抑制症状，逐渐发展至意识模糊甚至昏迷。

3）血流动力学障碍 PCWP≥18 mmHg，心脏排血指数≤2.2 L/（min·m²）。

4）代谢性酸中毒和低氧血症。

五、药物治疗

（一）治疗原则

急性左心衰竭严重威胁患者生命，一旦确诊应立即予以治疗。缓解缺氧、解除呼吸困难和纠正心力衰竭是急性左心衰竭治疗的关键。

（二）西药治疗

1. 减少静脉回流

患者取坐位，两腿下垂，或四肢结扎止血带或气囊袖带。方法：用软的橡胶止血带或气囊袖带（血压计袖带），扎束于四肢躯干部（肩及腹股沟以下），袖带内压力大约充气至舒张压以下 10 mmHg 为度（或用触诊法，止血带远端动脉搏动仍存在，而静脉充盈怒张），使四肢静脉回流受阻，而保持动脉供血畅通。每 15 ~ 20 分钟按一定顺序（顺时针方向或逆时针方向）将一肢止血带放松，即每个肢体加压 45 分钟，放松 15 分钟，以免局部组织的血流过分淤滞，引起不良后果。

2. 高流量氧气吸入

高流量氧气吸入（10 ~ 20 mL/min 纯氧或鼻导管吸入 6 ~ 8 mL/min 的氧流量）是治疗急性肺水肿的有效措施。面罩吸氧可将 30% ~ 40% 的乙醇放入湿化瓶内，以使泡沫的表面张力降低而破裂，以改善肺泡通气。一次使用时间不宜超过 20 分钟。鼻导管吸氧，乙醇浓度为 70% ~ 80%，若患者不能耐受，可选用 20% ~ 30% 的乙醇，以后逐渐增加，或开始用低流量吸氧，待患者适应后再逐渐提高氧流量，此法适用于清醒患者。以 95% 乙醇 5 mL 置于鸭嘴喷雾管中，纯氧雾化吸入，或用 20% ~ 40% 乙醇，经超声雾化吸入，疗效比上述两种方法更为确切。

3. 吗啡

吗啡 5 ~ 10 mg 静脉缓注不仅可以使患者镇静，减少躁动所带来的额外的心脏负担，同时也具有舒张小血管的功能而减轻心脏的负荷。必要时每间隔 15 分钟重复一次，共 2 ~ 3 次。老年患者可酌减剂量或改为肌内注射。

4. 快速利尿

呋塞米 20 ~ 40 mg 静脉注射，于 2 分钟内推完，10 分钟内起效，可持续 3 ~ 4 小时，4 小时后可重复一次。除利尿作用外，本药还有静脉扩张作用，有利于肺水肿缓解。

5. 血管扩张剂

以硝普钠、硝酸甘油或酚妥拉明静脉滴注。

1）硝普钠：硝普钠为动、静脉血管扩张剂，静脉注射后 2 ~ 5 分钟起效，一般剂量为 12.5 ~ 25 μg/min 滴入，根据血压调整用量，维持收缩压在 100 mmHg 左右；对原有高血压者血压降低幅度（绝对值）以不超过 80 mmHg 为度，维持量为 50 ~ 100 μg/min。硝普钠含有氰化物，用药时间不宜连续超过 24 小时。

2）硝酸甘油：硝酸甘油扩张小静脉，降低回心血量，使左心室舒张末期压及肺血管压降低，患者对本药的耐受量个体差异很大，可先以 10 μg/min 开始，然后每 10 分钟调整一次，每次增加 5 ~ 10 μg/min，以血压达到上述水平为度。

3）酚妥拉明：酚妥拉明为 α 受体阻滞剂，以扩张小动脉为主。静脉用药以 0.1 mg/min开始，每 5 ~ 10 分钟调整一次，最大可增至 1.5 ~ 2 mg/min，监测血压同前。

6. 氨茶碱

氨茶碱 0.25 g 加入 50% 葡萄糖液 20 ~ 40 mL 中缓慢静脉注射，以减轻呼吸困难。

7. 强心药

如发病 2 周内未用洋地黄或洋地黄毒苷，1 周内未用过地高辛，可予速效洋地黄制剂以加强心肌收缩力和减慢心率，此药对伴有房性快速性心律失常的急性肺水肿特别有效，但对重度二尖瓣狭窄而伴有窦性心律的急性肺水肿忌用。如发病 2 周内曾用过洋地黄，则强心药的应用需根据病情，小剂量追加，用法同慢性心力衰竭疗法。

8. 糖皮质激素

地塞米松 10~20 mg 加入 5% 葡萄糖液 500 mL 中，静脉滴注。糖皮质激素可扩张外周血管，增加心排血量，解除支气管痉挛，改善通气，促进利尿，降低毛细血管通透性，减少渗出。对急性肺水肿和改善全身情况有一定价值。

9. 氯丙嗪

国外报道氯丙嗪治疗急性左心衰竭有迅速改善临床症状的作用，国内亦有人用小剂量氯丙嗪治疗急性左心衰竭。用法：5~10 mg 肌内注射，仅有左心衰竭者用 5 mg，伴有急性肺水肿者用 10 mg，肌内注射后 5~10 分钟见效，15~30 分钟疗效显著，作用持续 4~6 小时。氯丙嗪扩张静脉作用大于扩张动脉，因此，更适合以前负荷增高为主的急性左心衰竭；其镇静作用能很好地解除患者焦虑。

（三）中药治疗

1. 辨证用药

1）心肾阳虚

心悸气喘，畏寒肢冷，腰酸尿少，面色㿠白，全身水肿。舌淡苔白，脉沉细。

治法：温阳利水。

方药：真武汤合四逆汤加减。

附子、肉桂、生姜各 6 g，茯苓 15 g，白术、泽泻各 12 g，芍药 10 g。

2）气阴两虚

心悸气喘，活动加剧，大汗淋漓，颧红唇绀，神疲眩晕。舌红苔少，脉微细数。

治法：益气养阴。

方药：生脉散加减。

人参 12 g，附子 9 g，麦冬 10 g，五味子 6 g，煅龙骨、煅牡蛎各 30 g。

2. 中成药

1）强心灵注射液：强心灵注射液 0.125~0.25 mg 加入 5%~10% 葡萄糖液 20 mL 中，于 5~10 分钟静脉注射，每日 1~2 次。

2）羊角拗注射液：羊角拗注射液 0.25 mg 加入 25% 葡萄糖液 20 mL 中，缓慢静脉注射，每日 1~2 次。

3）参附注射液：参附注射液 10~20 mL，加入 50% 葡萄糖液 30~40 mL 中，静脉推注。

3. 单、验方

1）葶苈子粉：葶苈子粉 2 g，每日 3 次，饭后冲服，可强心利尿。

2）心宝：心宝每丸 60 mg，每次服 120~300 mg，每日 2~3 次。

3）心衰合剂（北京中医院院方）：葶苈子 30~60 g，桑白皮 30 g，车前子（包煎）30 g，泽泻 15 g，生黄芪 30 g，太子参 30 g，五味子 10 g，麦冬 15 g，丹参 30 g，当归 10 g。每剂浓煎 200 mL，每日 1~2 剂，分 2~4 次服用。对心气虚衰，血脉瘀阻，水饮停滞，肺气壅塞者有效，加服利尿合剂疗效更佳。

（贾曦）

第三节　心律失常

心律失常是由于窦房结激动异常或激动产生于窦房结以外，激动的传导缓慢、阻滞或经异常通道传导，即心脏活动的起源和（或）传导障碍导致心脏搏动的频率和（或）节律异常。心律失常是心血管疾病中重要的一组疾病。它可单独发病，亦可与其他心血管病伴发。其预后与心律失常的病因、诱因、演变趋势、是否导致严重血流动力学障碍有关，可突然发作而致猝死，亦可持续累及心脏而致其衰竭。

一、病因和发病机制

心律失常的主要病因包括：①各种原因的器质性心脏病，如冠心病、风湿性心瓣膜病、心肌病，尤其是发生心力衰竭、心肌梗死和心肌炎时；②内分泌代谢病与电解质紊乱，以甲状腺功能亢进、血钾过高或缺乏多见；③药物的毒性作用，如洋地黄、胺碘酮等抗心律失常药物及咪康唑等；④房室旁道引起的预激综合征；⑤心脏手术或诊断性操作；⑥其他，如脑血管病、感染、自主神经功能紊乱等。心律失常也可发生于无明显心脏疾患和健康者，原因常不完全明确。

心律失常的发生机制主要是冲动发生异常和冲动传导障碍以及两者联合存在。

二、病史

详尽的病史常能提供对诊断有用的线索，如：①心律失常的存在及其类型；②心律失常的诱发因素；③心律失常发作的频率与起止方式；④心律失常对患者造成的影响等。体格检查应包括心脏视、触、叩、听的全面检查，部分心律失常依靠心脏的某些体征即能基本确诊，如房颤等。

三、临床表现

心律失常的血流动力学改变的临床表现主要取决于心律失常的性质、类型、心功能及对血流动力学影响的程度。如轻度的窦性心动过缓，窦性心律不齐，偶发的房性期前收缩，一度房室传导阻滞等对血流动力学影响甚小，故无明显的临床表现；较严重的心律失常，如病窦综合征、快速房颤、阵发性室上性心动过速、持续性室性心动过速等，可引起心悸、胸闷、头晕、低血压、出汗等，严重者可出现晕厥、阿－斯综合征，甚至猝死。心律失常的类型不同，临床表现各异，主要有以下几种表现：

1. 冠状动脉供血不足的表现

各种心律失常均可引起冠状动脉血流量降低，各种心律失常虽然可以引起冠状动脉血流量降低，但较少引起心肌缺血，然而，对有冠心病的患者，各种心律失常都可以诱发或加重心肌缺血，主要表现为心绞痛、气短、周围血管衰竭、急性心力衰竭、

AMI 等。

2. 脑动脉供血不足的表现

不同的心律失常对脑血流量的影响也不同。脑血管正常者，上述血流动力学的障碍不至于造成严重后果，倘若脑血管发生病变时，则足以导致脑供血不足，其表现为头晕、乏力、视物模糊、暂时性全盲，甚至失语、瘫痪、抽搐、昏迷等一过性或永久性的脑损害表现。

3. 肾动脉供血不足的表现

心律失常发生后，肾血流量也发生不同程度的减少，临床表现有少尿、蛋白尿、氮质血症等。

4. 肠系膜动脉供血不足的表现

快速心律失常时，血流量降低，肠系膜动脉痉挛，可产生胃肠道缺血的临床表现，如腹胀、腹痛、腹泻，甚至发生出血、溃疡或麻痹。

5. 心功能不全的表现

心功能不全的表现主要为咳嗽、呼吸困难、倦怠、乏力、水肿等。

四、治疗原则

一般治疗原则：心律失常是否需要治疗、如何治疗取决于心律失常产生的基础及性质；心律失常对血流动力学的影响及预后。性质严重、对血流动力学影响明显、预后较差的心律失常必须立即采取有效的治疗措施。功能性心律失常一般不需要特殊处理。某些虽为器质性心律失常，如果心室率正常，也无须特殊治疗，如心肌炎引起的一度或二度Ⅰ型房室传导阻滞等。

心律失常治疗时，力争达到制止发作、减少或杜绝再发、维持疗效的目的。

（一）病因治疗

病因治疗是治疗心律失常的根本措施。例如，冠心病可采取冠状动脉搭桥术、冠状动脉内放置支架等方法改善心肌供血，风湿性心脏病可实施瓣膜置换术等。

（二）心律失常发作期治疗

根据心律失常的类型及其对血流动力学的影响，可选用相应的治疗措施。缓慢型心律失常伴阿 – 斯综合征者应静脉给予提高和维持心率的药物，无效时应进行心脏起搏治疗。快速型室上性心律失常（如阵发性室上性心动过速、心房扑动或颤动），可采用刺激迷走神经或药物控制心室率或转复为窦性心律；室性心动过速应及时选用药物或同步直流电复律以中止发作。期前收缩是最常见的心律失常，通常对血流动力学影响不严重，在去除病因和诱因的同时，可选用相应的抗心律失常药物口服治疗。

（三）预防心律失常的复发

对一些病因暂时难以消除的心律失常，需采取适当的方法来预防复发或根治。如慢性三度房室传导阻滞和病窦综合征药物治疗无效时，应安置永久心脏起搏器治疗；反复发作的快速型心律失常可采用导管射频消融治疗；对猝死高危患者可置入自动复律除颤起搏器。需要长期口服抗心律失常药物的患者，应选用疗效肯定而不良反应相对较轻的药物，必要时进行临床电生理测定或进行药物浓度监测，以协助选择可靠的抗心律失常药物。

五、药物治疗

（一）治疗原则

给予心律失常患者长期药物治疗之前，应先了解心律失常发生的原因、基础心脏病变及其严重程度和有无可纠正的诱因，如心肌缺血、电解质紊乱或抗心律失常药物的致心律失常作用。目前应用的抗心律失常药物中，有些能迅速终止心律失常的发作；有些显著减少心动过速的复发，从而减轻患者的症状；有些药物则通过减少心律失常而改善患者的预后。

正确合理使用抗心律失常药物的原则包括：①首先注意基础心脏病的治疗以及病因和诱因的纠正。②注意掌握抗心律失常药物的适应证，并非所有的心律失常均需应用抗心律失常药物，只有直接导致明显的症状或血流动力学障碍或具有引起致命危险的恶性心律失常才需要针对心律失常的治疗，包括选择抗心律失常的药物。众多无明显症状、无明显预后意义的心律失常，如期前收缩，短阵的非持续性心动过速，心室率不快的房颤，一度或二度文氏阻滞，一般不需要抗心律失常药物治疗。③注意抗心律失常药物的不良反应，包括对心功能的影响，致心律失常作用和对全身其他脏器与系统的不良作用。

（二）西药治疗

1. 抗心律失常药物的分类

根据抗心律失常药物的临床应用，可分为抗快速型心律失常药物和抗缓慢型心律失常药物两大类。

1）抗快速型心律失常药物：Vaughan Williams 分类是目前较多采用且经改进的分类方法，其按动作电位的主要效应将抗心律失常药物分为四大类，简称四分类法。

（1）Ⅰ类：为有局部麻醉作用和影响离子通道的膜抑制药，以奎尼丁、利多卡因为代表。这类药物主要改变跨膜动作电位（APD），降低动作电位 0 位相的最大上升速度和振幅，降低传导速度和降低动作电位 4 位相坡度，从而使有效不应期（ERP）相对或绝对延长，消除单向阻滞或使单向阻滞变为双向阻滞，降低异位起搏点自律性而控制快速型心律失常。此类药物电生理作用不尽相同，Harrison 根据其对 APD 的影响又将其分为 3 个亚类，分别称为Ⅰa，Ⅰb，Ⅰc。

Ⅰa 类：延长动作电位时间。对钠通道抑制作用强度中等，同时可抑制钾离子的外流。Ⅰa 类可抑制 0 相最大上升速率而减慢传导速度，降低 4 相坡度，减少异位起搏细胞的自律性，延长 APD 及 ERP 而消除折返，对房性和室性心律失常均有效。药物有奎尼丁、普鲁卡因胺、丙吡胺、安他唑啉、吡美诺、常咯啉、阿义马林等，用于危及生命的心律失常，当治疗效益大于可能带来的危害时才使用。由于阻滞了钾通道，使 QT 间期延长，复极不一致增加或可以诱发尖端扭转性室速。使用中 QRS 波增宽≥25%，QT 间期延长≥50%，宜减量或停用。Ⅰa 类药物可竞争性抑制心脏胆碱能神经受体，抑制迷走神经兴奋，当迷走神经处于兴奋状态时，应用Ⅰa 类药常常不会减慢窦性心律，甚至可增快，除非窦房结功能受到损伤。

Ⅰb 类：缩短动作电位时间。对钠通道的抑制作用强度弱于Ⅰa 类，而且对钠通道抑制作用的解离速度快，只有心率较快时才对钠通道有稳定的抑制作用；Ⅰb 类药物同时可以促进 K⁺ 外流，使浦肯野纤维自律性下降，缩短 APD 和 ERP，对 APD 作用更明显，因而 ERP/APD 增加，一般情况下Ⅰb 类药物对 QRS 时程，QT 间期无明显改变，对传导也基本没有影响，但是近期研究发现当浦肯野纤维处于病理状态，如缺血时，或心率较快，如室性心动过速时，Ⅰb 类药则对浦肯野纤维的 Na⁺ 通道有明显的抑制作用，而起到抗心律失常的作用，此时 QRS 波宽度及 HV 间期均会延长。由于此类药物通常只对浦肯野纤维起作用，所以只对室性心律失常有效。药物有利多卡因、美西律（慢心律）、苯妥英、妥卡尼、卡马西平和阿普林定等，利多卡因是急诊室性心律失常的首选用药；苯妥英适用于洋地黄过量或低钾诱发的室性期前收缩和室性心动过速。

Ⅰc 类：不改变动作电位时间。对钠通道的阻滞作用最强，对复极基本没有作用，对心脏各部位细胞的自律性及传导性均有较强的抑制作用，明显延长有效不应期，对多数房性和室性心律失常有效，尤其是室性心律失常的长期治疗。由于该类药明显减慢传导，容易出现心律失常作用。近年报道这类药物可使病死率增高，应予以足够重视，特别是对有器质性心脏病的患者，当充血性心力衰竭、心肌梗死、心肌病和室内传导障碍合并快速型心律失常时不宜选用，CAST 试验表明，此类药物可明显增加心肌梗死后患者的死亡率。药物有普罗帕酮、恩卡尼、氟卡尼、劳卡尼、乙吗噻嗪和西苯唑啉。

（2）Ⅱ类：为 β 受体阻滞剂，能抑制心肌对 β 受体的应激作用，使动作电位 4 相除极减慢和缩短动作电位时间，抑制传导和心肌收缩力，某些药物如大剂量普萘洛尔亦具膜稳定作用。所属药物有普萘洛尔、阿替洛尔、美托洛尔、醋丁洛尔、阿普洛尔、吲哚洛尔、噻吗洛尔等。

β 受体阻滞剂除了心脏电生理方面的作用外，还有如减弱心肌收缩力，减少心肌耗氧，同时使心排血量减少，降低血压等其他心脏作用。心脏外的作用有通过抑制 β₂ 受体增加呼吸道和外周血管的阻力，影响肝糖原、脂肪代谢等。有些 β 受体阻滞剂还有内在拟交感活性。在临床使用 β 受体阻滞剂时，既要利用这些作用的有利一面，又要避免其带来的不良反应。

（3）Ⅲ类：为延长动作电位间期药，此类药物主要通过抑制交感神经递质释放而发挥作用。其电生理为延长浦肯野细胞和心室肌细胞（胺碘酮和溴苄铵）以及心房肌（胺碘酮）的 APD 和 ERP，而不减慢激动的传导，有利于消除折返性心律失常。所属药物有胺碘酮、溴苄铵、索他洛尔、黄杨宁、苄甲胍等。

溴苄铵在利多卡因无效时使用，但禁用于主动脉瓣狭窄、严重肺动脉高压。胺碘酮用于难治性室性心律失常，对室上性心律失常也有效，是近年来越来越受到重视的一个药物，可阻滞钾、钠及钙通道，还有一定的 α 和 β 受体阻滞作用，但阻滞钾通道为主要作用，也可降低窦房结和浦肯野纤维的自律性，可能与其阻滞钠和钙通道及拮抗 β 受体的作用有关；胺碘酮延长 ERP 的同时并没有增加 ERP 的不均一性，其引起尖端扭转性室速的发生率是很低的，研究发现它可使室颤阈值升高，详细机制尚未阐明。胺碘酮的心外不良反应大于心内不良反应，但发生率也不高，因半衰期长，一旦不良反应发生消失很慢。索他洛尔对房性、室性心律失常都有效，疗效优于 I 类药物。

（4）IV 类：为钙离子拮抗剂，此类药物阻滞细胞膜慢离子通道，使钙离子不易进入细胞内，主要作用于窦房结和房室结等慢反应细胞，降低 4 相坡度而降低其自律性；同时也抑制 0 相上升速度和振幅，减慢传导并延长房室结的不应期，从而阻断折返激动。所属药物有维拉帕米、地尔硫䓬、苄普洛尔、利多氟嗪、哌克昔林、普尼拉明等。

此外，可作为治疗快速型心律失常的药物尚有强心苷、钾盐、镁盐、ATP、新斯的明、升压药物、苦参等。

Harumi K 等鉴于室颤能直接危及人的生命，根据各药对提高室颤阈的能力大小，而分为 3 类：

A 类：提高室颤阈在 100% 以上及延长有效不应期在 100% 以上，有强力防治室颤作用，主要药物有利多卡因、阿普林定、氟卡尼及苄普地尔等。

B 类：明显提高室颤阈，但不到 100%；延长有效不应期在 100% 以上，防治室颤的能力不及 A 类，主要药物有普鲁卡因胺、丙吡胺及普罗帕酮等。

C 类：对提高室颤阈不明显，但能延长有效不应期在 100% 以上，主要药物为维拉帕米。

2）抗缓慢型心律失常药物：该类药物增强窦房结的自律性，促进房室传导，对抗某些药物对心脏的抑制作用。主要分为以下 3 类。

（1）β 肾上腺素受体兴奋剂：包括异丙肾上腺素、沙丁胺醇、麻黄碱、肾上腺素等。后者亦用于室颤和心电 - 机械分离时的心脏复苏。

（2）M - 胆碱受体阻滞剂：包括阿托品、普鲁苯辛、颠茄、山莨菪碱、克朗宁（冠脉苏）等。

（3）非特异性兴奋、传导促进剂：包括糖皮质激素、烟酰胺、乳酸钠、氨茶碱、硝苯地平、甲状腺素和某些中药（生脉散、心宝丸、参类等）等。

2. 抗快速型心律失常药物

1）奎尼丁：奎尼丁对窦房结和房室结有两方面的作用，其一是药物直接抑制作用，其二是抗胆碱能作用（阻断迷走神经效应），后者可增加心率，加速房室传导。但大剂量奎尼丁能引起窦性停搏或窦房阻滞。由于浦肯野纤维和心室肌传导速度减慢，故 QRS 波增宽，QT 间期随动作电位时间延长而延长。PR 间期的缩短或延长，取决于上述作用何方占优势。奎尼丁可使血压迅速下降，反射性引起交感神经兴奋，加强其阻断迷走神经的作用。

奎尼丁口服后吸收良好，服药后 60～90 分钟血中浓度达峰值，血浆治疗浓度取决于不同的测定方法，传统认为，3～7 ng/min，70%～80% 血浆奎尼丁与血浆蛋白相结合，稳定分布容积为 3 L/kg。血液循环中奎尼丁被全身组织，包括心肌很快吸收，因此，数分钟内形成很大的组织 - 血浆浓度。本药经肝脏代谢，经肾排泄，血浆半衰期为

6 ~ 7 小时。

奎尼丁多用于心律失常转复后维持治疗，过去用于转复，目前常在电转复后再用药维持。维持量 0.2 g，1 ~ 3 次/天，维持时间需根据原发病，如"二尖瓣狭窄"术后用 4 个月至半年。

奎尼丁用药期间可出现晕厥现象，通常发生在首剂或长时间治疗后，其特点：发作突然，可无先兆，为时短，可自行终止；多在给药后 1 ~ 3 小时发生，有复发倾向，常在服药 1 ~ 5 天出现，也有一年后出现者；多发生在房颤复律中；昏厥为尖端扭转型室速或室颤；多见于基础心律为房颤，病程长，心脏扩大，心力衰竭，服洋地黄及低钾时；发作前有 QT 延长，T 波低宽、切迹、U 波增高，均为心室复极延迟。先兆为软弱、头晕、恶心、心率慢等。

用奎尼丁时要监测血中奎尼丁浓度，但有局限性，注意前期症状。严密观察血清钾浓度，即使是轻度降低也应及时纠正。严密监测 QT 间期，心率突然变慢，可出现 QT 波峰大于 0.4 秒伴 T 波形态改变，T 波宽、切迹、低平。用药前 2 ~ 3 天住院。

2）普鲁卡因胺：普鲁卡因胺电生理作用与奎尼丁相似，两药主要区别在于药物动力学、不良反应和药物相互作用。此药口服 75% ~ 90% 被吸收，约 1 小时达血浆峰值。血浆普鲁卡因胺与血浆蛋白结合甚少（约 15%）。由肝脏代谢为 N - 乙酰普鲁卡因胺，即活性抗心律失常化合物，经肾脏排泄，因此，肾功能不全者需调节其剂量，以免积蓄中毒。普鲁卡因胺血浆半衰期为 3 ~ 4 小时，50% 以上原型经肾脏排泄。口服 0.5 g，每日 3 次，静脉注射给药速度不能超过 50 mg/min，有不良反应时则停用，总量到 2 g 无效时，可另选用其他药，不良反应较奎尼丁小，但亦可出现上述消化道反应和心血管反应，长期用药者可引起白细胞减少和狼疮样综合征。用药期间监测指标和停药指征同奎尼丁，并对长期服药者监测血常规和抗核抗体等。

3）丙吡胺：丙吡胺作用与奎尼丁相似，为有效的广谱抗快速型心律失常药，但以室上性心律失常疗效较好。常用口服剂量每次 100 ~ 200 mg，一日 3 ~ 4 次；房颤复律时，200 mg，每 2 小时 1 次，共 5 次。维持量为每次 100 mg，一日 3 次；静脉应用时每次 2 mg/kg，在 5 ~ 15 分钟注入，一次量不超过 150 mg。然后以 20 ~ 30 mg/h 静脉滴注维持，一日总量不超过 800 mg。主要不良反应有恶心、腹胀、口干、视物模糊、排尿不畅等。

4）利多卡因：由于利多卡因的浓度高低、作用的组织不同及其是否异常，以及组织异常的性质和细胞外 K^+ 的浓度不同等因素，使利多卡因的抗心律失常作用机制不同。其治疗浓度对窦房结的自动起搏几乎无作用，但高浓度引起窦房结起搏抑制。利多卡因缩短浦肯野纤维心室肌的动作电位时程和不应期，对动作电位时程的缩短比不应期显著，从而相对地延长不应期和提高兴奋阈及延迟兴奋性的恢复，起抑制作用。利多卡因能制止异位起搏点起搏，局灶性再兴奋及洋地黄引起晚期后除极作用。治疗浓度对希氏束 - 浦肯野纤维及心室肌的传导几乎无作用，但对异常组织根据其异常性质的不同而使传导速度加快或减慢，如对缺血组织引起明显的传导减慢，而对过度牵拉的组织引起过度复极及传导明显加快。因此，利多卡因的消除折返运动，有时是由于改善单向传导阻滞，从而消除折返机制；有时是由于抑制传导及把单向传导阻滞变为双向传导阻滞，从而打断折返运动。此外，利多卡因能提高室颤阈。治疗剂量的利多卡因对心房的动作电位时程、兴奋性及不应期都无作用。利多卡因的作用不涉及自主神经系统，这与奎尼丁、普鲁卡因胺及丙吡胺不同。用于防治室性快速型心律失常（室性期前收缩、室性心动过速、室颤），常用于 AMI、外科心脏手术后、洋地黄中毒及急性心肌炎。对洋地黄中毒引起的室性快速型心律失常作为首选药。对房性快速型心律失常作用较差。禁忌证为对本药有过敏者、高度房室传导阻滞及严重病态窦房结综合征。对房扑因能改善房室传导，使房：室变为 1:1，引起心室率太快，甚至发生危险，所以为禁忌。常用剂量为静脉注射每次 50~100 mg，必要时 5~10 分钟重复静脉注射，1 小时内总量不宜超过 300 mg，有效后用 1~4 mg/min 静脉滴注维持。不良反应较小，主要有嗜睡、头晕，较大剂量（血药浓度 >6 μg/mL）时可出现精神症状、低血压和呼吸抑制等。

5）美西律：美西律作用与利多卡因相似，主要用于室性快速型心律失常。常用剂量口服 100~200 mg，每 6~8 小时 1 次，维持量为 100 mg，一日 2~3 次；静脉注射时首剂 100~200 mg，10 分钟注射完，必要时 2~3 小时重复，维持量为 1~2 mg/min 静脉滴注。

不良反应有头晕、恶心、震颤，偶可引起血细胞减少等，大剂量静脉应用时可引起精神症状和心血管抑制作用（心动过缓、传导阻滞、心力衰竭、低血压等）。

6）莫雷西嗪：本药为吩噻嗪衍化物。抗心律失常作用属于Ⅰb类，阻滞快钠通道，降低浦肯野纤维 0 相除极最大速度及幅度，延长心房及心室有效不应期和缩短动作电位时程，抗心律失常的强度近似奎尼丁，比 β 受体阻滞剂及丙吡胺强，但不及Ⅰc类，不良反应较小，负性心力作用轻，可用于心力衰竭与地高辛无相互作用，但加重对房室结的抑制。口服：150~300 mg，2~3 次/天；注射：50~100 mg 1 次，用药后 12~20 小时起作用。分布半衰期 4~20 分钟，排泄半衰期 6~13 小时。对各型房性及室性早搏及阵发性心动过速都有效。禁忌证有严重的房室传导阻滞，重度低血压及肝肾功能不全。总的讲，此药比较安全，不诱发心律失常，可用于心力衰竭。

7）普罗帕酮：普罗帕酮药理作用比较复杂，既具有Ⅰ类药物的特点，也兼有 β 受体阻滞作用及钙通道阻滞作用。广谱抗心律失常药物，对房性、交界性与室性心律失常均有满意的疗效。口服吸收完全，2~3 小时达峰值，可维持 8 小时，半衰期为 5~8 小时。

普罗帕酮的优点如下：对顽固性心律失常有效。一次服用 450 mg，后继用 150~300 mg/次，3 次/天，共 4 天，有效率为 60%~63%。对预激综合征并发的快速型室上性心律失常，有效率大于 80%。当旁道的有效不应期小于 270 毫秒时，传统的药物很难使其延长，但普罗帕酮能使旁道的不应期由 238 毫秒延长至 332 毫秒。虽可使 PR 间期及 QRS 轻度延长，但对 QT 间期影响轻微，长期应用无心律失常恶化，而且还可控制扭转型室速的发作。对左心室功能不全者可降低射血分数，但每日用量小于 600 mg 时对左心室功能无明显影响。不良反应一般轻微，常见头晕、恶心、味觉改变、口唇麻木、震颤等。偶可引起房室传导阻滞、束支传导阻滞或明显的窦性心动过缓。多数患者停药后不良反应消失。

禁忌证：重度心功能不全、病窦综合征及休克患者禁用。与美西律、妥卡尼、胺碘酮等合用可增强疗效，可使地高辛血浓度增高（平均增加83%），值得注意。口服剂量为450~900 mg/d，维持量为300 mg/d，静脉注射用于治疗阵发性心动过速时，个体差异大，剂量范围为70~350 mg，先用70 mg，静脉注射，无效且血压稳定、患者情况好者，10分钟后再给予70 mg静脉注射，常可生效。

8）普萘洛尔：普萘洛尔能阻滞β受体，降低窦房结4相除极坡度，特别在儿茶酚胺引起者，而其主要抗心律失常作用为局部麻醉引起的细胞膜稳定作用，降低0相除极的速度及幅度，减慢传导速度，类似奎尼丁，静脉注射0.1 mg/kg引起窦性心律减慢，AH间期增加及房室结的有效不应期延长。对正常心室特殊传导系统及有效不应期无明显作用，心电图有轻度QT间期缩短。适用于一切与交感神经兴奋有关的窦性、房性及室性快速型心律失常，如甲状腺功能亢进，嗜铬细胞瘤引起的快速心律失常和心绞痛或（及）心肌梗死急性期有交感神经兴奋表现者，以及洋地黄、环丙烷、三环类药物和预激综合征引起的心律失常，对室上性心动过速比室性者好，用于房颤，可使心室率减慢，特别与洋地黄合用，效果更好。因为本药对心脏有明显的抑制作用，故有心功能障碍、病态窦房结综合征或传导障碍者禁用，重度糖尿病及酸中毒者禁用，肝、肾功能不全时慎用。以往认为本药中、小剂量抗心律失常作用不强，而大剂量常对心脏有明显的抑制作用，一般不作为首选药，常作为洋地黄、奎尼丁及普鲁卡因胺等的辅助药。近年来对它重新评价，发现它对心肌缺血、二尖瓣脱垂及其他心血管病引起的室性快速型心律失常颇有疗效。血浆浓度与剂量，治疗室性期前收缩的有效浓度个体差异很大，有的为40~80 ng/mL，有的需要1 000 ng/mL。总的来讲，老年人所需要的浓度比青年人大，吸烟可减低效应。每天口服本药100 mg可达到平均血浆浓度50 ng/mL，但个体差异很大，需要个别滴定。如每天640 mg仍无效，不宜加大剂量，通常开始一次10 mg，逐渐增加至60 mg，每6小时1次。静脉给药通常每分钟注射0.5 mg，一般总量为5 mg，最大不超过10 mg，因为不像口服必须经过肝脏而被大量代谢，所以剂量比口服小得多。注射速度快，可引起严重的心动过缓，要特别注意。主要不良反应为减慢心率及抑制心肌收缩。因普萘洛尔能透过血-脑屏障，引起多梦、失眠、幻觉及降低反射。普萘洛尔阻滞β_1及β_2受体，使α受体失拮抗，有些人可引起支气管痉挛。较大剂量时不宜突然停药，否则可能发生肾上腺素能过敏而猝死。

9）美托洛尔：美托洛尔为选择性β受体阻滞剂，较适用于高血压及冠心病伴期前收缩和心动过速者。常用剂量口服12.5~50 mg，一日2次；静脉应用5 mg稀释后5分钟静脉注射，必要时5分钟后重复注射。主要不良反应有失眠、肢端发冷、腹胀或便秘等，大剂量时有心血管抑制作用。

10）胺碘酮：本药有钙通道阻滞剂作用，有选择性部分拮抗甲状腺素T_3的作用。原用于治疗心绞痛，既能扩张冠状动脉，又能降低心肌耗氧量。电生理研究发现静脉注射与口服不同。一次快速注射只有AH间期及房室结不应期延长，尚无QT间期延长。长期口服还有明显延长复极时间（动作电位3相）及不应期的作用，因此延长QT间期最显著而归属于Ⅲ类。此外，它可使PR间期增加，对QTc的延长更加显著，增加心房、心室及房室结的不应期。绝大多数预激综合征的患者能延长旁路前向传导及逆行传导的不应期。适用于室上性及室性快速心律失常。对复发性室上性心动过速有效。能消除预激综合征的折返性快速心律失常及减慢快速房颤的心室率，可作为首选药。对其他药有抗药性的室性心动过速，50%～80%有效。大部分房颤患者可转复为窦性心律，尚可作为房颤转复后复发预防药。禁忌证为房室或心室内传导阻滞。病态窦房结综合征患者可加重心动过缓；治疗快慢综合征的房颤，虽能转复为窦性心律，但因转复后心律太慢能引起晕厥，须十分慎重。

胺碘酮口服约吸收40%，4～5小时才达血浆高峰浓度。血浆与各组织间的平衡颇为复杂，在肝内进行代谢，排泄缓慢。慢性用药半衰期30～45天，平均为40天。由于半衰期很长，如开始不给负荷剂量，常在1周后才起效，且有效血浆稳定浓度常需数周之久，因此，开始应予以负荷剂量。此外，由于半衰期很长，停药后其作用仍维持30～45天。静脉注射的抗心律失常作用，主要通过其对交感神经能受体的阻滞作用，5～10分钟即可起效，因为从血浆中清除较快，作用维持20分钟至4小时。心肌内药物浓度约为血浆浓度的30倍，除非一次静脉注射剂量大于10 mg/kg，一般不影响心肌收缩功能。有效血浆浓度尚未明确，为1～2.5 μg/mL。口服负荷剂量每天600～800 mg，有效后或3天后改为维持剂量，每天200 mg，都分2次服用。对于危重的异位性心律失常及室性心动过速需要紧急转复时，首剂10分钟静脉注射300 mg或4～5 mg/kg，继之持续静脉滴注，每天不超过1 200 mg。因本药每个分子含3个碘分子，每天200 mg相当于元素碘94.9 mg或卢戈液12滴，可引起甲状腺功能亢进或减退，特别多见于老年人。3%～8%患者发生肺浸润及纤维化，甚至为致命性的，须停药及予以可的松治疗。角膜微粒沉积，通常不会影响视力；用肝钠溶液及甲基纤维素眼药水，可部分防治。3%～10%患者发生光过敏，少数患者阳光暴露处皮肤变蓝灰色。偶尔发生颤抖、步态不稳及末梢神经病变。能强化口服抗凝剂的作用及提高地高辛水平，甚至引起中毒。心电图可出现阿托品不能纠正的窦性心动过缓及房室传导阻滞、T波低平或倒置、U波增大及QTc延长（正常0.45秒钟以内），如QTc超过0.5秒钟应考虑减量或停用，否则有引起扭转型室性心动过速的危险，陆续有引起室颤的报道，不可与奎尼丁合用，否则会加重上述危险。总之，胺碘酮为疗效良好的广谱抗快速型心律失常药，但由于上述问题，甚至有致病性的不良反应，不可掉以轻心。可监测血清药物浓度或（及）三碘甲状腺原氨酸（T_3），反三碘甲状腺原氨酸（反T_3）。50～100 μg/d为治疗水平。在预激综合征合并环形运动与快速房颤时，可作为首选药。常应用于其他药物失效的顽固性快速型室性心律失常。

11）索他洛尔：索他洛尔为广谱抗快速型心律失常药，并具有较强的非选择性β受体阻滞作用。对快速型室性心律失常有较好的疗效，对预激综合征伴发的室上性快速型心律失常有一定疗效。常用剂量口服40～240 mg，一日2次，常从小剂量开始；静脉应用时0.5～2 mg/kg稀释后缓慢静脉注射（>10分钟），有效后10 mg/h静脉滴注维持。主要不良反应有心动过缓、低血压、支气管痉挛等，偶可引起扭转型室速等致心律失常。

12）溴苄铵：溴苄铵对静息心电图几乎没有影响，但长期给药后，QT间期可轻度延长。由于可致直立性低血压，故可反射性引起心率增加。能防治室颤，常用来治疗顽固性心动过速或室颤。口服溴苄铵吸收不良，静脉注射后数分钟即发挥作用，几乎以原型从肾排泄，血浆半衰期报告不一（4～17 小时）。常用量 5～10 mg/kg，静脉注射 10～20 分钟，如需要，1～2 小时可重复给药；其后维持治疗为 5～10 mg/kg，静脉注射，每 4～6 小时 1 次或 1～2 mg/min，静脉滴注。不良反应：溴苄铵以其强大的抗室颤能力而著称，但严重的直立性低血压使临床应用受到一定限制。三环抗抑郁药物阻滞去甲肾上腺素的再吸收，可缓和溴苄铵所致的体位性低血压，但疗效不肯定。

13）维拉帕米：维拉帕米为钙通道阻滞剂中抗心律失常作用最明显者，窦房结与窦房结的除极均依赖于钙离子通道活动，减慢窦性心律，减慢窦房结的传导及延长其有效不应期，可终止房室结参与的折返性心动过速。静脉注射维拉帕米终止阵发性室上性心动过速有效率为 85%；对快速型房颤、房扑，可有效地减慢其心室率；对特发性室性心动过速有良好的治疗效应。口服维拉帕米常用于预防阵发性室上性心动过速，也用于单用洋地黄不能满意控制的快速型房颤，与地高辛合用可增高血中地高辛浓度，对无心力衰竭的快速房颤，维拉帕米的疗效优于地高辛。维拉帕米可能缩短预激综合征患者旁道（附加束）的不应期，故对预激综合征合并快速型房颤或折返性心动过速应禁用。维拉帕米静脉注射用量为 5～10 mg，无效时 15 分钟后可重复应用 1 次，口服量为 120～360 mg/d。

14）地尔硫草：地尔硫草抗心律失常效应与维拉帕米相似，但作用较弱和不良反应较轻。常用剂量口服 30～60 mg，一日 3 次；静脉应用每次 75～150 μg/kg，稀释后缓慢静脉注射。主要不良反应有眩晕、口干、心动过缓和低血压等。

15）伊布利特：伊布利特为新近推出的一种 Ⅲ 类抗心律失常药物。主要用于快速转复房颤和房扑，尤其对房扑效果更为显著。1995 年 12 月，美国食品及药品监督管理局（FDA）已批准其应用于临床。

伊布利特的结构与索他洛尔相似，均是甲基磺酰胺的衍生物。与其他 Ⅲ 类抗心律失常药物一样，其基本作用为阻滞钾通道，延长 APD，伊布利特的特点是高度选择性阻断快速激活的钾通道。伊布利特也延长 ERP，发现其对心房 ERP 的作用比心室强 10 倍。静脉给予伊布利特可轻度抑制窦房结的自律性和房室结的传导。

伊布利特对血流动力学没有影响。

伊布利特口服有较强的首关效应（首过效应），生物利用度低，目前仅供静脉使用。主要经肾脏清除，药物半衰期约 6 小时（2～12 小时），蛋白结合率 40%。临床应用初步表明，伊布利特与地高辛、钙通道阻滞药、β 受体阻滞药合用，其药动学、安全性、药效等尚未发现明显变化。

伊布利特主要用于终止房颤和房扑的发作，转复成功率 60%～70%。对于短阵频发的房颤不应使用，因为此药对预防发作无效，QT 间期 >440 毫秒，使用其他延长 QT 间期的药物，或心动过缓和低血钾的患者不应使用。用法：体重 >60 kg 者，首剂 1 mg，10 分钟内静脉缓注。如需要 10 分钟后行第 2 次注射，剂量仍为 1 mg。体重 <60 kg，首剂 0.01 mg/kg，若需要再用相同剂量给予第 2 次治疗。

伊布利特可诱发早期后除极，尖端扭转型室速是其主要不良反应，发生率为 2%。

16）多非利特：多非利特是一种比较特异的第 Ⅲ 类抗心律失常药，2000 年被 FDA 批准用于急诊转复房颤和长期应用预防房颤发作。作用与伊布利特相似，延长 APD 及有效不应期，但不影响心脏传导速度，对心房作用比对心室明显。对血流动力学无影响。口服吸收好，生物利用度为 90%，50% ~ 60% 以原型从尿中排泄。平均半衰期 7 ~ 13 小时。尚无重要的药物相互作用报道。

该药可治疗和预防房性心律失常，如房颤、房扑和阵发性室上性心动过速，转复房颤的作用明显强于奎尼丁。对室性心动过速的作用尚不明确。多非利特最严重的不良反应是可诱发室性心律失常，特别是尖端扭转型室性心动过速，发生率为 2% ~ 4%。

3. 抗缓慢型心律失常药物

1）异丙肾上腺素：异丙肾上腺素为 β_1、β_2 受体兴奋剂，是强有力的抗缓慢型心律失常药，并有增强心肌收缩力、降低周围血管阻力和扩张支气管平滑肌等作用。主要用于窦性静止、窦房阻滞、高度或完全性房室传导阻滞和心搏骤停等，亦可治疗后天获得性 QT 间期延长所致的长间歇依赖型尖端扭转型室性心动过速等。常用剂量：舌下含服 10 ~ 15 mg，必要时每 3 ~ 4 小时一次；静脉应用 1 ~ 3 μg/min 滴注，根据心室率调节滴速，一般维持心率在 60 次/分左右。主要不良反应有头痛、眩晕、震颤、心悸、诱发和加重快速型室性心律失常、心绞痛及心肌梗死等，故应慎用于冠心病和心力衰竭等患者。

2）肾上腺素：肾上腺素为 α 和 β 受体兴奋剂，具有兴奋心脏、收缩血管和扩张支气管等作用，是心、脑、肺复苏时救治心脏停搏、心电 - 机械分离和室颤的主要药物。常用剂量为 3 ~ 5 mg，静脉注射或气管内滴入，无效时 3 ~ 5 分钟重复静脉注射和增大剂量。主要不良反应有头痛、心悸、震颤、血压急剧升高和诱发快速型室性心律失常等，故慎用于高血压和冠心病等患者。

3）阿托品：阿托品为 M 受体拮抗剂，通过消除迷走神经对心脏的抑制作用，使窦房结自律性增高和改善房室传导等。适用于严重窦性心动过缓、窦性停搏、窦房阻滞和房室传导阻滞等，也用于 QT 间期延长及酒石酸锑钾等引起的快速型室性心律失常。常用剂量口服 0.3 ~ 0.6 mg，一日 3 次；皮下或静脉注射每次 1 ~ 2 mg，必要时 15 分钟后重复使用。主要不良反应有口干、皮肤潮红、腹胀、排尿困难、视物模糊、心动过速等，过量时可出现兴奋、烦躁、谵妄或惊厥等。禁用于前列腺肥大、青光眼、幽门梗阻等患者。

（三）中药治疗

1. 辨证用药

1）心神不宁

心悸惊恐，多梦易醒，甚则坐卧不安。舌苔薄白，脉数或短促。

治法：镇心安神。

方药：安神定志丸合磁珠丸加减。

水菖蒲 12 ~ 15 g，龙齿 12 ~ 15 g，牡蛎 15 ~ 30 g，灵磁石 15 ~ 30 g，朱茯神 10 ~ 12 g，远志 6 ~ 9 g，党参 10 ~ 15 g，丹参 9 ~ 12 g，苦参 12 ~ 15 g，琥珀 3 g。

若有胁肋胀满，易怒，善太息等肝气郁结证，加香附、合欢皮；偏于阴虚，见口干，少寐，脉细数者，加熟地、麦冬、山药。

2）痰湿阻络

心悸怔忡，胸满腹胀，恶心纳呆，头晕头重，痰多咳喘。苔白腻或黄腻，脉滑或兼结、代。

治法：健脾化湿，豁痰通络。

方药：温胆汤加减。

法半夏 10 ～ 12 g，郁金 10 ～ 12 g，陈皮 10 ～ 12 g，甘草 6 ～ 10 g，茯苓 12 ～ 15 g，竹茹 6 ～ 10 g，枳实 10 ～ 12 g，白术 10 ～ 12 g，薏苡仁 12 ～ 15 g。

兼面色㿠白，肢冷畏寒，苔白腻，脉迟、涩、结之寒痰者，加天南星、白芥子、薤白、桂枝；若有口苦嘈杂，心烦内热，苔黄腻，脉滑或促的热痰征象者，加胆南星、川连、瓜蒌、苦参等；兼有心气虚者，加党参、枣仁。

3）气阴两虚

心悸怔忡，疲乏无力，失眠多梦，五心烦热，潮热盗汗，面色淡白无华。舌红苔薄，脉结、代而细。

治法：益气养阴。

方药：炙甘草汤加减。

炙甘草 6 ～ 10 g，桂枝 10 ～ 12 g，党参 15 ～ 20 g，黄芪 10 ～ 15 g，生地 10 ～ 12 g，麦冬 10 ～ 12 g，阿胶珠 10 ～ 12 g，玄参 10 ～ 15 g，五味子 6 ～ 10 g，百合 12 ～ 15 g。

偏心阴虚者，加柏子仁、桑葚、龙眼肉；偏心阳虚者，加薤白、仙灵脾，桂枝增量；房颤者，加仙鹤草；兼气滞血瘀者，加丹参、红花、川芎。

4）阴虚火旺

心悸心烦，失眠健忘，耳鸣腰酸，头晕目眩，口干舌燥。舌红绛少津，苔薄白或无，脉细数或促。

治法：滋阴降火。

方药：清骨散加减。

银柴胡 10 ～ 12 g，玄参 10 ～ 15 g，生地 12 ～ 15 g，知母 10 ～ 15 g，黄连 6 ～ 10 g，地骨皮 10 ～ 15 g，青蒿 10 ～ 12 g，五味子 6 ～ 10 g，鳖甲 10 ～ 12 g，枣仁 12 ～ 15 g。

心中烦热，口苦，苔黄，心火旺盛者，去五味子，加苦参、栀子；头晕目眩较甚伴高血压者，加夏枯草、赭石、牛膝；病毒性心肌炎，邪毒留恋者，加板蓝根、贯众。

5）气虚血瘀

心悸怔忡，气短乏力，活动后加剧，胸闷心痛，痛有定处。舌苔薄白，舌质暗或紫暗，有瘀点或瘀斑。

治法：益气活血。

方药：补中益气汤合血府逐瘀汤加减。

太子参 12 ～ 15 g，黄芪 15 ～ 20 g，白术 10 ～ 12 g，陈皮 10 ～ 12 g，当归 10 ～ 15 g，桃仁 10 ～ 12 g，红花 10 ～ 15 g，川芎 10 ～ 15 g，郁金 10 ～ 12 g。

兼见阴虚阳亢者，加夏枯草、黄芩、茵陈；属心阳虚者，加党参、桂枝、薤白、仙灵脾。

6）心肾阳虚

心悸怔忡，面色㿠白，肢冷畏寒，头晕目眩，小便清长。舌淡苔白，脉迟缓或结、代，甚至出现屋漏脉。

治法：温补心肾，益气复脉。

方药：参附汤合右归丸加减。

党参12～15 g，黄芪10～12 g，制附片6～9 g，桂枝6～9 g，熟地12～15 g，枸杞10～12 g，仙灵脾10～12 g。

兼脾阳虚，出现食少纳呆，便溏者，去熟地，加干姜、白术；兼见血瘀者，加当归、丹参、三七等。

7）气血虚衰，血不荣脑

心悸怔忡，头晕目眩，突然昏厥，神志不清，甚至四肢抽搐，双目上视。苔白，脉细微急促，或结、代。

治法：益气复脉，回阳救逆。

方药：生脉散合参附汤加减。

党参30 g，麦冬15 g，五味子9 g，制附片9 g，水菖蒲15 g。

四肢抽搐，双目上视者，加苏合香丸，每次1丸，温水送服；心律缓慢者，加干姜、炙甘草。

2. 中成药

1）速效救心丸：速效救心丸每次6粒，每日3次，舌下含化。治疗心动过速型心悸证。

2）心宝：心宝每次4粒，每日3次，温开水送服。治疗心动过缓型心悸证。

3）人参皂苷片：人参皂苷片每次3片（每片25 mg），每日3次，温开水送服。治疗节律不齐型心悸证。

4）福寿草片：福寿草片每次1片，每日2～3次；顽固者可增至每次2片；心律失常控制后减为每次1/2片或1/3片。温开水送服。治疗节律不齐型心悸证。

5）黄连素：黄连素每次0.6 g，每日3～4次，据报道对室性心律失常的有效率为70%，对室上性心律失常的有效率为84%，还发现对顽固性室性心动过速可能有效，无任何严重副作用。

3. 单、验方

1）苦参：苦参每日20～30 g，水煎服，10日为1个疗程。或苦参片3片，每日3次，据推测有"奎尼丁样作用"，对各类期前收缩均有效，对阵发性室上性心动过速、阵发性房颤也有一定疗效。

2）黄连生脉饮：黄连5 g，五味子5 g，党参12 g，麦冬12 g。每日1剂，水煎分3次服，10日为1个疗程。

3）瓜蒌薤白牡蛎汤：瓜蒌、生牡蛎、生龙骨各30 g，薤白、川芎、当归、陈皮、半夏、远志、酸枣仁或柏子仁各10 g，黄花、太子参各20 g。水煎服，每日1剂。

4）健心复脉灵：黄芪、丹参、甘松各30 g，川芎12 g，桂枝6 g，制成浸膏，每次20 mL，每日服3次，疗程1～7周。

5）复脉膏：人参、阿胶各 1 份，甘草、生姜、桂枝各 2 份，麦冬、麻仁、大枣各 3 份，地黄 6 份，制成膏剂。口服，每次 15 g，每日 2 次，3 周为 1 个疗程。用于治疗病态窦房结综合征及心动过速。

6）复方甘松汤：甘松 9 g，大青叶 9 g，党参 15 g，玄参 15 g，甘草 5 g，桂枝 3 g，枳壳 10 g。水煎服，每日 1 剂。用以治疗室性、房性期前收缩等心律失常。

7）调律片：红花、苦参、炙甘草按 1∶1∶6 比例制成浸膏片。每片 0.5 g，每次 1.5 g，每日服 3 次，4 周 1 个疗程。

8）苦参汤：苦参 30 g，黄连、炙甘草各 5 g，丹参、酸枣仁各 20 g，另合服朱砂 1 g，珍珠粉 3 g，每日 1 剂，水煎服。

（贾曦）

第四节　高血压

高血压是老年人最常见的病症之一，世界卫生组织报道 70 岁以上的老年人中 50% 患有高血压。我国 20 世纪 50 年代以后的统计资料表明，高血压病始终是老年患者最首要的死因。

目前，世界卫生组织所制定的同时也为我国所采纳的高血压诊断标准是：收缩压≥140 mmHg，舒张压≥90 mmHg。此外，按主要器官有无功能性或器质性改变或伴并发症进行三级分期。美国高血压诊查、评估和治疗联合委员会还提出：可按舒张压程度分为轻度（90～104 mmHg）、中度（105～114 mmHg）、重度（≥115 mmHg）三级，以此作为临床研究的依据。老年高血压病还可分为经典型高血压（即收缩压与舒张压均升高）、单纯舒张压升高、单纯收缩压升高 3 种。

高血压病在老年人群中相当普遍，过去曾认为它是老年人自然老化过程的表现，现在则认识到它的严重性和危害性，证明它既不是生理活动的自然发展，也不是机体老化的自然现象。采取相应的控制措施，能降低老年高血压的患病率和病死率。

一、病因

老年高血压病因与成年人高血压病因并无太大差别，其发病因素主要有以下几点：

（一）家族倾向

调查发现半数高血压患者有家族史，提示本病有遗传因素存在。

（二）职业和环境

长期高度精神紧张而体力活动又较少的职业，可使交感神经肾上腺素能系统活动增加，使血压升高。

（三）肥胖

有人调查肥胖者高血压的患病率是体重正常者的 2 ~ 6 倍。肥胖之所以能导致血压升高，可能与肥胖者交感神经肾上腺素能系统的活动性增强和血容量增加有关。

（四）食盐

每日食盐量 7 g 以上者患病率高，体内钠盐过多可增加血容量，提高交感神经活性，从而使血压升高。

（五）饮酒

研究发现过度饮酒者高血压患病率升高，其机制可能与血中儿茶酚胺浓度升高有关。

（六）其他

吸烟的人群中，本病患病率较高。血脂增高和尿酸增高者亦较多。水中微量元素镉或饮用软水可能促使血压升高。

二、病史

应了解有无明显的家族史，注意发病年龄（40 岁以后发病率明显增多，尤其是收缩压增高明显），饮食量及盐和脂类摄入量，是否从事注意力高度集中的职业，是否长期处于对视觉、听觉形成慢性刺激的环境，有无长期精神紧张、忧郁和心理应激的情况，有无烟酒嗜好，是否超重等。

三、临床表现

高血压临床上有原发性与继发性之分。继发性常见于肾性高血压、肾血管性高血压、嗜铬细胞瘤等，多有原发疾病表现，老年人少见。原发性高血压即高血压病，约占高血压的 90%。其病程进展缓慢，早期症状较少，有的在查体时才发现血压增高。也可有头晕、头痛、头胀、颈部发紧、面色红、耳鸣、口苦、失眠、注意力不集中、容易疲倦、脚步虚浮等。在血压增高的基础上，由于全身细小动脉一时性强烈痉挛，血压急剧增高，可出现剧烈头痛、头晕、恶心、呕吐、心悸、出汗、视物模糊等，即高血压危象。部分老年人因脑血管严重而持久痉挛，脑血循环急性障碍，血压突然升高，并伴有剧烈头痛、呕吐、烦躁、抽搐、昏迷、视盘水肿等，即高血压脑病。长期高血压还可造成心、脑、肾等重要器官的损害，如长期高血压使心脏后负荷加重，心肌代偿性肥厚，成为高血压心脏病；脑部损害可发生脑卒中；长期高血压也可引起肾小动脉硬化，出现肾功能不良，肾损害早期可表现有蛋白尿，晚期可出现肾衰竭。高血压患者眼底可见视网膜动脉痉挛、变细，动脉和静脉交叉压迹，渗出、出血或有视盘水肿。

高血压可分为 III 期。

I 期高血压：血压达到确诊高血压水平，临床无心、脑、肾并发症者。

Ⅱ期高血压：血压达到确诊高血压水平，并有下列一项者，X线、心电图或超声检查见有左心室肥大；眼底检查见有眼底动脉普遍和局部变窄；蛋白尿或（和）血浆肌酐浓度轻度升高。

Ⅲ期高血压：血压达到确诊高血压水平，并有下列一项者，脑出血或高血压脑病；左心衰竭；肾衰竭；眼底出血或渗出，视盘水肿或有或无。

临床分期有助于高血压病的治疗和预后的判断。

四、药物治疗

（一）西药治疗

1. 降压药物治疗

长期抗高血压药物治疗的主要目的是减少卒中及心肌梗死等并发症，故如何选择抗高血药物至关重要。一种理想的降压药物，应具备以下几个条件：①有效的降压作用；②预防和逆转由高血压引起的心、脑、肾、大动脉结构改变；③应减少或不增加心血管危险因素，如血脂、血糖及血尿酸代谢；④应能保持良好的生活质量。近年来，抗高血压药物发展迅速，根据不同患者的特点可单用或联合应用各类降压药。目前一线降压药物被归纳为六大类，即利尿剂、β受体阻滞剂、钙通道阻滞剂、ACEI、α受体阻滞剂及血管紧张素Ⅱ受体阻滞剂。

1）利尿降压药：本类药物通过利尿排钠、减少血容量、降低心排血量，发挥降压作用，但反射性激活肾素-血管紧张素-醛固酮系统，然而长期治疗研究发现其降压作用与降低血管阻力有关，减弱小动脉平滑肌对神经、体液等缩血管物质的效应，降低平滑肌内钠离子含量及对前列腺素类物质的作用等可能是其作用机制。按作用部位不同分为三类：

（1）主要作用于髓袢升支皮质部及远曲小管前段，包括噻嗪类及氯噻酮，主要用于轻中度高血压。其抗高血压作用较弱，多数患者在用药后2~4周见效，常与其他抗高血压药物合用，能协同和增强其他抗高血压药物的降压作用，并克服水钠潴留等不良反应，尤其适合与ACEI类合用，后者可减轻噻嗪类的不良反应，如低血钾等。小剂量用药即能产生降压作用，减少不良反应。年轻高血压患者因常具有高血浆肾素活性且易产生代谢方面的不良反应，一般不单用噻嗪类利尿药。

（2）主要作用于髓袢升支，包括依他尼酸、呋塞米及汞撒利，属强效利尿药，因起效快，如呋塞米静脉注射后2~5分钟起效，30~90分钟达高峰，持续4~6小时，常用于高血压急症。因作用时间短，其抗高血压作用不及噻嗪类。

（3）主要作用于远曲小管末端及集合管皮质部，属保钾利尿药，单独应用时利尿降压作用弱且起效慢，常与排钾利尿药联用，在伴左心室肥厚、静息心电图异常及有室性心动过速病史者，应使用保钾利尿药。螺内酯可用于醛固酮增多症引起的高血压。

利尿药可引起脂类及糖类的代谢异常，近年来受到广泛重视并进行临床观察，发现这些不良反应可通过小剂量用药、低脂、低胆固醇饮食、控制体重及增加体力活动等得到控制。血脂升高常发生在开始治疗的6周内，用药前及用药后6~8周应监测血脂、血糖，若超过 6 个月，未发现这些不良反应，就没必要经常复查血脂，但血糖及血钾至少 6 个月复查 1 次，临床研究发现血脂异常及糖尿病并非利尿药的禁忌证。

剂量和用法：常用药物有①氢氯噻嗪 25 mg，每日 1～2 次；②环戊噻嗪 0.25 mg，每日 2 次；③呋塞米 20 mg，隔日 1 次；④螺内酯 20 mg，每日 2～3 次；⑤氨苯蝶啶 100 mg，每日 2～3 次。以上均为口服。

主要不良反应：可出现低钾、低氯性碱中毒、血糖和血尿酸增高，螺内酯和氨苯蝶啶合用则可引起高钾血症。

近年来，利尿剂仍为降低血压的必要药物，因为：①有良好的降压效果，适合于轻、中度高血压，如吲达帕胺每日 1 次口服，疗效甚好；②小剂量氢氯噻嗪 6.25～12.5 mg，每日 1 次口服，对糖、脂及尿酸代谢影响甚微，及时注意化验监测，如若代谢异常，可以尽早停药，即能够恢复正常；③同用钾盐，以避免低血钾、乏力等不良反应；④利尿剂降压更适合于伴有心力衰竭、水肿患者；⑤也适用于中、重度高血压者，与其他降压药合用，以增强疗效。应用适当，对高血压病治疗是相当有效的。

2）β受体阻滞剂：β受体阻滞剂其降压机制是通过阻滞β受体而降低心排血量，外周循环发生适应性改变，血管阻力下降。此外，可抑制肾素分泌。适用于高肾素型高血压，或伴有高排血量、心动过速及心绞痛的患者。通常与利尿剂和扩血管药合用。不良反应有心动过缓、高脂血症、支气管痉挛、低血糖等。普萘洛尔易透过血-脑屏障，发生失眠、抑郁等不良反应。

（1）普萘洛尔：普萘洛尔是目前治疗高血压最常用的药物。其降压机制复杂，有降低心排血量、抑制肾素分泌及中枢作用等。单独使用普萘洛尔治疗高血压有效率为 50%～70%，如与利尿剂和血管扩张剂合用，则疗效在 90% 以上。普萘洛尔的有效降压剂量一般为每日 160 mg，剂量越大，疗效越明显，有的用至每日 4 000 mg。国内一般多用每日 40～400 mg。

（2）纳多洛尔：本品对原发性高血压的疗效与普萘洛尔相当，一般由每日 40 mg 开始，逐渐增至每日 240～480 mg。单用时易发生水钠潴留而降低疗效，故常与利尿剂合用，有效率为 60%～90%。其禁忌证与其他β受体阻滞药相同，即支气管哮喘、窦性心动过缓、房室传导阻滞、心源性休克和心力衰竭时不宜使用。

（3）西利洛尔：西利洛尔为选择性β$_1$受体阻滞药。兼有部分β$_2$受体激动和扩血管作用。与普萘洛尔不同，本品对血脂代谢、肾功能和支气管平滑肌无不良影响，且能消除或缩小高血压引起的左心室肥大。每日服药 1 次即可降压。不良反应常有乏力、失眠、胃肠道功能紊乱等。

（4）喷布洛尔：喷布洛尔为非选择性β受体阻滞药，具有中度内在拟交感活性，中等剂量时不影响肾血流动力学。亦不影响血糖和血脂代谢，单独应用时有效率约 70%。不良反应有心动过缓、胃肠道功能紊乱、头痛、头晕等。

（5）阿罗洛尔：该药对α和β受体均有阻滞作用，作用强度之比为 1:8。单用时的有效率约 76%。不良反应有心动过缓、头晕、乏力、胃肠道功能紊乱和房室传导阻滞等。

（6）吲哚洛尔：本品对β$_1$和β$_2$受体均有阻滞作用，作用强度为普萘洛尔的 6 倍，本品常与利尿药合用。用法：开始 10 mg，每日 2 次或 5 mg 每日 3 次。若疗效不满意，每 2～3 周可将每日量增加 10 mg，最大剂量为每日 60 mg。不良反应有疲劳、失眠、头晕、心动过缓、传导阻滞、低血压和肢端发冷等。

此外，可用于治疗高血压的新型 β 受体阻滞剂有贝凡洛尔、比索洛尔、依泮洛尔、氨磺洛尔、卡维地洛和美沙洛尔等。

3）钙通道阻滞剂（CCB）：CCB 由一大组不同类型化学结构的药物所组成，其共同特点是阻滞钙离子 L 型通道，抑制血管平滑肌及心肌钙离子内流，从而使血管平滑肌松弛，心肌收缩降低，使血压下降。CCB 为轻、中度高血压一线药，尤适用于老年性高血压、收缩期高血压及伴有心、脑、肾血管并发症的高血压患者。硝苯地平每次 5～10 mg，每日 3 次口服，可增至每次 20 mg。尼群地平每次 5 mg，每日 2～3 次口服，最大剂量为每日 40 mg。尼莫地平每次 20～40 mg，口服，每日 3 次，最大剂量为每日 240 mg。硫氮䓬酮每次 30 mg，口服，每日 3 次，必要时可增至每日 180 mg，最大剂量为每日 270 mg。氨氯地平每日只需服 1 次，方便有效。尼卡地平为新型钙拮抗剂，适用于各类型高血压，尤其适用于高龄高血压急症或（和）伴有脑血管障碍及冠心病患者。方法：本品 20 mg 压碎成粉，舌下含化。

4）ACEI：ACEI 是近年来进展最为迅速的一类药物。降压作用是通过抑制 ACE 使血管紧张素Ⅱ生成减少，同时抑制激肽酶使缓激肽降解减少，两者均有利于血管扩张，使血压降低。ACEI 对各种程度高血压均有一定降压作用，对伴有心力衰竭、左心室肥大、心肌梗死后、糖耐量减低或糖尿病肾病蛋白尿等合并症的患者尤为适宜。高血钾、妊娠、肾动脉狭窄患者禁用。最常见的不良反应是干咳，可发生于 10%～20% 患者中，停用后即可消失。引起干咳的原因可能与体内缓激肽增多有关。

（1）卡托普利：卡托普利对各型高血压具有显著降压作用，但也有报道，对轻、中度高血压单独使用本品疗效并不理想，只有在联用利尿剂后其疗效幅度才可以提高。从小剂量开始，25 mg，每日 2～3 次，达合适剂量 100 mg，每日 2 次维持。重度高血压可同时使用卡托普利与硝苯地平。

（2）雷米普利：雷米普利系新型的第二代 ACEI，治疗高血压的最低有效日剂量为 5 mg，单独应用的有效率约 70%。

（3）依那普利：依那普利降压作用比卡托普利强 10 倍，且更持久。口服吸收后经肝脏酯化才变为有活性的转化酶抑制药。口服吸收率为 60%～70%，口服后 0.5～2 小时达血浆高峰浓度，4 小时内从血浆中消失。用本药后血浆肾素活性增加，醛固酮浓度急剧降低，循环和尿中缓激肽及其代谢产物均不升高，影响去甲肾上腺素及肾上腺素的水平不明显。本药通过降低总外周血管阻力而降压，不引起反射性心率加快，不降低心功能，长期应用可使肥厚的心肌逆转，能使肾血流量和肾小球滤过率增加或不减少；引起负钠平衡及轻度增加血钾。降压作用机制比较复杂，能直接降低血浆中血管紧张素Ⅱ水平，还可能增强缓激肽对血管的直接降压作用和降低交感神经张力，大剂量甚至能直接干扰交感神经递质的传递。

本药可单独用于不同程度的原发性高血压及肾性高血压，服药后 1～2 小时开始出现降压作用，4～6 小时达高峰。口服，5 mg，2 次/天或 10 mg，1 次/天。隔周调整剂量，最大每日 40 mg，应以最小有效剂量维持，加用噻嗪利尿药可提高疗效。本药亦可用于充血性心力衰竭，进行扩血管疗法。

不良反应与注意事项：不良反应较卡托普利轻，如与大剂量利尿药合用，可引起症状性低血压。

（4）西拉普利：西拉普利有降血压、ACEI 及对血管的保护作用，可预防血管壁的增厚，提高血管的弹性。口服吸收迅速。进食中服药会延迟吸收，使血药峰值降低30%。在组织酯酶作用下迅速转变为西拉普利酸才有生物活性。口服后 1～2 小时达最大血药峰值，最大降压作用在服药后 4～6 小时。$t_{1/2}\alpha$，1.5～2 小时，$t_{1/2}\beta$，40～46 小时经肾排泄。

主要用于轻、中度原发性高血压。剂量 2.5～5.0 mg，1 次/天。

（5）福辛普利：福辛普利含亚磷酸酯根，口服吸收慢，吸收率 32%～36%，蛋白结合率 95%，生物利用度 25%～29%。口服后 3 小时达血药峰值，清除缓慢，经肝、肾排泄，各占一半。最大降压作用在口服后 4 小时，能维持长时间。半衰期 12 小时，较少引起蓄积中毒。肝肾功能不全对本药清除无影响。剂量 10～40 mg，1 次/天。

（6）贝那普利：贝那普利在肝内被水解酶水解为活性药。长效口服 5～10 mg，1 次/天，经肾排泄。

（7）培哚普利：培哚普利含羟基，口服后约 1 小时达血药峰值。口服后 3～4 小时，约有口服剂量的 17%～20% 变为活性药。生物利用度 65%～95%，半衰期 1.5～3 天。活性药 $t_{1/2}\alpha$，5 小时，$t_{1/2}\beta$，30 小时，3/4 经肾排泄，1/4 粪便中排泄。剂量 4～8 mg，1 次/天。

（8）伊米普利：伊米普利含羟基，本身活性不良，但其水解产物可抑制 ACE 活性。口服后迅速分布于除中枢神经系统以外的所有组织，30～60 分钟大部分组织内达最大浓度，在肝、肾和肺中浓度比血浆高。

（9）喹那普利：喹那普利含羧基，口服吸收并迅速水解成具有药理活性的物质，其对 ACE 的抑制作用与剂量成正比，降压作用为卡托普利的 5 倍。为依那普利的 1.4 倍，口服 1 小时后起降压效果，降压效果可维持 8 小时。口服吸收良好，半衰期为 0.8 小时，口服或静脉给药后很快水解为二氢喹那普利，其半衰期为 1.9 小时，主要经肾脏排泄，但相当一部分从粪便排泄，故此药可用于肾功能不全的患者。用于肾性和原发性高血压及充血性心力衰竭。口服：首剂每日 5 mg，以后每次 10～20 mg，2 次/天。肝肾功能损害者酌情减量。

（10）群哚普利：群哚普利含羟基，作用比依那普利强 2.3～10 倍，其本身及吸收后水解活性产物均有活性，但活性产物作用为原药的 7 倍。有高度亲脂性，口服吸收率为 40%～60%，易被组织吸收，起效快，口服后 30 分钟即起效，2～4 小时作用达高峰，半衰期为 24 小时。

（11）地拉普利：地拉普利含羟基，其作用与剂量相关，达峰效应时间为 1～6 小时。

5）血管紧张素 Ⅱ 受体阻滞剂：血管紧张素 Ⅱ 受体阻滞剂通过对血管紧张素 Ⅱ 受体的阻滞，可较 ACEI 更充分有效地阻断血管紧张素对血管收缩、水钠潴留及细胞增生等不利作用。适应证与 ACEI 相同，但不引起咳嗽反应为其特点。血管紧张素 Ⅱ 受体阻滞剂降压作用平稳，可与大多数降压药物合用（包括 ACEI）。常用药物有：

（1）氯沙坦 25～100 mg，每日 1 次。

（2）缬沙坦 80 mg，每日 1 次。

（3）伊贝沙坦 150 mg，每日 1 次。

6）血管扩张剂：血管扩张剂常与 β 受体阻滞剂和利尿剂合用。常用的有肼屈嗪、哌唑嗪、米诺地尔、二氮嗪、胍乙啶、硝普钠等。新型的血管扩张剂尚有布酞嗪、恩拉嗪、匹尔拉嗪、托酞嗪、卡拉嗪和莫匹拉嗪等。

（1）肼屈嗪：从 10～20 mg，每日 2～4 次口服开始，每日每剂加 10 mg，每日总量应在 100 mg 以下，超过 200 mg 易产生不良反应。

（2）米诺地尔：米诺地尔主要用于重度高血压和伴有肾功能衰竭的严重高血压患者。2.5 mg，每日 4 次，每 2～3 天增加 1 次剂量，达总量每日 40 mg。

（3）二氮嗪：二氮嗪可用于高血压危象、重度耐药的高血压。但对充血性心衰、糖尿病和肾功能不全者忌用。主要为静脉给药，每次 200～300 mg，可与呋塞米配合。

（4）胍乙啶：胍乙啶主要用于舒张压较高的严重高血压患者。对高血压危象、嗜铬细胞瘤者禁用。10 mg，每日 1～2 次，以后每周递增每日 10 mg，直到血压控制，维持量为 25～50 mg，每日 1 次。

（5）硝普钠：硝普钠主要用于高血压危象紧急降压。通常以 50 μg/mL 浓度溶液静脉滴注，每分钟 25～50 μg，逐渐加量至血压满意下降为止，剂量可达每分钟 300 μg，一般疗程不超过 2 天。

（6）布酞嗪：布酞嗪化学结构与肼屈嗪相似，直接作用于血管平滑肌，使血管扩张，血管阻力降低，血压下降。长期应用不产生耐受性，不影响心率。剂量：每日 90～180 mg，分 2 次或 3 次饭后服用。不良反应主要有消化系统症状、循环系统症状、神经系统症状和过敏反应等。

7）α₁ 受体阻滞剂

（1）哌唑嗪：本品为肾上腺素 α₁ 受体阻滞剂，能松弛血管平滑肌，使血压降低，临床主要用于轻、中度高血压，其降压作用比噻嗪类利尿药强。国内曾报道 105 例高血压患者用本品治疗后，有效率为 65.7%。对伴有心内传导阻滞、阻塞性支气管痉挛性疾病、糖尿病、痛风或高脂血症的高血压患者，也可应用本品。常用维持量为每日 3～20 mg，分 2～3 次服用。为避免发生首剂综合征（如眩晕、头痛、心悸、出汗、无力等），首剂一般为 0.5 mg，不宜超过 1 mg，睡时服用。若无不良反应，则第 2 天给予 0.15～1 mg，每日 2～3 次，间隔 2～3 天，可酌情递增剂量至维持量。

（2）特拉唑嗪：本药的化学结构与哌唑嗪相似，每日服药 1 次即可。抗高血压效能与哌唑嗪相仿，但本药口服后起效缓和，作用平稳，甚少有哌唑嗪样首剂综合征，对血脂代谢亦有良好的改善作用。常用剂量为 1～10 mg，每日 1 次。不良反应有头晕、乏力等。

（3）多沙唑嗪：其化学结构与哌唑嗪相似，起效缓，一般无首剂综合征，单用时有效率 65%。常用量每日 1～8 mg。不良反应有眩晕、恶心、头痛、头晕、疲劳和嗜睡等。

（4）曲马唑嗪：曲马唑嗪口服后吸收较快，一般在 1 小时内出现血流动力学效应，血浆半衰期为 2~4 小时。该药长期降压治疗的优点是用药后代偿机理不被激活，血浆容量、心率和血浆肾素活性不变，长期使用不会出现耐药性。在治疗高血压时，曲马唑嗪的使用剂量可采取递增的方法，先以 25 mg，每日 3 次，逐渐递增每日总量可为 600~900 mg，现已少用。

（5）哌胺甲尿啶：哌胺甲尿啶是一种兼有可乐定样抑制交感神经紧张性和突触后膜 α_1 受体阻滞作用的药物。经临床验证本品能满意地降低高血压患者的卧位或立位的收缩压和舒张压。降压时心率增快不明显，由于该药能刺激中枢神经系统的 α_2 受体，故有可乐定样的中枢神经镇静作用。剂量为每日 5~10 mg，分 3 次口服，药物的不良反应很少。

（6）吲哚拉明：本品能有效地降低静止和运动的高血压，对卧位和立位的收缩压和舒张压增高均有明显降压作用，长期用药可维持 3 年以上。单用本品降压剂量过大时，药物的不良反应发生率较高，最主要的不良反应是抑郁症、性功能紊乱和阳痿，故该药宜作为二线或三线降压药。剂量为 75~225 mg，分 2~3 次口服，停药时不会发生"撤退综合征"。

8）α、β 受体阻滞剂

（1）酚妥拉明：酚妥拉明 25~50 mg，每日 2~3 次。对急症特别是嗜铬细胞瘤患者可静脉注射或静脉滴注，每次 1~10 mg，待血压下降后改口服。

（2）酚苄明：酚苄明 10~20 mg，每日服 3 次。

（3）柳胺苄心定：本品为竞争性 α 和 β 肾上腺素受体阻滞剂，对轻、中度高血压的有效率为 88%，对重度高血压的有效率为 60%~80%，对常规降压治疗无效的顽固性患者亦有效。可与其他降压药物联合应用。采用本品加利尿药治疗高血压的效果相当于应用利尿剂、β 受体阻滞剂加 α 受体阻滞剂（哌唑嗪）或血管扩张药（肼屈嗪）合并用药的效果。临床试用表明在治疗高血压病时优于单一的 β 受体阻滞剂或 α 受体阻滞剂。剂量一般为 100~200 mg，每日 2~3 次，饭时服，疗程 2 周。

9）交感神经末梢抑制药：本类药物因不良反应大，现临床应用较少，因利血平在小剂量并与利尿药合用的情况下，降压作用明确，不良反应少，且价格低廉，故这类复方制剂在国内仍在使用。

（1）萝芙木类

利血平：口服 0.125~0.25 mg，1~3 次/天，1 周左右降压，2~3 周达高峰，对重度高血压可静脉注射或肌内注射，1~2 mg/次，1 小时后明显降压。不良反应有鼻塞、胃酸分泌增加、腹泻、嗜睡、乏力和精神抑郁等，消化性溃疡和抑郁症患者慎用或不用。

降压灵：一般剂量为 4~8 mg，1~3 次/天。

（2）胍乙啶类

胍乙啶：10 mg，2~3 次/天，可增至 40~80 mg/d，不超过 160 mg/d。用于重度高血压，不良反应有鼻塞、腹泻、心动过缓和体位性低血压等。忌用于嗜铬细胞瘤、高血压危象（因可引起短暂升压）。

苄甲胍：5~10 mg，2~3 次/天。

异喹胍：5~10 mg，2~3 次/天。

（3）单胺氧化酶抑制药：代表药物有帕吉林，每日剂量为 10~50 mg，不良反应有体位性低血压、失眠、多梦和胃肠道症状。甲状腺功能亢进、嗜铬细胞瘤和精神病患者忌用，不宜与麻黄碱、苯丙胺、丙米嗪和甲基多巴等合用，服药期间忌食富含酪胺的食物。

10）其他降压药

（1）乌拉地尔：乌拉地尔具有外周和中枢降压双重作用，外周血管扩张主要为阻滞突触后 α_1 受体，中枢作用则通过激动 5-羟色胺（5-HT）$_{1A}$ 受体，降低心血管中枢的交感反馈调节起降压作用。不干扰血糖和血脂代谢，不引起水钠潴留。该药口服缓释胶囊可用于各级高血压治疗，30~60 mg/次，2 次/天，维持量 60 mg，1 次/天。静脉注射（首剂 25 mg）可用于高血压急症及术中降压。不良反应偶见头晕、恶心、疲劳、瘙痒及失眠等。

（2）5-HT$_2$ 受体拮抗药：5-HT$_2$ 受体拮抗药主要阻断 5-HT$_2$ 受体，也有微弱的 α_1 受体阻滞药作用，以及抑制肾素-血管紧张素-醛固酮系统和交感抑制作用，药物有凯他舍林，常用量 40~80 mg/d，由于其对血小板的作用，在动脉硬化及老年患者中有一定优势，对脂质代谢无显著影响。不良反应有头晕、乏力、水肿和口干，也有报道可使 QT 间期延长，在低钾及应用抗心律失常药物时易发生。

（3）肾素抑制药：肾素抑制药选择性地抑制肾素而发挥抗高血压作用，尤其适合于高肾素患者，无 ACEI 引起的咳嗽和血管性水肿等不良反应，对心力衰竭患者能增加心搏出量及降低左心室充盈压。药物有依那克林静脉注射，1 次推注 0.03 mg/kg，间隔 45 分钟后可逐渐增加剂量至 1.0 mg/kg。瑞米吉仑口服 600 mg，1 次/天。

（4）前列腺素类：前列腺素 A 和 E 类（PGA、PGE）静脉注射有明显降压和扩血管效应，最近也有口服制剂。

降压药物选择和应用：凡能有效控制血压并适宜长期治疗的药物就是合理的选择，包括不引起明显不良反应、不影响生活质量等。

1）首选药物：上述四类药物即利尿剂、β 受体阻滞剂、钙离子拮抗剂和 ACEI 中任何一种，均可作为第一阶梯药。

2）阶梯治疗：阶梯治疗是治疗高血压的一种用药步骤。选用第一阶梯药物后，从小量开始，递增药量，至最大量仍不能控制血压时，加用第二种药物，或更多药物联合，直到血压控制至正常或理想水平。血压控制后逐渐减量。

3）具体用药：具体用药应根据病程、血压程度和波动规律、年龄、有无并发症以及药物特点、在体内高峰时间等合理用药，进行个体化治疗。

（1）年轻患者宜首选 β 受体阻滞剂或 ACEI。

（2）老年或低肾素型高血压应选用利尿剂和钙拮抗剂，开始用成人剂量的一半。

（3）伴心绞痛或快速型心律失常时应使用 β 受体阻滞剂。

（4）合并糖尿病、痛风、高血脂患者宜使用 ACEI、钙拮抗剂或受体阻滞剂。

（5）肾功能不全时，ACEI 是目前较理想药物，也可应用钙拮抗剂。病情严重者可使用呋塞米，要防止低血容量加重肾功能损害等。

（6）合并有心力衰竭者，宜选择 ACEI、利尿剂。

（7）伴妊娠者，不宜用 ACEI、血管紧张素 II 受体阻滞剂，可选用甲基多巴。

（8）对合并支气管哮喘、抑郁症、糖尿病患者不宜用 β 受体阻滞剂；痛风患者不宜用利尿剂；合并心脏起搏传导障碍者不宜用 β 受体阻滞剂及非二氢吡啶类钙通道阻滞剂。

4）降压目标及应用方法：由于血压水平与心、脑、肾并发症发生率呈线性关系，因此，有效的治疗必须使血压降至正常范围，即降到 140/90 mmHg 以下，老年人也以此为标准。对于中青年患者（<60 岁），高血压合并糖尿病或肾脏病变的患者，治疗应使血压降至 130~85 mmHg 以下。

原发性高血压诊断一旦确立，通常需要终身治疗（包括非药物治疗）。经过降压药物治疗后，血压得到满意控制后，可以逐渐减少降压药的剂量，但一般仍需长期用药，中止治疗后高血压仍将复发。

2. 高血压急症的药物治疗

高血压急症病情危急，常发生高血压危象、高血压脑病等，应分秒必争，及时抢救。

1）高血压危象和高血压脑病的治疗

（1）迅速降压：迅速降压首选硝普钠 50~100 mg 加入 5% 葡萄糖液 500 mL 内避光静脉滴注，开始剂量为 20 μg/min，视血压和病情可逐渐增加至 200~300 μg/min。一般宜将血压降至 160~170/100~110 mmHg 或稍低即可。持续静脉滴注不宜超过 3 日，以避免发生硫氰酸盐中毒。本品应临时配制后立即使用。近年有人主张静脉滴注硝酸甘油代替硝普钠，硝酸甘油 25 mg 加入 500 mL 液体中，以 5~10 μg/min 静脉滴注，逐渐增加剂量至有效。二氮嗪 200~300 mg 于 15~30 秒钟静脉注射，必要时 2 小时后再注射；同时用呋塞米 20~120 mg 静脉注射，以防止水钠潴留。拉贝洛尔 50 mg 加入 5% 葡萄糖液 40 mL 中，以 5 mg/min 的速度静脉注射，注射完后 15 分钟无效者可重复注射，3 次无效则停用。若一时无注射制剂也可立即舌下含化硝酸甘油 0.6 mg，每 5~10 分钟 1 次。或硝苯地平 10~20 mg 舌下含化。

（2）制止抽搐：制止抽搐可用地西泮 10~20 mg 肌内注射或静脉注射，也可用苯巴比妥 0.1~0.2 g 肌内注射或 10% 水合氯醛 10~15 mL 保留灌肠。

（3）降低颅内压：降低颅内压用呋塞米 40~80 mg 静脉注射；也可用 20% 甘露醇 250 mL 快速静脉滴注，半小时内滴完。

2）急进型高血压病的治疗：病情尚未处于危重状态，也无脑、心、肾严重并发症者，可采用口服降压药物较缓慢降压。若已出现高血压脑病、高血压危象或右心衰竭时，则必须采用注射方法迅速降压，待血压降至安全范围后，再过渡到口服降压药维持。

（二）中药治疗

1. 辨证用药

1）肝火亢盛

头痛目眩，头晕耳鸣，面红目赤，急躁易怒，口苦咽干，便干溲黄。舌红，苔黄，脉弦或弦数。

治法：清热泻火，平肝潜阳。

方药：龙胆泻肝汤加减。

龙胆草 6 g，栀子 9 g，黄芩 9 g，柴胡 10 g，车前草 9 g，泽泻 12 g，木通 9 g。

兼腑热便秘者加大黄、芒硝通腑泄热，兼阳亢者加钩藤、菊花以平肝潜阳；热甚动风抽搐者加全蝎、蜈蚣、天麻以平肝息风。

2）肝阳上亢

头痛项强，抽搐，眩晕耳鸣，面红，烦躁，口苦，大便干燥。舌红，苔黄，脉弦数。

治法：平肝潜阳，清火息风。

方药：天麻钩藤饮加减。

天麻 9 g，钩藤 12 g，桑叶 12 g，菊花 10 g，茯神 12 g，贝母 6 g，地黄 10 g。

3）痰湿中阻

头痛昏蒙，胸脘满闷，喉中痰鸣，痰黄稠难以咳出，面红气粗或肢体抽搐。舌红，苔黄腻，脉滑数。

治法：涤痰开窍，清化痰热。

方药：安宫牛黄丸、牛黄清心丸等。

4）气滞血瘀

头晕目眩，头痛经久不愈，固定不移，胸胁胀痛或闷痛，夜晚较重，心悸怔忡，肢麻体软，失眠多梦，夜尿频数。舌质暗红，有瘀斑，脉弦紧或沉涩。

治法：理气活血，平肝安神。

方药：血府逐瘀汤加减。

柴胡 6 g，枳壳 12 g，当归 9 g，桃仁 10 g，丹参 9 g，红花 6 g，川芎 6 g，生地 12 g，枣仁 15 g，牛膝 10 g。

5）阴阳两虚

头晕头痛，目眩，心悸气短，倦怠乏力，步履不稳，失眠易惊，形寒肢冷，耳鸣，腰酸腿软，纳差便溏，溲频数。舌质淡嫩，苔薄白，脉沉细弦。

治法：滋阴补阳。

方药：地黄饮子加减。

熟地 12 g，杜仲 10 g，麦冬 15 g，巴戟天 15 g，山萸肉 15 g，茯苓 15 g，泽泻 12 g，制附片 15 g，肉桂 10 g，石斛 12 g，肉苁蓉 15 g。

2. 中成药

1）复方罗布麻叶片：复方罗布麻叶片每次 2 片，每日 3 次，开水送服。用于降压。

2）复方降压片：复方降压片每次 2 片，每日 3 次。开水送服。用于降压。

3）脑立清：脑立清每次 10 粒，每日 2 次，开水送服。用于降压。

4）安宫牛黄丸：安宫牛黄丸每次 1 粒，每日 2 次，开水送服。用于阳闭。

5）苏合香丸：苏合香丸每次 1 粒，每日 3 次，开水送服。用于阴闭。

6）天麻注射液：天麻注射液每次 4 mL，每日 2 次，肌内注射。用于降压。

7）醒脑静注射液：醒脑静注射液每次 10 mL 加入 10% 葡萄糖液 100 mL，每日 1～2 次，静脉滴注。用于息风开窍。

8）金匮肾气丸：金匮肾气丸每次 1 丸，每日 3 次。可治肾阳不足型更年期高血压。

9）六味地黄丸：六味地黄丸 9 g，每日 2 次口服。可治肾阴虚型更年期高血压。

10）龙胆泻肝丸：龙胆泻肝丸 1 包，每日 2 次口服。可治肝胆火旺型更年期高血压。

11）人参健脾丸：人参健脾丸 1 丸，每日 3 次口服。可治气血两虚型更年期高血压。

12）逍遥丸：逍遥丸 1 包，每日 2 次口服。可治肝郁脾虚型更年期高血压。

3. 单、验方

1）山楂片 30 g，何首乌 20 g，草决明 30 g。水煎服，每日 1 剂。可治头痛伴高脂血症型更年期高血压。

2）吴茱萸 5 g，研细，置脐中，用胶布固定，3 日换 1 次，15 日为 1 个疗程。治高血压。

3）石决明（先煎）、珍珠母（先煎）各 30 g，枸杞、杜仲、山楂、夏枯草、丹参、白蒺藜、制首乌、黄芪各 18 g，白芍 15 g，炙甘草 9 g，三七 5 g。水煎服，每日 1 剂，15 天为 1 个疗程。适用于老年高血压。

4）杭芍 30 g，石决明 25 g，怀牛膝 15 g，川楝子 10 g，龙骨 30 g，生牡蛎 30 g，钩藤 15 g，地龙 10 g，夏枯草 30 g，槐米 15 g。水煎服，每日 1 剂，连服 3 剂，血压明显下降。

血压过高加赭石 20 g，青木香 10 g；头晕甚者加女贞子 15 g，天麻 10 g；血热加黄芩 10 g，生地 15 g，元参 16 g。

5）夏枯草 20 g，草决明 30 g，黄芩 15 g，生石膏 60 g，茺蔚子 20 g，茶叶 15 g，槐角 15 g，钩藤 15 g。煎后取汁，加蜜收膏，每日 1 剂，分 3 次温水送服。

（齐振玲）

第五节　心绞痛

心绞痛是冠状动脉供血不足，心肌急剧的、暂时的缺血与缺氧所引起的临床综合征。本病男性多于女性，多数患者在 40 岁以上，女性多在绝经后。劳累、情绪激动、饱食、受寒等为常见诱因。其特点为阵发性的前胸压榨性疼痛感，主要位于胸骨后部，可放射至心前区和左上肢，持续数分钟，休息或用硝酸酯制剂后多在 3 分钟内消失。除冠状动脉粥样硬化外，动脉瓣狭窄或关闭不全、肥厚型心肌病、先天性冠状动脉畸形、风湿性冠状动脉炎、梅毒性主动脉炎等也可引起。

一、病因

本病的病因尚不完全清楚，大量的研究表明本病是多因素作用所致，这些因素称为危险因素。

（一）血脂异常

血脂异常是指循环血液中的脂质或脂蛋白的组成成分浓度异常，可由遗传基因（或）环境条件引起，使循环血浆中脂蛋白的形成、分解和清除发生改变。

（二）吸烟

在 Framingham 心脏研究中，每日吸 10 支烟使男性心血管病病死率增加 31%，在女性中增加 31%。此外，对有其他危险因素的人来说，吸烟对冠心病的病死率和致残率又起协同作用。本人不吸烟的被动吸烟者冠心病危险性也增加。吸烟使高密度脂蛋白（HDL）降低，对 HDL 的代谢和结构产生不良影响；吸烟对冠状动脉血流量有不利效应。在有对照的研究中，吸烟有明显增加血管痉挛的危险性。此外，吸烟对血管内皮细胞功能、纤维蛋白原浓度和血小板凝聚性，也产生不利效应。吸烟除了影响动脉粥样硬化的全过程外，还加重心绞痛。吸烟可增加心肌氧耗，通过肾上腺素介导的冠状动脉张力增加，冠状动脉流量减少。吸烟还干扰心绞痛药物的治疗效果。

（三）高血压

国外很多流行病学证据证明高血压患者中心肌梗死发病率高于正常人群。其原因可能是高血压诱发动脉粥样硬化过程的加速所致，也可能是左心室肥厚导致心肌代谢增加以及冠状动脉储备相对减少所致，也可能是高血压的血流动力学应力增加引起血管壁调节或机械疲劳所致。

（四）糖尿病

糖尿病常与其他冠心病易患因素同时存在。糖尿病中高血压和肥胖是常见的。糖尿病患者的典型血脂异常表现为血浆甘油三酯增高，HDL 降低，常伴有小颗粒致密低密度脂蛋白（LDL）。

（五）体力活动减少

流行病学研究表明，定期体育活动可减少冠心病事件的危险性。不同职业的冠心病发生率回顾性研究确定，与积极活动的职业相比，久坐的职业人员的冠心病相对危险是1.9。在 MRFIT 研究的 10 年随访中，从事中度体育活动的人中冠心病病死率降低，比活动少的人减少 27%。

（六）肥胖

肥胖对健康的危险影响不单反映在体重超重的程度，还受脂肪在身体分布的影响。以腹部脂肪过多为特征的腹部脏器肥胖产生的冠心病危险性较大。建议中老年男性应保持腰围和臀围比值在 0.9 以下，中老年女性保持比值在 0.8 以下。

（七）不可调整的易患因素

1. 家族史
冠状动脉粥样硬化有在家族中聚集发生的倾向。

2. 年龄
致死性心肌梗死患者中 4/5 是 65 岁以上的老年人。

3. 性别
Framingham 心脏研究中对 35～84 岁的男女经 26 年随访，男性的冠心病病死率为女性的 2 倍，60% 冠心病事件发生在男性中。男性发生有症状冠心病比女性早 10 岁，但绝经后妇女的冠心病发生率迅速增加。妇女的可调节易患因素与男性相同，但糖尿病对女性产生较大的危险，HDL 浓度低和甘油三酯增高对女性的危险较大。

在正常情况下，心肌能最大限度地利用冠状动脉中的氧。且冠状循环有很大的储备力量，运动、心动过速使心肌氧耗量增加时，可通过神经体液的调节，扩张冠状动脉，增加冠脉血流量以进行代偿，故正常人不出现心绞痛。当冠状动脉有病变，导致管腔狭窄，限制了增加血流的通过。由于在基础条件下，远端动脉已形成了代偿性扩张，当体力活动或情绪激动等使心脏负荷及氧耗增加时，不能进一步扩张，以致出现心肌供血不足，引起心绞痛发作。

二、病史

评估原有心脏病史、既往健康状况、心绞痛发作史及家庭史；有无高血压、高脂血症、吸烟、糖尿病、肥胖等危险因素存在；患者的年龄、饮食习惯、生活方式、工作性质及性格脾气；发病时是否存在劳累、情绪激动、饱食、寒冷、吸烟、心动过速、休克等诱发因素。

三、临床表现

（一）心绞痛的特征

典型的心绞痛发生在心前区或胸骨后区，呈闷痛、钝痛、压迫感、紧束感或烧灼感。常因劳累、情绪激动、饱食、寒冷等原因而诱发，也可在睡眠中或无原因地发作，大多持续几秒钟到几分钟，一般不超过半小时，可向背部及左肩背放射，少数患者疼痛可在上腹、下颌、牙、咽喉部、前臂等处，舌下含服硝酸甘油可以缓解。发作时查体无异常发现，部分患者可有血压升高或下降，心率增快或减慢，可有心律失常。

（二）心绞痛分型

1. 稳定型心绞痛

1）稳定型劳力性心绞痛：反复发作心绞痛，常在劳累时发作，疼痛程度和性质至少在 12 个月内无变化。

2）稳定型非劳力性心绞痛：主要有卧位性心绞痛，指在休息时或熟睡时发作心绞痛，发作的时间较长，症状也较重，发作与体力活动或情绪激动无关，舌下含服硝酸甘油片疗效不明显。

2. 不稳定型心绞痛

1）自发性心绞痛：部分患者心绞痛发生在休息时或夜间入睡时，发作常呈周期性，无明显诱因。

2）初发劳力性心绞痛：心绞痛病程在 1 个月以内，且有进行性加剧趋势。

3）恶化性劳力性心绞痛：指原有劳力性心绞痛的患者突然在短期内心绞痛发作较前频繁，每次发作的时间延长、程度加重或放射到新的部位，发作时或伴有出汗或心悸，发作前无明显诱因。原本为稳定型心绞痛的患者也可突然发作变频、程度加重、时间延长，稍一活动即可诱发心绞痛发作，硝酸甘油的疗效越来越差。这部分患者也属于不稳型心绞痛。

四、药物治疗

（一）西药治疗

1. 稳定型心绞痛的治疗

1）硝酸酯制剂：这类药物除扩张冠状动脉，增加冠状循环的血流量外，还通过对周围血管的扩张作用，降低心脏前后负荷和心肌的需氧量，从而缓解心绞痛。

（1）硝酸甘油：硝酸甘油一般是舌下含服。心绞痛发作时，立即放于舌下含化，1～2 分钟见效，持续 15～30 分钟，对约 92% 的患者有效，其中 76% 的患者在 3 分钟内见效。如在 10 分钟以上才止痛，则不是硝酸甘油的作用。延迟见效或完全无效时，应考虑以下原因：①对硝酸甘油产生了耐药性，需增加剂量；②硝酸甘油失效；③病情发展为不稳定型心绞痛；④硝酸甘油对部分患者无效（10% 以下）；⑤疼痛为其他原因所致，排除心绞痛。其不良反应有血管扩张性头痛及（或）面色潮红，头部跳动感，心悸等，偶可出现体位性低血压，脑血管病患者应注意，可减量处理。另外，此药可增加颅内压及眼内压，故青光眼和颅内高压者禁用。

（2）异山梨酯：异山梨酯是一种速效长效硝酸酯类，显效时间 5～10 秒钟（舌下含化），持续 2～3 小时（舌下含化）。心绞痛发作时，舌下含化，5～10 mg/次。

（3）亚硝酸异戊酯：亚硝酸异戊酯为极易气化的液体，盛于小安瓿内，每安瓿 0.2 mL。用时压碎，液体立即挥发，需立刻用鼻吸入。其作用快而短，10～15 分钟发挥作用，几分钟内即消除。不良反应也较硝酸甘油明显，故一般不作首选。当疼痛剧烈或硝酸甘油无效时，可以选用。

（4）长效硝酸甘油制剂：长效硝酸甘油持续而缓慢释放，口服半小时后起作用，持续 8～12 小时，可每 8 小时服 1 次，每次 2.5 mg。用 2% 硝酸甘油油膏或皮肤贴片（含 5～10 mg）涂、贴在胸前或胸上壁皮肤而缓慢吸收，适用于预防夜间心绞痛发作。近来还有口颊片置于上唇内侧与牙龈之间缓慢吸收。

在心绞痛发作时，可使用作用较快的硝酸酯制剂。①硝酸甘油：可用 0.3～0.6 mg，舌下含化。②二硝酸异山梨酯：可用 5～10 mg，舌下含化。新近还有供喷雾吸入用的制剂。③亚硝酸异戊酯：作用快而短，临床上已极少应用。

2）β受体阻滞剂：β受体阻滞剂可减慢心率，降低血压，减弱心肌收缩力，从而降低心肌耗氧量，缓解心绞痛。因β受体阻滞剂不能对抗α受体活性，反可加重冠状动脉痉挛，故此类药对变异型心绞痛应十分慎重。心功能不全，心率低于每分钟 60 次，支气管哮喘，慢性肺部疾患及低血压应列为禁忌。常用者有：①普萘洛尔，非选择性β受体阻滞，10 mg，每日 3～4 次，可渐加至每日 100～200 mg；②氧烯洛尔，非选择性β受体阻滞，20～40 mg，每日 3～4 次，可渐加至每日 240 mg；③阿替洛尔：心脏选择性β受体阻滞，适用于合并慢性肺部疾患、哮喘、长期吸烟、周围血管病变和胰岛素依赖型糖尿病患者，25 mg，每日 2 次；④美托洛尔，心脏选择性β受体阻滞，25～50 mg，每日 3 次。

本药可与硝酸酯制剂合用，但要注意：①本药与硝酸酯制剂有协同作用，因而剂量应偏小，开始剂量尤其要注意减少，以免引起体位性低血压等不良反应；②停用本药时应逐步减量，如突然停用有诱发心肌梗死的可能；③心功能不全、支气管哮喘以及心动过缓者不宜使用；④我国多数患者对本药比较敏感，难以耐受大剂量。

3）钙通道阻滞剂：本类药物抑制钙离子进入细胞内，也抑制心肌细胞兴奋－收缩耦联中钙离子的利用。因而抑制心肌收缩，减少心肌氧耗；扩张冠状动脉，解除冠状动脉痉挛，改善心内膜下心肌的供血；扩张周围血管，降低动脉压，减轻心脏负荷；还降低血黏度，抗血小板聚集，改善心肌的微循环。常用制剂有：①硝苯地平，10～20 mg，每日 3 次口服，亦可舌下含化，迅速降压及缓解心绞痛；②维拉帕米，40～80 mg，每日 3 次；③硫氮草酮，30～90 mg，每日 3 次。β受体阻滞剂与硝酸酯类合用有协同作用，但易引起低血压，宜从小量开始。钙拮抗剂可与β受体阻滞剂使用，但与维拉帕米和硫氮草酮合用时则有过度抑制心脏的危险。β受体阻滞剂、钙拮抗剂停药时宜逐渐减量然后停药。

4）抗血小板及抗凝药物治疗

（1）阿司匹林：小剂量阿司匹林可减少稳定型心绞痛患者发生心肌梗死的可能性，对其他类型心绞痛的作用也是肯定的。Ridker、PM 等报告隔日口服阿司匹林 325 mg，观察 60 个月，结果治疗组心肌梗死发生率明显低于对照组。

（2）肝素：肝素主要用于治疗不稳定型心绞痛。目前尚不作为常规用药，对心绞痛发作重、时间长、不易控制者，应用肝素可能有所裨益。

（3）其他药物：其他的抗血小板制剂还有双嘧达莫 50 mg，3 次/日，可使血小板内环磷酸腺苷增高，抑制钙离子活性，但本药不宜静脉注射，因可引起"冠状动脉窃血"，反而使心肌缺血加重引起心绞痛；噻氯匹定 250 mg，1～2 次/日或氯吡格雷首次剂量 300 mg，然后 75 mg/d，通过二磷酸腺苷受体抑制血小板内钙离子活性，并抑制血小板之间纤维蛋白原桥的形成；芬氟咪唑 50 mg，2 次/日，抑制 TXA$_2$ 合成酶；西洛地唑，是磷酸二酯酶抑制剂，50～100 mg，2 次/日。

5）代谢类药物：临床已证实曲美他嗪单用或与其他药物合用治疗稳定型心绞痛有效，该药通过改善缺血心肌的代谢起作用，无血流动力学影响。

6）调脂药物：调脂药物在治疗冠状动脉粥样硬化中起重要作用，用法和类型参见有关内容。

2. 不稳定型心绞痛的治疗

不稳定型心绞痛是严重的、具有潜在危险性的疾病，在治疗时必须谨记这一点。对不稳定型心绞痛的治疗关键的第一步就是在急诊室中恰当地检查评估，并立即开始抗心肌缺血治疗。低危患者在急诊经过一段时间观察后进行运动试验，若运动试验结果为阳性但并非"高危"，可以出院继续进行药物治疗，大部分不稳定型心绞痛患者应入院治疗。

1）硝酸盐类药物：这类药物扩张冠状动脉，除降低其阻力，增加其血流量外，还通过对周围血管的扩张作用，减少静脉回血量，降低心室容量、心腔内压、心排血量和血压，减少心脏前后负荷和心肌的需氧量，从而缓解心绞痛。

（1）硝酸甘油：硝酸甘油 0.3～0.6 mg 舌下含服，可于 1～2 分钟止痛，作用时间较短，可重复使用。仍不能控制发作者，可静脉点滴硝酸甘油，10～30 mg 溶于 250～500 mL 5% 葡萄糖液中，开始滴速每分钟 20～40 μg 可逐渐加至每分钟 100～200 μg，作用迅速、效果明显，对胸痛严重而频繁或难以控制的心绞痛发作有良效。主要不良作用有头昏、头胀痛、头部跳动感、面红、心悸等，偶有血压下降，一般患者能坚持用药。

（2）异山梨酯：异山梨酯 5～10 mg 舌下含化，每 2 小时 1 次，必要时可加大剂量，3～5 分钟见效，或用喷雾剂喷入口腔，每次 1.25 mg，1 分钟见效。

（3）亚硝酸异戊酯：亚硝酸异戊酯每安瓿 0.2 mL，用时以手帕包后敲碎，立即盖于鼻部吸入。作用快而短，约 10 秒钟见效，几分钟即消失。本药降低血压作用较硝酸甘油明显，血压低者慎用。

2）止痛剂：不稳定型心绞痛一旦诊断明确，且疼痛严重，可即刻静脉注射吗啡 3～5 mg 加入生理盐水 5 mL，常可达到满意的止痛效果。也可用罂粟碱 30～60 mg 加入 250 mL 液体内静脉滴注，每日 1 次，连用 5～7 天多能缓解心绞痛发作。

3）钙通道阻滞剂：钙通道阻滞剂通过阻滞心肌细胞的慢通道，抑制钙离子内流，降低心肌耗氧量，对冠脉大分支有明显扩张作用，解除冠脉痉挛有突出效果。钙通道阻滞剂对冠脉扩张及解痉作用较硝酸甘油持久，控制自发性心绞痛最有效。硝苯地平作用最强，适应于血压高的患者，对血压偏低者慎用。治疗变异型心绞痛以钙通道阻滞剂最好，本药可与硝酸酯同服，其中硝苯地平尚能与 β 受体阻滞剂同服，但维拉帕米和地尔硫草与 β 受体阻滞剂合用时有过度抑制心脏的危险。停用本类药时可逐渐减量后再停，以免发生冠脉痉挛。

（1）硝苯地平：硝苯地平 10～20 mg，每日 3 次，亦可舌下含用。不良作用有头痛、头晕、乏力、血压下降、心率增快等。

（2）维拉帕米：维拉帕米 80～160 mg，每日 3 次。不良作用有头晕、恶心、呕吐、便秘、心动过缓、PR 间期延长、血压下降等。

（3）地尔硫䓬：地尔硫䓬 30～90 mg，每日 3 次。不良作用有头痛、头晕、失眠等。

（4）普尼拉明：普尼拉明 15～60 mg，每日 3 次。

（5）哌克普林：哌克普林每日 200～400 mg。

（6）尼卡地平：尼卡地平 20 mg，每日 3 次。

（7）尼索地平：尼索地平 20 mg，每日 3 次。

4）β 受体阻滞剂：该类药物通过降低心率、心肌收缩力、血液儿茶酚胺水平及外周血管阻力，降低心肌耗氧量，控制心绞痛发作。应用时可从小剂量开始，逐渐增加剂量。普萘洛尔与硝酸甘油联合应用，使用药量及不良反应减少，效果明显增加，是近来治疗不稳定型心绞痛的一大进展。因 β 受体阻滞剂可引起相应的 α 受体兴奋性增强，能加重变异型心绞痛的症状，故这类药物对变异型心绞痛患者应当十分慎重。另外，心功能不全、心率低于每分钟 50 次、支气管哮喘、低血压者应为禁忌。

（1）普萘洛尔：普萘洛尔每次 10 mg，每日 3～4 次，逐渐增加剂量，每日可用到 100～200 mg。

（2）氧烯洛尔：氧烯洛尔每次 20～40 mg，每日 3 次，逐步增至每日 240 mg。

（3）阿普洛尔：阿普洛尔每次 25～50 mg，每日 3 次，逐步增至每日 400 mg。

（4）吲哚心安：吲哚心安每次 5 mg，每日 3 次，逐步增至每日 60 mg。

（5）甲磺胺心定：甲磺胺心定每次 20 mg，每日 3 次，逐步增至每日 240 mg。

（6）美托洛尔：美托洛尔每次 50～100 mg，每日 3 次。

（7）阿替洛尔：阿替洛尔每次 250 mg，每日 2 次。

（8）醋丁洛尔：醋丁洛尔每次 200～400 mg，每日 3 次。

（9）纳多洛尔：纳多洛尔每次 80～240 mg，每日 1 次。

5）抗凝及溶栓剂：不稳定型心绞痛（除自发性心绞痛外）与血栓形成有密切关系。目前多主张静脉或冠状动脉内给予肝素、尿激酶、链激酶或重组组织型纤维蛋白溶酶原激活剂，溶解非闭塞性血栓，具体用法见急性心肌梗死节。

6）抗血小板聚集药物的应用：血栓素 A_2（TXA_2）有强烈的缩血管及促使血小板聚集的作用，前列环素（PGI_2）则正相反，有扩张血管及抑制血小板聚集的作用，阿司匹林小剂量抑制 TXA_2，大剂量抑制 PGI_2。一般每日用 40～50 mg 即可生效。也可使用双嘧达莫（心肌梗死后心绞痛不主张使用双嘧达莫）、低分子右旋糖酐等抑制血小板聚集的药物。

7）放射性核素碘：有报道指出，对发作频繁而顽固的心绞痛，可考虑采用放射性核素碘治疗，以抑制甲状腺功能，降低基础代谢和心脏的氧需要量，从而减轻与减少心绞痛的发作。

（二）中药治疗

1. 辨证用药

1）心血瘀阻

胸部刺痛，固定不移，入夜更甚，伴胸闷不适，心悸不寐。舌质暗或有瘀斑，脉沉涩。

治法：活血化瘀，通络止痛。

方药：血府逐瘀汤加减。

柴胡 6 g，枳壳 12 g，当归 9 g，桃仁 10 g，丹参 9 g，红花 6 g，川芎 6 g。

2）阴寒凝滞

胸痛彻背，感寒痛甚，胸闷气短，心悸喘息，不能平卧，面色苍白，四肢厥冷。舌苔白，脉沉细。

治法：温阳散寒，通脉止痛。

方药：桂附汤加减。

附子 9 g，桂心 15 g，干姜 3 片，芍药 3 g，甘草 6 g，茯苓 12 g，桃仁 10 g。

3）痰浊壅塞

胸闷如窒而痛，或痛引肩背，气短息促，肢体沉重，形体肥胖，痰多。苔腻，脉滑。

治法：通阳泄浊，豁痰开结。

方药：瓜蒌薤白半夏汤加味。

栝蒌实 12 g，薤白、半夏各 9 g，黄酒 70 mL，丹参 9 g，三七 9 g，檀香 9 g。

4）心肾阴虚

胸闷且痛，心悸盗汗，心烦少寐，腰膝酸软，头晕，耳鸣。舌红或有紫斑，脉细数或见细涩。

治法：滋阴益肾，养心安神。

方药：左归丸加减。

熟地 24 g，山药 12 g，枸杞 12 g，山茱萸 12 g，川牛膝 9 g，菟丝子 12 g，鹿胶 12 g，龟胶 12 g。

5）气阴两虚

胸闷隐痛，时作时止，心悸气短，面色少华，倦怠懒言，遇劳则甚。舌质红或齿印，脉细弱无力或结、代。

治法：益气养阴，活血通络。

方药：生脉散合人参养营汤加减。

人参 9 g，麦冬 9 g，五味子 6 g，当归 15 g，黄芪 15 g，白术 15 g，茯苓 10 g，熟地 10 g，白芍 45 g，炙甘草 15 g，陈皮 15 g。

6）阳气虚衰

胸闷气短，甚则胸痛彻背，心悸汗出，精神倦怠，畏寒肢冷，腰酸乏力，面色苍白，夜尿频数，唇、甲淡白或青。舌淡白或紫暗，脉沉细无力或沉微欲绝。

治法：温阳补肾，行气止痛。

方药：参附汤合右归饮加减。

人参15 g，附子15 g，青黛15 g，熟地9 g，山药6 g，山茱萸3 g，枸杞6 g，甘草6 g，杜仲6 g，肉桂6 g，附子9 g。

2. 中成药

1）速效救心丸：速效救心丸具有活血化瘀，通络止痛之功。每次15粒，于心绞痛发作时含化。

2）苏冰滴丸：苏冰滴丸具有芳香开窍、通脉止痛之功。每次2丸，于心绞痛发作时含服，或每次2~4丸，每日1~3次。

3）冠心苏合丸：冠心苏合丸具有开窍宽胸、理气止痛之功。嚼碎口服，每次1丸，每日1~3次。

4）冠心通脉灵：冠心通脉灵具有活血化瘀之功。每次5片，每日3次。

5）川芎嗪：川芎嗪具有抗血小板凝集，扩张小动脉，改善微循环作用。每次40~80 mg加入5%葡萄糖液250 mL中静脉滴注。具有缓解心绞痛，提高心功能的作用。每次1~2丸，每日1~3次。孕妇、妇女经期慎用。

6）山海丹：山海丹具有益气益血之功。每次4~5粒，每日3次，饭后半小时服用，连续服用3个月为1个疗程。

7）黄杨宁片：黄杨宁片具有降低心肌耗氧量，缩小心肌梗死面积，轻度增加冠脉血流量，增加心肌收缩力及防治心律失常作用。用治冠心病心绞痛，室性期前收缩等。每次2片，每日3次，4周1个疗程。

8）毛冬青注射液：毛冬青注射液每次1支，肌内注射，每日1~2次。

9）瓜蒌片：瓜蒌片每次服4片，每日3次。

10）麝香保心丸：麝香保心丸每晚1~2丸，痛时服用。

11）保心包：保心包长期佩戴。

3. 单、验方

1）三七粉，每次3 g，每日3次。

2）丹参、降香各15 g，木通、王不留行各12 g，三七6 g，通草3 g。水煎服。

3）党参、生龙骨、生牡蛎各24 g，黄芪18 g，当归、丹参各15 g，熟地6 g，麦冬9 g，川楝子、龙眼肉、远志各10 g，焦三仙27 g。浓煎取300 mL，每日3次，白开水送下，用于冠心病心绞痛者。

4）丹参、黄芪、党参各15 g，赤芍、葛根、川芎各9 g，山楂30 g，石菖蒲4.5 g，决明子30 g，降香3 g，三七粉、血竭粉各1.5 g（和匀分两次冲服）。水煎服，每日1剂。本方能迅速缓解胸闷、心绞痛等症状，并能防止心肌梗死的发生。

5）虻虫6~12 g，陈皮15 g。气虚者加党参30 g；阳虚者加仙灵脾12 g；阴虚者加玉竹15 g；血虚者加生地20 g。水煎服，每日1剂，对缓解心绞痛有较好疗效。

6）黑木耳15 g，红枣10 g，黄芪30 g（另包），红糖适量。煮成羹食用。

7）丹参9 g，茯苓6 g，红花3 g，银杏叶3片（用火烤黄）。水煎后倒入热水瓶内，早、中、晚各服1碗，可随时加开水，1剂服3天，连服2剂休息1周。治心绞痛。

8）复方丹参饮（丹参、降香各 15 g，木通、王不留行各 12 g，三七 6 g，通草 3 g）。水煎服，每日 1 剂。

9）党参 20 g，茯苓、山药、丹参各 15 g，郁金 12 g，白术、桂枝、薤白、五灵脂、山楂、六神曲、谷芽各 10 g，炙甘草 6 g，大枣 3 枚。每日 1 剂，水煎服。15 天为 1 个疗程。适用于心绞痛的防治。

（孙文丽）

第六节　急性心肌梗死

急性心肌梗死（AMI）是急性心肌缺血性坏死，是在冠状动脉病变的基础上，发生冠状动脉血供急剧减少或中断，使相应的心肌严重而持久的急性缺血所致。原因通常是在冠状动脉粥样硬化病变的基础上继发血栓形成。非动脉粥样硬化所导致的心肌梗死可由感染性心内膜炎、血栓脱落、主动脉夹层形成、动脉炎等引起。

一、病因

本病的基本病因是冠状动脉粥样硬化（偶为冠状动脉栓塞、炎症、先天性畸形、痉挛和冠状动脉口阻塞所致），造成一支或多支血管管腔狭窄和心肌供血不足，而侧支循环尚未充分建立。一旦血供急剧减少或中断，使心肌严重而持久的急性缺血 1 小时以上，即可发生心肌梗死。心肌梗死的原因多数是不稳定的粥样斑块破溃，继而出血或管腔内血栓形成，使血管腔完全闭塞，少数情况是粥样斑块内或其下发生出血或血管持续痉挛，也可以使冠状动脉完全闭塞。

促使粥样斑块破溃出血及血栓形成的诱因有休克、脱水、出血、外科手术或严重心律失常，这些情况使心排血量骤降，冠状动脉灌流量锐减；重体力活动、饱餐，特别是进食大量高脂饮食后、情绪过分激动或血压剧升，心肌需氧量猛增，冠状动脉供血明显不足；晨起 6 时至 12 时交感神经活动增加，机体应激反应增强，冠状动脉张力增高。主要出现左心室舒张和收缩功能障碍的一些血流动力学变化，其严重程度和持续时间取决于梗死的部位、程度和范围。心脏收缩力减弱、顺应性降低、心肌收缩不协调，左心室压力曲线最大上升速度（dp/dt）减慢，左心室舒张末期压力增高、舒张和收缩末期容量增多。射血分数降低，心搏量和心排血量下降，心率增快或有心律失常，血压下降，静脉血氧含量降低。心室重构出现心壁厚度改变、心脏扩大和心力衰竭（先左心衰竭然后全心衰竭），可发生心源性休克。右心室梗死在心肌梗死患者中少见，其主要病理生理改变是右心衰竭的血流动力学变化，右心房压力增高，高于左心室舒张末期压，心排血量降低，血压下降。

AMI 引起的心力衰竭称为泵衰竭，按 Killip 分级法可分为四级。Ⅰ级：尚无明显心力衰竭；Ⅱ级：有左心衰竭；Ⅲ级：有急性肺水肿；Ⅳ级：有心源性休克等不同程度或阶段的血流动力学变化。心源性休克是泵衰竭的严重阶段,但如兼有肺水肿和心源性休克则情况最严重。

二、病史

发病前常有明显诱因,如精神紧张、情绪激动、过度体力活动、饱餐、高脂饮食、糖尿病未控制、感染、手术、大出血、休克等。少数在睡眠中发病。有半数以上的患者过去有高血压及心绞痛病史。部分患者则无明确病史及先兆表现,首次发生即是急性心肌梗死。

三、临床表现

症状和体征与心肌梗死面积的大小、部位、侧支循环情况关系密切,典型的症状是出现严重而持久的胸痛。老年心肌梗死患者临床症状差异很大。

(一)不典型性

老年患者由于种种原因,当发生 AMI 时常表现为多种不典型的临床症状,但高龄患者很少发生梗死先兆。表现为无心前区胸骨后疼痛,或疼痛轻微,或以其他器官、系统症状为主要表现者,常有下列几种:①无痛型心肌梗死;②以休克、心力衰竭为主要表现;③以恶心、呕吐、上腹部疼痛等消化道症状为主要表现;④以意识模糊、神志不清、头痛、晕厥、偏瘫等大脑血液循环障碍为主要表现;⑤以咽痛、牙痛、颈部痛等异位疼痛为主要表现。因此,必须密切注意患者的每一个临床变化,如持续或频繁胸闷憋气、呼吸困难、突然急性心力衰竭、突发性精神错乱、情绪异常、晕厥、意识障碍、原因不明的上腹痛、反复恶心、呕吐、原患高血压突然血压下降等症状等,均应高度警惕 AMI 发生的可能。

(二)复发性

复发性心肌梗死是老年 AMI 的另一个重要特点,近年来有增多的趋势。复发性心肌梗死往往来势凶猛,并发症较多,病死率较高。因此,陈旧性心肌梗死的老年患者,当处于应激状态,(如感染、高热、手术),均应进行心电监护,观察其心电图的动态变化。

(三)严重性

老年 AMI 的并发症较多且危重,最常见的三大并发症有心律失常、心力衰竭、心源性休克,在老年人中又常以首发症状出现。其中心律失常是最常见的并发症,发生率较非老年患者明显增高,以窦性心动过缓、窦性心动过速、期前收缩、加速性室性自主心律较为常见。

四、药物治疗

（一）西药治疗

AMI 发病突然，病情险恶，死亡率高。死亡患者中约 50% 是在发病 4 小时内未到医院之前死亡，故应争分夺秒，就地抢救，病情稳定后转入医院治疗。抢救原则是迅速镇静止痛，早期心电图监护，防治威胁生命的心律失常，挽救濒死心肌，防止梗死范围扩大，保护和维持心功能，防治各种并发症。

1. 住院前的处理

AMI 发病后 1～2 小时易发生严重心律失常，并可由此引起死亡。因此，在所有 AMI 死亡患者中，50% 死于住院前的短时间内。此时给予紧急和恰当的处理，有助于降低入院前的病死率，缩小梗死范围和改善预后。紧急措施包括：

1）镇痛剂止痛。

2）心室率＜50 次/分者，注射阿托品。

3）有室性期前收缩或短阵室性心动过速者用利多卡因，出现室颤时立即电除颤。

4）出现心搏骤停时应立即行胸外心脏按压和人工呼吸等急救措施。以上紧急处理应在患者初诊时立即就地进行（无论是在发病现场或急诊室），待病情初步稳定后再护送医院治疗。

2. 住院后常规处理

1）监护和一般治疗

（1）休息：患者应卧床休息，保持环境安静，减少探视，防止不良刺激。

（2）监测：在冠心病监护室进行心电图、血压和呼吸的监测 5～7 日，必要时进行床旁血流动力学监测，以便于观察病情和指导治疗。

（3）护理：发病第一周完全卧床，加强护理，进食、漱洗、大小便、翻身等都需要别人帮助；第二周可在床上坐起；第三至四周可逐步离床和室内缓步走动。但病重或有并发症者，卧床时间宜适当延长。食物以易消化的流质或半流质为主，病情稳定后逐渐改为软食。便秘 3 日者可服轻泻剂或用甘油栓等，必须防止用力大便造成病情突变。焦虑不安患者可用地西泮等镇静剂。禁止吸烟。

（4）吸氧：对呼吸困难和发绀者，最初几日间断或持续通过鼻导管或面罩吸氧。

（5）建立静脉通道：建立静脉通道保持给药途径畅通。

（6）阿司匹林：无禁忌证者即服水溶性阿司匹林或嚼服肠溶性阿司匹林 150～300 mg，每日 1 次，3 日后改为 75～150 mg，每日 1 次长期服用。

2）解除疼痛：选用下列药物尽快解除疼痛。①哌替啶 50～100 mg，肌内注射或吗啡 5～10 mg，皮下注射，必要时 1～2 小时再注射一次，以后每 4～6 小时可重复应用，注意呼吸功能的抑制。②疼痛较轻者可用可待因或罂粟碱 0.03～0.06 g，肌内注射或口服。③或再试用硝酸甘油 0.3 mg 或硝酸异山梨酯 5～10 mg，舌下含用或静脉滴注（见心绞痛节），要注意心率增快和血压降低。

心肌再灌注疗法可极有效地解除疼痛。

3. 溶栓疗法

溶栓疗法有静脉和冠状动脉两种给药途径。静脉溶栓简便易行，可争取抢救时机，但盲目用药、剂量偏大，出血并发症增多。因此，有人主张先自静脉内给予半量，再在闭塞的冠脉内补充给药。

1）溶栓疗法的适应证：①持续性胸痛超过半小时，含服硝酸甘油片后症状不能缓解；②相邻两个或更多导联 ST 段抬高 >0.2 mV；③发病 6 小时内，或虽超过 6 小时，患者仍有严重胸痛，并且 ST 段抬高的导联有 R 波者，也可考虑溶栓治疗。

2）溶栓疗法的禁忌证：①近 10 天内施行过外科手术者，包括活体组织检查、胸腔或腹腔穿刺和心脏体外按压术等；②10 天内进行过动脉穿刺术者；③颅内病变，包括出血、梗死或肿瘤等；④有明显出血或潜在的出血性病变，如溃疡性结肠炎、胃十二指肠溃疡或有空洞形成的肺部病变；⑤有出血性或脑梗死倾向的疾病，如各种出血性疾病、肝肾疾病、心房纤颤、感染性心内膜炎、收缩压 >180 mmHg，舒张压 >110 mmHg 等；⑥妊娠期和分娩后头 10 天；⑦在 1 年内进行过链激酶治疗者；⑧年龄 >65 岁，因为高龄患者溶栓疗法引起颅内出血者多，而且冠脉再通率低于中年。

3）溶栓疗法的药物选择

（1）链激酶（SK）：SK 是 C 类乙型链球菌产生的酶，在体内将前活化素转变为活化素，后者将纤溶酶原转变为纤溶酶。有抗原性，用前需做皮肤过敏试验。静脉滴注常用量为 50 万~100 万 U 加入 5% 葡萄糖液 100 mL 内，30~60 分钟滴完，后每小时给予10 万 U，滴注 24 小时。治疗前半小时肌内注射异丙嗪 25 mg，加少量（2.5~5 mg）地塞米松同时滴注可减少过敏反应的发生。用药前后进行凝血方面的化验检查，用量大时尤应注意出血倾向。冠脉内注射时先做冠脉造影，经导管向闭塞的冠状动脉内注入硝酸甘油 0.2~0.5 mg，后注入 SK 2 万 U，继之每分钟 2 000~4 000 U，共 30~90 分钟至再通后继用每分钟 2 000 U，30~60 分钟。患者胸痛突然消失，ST 段恢复正常，心肌酶峰值提前出现为再通征象，可每分钟注入 1 次造影剂观察是否再通。

（2）尿激酶（UK）：UK 作用于纤溶酶原使之转变为纤溶酶。本品无抗原性，作用较 SK 弱。50 万~100 万 U 静脉滴注，60 分钟滴完。冠状动脉内应用时每分钟 6 000 U持续 1 小时以上至溶栓后再维持 0.5~1 小时。

（3）组织型重组纤维蛋白溶酶原激活剂（rt‑PA）：本品对血凝块有选择性，故疗效高于 SK。冠脉内滴注 0.375 mg/kg，持续 45 分钟。静脉滴注用量为 0.75 mg/kg，持续 90 分钟。

其他制剂还有单链尿激酶型纤维蛋白溶酶原激活剂（SCUPA），异化纤维蛋白溶酶原‑链激酶激活剂复合物（APSAC）等。

以上溶栓剂的选择：文献资料显示，用药 2~3 小时的开通率，rt‑PA 为 65%~80%，SK 为 65%~75%，UK 为 50%~68%，APSAC 为 68%~70%。究竟选用哪一种溶栓剂，不能根据以上数据武断地选择，而应根据患者的病变范围、部位、年龄、起病时间的长短以及经济情况等因素选择。比较而言，如患者年轻（年龄小于 45 岁）、大面积前壁 AMI、到达医院时间较早（2 小时内）、无高血压，应首选 rt‑PA。如果年龄较大（大于 70 岁）、下壁 AMI、有高血压，应选 SK 或 UK。由于 APSAC 的半衰期最长

（70～120 分钟），因此它可在患者家中或救护车上一次性快速静脉注射；rt‑PA 的半衰期最短（3～4 分钟），需静脉持续滴注 90～180 分钟；SK 的半衰期为 18 分钟，给药持续时间为 60 分钟；UK 半衰期为 40 分钟，给药时间为 30 分钟。SK 与 APSAC 可引起低血压和过敏反应，UK 与 rt‑PA 无这些不良反应。rt‑PA 需要联合使用肝素，SK、UK、APSAC 除具有纤溶作用外，还有明显的抗凝作用，不需要积极静脉使用肝素。另外，rt‑PA 价格较贵，SK、UK 较低廉。以上这些因素在临床选用溶栓剂时应予以考虑。

4）溶栓治疗的并发症

（1）出血

轻度出血：皮肤、黏膜、肉眼及显微镜下血尿，或小量咯血、呕血等（穿刺或注射部位少量瘀斑不作为并发症）。

重度出血：大量咯血或消化道大出血，腹膜后出血等引起失血性休克或低血压，需要输血者。

危及生命部位的出血：颅内、蛛网膜下隙、纵隔内或心包出血。

（2）再灌注心律失常，注意其对血流动力学的影响。

（3）一过性低血压及其他的过敏反应（多见于 SK）等。

溶栓治疗急性心肌梗死的价值是肯定的。加速血管再通，减少和避免冠脉早期血栓性再堵塞，可望进一步增加疗效。已证实有效的抗凝治疗可加速血管再通和有助于保持血管通畅。今后研究应着重于改进治疗方法或使用特异性溶栓剂，以减少纤维蛋白分解、防止促凝血活动和纤溶酶原偷窃；研制合理的联合使用的药物和方法。如此，可望使现已明显降低的急性心肌梗死病死率进一步下降。

4. 缩小梗死面积

AMI 是心肌氧供/氧需的严重失衡，纠正这种失衡，就能挽救濒死的心肌，限制梗死的扩大，有效地减少并发症和改善患者的预后。控制心律失常，适当补充血容量和治疗心力衰竭，均有利于减少梗死区。目前多主张采用：

1）扩血管药物：扩血管药物必须应用于梗死初期的发展阶段，即起病后 6 小时之内。一般首选硝酸甘油静脉滴注或异山梨酯舌下含化，也可在皮肤上用硝酸甘油贴片或软膏。使用时应注意：静脉给药时，最好有血流动力学监测，当肺动脉楔压小于15 mmHg，动脉压正常或增高时，其疗效较好，反之，则可使病情恶化；应从小剂量开始，在应用过程中保持肺动脉楔压不低于 15 mmHg，且动脉压不低于正常低限，以保证必需的冠状动脉灌注。

2）β 受体阻滞剂：大量临床资料表明，在 AMI 发生后的 4～12 小时，给予普萘洛尔或阿普洛尔、阿替洛尔、美托洛尔等药治疗（最好是早期静脉内给药），常能达到明显降低患者的最高血清酶（肌酸磷酸激酶、肌酸激酶同工酶等）水平，提示有限制梗死范围扩大的作用。但因这些药的负性肌力、负性频率作用，临床应用时，当心率低于每分钟 60 次，收缩压≤110 mmHg，有心力衰竭及下壁心肌梗死者应慎用。

3）低分子右旋糖酐及复方丹参等活血化瘀药物：一般可选用低分子右旋糖酐每日静脉滴注 250～500 mL，7～14 天为 1 个疗程。在低分子右旋糖酐内加入活血化瘀药物如血栓通 4～6 mL、川芎嗪 80～160 mg 或复方丹参注射液 12～30 mL，疗效更佳。心功能不全者低分子右旋糖酐慎用。

4）极化液（GIK）：GIK 可减少心肌坏死，加速缺血心肌的恢复，但近几年因其效果不显著，已趋向不用，仅用于 AMI 伴有低血容量者。其他改善心肌代谢的药物有维生素 C（3～4 g）、辅酶 A（50～100 U）、肌苷（0.2～0.6 g）、维生素 B_6（50～100 mg），每日 1 次，静脉滴注。

5）其他：有人提出用大量激素（氢化可的松 150 mg/kg）或透明质酸酶（每次 500 U/kg，每 6 小时 1 次，每日 4 次），或用钙拮抗剂（硝苯地平 20 mg，每 4 小时 1 次）治疗 AMI，但对此分歧较大，尚无统一结论。

5. 严密观察，及时处理并发症

1）抗休克：目前对 AMI 休克的治疗尚不满意，须尽早发现，及时处理。

（1）补充血容量：估计有血容量不足，或中心静脉压和肺小动脉楔压低者，用右旋糖酐 40 或 5%～10% 葡萄糖液静脉滴注，输液后如中心静脉压上升 >18 cmH_2O，肺小动脉楔压 >15 mmHg，则应停止。右心室梗死时，中心静脉压的升高则未必是补充血容量的禁忌。

（2）应用升压药：补充血容量后血压仍不升，而肺小动脉楔压和心排血量正常时，提示周围血管张力不足，可在 5% 葡萄糖液 100 mL 中加入多巴胺 10～30 mg、间羟胺（阿拉明）10～30 mg、去甲肾上腺素 0.5～1 mg 静脉滴注。前者与后两者可以合用。亦可选用多巴酚丁胺。

（3）应用血管扩张剂：经上述处理血压仍不升，而肺小动脉楔压增高，心排血量低或周围血管显著收缩以致四肢厥冷并有发绀时，在 5% 葡萄糖液 100 mL 中加入硝普钠 5～10 mg、硝酸甘油 1 mg，或酚妥拉明 10～20 mg 静脉滴注。

（4）其他：①纠正酸中毒可用 5% 碳酸氢钠；②氧气吸入；③注意尿量，保护肾功能；④肾上腺皮质激素的应用，如氢化可的松静脉滴入。

2）抗心律失常：AMI 约有 90% 出现心律失常，绝大多数发生在梗死后 72 小时内，不论是快速型或缓慢型心律失常，对 AMI 患者均可引起严重后果。因此，及早发现心律失常，特别是严重的心律失常前驱症状，并给予积极的治疗。

（1）对出现室性期前收缩的 AMI 患者，均应严密心电监护及处理。频发的室性期前收缩或室速，应以利多卡因 50～100 mg 静脉注射，无效时 5～10 分钟可重复，控制后以每分钟 1～3 mg 静脉滴注维持，情况稳定后可改为药物口服；美西律 150～200 mg，普鲁卡因酰胺 250～500 mg，溴苄铵 100～200 mg 等，6 小时 1 次维持。

（2）对已发生室颤应立即行心肺复苏术，在进行心脏按压和人工呼吸的同时争取尽快实行电除颤，一般首次即采取较大能量（200～300 J），争取 1 次成功。

（3）对窦性心动过缓如心率小于每分钟 50 次，或心率在每分钟 50～60 次但合并低血压或室性心律失常，可以予阿托品每次 0.3～0.5 mg 静脉注射，无效时 5～10 分钟重复，但总量不超过 2 mg。也可以氨茶碱 0.25 g 或异丙肾上腺素 1 mg 分别加入 300～500 mL 液体中静脉滴注，但这些药物有可能增加心肌氧耗或诱发室性心律失常，故均应慎用。以上治疗无效、症状严重时可采用临时起搏措施。

（4）对房室传导阻滞一度和二度Ⅱ型者，可应用肾上腺皮质激素、阿托品、异丙肾上腺素治疗，但应注意其不良反应。对三度及三度 II 型者宜行临时心脏起搏。

（5）对室上性快速心律失常可选用 β 受体阻滞剂、洋地黄类（24 小时内尽量不用）、维拉帕米、胺碘酮、奎尼丁、普鲁卡因胺等治疗，对阵发性室上性房颤及房扑药物治疗无效可考虑直流同步电转复或人工心脏起搏器复律。

3）心力衰竭的治疗：AMI 伴心力衰竭主要为急性左心衰竭，治疗时需注意。

（1）AMI 最初 24 小时应尽量避免使用洋地黄制剂。

（2）24 小时后心力衰竭伴有房扑、房颤而室率快或有室上性心动过速可考虑使用洋地黄。

（3）AMI 时对洋地黄敏感，用量应为常规量的 1/3 ~ 1/2，并应特别注意低血钾的发生。

（4）AMI 伴急性左心衰竭时皮下或肌内注射吗啡或哌替啶起效最迅速，此外，应优先使用利尿剂，但右心室梗死慎用利尿剂。

（5）扩血管药物对心功能改善有肯定疗效，但用药时需更加严密观察血压、心率及其他临床情况。

（6）扩血管药物和正性肌力作用药物合用，可能取得良好效果。

4）其他并发症的治疗

（1）心肌梗死后综合征：心肌梗死后综合征患者表现为发热、胸痛、心包积液或肺炎，多出现在 AMI 2 ~ 10 周。抗生素一般无效，可口服阿司匹林、吲哚美辛。心包或胸腔积液时可用类固醇激素，如泼尼松 40 ~ 60 mg，每日 1 次晨服，常需用 6 ~ 8 周，停药过早可再发。

（2）肩手综合征：肩手综合征为 AMI 后发生的肩、腕、手部的肿胀、疼痛、僵硬感及运动障碍，其原因可能是肩部肌肉反射性痉挛或梗死早期活动过少肌肉废用，治疗可采用理疗或局部封闭。

（3）前胸壁综合征：前胸壁综合征是 AMI 后 2 月内出现的前胸壁疼痛，与心肌病变无关，可因局部活动（如抬高上肢）而诱发，不伴心电图及心肌酶学改变。可予止痛、镇静药物，理疗或酌用类固醇激素。

（4）心室壁瘤：心室壁瘤发生率为 10% ~ 30%，心电图除有心肌梗死的异常 Q 波外，约 2/3 患者有 ST 段持续抬高 1 月以上。X 线检查、记波摄影、左心室造影、超声心动图和放射性核素心血池扫描均有助于诊断。并发室壁瘤易发生心力衰竭、心律失常或栓塞，必要时可考虑手术切除。

（5）心脏破裂：心脏破裂是 AMI 的严重并发症，一般在梗死后 1 周内发生，24 小时内发生者尤多。该症一旦发生，手术治疗是唯一方法，但患者常因病情来势凶猛而死亡。对室间隔的破裂穿孔，如有机会可紧急手术修补穿孔。

（6）栓塞：AMI 后动脉栓塞的发生率为 2% ~ 10%，以脑栓塞及肺栓塞最为常见，其次是四肢动脉栓塞，多发生于起病 1 周之后。治疗参见有关章节。

（7）心脑卒中：心脑卒中可能因同一机理造成心、脑急性血运障碍，治疗重点在心肌梗死，脑卒中治疗参见有关章节。

6. 恢复期处理

住院 3 周后，如病情稳定，体力增进，可考虑出院。近年主张出院前做症状限制性运动负荷心电图、放射性核素和（或）超声显像检查，如显示心肌缺血或心功能较差，宜行冠状动脉造影检查考虑进一步处理。心室晚电位检查有助于预测发生严重室性心律失常的可能性。近年又提倡 AMI 恢复后，进行康复治疗，逐步做适当的体育锻炼，有利于体力和工作能力的增进。经 2 ~ 4 个月的体力活动锻炼后，酌情恢复部分工作或轻松的工作，以后部分患者可恢复全天工作，但应避免过重体力劳动或精神过度紧张。

（二）中药治疗

1. 辨证用药

1）气虚血瘀

多见于 AMI 的初期，即发病后头 3 天之内。心前区剧痛，自汗，气短，倦怠，语言低微，胸闷。舌暗或见瘀点，苔薄白，或见舌体胖嫩，脉细或结、代。

治法：益气活血。

方药：抗心梗合剂加减。

黄芪 20 g，丹参、黄精各 30 g，党参、赤芍、郁金各 15 g，川芎 10 g。

2）痰浊内阻

多见于 AMI 的中期，即发病后第 3 ~ 4 天至第 3 ~ 4 周。此时病渐平稳，气虚或阳虚的症状有所减轻，而痰湿痹阻较为突出。胸闷如窒而痛，痰白黏量多，倦怠身重，纳呆脘闷。苔浊腻，脉滑。

治法：温化痰饮，健脾利湿，宣痹通阳。

方药：瓜蒌薤白半夏汤合冠心 II 号方加减。

瓜蒌、薤白、丹参各 30 g，党参、郁金各 15 g，半夏、桂枝、厚朴、赤芍、生大黄各 10 g。可随证加减。

3）气阴两虚

以恢复期多见，即发病的第三周以后，湿浊或痰热痹阻之象渐退，舌苔由厚转薄，病情稳定转入恢复期阶段。心悸气短，倦怠乏力，心烦易怒，自汗盗汗，头昏脚软，夜寐不安。舌质黯红或淡黯，苔少或剥脱，脉细数。

治法：益气养阴，兼以活血化瘀。

方药：生脉散合冠心 II 号方加减。

丹参 30 g，党参、郁金各 15 g，麦冬、赤芍、川芎各 10 g，五味子 6 g，降香 3 g。可随证加减。

2. 中成药

1）冠心苏合丸：冠心苏合丸 1 丸，1 日 2 次。用于镇痛。

2）心痛丸：心痛丸 1 丸，每日 2 次。

3）三七末：三七末 3 g，冲服。对止痛有效。

4）参附注射液：参附注射液 10 ~ 30 mL 加入 5% 或 10% 葡萄糖 500 mL 静脉滴注，每日 2 次。用于休克。

5）速效救心丸：速效救心丸 4～6 粒，每日 3 次，发作时 10～15 粒。用于镇痛。

6）七叶莲注射液：七叶莲注射液 2 mL，肌内注射，每日 1～3 次，有一定疗效。

7）复方丹参或丹参注射液：复方丹参或丹参注射液均可用 2 mL 肌内注射，每日 2 次；或 8～16 mL 加入 10% 葡萄糖 200 mL 中静脉滴注。有扩张血管，增加心血流量，活血祛瘀止痛之效。

8）醒脑静注射液：醒脑静注射液可肌内注射或静脉注射，每次 2～4 mL，每日 1～2 次。对神志欠佳者有效。

3. 单、验方

1）太子参 30 g，麦冬 15 g，五味子 10 g。水煎，每日 1 剂，复煎，分 2 次服，连服 5～7 天。亦可加丹参 20 g。适用于气阴两虚者。

2）西洋参、三七各 30 g，灵芝 60 g，丹参 50 g。上药共研极细末，储瓶备用。每次服 3 g，每日 2 次，温开水送下。适用于气阴两虚者。

3）白木耳、黑木耳各 10 g，冰糖少量。先将木耳温水泡发洗净，与冰糖放入碗中，加水适量，加盖，隔水炖 1 小时。1 次或分次服用。适用于气阴两虚者。

4）鲜山楂 30 g 打碎，加水适量，少量白糖调味，每日服 1 剂，疗程不限。

5）黑木耳 30 g，加葱、蒜适量，烹调做菜佐膳，要经常食用，可减慢血小板的凝聚，避免血栓的形成。

（孙文丽）

第四章　消化系统疾病

第一节　胃食管反流病

胃食管反流病（GERD）是由于胃、十二指肠内容物反流至食管引起的胃灼热、反酸和反食等反流症状或食管组织损害，常合并食管炎。包括：①反流性食管炎，反流物致食管黏膜明确的炎症改变；②病理性反流，用客观方法证实为症状性反流，但未见组织学改变。近年的研究已证明，胃食管反流与部分反复发作的哮喘、咳嗽、夜间呼吸暂停、非心源性胸痛及咽喉炎等有关。婴幼儿下食管括约肌未发育完善，也易发生反流，也可引起呼吸系统疾病和发育营养不良。广义上说，凡能引起胃食管反流增加的因素如进行性系统性硬化症，妊娠呕吐及任何病因引起的呕吐，或长期放置胃管、三腔管等，均可引起继发性 GERD。GERD 在西方国家十分常见，人群中 7%～15% 有胃食管反流症状。国内北京及上海地区流行病学调查显示，GERD 患病率为 5.77%。

一、病因

在正常情况下，胃内的压力比食管内高，但胃液并不能反流进入食管，这是因为食管有一系列的保护机制。①食管下端括约肌（LES）的作用：正常情况下，LES 能保持比胃囊内高的静止张力，并能适应腹腔内的压力变化，即腹腔内压力升高，则 LES 的张力也升高，以保持与胃内压力的梯度。当 LES 功能发生变化，不能维持这一梯度时，张力下降，则胃液可反流进入食管。LES 的张力变化与神经及体液因素有关。②胃食管角（His 角）形成的活瓣作用：当胃内压力升高时，黏膜活瓣被挤压而关闭。当上述保护性机制功能不全则胃液反流进入食管，使黏膜发炎。③食管酸清除：食管有自发性及继发性的推进性蠕动，是食管廓清的主要方式。当胃酸反流入食管后，大部分由食管蠕动清除，剩余部分由唾液中和。多项研究表明 GERD 者食管酸清除时间延长，主要是由于食管全部蠕动功能障碍，当唾液分泌功能障碍时亦影响食管的酸清除。④食管黏膜：在 GERD 中，只有 48%～79% 的患者发生食管黏膜损害（食管炎），另一部分患者虽有胃食管反流症状，但并没有食管炎症表现，这与食管黏膜组织抵抗力有关，当各种因素导致食管黏膜组织抵抗力下降时易致食管炎症的发生。⑤胃排空延迟：许多原因可致胃排空延迟，如胃运动功能障碍、糖尿病胃轻瘫等，胃排空延迟可促进及加重胃食管反流。

二、临床表现

GERD 的临床表现多样，轻重不一，部分有较典型的如胃灼热、反酸等反流症状，有些则酷似心绞痛或哮喘等主要表现。

（一）胃灼热

系指胸骨后或剑突下烧灼感，是 GERD 最常见的症状，出现于 50% 以上患者。是由于反流的胃酸或胆汁对食管黏膜刺激，多在餐后 1 小时出现，卧位、前屈位及腹压增高时加重。

（二）反胃

系指无恶心和不用力状态下，胃内容物上溢，涌入口腔。反流物多呈酸性，此时称为反酸，也可有胆汁等十二指肠液。

（三）吞咽困难和吞咽痛

部分患者有吞咽困难，多由食管痉挛或功能紊乱引起，呈间歇性，进固体或液体食物均可发生；少数由食管狭窄引起，症状进行性加重。严重的食管炎或食管溃疡可出现吞咽痛。

（四）胸骨后痛

指发生于胸骨后或剑突下的疼痛，严重时可放射到背部、胸部、肩部、颈部、耳后，此时酷似心绞痛。

（五）其他

部分患者有咽部不适、异物感或堵塞感而无真正的吞咽困难，称为癔球症，可能与酸反流所致食管上段括约肌压力升高有关。部分患者则因反流物刺激咽喉部而致咽喉炎、声嘶。亦有因反流物吸入气管和肺而反复发生肺炎，甚至肺间质纤维化。某些非季节性哮喘也可能与反流有关。

三、药物治疗

（一）西药治疗

药物治疗的目的是增强抗反流屏障的作用，提高食管的清除能力，改善胃排空和幽门括约肌的功能，防止十二指肠反流，抑制胃酸分泌、减少反流物中酸或胆汁等含量，降低反流物的损害性，保护食管黏膜，促进修复。通过治疗达到解除症状，治疗反流性食管炎，预防并发症和防止复发等目的。

1. 中和及抑制胃酸药物

中和胃酸的药物沿用已久的有氢氧化铝、碳酸钙等，近来较常用的有铝碳酸镁，常用方法为 2 片/次，每日 3 次。饭后 1～2 小时嚼碎服下。抑制胃酸的药物主要是 H_2 受体拮抗剂（H_2RA）和质子泵抑制剂（PPI），PPI 能持久抑制基础与刺激后胃酸分泌，是治疗 GERD 最有效的药物，目前临床应用的有奥美拉唑、兰索拉唑、泮托拉唑、雷贝拉唑等，药物用量以逐步递减为妥。经治愈的患者停药后，90% 可在 6 个月内复发，因此需要做长期维持治疗。

2. 促动力药物

促进食管、胃的排空，增加 LES 张力，抑制胃食管反流。此类药物宜于餐前半小时左右服用。常见的促动力药物分类有：

1）多巴胺受体拮抗药：多巴胺受体拮抗药主要有甲氧氯普胺、多潘立酮和伊托比利。作用于食管、胃、肠道的多巴胺受体，使胆碱能受体相对亢进，可促进食管、胃平滑肌张力，增进食管蠕动，增加 LES 张力及收缩幅度，促进食管的清除功能，阻止胃内容物反流。加快胃排空，还能增进十二指肠、空肠、回肠的蠕动，减少十二指肠反流。但单独用药效果欠佳，应与抑酸药合并使用。

（1）甲氧氯普胺：甲氧氯普胺主要作用于中枢神经系统的多巴胺受体，具有促进食管清除和加快胃排空，增加 LES 张力的作用。在临床治疗反流性食管炎疗效有限，一般需与抗酸药同时使用。能通过血 - 脑屏障，可产生神经精神方面的不良反应，如倦怠、焦虑、锥体外系反应等。目前在临床上已经较少使用。常用剂量为：甲氧氯普胺，5~10 mg，3 次/天，饭前服用。

（2）多潘立酮：多潘立酮主要可以加快胃排空，对食管清除的作用相对较弱，在临床上用于反流性食管炎治疗以及疗效评价的报道较少。长期使用有报道可引起血中催乳素水平增高，临床上非哺乳期患者出现泌乳现象。常用剂量为：多潘立酮，10~20 mg，3 次/天，饭前服用。

（3）伊托比利：伊托比利是近年来研制的新型胃动力药，具有水溶性多巴胺 D_2 受体拮抗作用和乙酰胆碱酯酶活性。通过拮抗突触后胆碱能神经元上的多巴胺受体，刺激神经末梢释放内源性乙酰胆碱，进而促进胃肠道运动。临床上常用于缓解功能性消化不良。本品作用是多潘立酮的 10 倍左右。常用剂量为：伊托比利，50 mg，3 次/天，饭前服用。

（4）莫沙比利：莫沙比利是近年来研制的新型胃动力药，具有对胆碱运转神经的活化作用，使神经末梢释放内源性乙酰胆碱，进而促进胃肠道运动。临床上常用于缓解功能性消化不良。本品作用是多潘立酮的 10~12 倍。常用剂量为：莫沙比利，5 mg，3 次/天，饭前服用。

2）西沙必利：西沙必利是甲苯酰胺的衍生物，为 5 - HT 受体激动药，主要作用于消化道的胆碱能中间神经元及肌间神经丛运动神经元的 5 - HT 受体，增加乙酰胆碱的释放，从而改善食管、胃、小肠和大肠的推动性运动，为全胃肠道动力药，不仅对食管清除的作用较强，而且还能加快胃排空，减少十二指肠内容物的胃反流，曾一度被认为是临床上最好的胃肠道的促动力药物，受到医生和患者的青睐。常用剂量为：西沙必利，5~10 mg，3~4 次/天。联合应用 H_2RA 与促动力药物对反流性食管炎的治愈率高于单用 H_2RA。西沙必利还可用于 GERD 维持治疗，在维持治疗中，西沙必利和雷尼替丁合用效果优于单用雷尼替丁，但较奥美拉唑疗效差。不良反应有腹痛、腹泻等，但一般症状较轻，停药后常消失。近年来，应用西沙必利后，有报道患者出现心电图异常，有大量文献陆续报道了患者因服用西沙必利而导致严重的心血管不良反应，如 Q 波延长、QT 间期延长、严重的心律失常，尤其是室性心律失常，包括尖端扭转型室速等，导致患者猝死。自 1993 年在美国上市以来，已经有 38 例患者死亡，FDA 已将本药品从美国市场上撤销，在欧洲等国也已禁用。同时西沙必利与抗心律失常、抗抑郁药（包括应用广泛的阿米替林）、抗精神病药、抗组胺药（阿司咪唑）、抗生素司氟沙星和尿失禁治疗药物特罗地林均有严重的相互作用。以上不良因素使西沙必利的临床需求量大幅度降低。目前在中国本药尚可用于反流性食管炎治疗，但也作出了严格的限制，要求剂量在 15 mg/d 左右，并定期复查心电图。对年龄较大，有冠心病、心血管疾病病史的患者慎用。

3. 黏膜保护剂

黏膜保护剂主要包括硫糖铝和枸橼酸铋钾，此类药能在受损黏膜表面形成保护膜以隔绝有害物质的侵蚀，从而有利于受损黏膜的愈合。硫糖铝的常用剂量为 1 g，每日 4 次，饭前 1 小时和睡前服用；枸橼酸铋钾 240 mg，每日 2 次，早饭和晚饭前 30 分钟服用。铝碳酸镁对黏膜也有保护作用，它能吸附胆酸等碱性物质，使黏膜免受损伤。

4. 拟胆碱能药

拟胆碱能药如氯贝胆碱能增加 LES 的张力，促进食管收缩，加快食管内酸性食物的排空以改善症状。每次 25 mg，每日 3~4 次。本品能刺激胃酸分泌，长期服用要慎重。

5. 联合用药

促进食管、胃排空药和制酸剂联合应用有协同作用，能促进食管炎的愈合。亦可用多巴胺受体拮抗剂（如甲氧氯普胺、多潘立酮）或西沙比利与组胺 H_2 受体拮抗剂或质子泵抑制剂联合应用。

胃食管反流病具有慢性复发倾向，据西方国家报道停药后半年复发率为 70%~80%。为减少症状复发，防止食管炎反复复发引起的并发症，需考虑给予维持治疗；停药后很快复发且症状持续者，往往需要长期维持治疗；有食管炎并发症如食管溃疡、食管狭窄、Barrett 食管者，肯定需要长期维持治疗。H_2RA、西沙必利、PPI 均可用于维持治疗，其中以 PPI 效果最好。维持治疗的剂量因个别患者而异，以调整至患者无症状的最低剂量为最适合剂量。

（二）中药治疗

1. 辨证用药

1）痰气交阻

吞咽梗阻，间歇发作，胸膈痞闷，呕吐吞酸。苔薄腻，脉弦滑。

治法：理气化痰。

方药：启膈散加减。

北沙参、丹参、茯苓各 12 g，川贝母、浙贝母各 6 g，郁金 9 g，半夏 10 g。

2）痰热互结

胸膈痞闷，灼热疼痛，反酸，口苦口干，吞咽不下。苔薄黄腻，脉细弦滑。

治法：清热化痰。

方药：小陷胸汤加减。

全瓜蒌 12 g，半夏、郁金、山栀、枳壳各 10 g，川连 3 g，川贝母 6 g。

3）痰瘀盘踞

胸膈疼痛，固定不移，或经检查确定食管有瘢痕狭窄者。舌暗苔薄，脉细涩。

治法：软坚散结，活血化瘀。

方药：膈下逐瘀汤加减。

当归、川芎、桃仁、丹皮、赤芍、五灵脂、延胡索、半夏各 10 g，瓦楞子 30 g。

2. 中成药

1）开郁顺气丸：开郁顺气丸每次 1 丸，每日 2 次。用于肝胃不和所致胸脘满闷，胃灼痛等症。

2）清涎快膈丸：清涎快膈丸每次 1 袋，每日 1 ~ 2 次。用于痰湿郁阻所致胸脘满闷，痰涎壅盛，胸痛，肢体困重等症。

3）丁沉透膈丸：丁沉透膈丸每次 6 g，每日 2 ~ 3 次。用于痰湿阻滞所致胸闷纳差，嗳气呃逆，脘腹胀满，苔腻，脉滑等症。

4）宽胸利膈丸：宽胸利膈丸每次 1 丸，每日 2 ~ 3 次。用于气郁不舒，胸膈痞闷，灼热或疼痛，宿食不化等症。

5）噎膈饼：噎膈饼每次 2 个，每日 4 ~ 5 次。用于吞咽困难，时吐涎沫，胸骨后疼痛，灼热，纳呆少食，乏力，舌淡苔白，脉细弱等症。

6）香砂养胃丸：香砂养胃丸每次 9 g，每日 1 ~ 2 次。用于胃虚气逆，胸膈满闷，反酸呕吐，苔白，脉弱等症。

3. 单、验方

1）乌贼骨、白及各 30 g，浙贝母 12 g。共研为细末，每服 6 g，每日 4 次。

2）半夏、黄芩、旋覆花各 9 g，黄连 3 g，全瓜蒌 12 g，干姜 2 g，瓦楞子（先煎）30 g，代赭石（先煎）15 g，可随证加减。每日 1 剂，煎服 2 次。

3）取纯藕粉 2 匙，加温水少许，和匀后再加冷水适量，充分调匀。用小火加热，边热边搅，待呈薄糊状已熟，加入云南白药 1 g，白糖少许，拌匀。用法：患者卧床（低枕）含一口，仰卧咽下；再含一口，左侧卧咽；再含一口，右侧卧咽；再含一口，俯卧咽下；剩余者仰卧咽毕，漱口后仰卧于床勿起，1 小时内勿饮水进食。每日 2 次，以午餐后及晚睡前服为好，使药物充分作用于患处。

（钟蕾）

第二节　慢性胃炎

慢性胃炎是指由各种原因所致的胃黏膜慢性炎症，可发生在胃黏膜的任何部位。根据部位不同，分为胃体炎（A 型胃炎），临床少见，血清抗壁细胞抗体和抗内因子抗体常阳性，血清胃泌素水平常明显增高；胃窦炎（B 型胃炎），最常见，血清抗壁细胞抗体和抗内因子抗体常阴性，血清胃泌素水平的降低视 G 细胞破坏程度而定。根据病理改变又分为慢性浅表性胃炎、慢性萎缩性胃炎两种。慢性胃炎的发病率在各种胃病中居首位，年龄越大发病率也越高，50 岁以上者的发病率可达 50%。

一、病因

慢性胃炎病因尚未完全阐明，有关因素是：

（一）急性胃炎的继续

若急性胃炎的病因持续存在或反复发生，致胃炎持续不愈演变为慢性胃炎。

（二）刺激性食物与药物

长期服用对胃有刺激的食物（如酒、辣椒、芥末、浓茶、咖啡等）和药物（如水杨酸类药物、保泰松、利血平等），不良的饮食习惯，粗糙的食物刺激和过度吸烟等，可使胃黏膜发生慢性炎症。

（三）免疫因素

由于多数胃黏膜萎缩伴恶性贫血患者，血中可找到内因子抗体；而萎缩性胃炎，特别是胃体胃炎患者的血液、胃液或萎缩黏膜的浆细胞内，也常可找到壁细胞抗体；同时还发现与免疫有关疾病（如甲状腺功能亢进、糖尿病等）的患者大都有慢性胃炎，所以认为本病的发生与免疫有关。

（四）胆汁反流

由于幽门松弛（如括约肌功能失调或胃手术后），胆汁可反流入胃，破坏胃黏膜屏障，引起一系列病理变化，导致慢性胃炎。

（五）感染因素

近年来大量研究表明，幽门螺杆菌感染可能是慢性胃窦胃炎的主要致病因素之一，其依据为：①慢性胃炎患者幽门螺杆菌检出率为 60% ~ 90%；②幽门螺杆菌主要存在于胃窦部，与慢性胃炎病变的分布一致，且与胃炎的活动性密切相关；③幽门螺杆菌阳性、组织学证实的胃炎和血清中幽门螺杆菌抗体的检出，三者间密切相关。许多学者将这种胃炎称为幽门螺杆菌相关性胃炎。凡该菌定居之处均见胃黏膜炎性细胞浸润，且炎症程度与细菌数量成正比。抗菌治疗后幽门螺杆菌消失同时伴有胃黏膜组织学的改善。幽门螺杆菌感染至少是慢性活动胃炎的病因之一。

二、病史

评估时应了解患者的饮食方式和行为，饮食有无规律，是否经常饮酒、浓茶、咖啡，或食用过热、过冷、过于粗糙的食物，有吸烟嗜好等。是否长期大量服用阿司匹林、吲哚美辛、糖皮质激素等药物。了解患者有无慢性心力衰竭、肝硬化门静脉高压、尿毒症、营养不良、口腔、鼻咽部慢性炎症、胃手术或胆囊切除术以及急性胃炎史。

三、临床表现

老年人的慢性胃炎，多数症状轻或无感觉，或表现不典型。主要表现为餐后腹胀，嗳气，食欲缺乏，恶心或钝痛。症状与胃炎部位有关系，胃体部胃炎症状较少，胃窦部胃炎症状似溃疡病变。少数女性患者可有缺铁性贫血。体检时上腹部轻度压痛。

四、药物治疗

（一）西药治疗

1. 胃黏膜保护药

胃黏膜保护药具有增强胃黏膜屏障功能，增强胃黏膜抵御损害因素的能力。适用于有反酸、胃灼热等症状或胃镜提示有黏膜糜烂、出血者。

1）三钾二枸橼酸络合铋：该药为铋剂和枸橼酸的络合盐，可通过增加胃黏蛋白含量、形成不可溶性铋盐沉积在胃黏膜上、与蛋白质紧密结合成稳定的螯合键、促进胃黏膜细胞前列腺素 E_2 合成和释放，并促使表皮生长因子参与黏膜保护作用而在局部起到黏膜保护作用，并有杀灭幽门螺杆菌作用。口服铋剂，主要存留在胃肠道，发挥局部作用。目前有枸橼酸铋钾等。因吸收入血的铋剂主要经肾脏排出体外，肾功能不全者禁用，且金属铋有神经毒性，建议持续治疗不超过 2 个月。

2）硫糖铝：硫糖铝含有 8 个硫酸根的蔗糖硫酸酯铝盐在酸性胃液中解离，八硫酸蔗糖复合物与损害的胃黏膜表面带有正电荷的蛋白质相结合而形成一层保护膜，覆盖于病灶表面，阻止胃酸、胃蛋白酶等损害因素进一步侵袭，同时硫糖铝能与胃蛋白酶及胆盐相结合，起到吸附作用，此外，硫糖铝可增加胃黏膜血流量、黏液分泌、促进前列腺素合成与分泌等。

用法：口服硫糖铝 0.75～1 g，3 次/天，饭前服用疗效较好。不良反应多见便秘，不宜与多酶片或含有胃蛋白酶、胰酶制剂合用。

3）替普瑞酮：其功能为促进胃黏膜细胞内微粒体中糖脂质的中间体和高分子糖蛋白的生物合成，促使胃黏膜及胃黏液的主要防御因子高分子糖蛋白和磷脂的合成与分泌增加，提高胃黏膜的防御功能，并能促使胃黏膜损伤愈合。

用法：50 mg/次，3 次/天，饭后服用。不良反应有便秘、腹泻、血清氨基转移酶值轻度升高等。

2. 促胃动力药

对饱胀不适、嗳气者可给予胃肠动力药，如甲氧氯普胺、多潘立酮、西沙比利等。甲氧氯普胺主要作用于胃肠道和中枢神经系统，通过提高静止状态胃肠道括约肌张力，增强胃食管的蠕动，促进胃排空，促进幽门和十二指肠扩张，加速食物通过等多种机制而起到动力作用。甲氧氯普胺主要不良反应见于中枢系统，尤其是老年患者，出现锥体外系反应如随意运动障碍、肌张力减弱等。常规口服 5～10 mg/次，3 次/天，饭前服。多潘立酮是一种外周多巴胺受体兴奋药，能增加食管下括约肌张力，促进胃排空，止吐。其不良反应较少，不引起锥体外系症状。常规口服 10 mg/次，3～4 次/天，饭前服。西沙比利对整个胃肠道均有促动力作用，主要作用于胃肠道肌间神经节，可出现腹痛、腹泻等症状，一般较轻，减少剂量或停药即可改善。

3. 制酸或抑酸药

慢性胃炎患者胃酸可高可低，应用制酸药可以提高胃内 pH 值，降低 H^+ 浓度，减轻 H^+ 对胃黏膜的损害及 H^+ 反弥散程度，从而为胃黏膜的炎症修复创造有利的局部环境。同时，低酸又可以促进促胃液素释放，促胃液素具有胃黏膜营养作用，促进胃黏膜细胞的增生和修复。

1）H_2RA：这类药能够阻断胃黏膜泌酸细胞壁细胞膜上的组胺受体，从而阻断组胺结合受体后的一系列泌酸反应，抑制胃酸。大致等效剂量为：西咪替丁 400 mg，雷尼替丁 150 mg，法莫替丁 20 mg，尼扎替丁 150 mg，口服 2 次/天。

慢性胃炎患者使用 H_2RA 一般推荐小剂量，长疗程，应在 4 周以上。如明确胃酸减少者，不用。通常配合根除幽门螺杆菌治疗。不良反应少见。

2）质子泵抑制药（PPI）：常用药物为奥美拉唑、兰索拉唑、雷贝拉唑钠、埃索美拉唑等。

这类药物作用于胃酸分泌的终末步骤，与壁细胞 $H^+ - K^+ - ATP$ 酶结合，使质子泵失活，泌酸功能丧失。抑酸作用强烈，常用于消化性溃疡。慢性胃炎一般不主张应用，通常用于根除幽门螺杆菌治疗。

3）中和胃酸药物：中和胃酸药物如碳酸氢钠、碳酸钙、氢氧化铝、氢氧化镁等。其共同作用机制是直接中和胃酸。作用较快、较强，但不良反应也较多，如嗳气、胃胀、便秘、继发性胃酸过多、肾结石等。

目前常用药物铝碳酸镁，水化碳酸氢氧化镁铝，只作用于病灶部位，并不吸收，可中和过多胃酸，持续阻止胃蛋白酶和胆酸对胃黏膜损害，并可增强胃黏膜保护因子。

4. 根除幽门螺杆菌感染

常规采用三联疗法，质子泵抑制药加两种抗生素，如奥美拉唑 20 mg + 克拉霉素 0.25 g + 甲硝唑 0.4 g，2 次/天，疗程 1 周，为经典方案，奥美拉唑可被兰索拉唑、雷贝拉唑钠等替代，抗生素可选用克拉霉素、阿莫西林、甲硝唑、替硝唑、呋喃唑酮等任两种，最佳选择为对幽门螺杆菌敏感性高的抗生素。如根除治疗失败，可更换抗生素，调整方案，再治疗 1 个疗程，或加上铋剂，改用四联。

2000 年全国慢性胃炎研讨会共识意见中推荐慢性胃炎根除幽门螺杆菌方案。

1）铋剂 + 两种抗生素

（1）铋剂标准剂量 + 阿莫西林 0.5 g + 甲硝唑 0.4 g，均每日 2 次 ×2 周。

（2）铋剂标准剂量 + 四环素 0.5 g + 甲硝唑 0.4 g，均每日 2 次 ×2 周。

（3）铋剂标准剂量 + 克拉霉素 0.25 g + 甲硝唑 0.4 g，均每日 2 次 ×1 周。

2）PPI + 两种抗生素

（1）PPI 标准剂量 + 克拉霉素 0.5 g + 阿莫西林 1.0 g，均每日 2 次 ×1 周。

（2）PPI 标准剂量 + 阿莫西林 0.5 g + 甲硝唑 0.4 g，均每日 2 次 ×1 周。

（3）PPI 标准剂量 + 克拉霉素 0.25 g + 甲硝唑 0.4 g，均每日 2 次 ×1 周。

3）其他方案

（1）雷尼替丁枸橼酸铋（RBC）0.4 g 替代推荐方案 1 中的 PPI。

（2）H_2RA 或 PPI + 推荐方案 1，组成四联疗法。

对于幽门螺杆菌阳性的慢性胃炎，应先行常规对症治疗，目前对待慢性萎缩性胃炎的根除幽门螺杆菌治疗各学者所持态度并不一致。支持者认为幽门螺杆菌根除后，胃黏膜组织学的炎症积分降低，中性粒细胞数浸润减少，局部组织学改善，临床症状缓解；持相反观点者认为，对萎缩性胃炎患者给予根除幽门螺杆菌治疗后，随访 12 ~ 15 个月，发现治疗前有胃体萎缩者约 89% 萎缩加重，胃窦肠化者约 61% 加重，并报道约 53% 胃体萎缩性胃炎出现上皮样细胞增生。因此，对待萎缩性胃炎患者，是否根除幽门螺杆菌，应根据患者具体情况而定。了解炎症是以胃体为主或以胃窦为主，如以胃体为主，应考虑根除幽门螺杆菌后，胃酸分泌增多，可能导致反流性食管炎发生。如常规治疗效果差，可给予根除幽门螺杆菌治疗。

5. 助消化类药物

萎缩性胃炎者往往缺乏胃酸，可给予 1% 稀盐酸、维酶素等。缺铁性贫血者补充铁剂，恶性贫血者需终生维生素 B_{12} 注射治疗。长期服用抗氧化剂，如维生素 C 亦可起到一定作用。胆汁反流者可给予铝碳酸镁、胃肠动力药等，中和胆盐，促进胃肠蠕动，防止反流。另外，还应考虑是否同时伴有功能性消化不良的可能，改善肠道的菌群在一定程度上也有作用，如双歧三联活菌、酪酸梭菌活菌片等。

6. 其他药物

1）赛庚啶：对食欲下降者，本品可刺激兴奋视丘下部的摄食中枢，也可促进食欲。4 mg，每日 1 ~ 3 次。

2）维生素：文献报道，应用粗制核黄素、维生素 A、维生素 C、新型维生素 B_1 等治疗萎缩性胃炎有一定疗效。

3）考来烯胺：4 g，每日 3 ~ 4 次口服。适于碱性反流性胃炎。

4）谷维素：谷维素每日 300 mg，给药 3 ~ 4 周，有较好疗效。

5）猴头菌片：猴头菌片每日口服 10 片，3 个月后症状即可缓解。

6）表皮生长因子：近年来报道，用表皮生长因子治疗萎缩性胃炎效果较好。

7）吉法酯：吉法酯可促进胃黏膜上皮更新，增强胃黏膜的修复能力。用法：每次 15 ~ 20 mg，每日 4 次。

8）麦滋林 - S 颗粒剂：本品 1 g 内含有水溶性薁 3 mg 及 L - 谷氨酰胺 990 mg。水溶性薁有抗炎、抗过敏、抗胃蛋白酶及促进肉芽生长的作用。L - 谷氨酰胺促进氨基己糖、黏多糖的合成，故具黏膜保护作用。临床上用于治疗慢性胃炎，亦可作为消化性溃疡辅助治疗药。用药后对改善慢性胃炎的腹痛、腹胀等症状有较好作用。本药无严重明显副反应。用法：1 包（含 0.67 g），每餐前半小时冲服。

9）抗贫血药：有恶性贫血者用叶酸及维生素 B_{12} 治疗。缺铁性贫血可用铁剂治疗，肌内注射右旋糖酐铁可减少铁剂对胃黏膜的刺激。

三九胃泰、五肽胃泌素、康胃泰、贝那替秦、胃欢、云南白药、胃萎灵、香砂养胃丸等均可酌情选用。

（二）中药治疗

1. 辨证用药

1）肝胃不和

上腹部胀痛，有时牵及胸胁及后背，嗳气，反酸，纳呆，遇精神刺激即发作或加重，大便有时不爽。舌苔薄白，脉弦。

治法：疏肝和胃。

方药：柴胡疏肝散加减。

柴胡 12 g，枳壳 10 g，白芍 12 g，清半夏 12 g，郁金 10 g，元胡 10 g，制香附 12 g，川楝子 12 g，白术 10 g，砂仁 6 g，生麦芽 12 g。

2）肝胃郁热

胃脘灼痛，痛势急迫，烦躁易怒，嘈杂吞酸，口干苦，大便干结，舌红苔黄，脉弦数。

治法：疏肝泄热和胃。

方药：化肝煎加减。

山栀 10 g，丹皮 12 g，白芍 15 g，甘草 10 g，佛手 10 g，香橼皮 10 g，清半夏 12 g，川连 3 g，吴茱萸 2 g，乌贼骨 15 g，沙参 12 g，生大黄 6 g。

3）脾胃虚寒

胃脘部隐隐作痛，痛则喜温喜按，空腹痛甚，得食则减，泛吐清水，纳差，神疲乏力，甚则手足不温，大便溏薄。舌淡胖苔白，脉虚弱或迟缓。

治法：温中健脾。

方药：理中汤加味。

党参 12 g，白术 10 g，炙甘草 12 g，白芍 15 g，干姜 12 g，熟附子 10 g，清半夏 10 g，茯苓 10 g，陈皮 10 g，砂仁 6 g，焦三仙各 15 g，乌贼骨 15 g。

4）寒凝气滞

中脘突然挛急而剧痛，时泛清水，得热则痛减，受寒即发，嗳气，苔白滑，脉沉弦。

治法：温中散寒。

方药：良附丸加味。

高良姜 12 g，制香附 12 g，白芍 20 g，炙甘草 12 g，熟附子 12 g。

5）胃阴不足

胃脘部灼热疼痛，嘈杂似饥，或饥而不欲食，口干，大便干结。舌红或光红无苔，脉弦细或细数。

治法：滋阴养胃。

方药：沙参麦冬汤合芍药甘草汤加减。

麦冬 12 g，沙参 12 g，石斛 10 g，白芍 15 g，甘草 12 g，玉竹 10 g，天花粉 12 g，白扁豆 10 g，乌贼骨 15 g。

6）饮食停滞

胃痛，脘腹胀满，嗳腐吞酸，或吐不消化食物，吐食或矢气后痛减，或有大便不爽。苔厚腻，脉滑。

治法：消食导滞。

方药：保和丸加减。

山楂 12 g，神曲 10 g，炒莱菔子 20 g，清半夏 15 g，陈皮 10 g，茯苓 10 g，连翘 12 g，鸡内金 10 g，砂仁 6 g，乌贼骨 15 g。

7）瘀血停滞

胃脘疼痛，痛有定处而拒按，或痛如针刺，食后痛甚，或见吐血便血，舌质紫暗，脉涩。

治法：活血化瘀。

方药：失笑散和丹参饮加大黄、甘草。

五灵脂 15 g，蒲黄 10 g，丹参 15 g，檀香 10 g，砂仁 6 g，生大黄 15 g，甘草 10 g。

若呕血便血，面色萎黄，四肢不温，舌淡脉弱无力，为脾胃虚寒，脾不统血，治疗应用黄土汤。若失血日久，心悸气短，多梦少寐，体倦纳差，唇白舌淡，脉虚弱者，应健脾养心，益气补血，用归脾汤。

2. 中成药

1）保和丸：保和丸每次 1 丸，每日 2 次。用于食滞中脘，见腹胀吞酸，嗳腐食减者。

2）附子理中丸：附子理中丸每次 1 丸，每日 2 次。用于脾胃虚寒，见脘痛隐隐，遇寒加重，得热则减，舌白脉虚者。

3）香砂六君丸：香砂六君丸每次 6 g，每日 2 次。用于脾胃虚寒，见腹胀纳差，舌淡苔白者。

4）胃安胶囊：胃安胶囊每次 6～8 粒，每日 3 次。用治胃阴亏虚所致的胃脘隐痛，口燥咽干等症。

5）理中丸：每次大蜜丸 1 丸，水蜜丸 6 g，每日 2 次。用治脾胃虚寒之证。

6）大山楂丸（片或冲剂）：蜜丸每次 1 丸；片剂每次 6～8 片，每日 2 次；冲剂每次 1 袋，每日 3 次。用治消化不良，饮食停滞，脘腹胀满。

7）山楂健脾丸：山楂健脾丸每次 2 丸，每日 2 次。用治食积湿滞，不思饮食，脘闷不适等症。

8）香砂养胃丸：香砂养胃丸每次 9 g，每日 2 次。用治肝胃不和，症见饮食减退，呕吐清水等。

9）舒肝理气丸：舒肝理气丸每次 1 丸，每日 2 次。用治肝气郁结，胃气不和引起的胃痛，纳差，恶心。

10）舒肝和胃丸：舒肝和胃丸每次 1 丸，每日 2 次。用治肝胃气滞不舒，脘胀嗳气等症。

11）木香顺气丸：木香顺气丸每次 6 g，每日 2 次。用治肝胃气滞，积滞内停之症。

12）健胃片：健胃片每次 6 g，每日 2 次。用治肝胃不和引起的胃脘胀痛，嗳气吞酸等。

3. 单、验方

1）乌药、乌梅各10 g，乌贼骨20 g，百合、蒲公英各15 g，川贝母8 g，沙苑子12 g，甘草3 g。每日1剂，水煎服。用于慢性胃炎、胃窦炎。

2）炒黄芪、蒲公英各30 g，百合、白芍、丹参各20 g，乌药、焦三仙各15 g，甘草6 g。每日1剂，水煎服。用于浅表性胃炎兼有胃部烧灼样感者。

3）党参、茯苓、瓦楞子、代赭石、瓜蒌仁各30 g，白术20 g，肉桂、大黄、枳壳、川朴各9 g，生山楂45 g，苏子6 g，甘草3 g，生姜3片，大枣5枚。水煎服，每日1剂。用于各种慢性胃炎。

4）黄芪、高良姜、党参、香附、郁金各10 g，木香、川楝子、檀香、砂仁各6 g，五灵脂、蒲黄、元胡各5 g。每日1剂，水煎服，连服5～10剂。治慢性萎缩性胃炎。

5）干姜、高良姜、草豆蔻各15 g，木香、诃子各10 g，肉豆蔻、元胡、没食子各5 g，白术、山药、甘草、砂仁各8 g。水煎服，1日2次于早饭前，晚饭后服。治浅表性胃炎。

6）黄芪20 g，党参、当归各15 g，白术、柴胡、元胡、木瓜各10 g，陈皮、石菖蒲、白豆蔻、甘草各6 g，升麻、黄连、酒大黄各3 g。水煎服，每日1剂，2次分服。治老年萎缩性胃炎。

7）白芍25 g，百合15 g，威灵仙、五灵脂、茯苓各12 g，乌药、当归、川芎、元胡、香附各9 g，白术6 g，三七粉2 g（冲服）。水煎，每日1剂，分2次服。治胃窦炎。

（钟蕾）

第三节　消化性溃疡

消化性溃疡通常指胃和十二指肠溃疡，是最常见的消化系统疾病之一。本病可发生于任何年龄，十二指肠溃疡以青壮年为多，胃溃疡在60岁以上的老年人中多见。

老年人消化性溃疡病程长，并发症多，而且常因症状不典型而被误诊、漏诊，并由此而延误治疗造成不良预后。

一、病因

本病病因比较复杂，目前尚未完成阐明，可能与下列因素有关。

（一）环境因素

消化性溃疡的发病率有地理上的差别，在不同的国家，不同的地区发病率不同。发病还有明显的季节性，秋冬和冬春发病较多。

（二）机体内在因素

遗传，消化性溃疡患者尤其是男性的亲属中，本病的发病率高于一般人群。有时见到一些家族的几代人中都有消化性溃疡。分居两地的双生子同患本病的案例也偶有发现。十二指肠溃疡多为"O"型血，而胃溃疡的患者中"A"型血的人比其他血型的人多。以上事实提示，一部分消化性溃疡患者的发病有遗传的背景。

（三）感染因素

1982年，Mashall等首次报道，从人胃黏膜活检标本中分离和培养出幽门弯曲菌，并提出了幽门弯曲菌感染胃炎、消化性溃疡的感染病因学说。1989年，经过进一步研究将幽门弯曲菌命名为幽门螺杆菌。有大量的报告证实，幽门螺杆菌感染与消化性溃疡密切相关，并指出胃溃疡幽门螺杆菌的检出率约为70%，而十二指肠溃疡为95%，经抗菌治疗溃疡能愈合，这就说明幽门螺杆菌感染可能为消化性溃疡的病因。

二、病史

1）询问有关疾病的诱因和病因。如发病是否与天气变化、饮食不当或情绪激动等有关；有无暴饮暴食、喜食酸辣等刺激性食物的习惯；是否嗜烟酒；有无经常服用阿司匹林等药物；家族中有无患溃疡病者等。

2）询问疼痛发作的过程。如首次发作的时间；疼痛与进食的关系，是餐后还是空腹出现，有无规律，部分及性质如何，应用何种方法能缓解疼痛；是否伴有恶心、呕吐，嗳气、反酸等其他消化道症状。有无呕血、黑便、频繁呕吐等并发症的征象。此次发病与既往有无不同。曾做过何种检查和治疗，结果如何。

3）本病病程长，有周期性发作和节律性疼痛的特点，如不重视预防和正规治疗，病情可反复发作并产生并发症，从而影响患者的学习和工作，使患者产生焦虑急躁情绪。故应评估患者及家属对疾病的认识程度，患者有无焦虑或恐惧等心理，了解患者家庭经济状况和社会支持情况，患者所能得到的社区保健资源和服务。

三、临床表现

本病患者少数可无症状，或以出血、穿孔并发症发生为首发症状，但绝大多数是以上腹疼痛而起病。

（一）症状

上腹疼痛为主要症状。可为钝痛、灼痛、隐痛、胀痛或剧痛，但也可有压迫感或饥饿样不适感。典型者有轻度或中度剑突下持续性疼痛，可被制酸剂或进食缓解。凌晨3点至早餐，胃酸分泌最低，故此时很少发生疼痛。十二指肠溃疡患者约有2/3的疼痛呈节律性：一般在两餐之间发生，持续至下一餐进食或服制酸药后缓解，即所谓的"饥饿痛"，如早餐后1~3小时开始出现上腹痛，如不服药或进食则要持续至午餐才缓解，餐后2~4小时又痛，也须进餐才能缓解。约半数尤其是睡前曾进餐者，可发生午夜痛，患者常被痛醒。节律性疼痛大多持续几周，随后缓解几个月或终年，但可反复发生。

胃溃疡也可出现规律性疼痛，常在餐后1小时内出现，经1~2小时逐渐缓解，在下次餐前自行消失，餐后则再次出现，故又称"饱餐痛"。午夜痛也可发生，但不如十二指肠溃疡多见。部分患者进食后反而引起腹痛，以幽门管溃疡尤为明显。幽门管溃疡可因黏膜水肿或瘢痕形成而发生幽门梗阻，表现为餐后上腹饱胀不适而出现恶心、呕吐。

部分患者无上述典型疼痛，而仅表现为无规律性较含糊的上腹隐痛不适，伴胀满、厌食、嗳气、反酸等症状，多见于胃溃疡患者。但随着病情的发展，可因并发症的出现而发生症状的改变。溃疡痛是一种内脏痛，具有上腹痛而部位不是很确定的特点。十二指肠溃疡疼痛多在上腹部、脐上方或脐上方偏右处；胃溃疡也多在上腹部或剑突下偏左处。如果疼痛加剧而部位固定，放射至背部，不能被制酸剂缓解，常提示有后壁慢性穿孔；突然发生剧烈疼痛迅速延及全腹时应考虑有急性穿孔；有突然眩晕者说明可能并发有出血。

（二）体征

溃疡病缓解无明显体征，活动期上腹部可有局限性压痛。

（三）老年人消化性溃疡的特点

老年人消化性溃疡常缺乏上述典型的临床表现，或症状不明显，临床上可有如下特点：

1. 发病率高

老年人胃的分泌功能异常以及保护胃肠黏膜屏障作用降低，所以易患消化性溃疡。老年人又以胃溃疡多见，有人报告，10%的胃溃疡发生在60岁以后。

2. 症状不典型

老年人患消化性溃疡症状少而轻，常见的症状是上腹部隐隐作痛、食欲差、呕吐、嗳气、胃灼热。有的食欲缺乏、厌食、体重减轻、全身健康状况下降等。此外，老年人胃溃疡多属高位溃疡，病变靠近贲门和胃体部。临床上可出现吞咽困难、胸骨下紧迫感和疼痛等易与食管疾病和心绞痛混淆。近半数患者并发出血、缺铁性贫血。经常规X线检查不易发现病变部位。

3. 病程长

据报道约有83.5%的患者在60岁以前已有消化性溃疡征象。

4. 并发症多

合并幽门梗阻者大约为10%。穿孔发生率占13.8%~26.4%。胃溃疡癌变率为4%~5%。死亡率高，主要死于并发症大出血、穿孔和癌变。

5. 伴杂症多

病情复杂，老年人消化性溃疡多伴有心血管、脑、肺、肝、肾疾患及多器官功能衰竭。

四、药物治疗

(一) 西药治疗

针对目前认识的发病机制，其药物治疗主要包括三个方面：即降低胃酸、提高黏膜抵抗力及抗幽门螺杆菌感染，分述如下。

1. 降低胃酸的药物

包括制酸药和抗分泌药两类。

1) 制酸药：制酸药能中和胃酸，降低胃内酸度，缓解疼痛，促进溃疡愈合。常用的复方制酸药有复方氢氧化铝、胃疡宁、钙铋镁、乐得胃、胃得乐、乐胃片等。制酸药的疗效以液体（凝胶、溶液）最佳，粉剂次之，片剂又次之。服药时间宜在两餐之间或餐后 1 小时及临睡前各 1 剂，如有效则宜持续服用 6 个月或更长时间。

2) 抗分泌药物：抗分泌药物主要有组胺 H_2RA 和 PPI 两类。

(1) 组胺 H_2RA：这类药物可以特异地阻断壁细胞组胺 H_2 受体，从而对胃酸分泌有极强的抑制作用。第一个应用于临床的 H_2RA 是西咪替丁，其结构与组胺相似，含有咪唑环。300 mg 剂量的西咪替丁可使空腹和进餐后胃酸分泌减少 95% 和 75%。常规剂量治疗 6 周，可使 80% ~ 90% 的十二指肠溃疡愈合。不良反应的发生率为 0.79% ~ 3.68%，其中较严重的有男性乳房发育、阳痿和精神错乱，后者常见于伴有肝肾功能不全的老年人，它还可引起血清氨基转移酶水平的升高，但发生率低。雷尼替丁是第二个广泛应用的 H_2RA，它是以呋喃环代替了咪唑环，其抑酸强度是西咪替丁的 5 ~ 10 倍，不良反应亦少，已不具有抗雄性激素的作用，通过血 – 脑屏障的量很小，从而不导致精神错乱。对细胞色素 P450 系统的影响，仅为西咪替丁的 1/10，每天的用量又仅为西咪替丁的 1/4，因此对上述药物代谢干扰已较少。1987 年后又推出了三个新的组胺 H_2RA——法莫替丁、尼扎替丁和罗沙替丁。其中以噻唑环代替咪唑环的法莫替丁应用最多，其抑酸强度分别是西咪替丁和雷尼替丁的 100 倍和 7 倍，作用时间也较长，常用剂量为 20 mg，每日 2 次或 40 mg 睡前服，疗程 4 ~ 8 周，对消化性溃疡治愈率为 79% ~ 95%。且对内分泌和中枢神经系统均无作用，也不干扰其他药物代谢，因此无严重不良反应，长期使用比较安全。尼扎替丁和罗沙替丁结构与雷尼替丁相似，疗效亦相近，优点是不良反应减少。

上述药物不良反应一般很少，主要为乏力、头痛、嗜睡和腹泻。血清肌酐及血清转氨酶可以升高，但停药后逆转。偶见心动过缓及变态反应如药疹、药物热、肝炎等。西咪替丁有抗雄性激素作用，故可引起男子乳房发育和阳痿。西咪替丁还可抑制肝脏微粒体氧化酶的活性，从而延缓某些药物如华法林、地西泮、氯氮䓬、吲哚美辛、普萘洛尔、茶碱、苯妥英的清除率。

(2) PPI：PPI 能抑制 $H^+ - K^+ - ATP$ 酶，从而阻断了胃酸分泌的最后通道，显著抑制基础胃酸分泌，以及组胺、乙酰胆碱、促胃液素和食物刺激引起的胃酸分泌。PPI 能使 $H^+ - K^+ - ATP$ 酶失活，只有新的酶生成时，壁细胞才恢复泌酸功能。因此，PPI 抑制胃酸分泌的时间较长，即使药物血药水平已检测不出仍能发挥作用。

奥美拉唑对十二指肠溃疡的治疗效果优于 H_2RA。一个双盲对比研究结果表明，奥美拉唑（20 mg，每日清晨）和西咪替丁（800 mg，每日睡前）对十二指肠溃疡的愈合率，2 周分别是 62% 和 33%，4 周分别是 85% 和 61%。尽管奥美拉唑每天 20～40 mg 治疗胃溃疡的疗效优于 H_2RA，但胃溃疡的早期愈合率与 H_2RA 相近，这一点与十二指肠溃疡有所不同。近年研究表明，对于持续服用非甾体类抗炎药的胃溃疡患者，奥美拉唑的疗效优于 H_2RA。此外，奥美拉唑是目前抑制胃泌素瘤患者胃酸分泌和愈合溃疡最有效的药物。奥美拉唑治疗难治性溃疡的疗效也优于 H_2RA。奥美拉唑与抗菌药物联合应用能有效地杀灭幽门螺杆菌。

奥美拉唑不仅可有效地促进溃疡愈合，而且能迅速缓解溃疡病的疼痛。有研究显示，经奥美拉唑治疗的患者第 3 日和第 7 日疼痛的缓解率为 63% 和 93.5%，优于 H_2RA。若以疼痛天数的中位数计算，奥美拉唑组为 2 日，雷尼替丁组为 7 日，前者明显较后者为优。

奥美拉唑是一个比较安全的药物，患者均能很好耐受。短期使用不良反应少见，偶可引起轻度肝损害。部分患者服用奥美拉唑后可出现头晕、口干、恶心、腹胀、腹泻和便秘等，但大多轻微，不影响继续服药治疗。

兰索拉唑和泮托拉唑，在疗效和不良反应上均与奥美拉唑相似。兰索拉唑分子结构中导入了氟元素，从而提高了药物的物理、化学稳定性，也使生物利用度得到提高，并能更快地发挥作用。

2. 根除幽门螺杆菌的药物

近年研究认为幽门螺杆菌是十二指肠溃疡的主要病因，胃溃疡的重要病因。因此，选择抗菌药物治疗十分必要。目前，有关幽门螺杆菌感染的治疗药物很多，但根除该菌非常困难。幽门螺杆菌定居在胃内的黏液层之下和黏膜上皮细胞的表面，治疗时须考虑药物在酸性环境中是否会失去活性。能否穿过黏液层在局部达到有效的杀菌浓度。理想的药物应能在全身及胃黏膜局部均产生抗菌活性，并在胃的广泛 pH 值范围内保持稳定。氨苄西林、胶态次枸橼酸铋、呋喃唑酮、庆大霉素可使 50%～80% 的患者幽门螺杆菌转阴。终止治疗后该菌的复发率很高。考虑到局部用药不易将该菌完全杀死，故有人主张局部和全身同时用药。应用 H_2RA 无效的消化性溃疡，病情较重，多次复发或伴有活动性炎症的患者，经检查幽门螺杆菌阳性，可以试用抗生素治疗。应注意选用敏感的药物，以具有抗菌和细胞保护双重作用者如呋喃唑酮、胶态次枸橼酸铋为宜。呋喃唑酮由于其副反应较多，特别是周围神经炎，所以临床应用受到一定限制。

鉴于上述抗菌药物对幽门螺杆菌的清除率较高，但根除率较低，有人主张胶态次枸橼酸铋（CBS）与抗生素（如氨苄西林）联合应用，可提高幽门螺杆菌的根除率，降低耐药菌株的出现，但二联疗法对幽门螺杆菌根除率仍不理想。近年来国内学者主张用 CBS 240 mg，每日 2 次；氨苄西林 500 mg，每日 2 次；甲硝唑 400 mg，每日 2 次。2 周为 1 个疗程，疗效较好，不良反应少。

晚近研制成功的枸橼酸铋雷尼替丁（RBC）是一种新型制剂，RBC 800 mg 含有雷尼替丁 300 mg 和 CBS 240 mg，对幽门螺杆菌具有抑菌和杀菌双重活性。剂量为 800 mg，每日 2 次，4 周后有 62%～77% 的幽门螺杆菌感染得到抑制或清除，根除率为 25%，外加一种或两种抗生素（如阿莫西林或克拉霉素），对幽门螺杆菌的根除率更高。

奥美拉唑和兰索拉唑体内外均能抑制幽门螺杆菌生长，但单独应用不能治愈幽门螺杆菌感染。PPI 主要通过显著提高胃内 pH 值，以增加抗生素的稳定性，使之发挥最大抗菌作用。H_2RA 亦能起到类似效果。

近年来幽门螺杆菌耐药率迅速上升，甲硝唑在 30% 以上，克拉霉素为 5% ~ 10%，常导致根除幽门螺杆菌治疗的失败。研究显示铋剂、阿莫西林、四环素、呋喃唑酮罕有耐药报道，特别是呋喃唑酮抗幽门螺杆菌作用强，不易产生耐药性，越来越受到重视。PPI 通过抑酸提高联合应用抗生素的杀菌能力，无耐药问题。铋剂则能预防和克服耐药性的产生。因此根除治疗失败后，应避免应用甲硝唑，改用呋喃唑酮；或者重复原治疗方案，增加克拉霉素剂量，延长疗程至 2 周；或者应用 PPI、铋剂和 2 个抗生素组成的四联疗法。

抗幽门螺杆菌感染治疗完成 4 周后应进行再次检测，了解是否达到根除幽门螺杆菌，特别是难治性复发性胃、十二指肠溃疡、有并发症（出血、穿孔、幽门梗阻）史的溃疡者。选用尿素酶和呼气试验进行复查，复查前一周需停止使用抗酸药物，防止检测中出现假阴性。

3. 增强黏膜防御力的药物

1）CBS：CBS 可在溃疡面上形成保护膜，同时能杀灭幽门螺杆菌。服药后可使大便变黑色，故勿误认为是上消化道出血。此药所含铋的吸收量少，但有积蓄作用，用法 4 次/日，120 mg/次，4 ~ 8 周为 1 个疗程，每疗程不应超过 8 周，以防中毒。严重肾功能不全者忌用。本品与牛奶或抗酸药同时服用影响疗效。

2）硫糖铝：4 次/日，1 g/次，饭前 0.5 ~ 1 小时及晚餐后 2 小时服用，用药 4 ~ 6 周，有保护胃黏膜的作用并具有吸附胃液中胆盐的作用，促使溃疡愈合，但能引起便秘。由于铝能被少量吸收，故肾功能不全者不宜长期服用，孕妇及哺乳妇女不宜服用。

3）前列腺素 E_2：具有抑制胃酸分泌和保护胃、十二指肠黏膜的作用。150 μg/次，每日 4 次，口服，连用 2 周，对十二指肠溃疡很有效，对胃溃疡疗效较差。不宜与制酸剂和抗胆碱能药合用。由于天然的前列腺素遇酸后即被灭活，口服无效，已有多种前列腺素衍生物合成。

米索前列醇是一种前列腺素 E_1 衍生物。口服后，63% ~ 73% 从小肠吸收，大约 1.5 小时血药浓度达到高峰，半衰期约 0.5 小时，4 小时后完全从血浆中消失，代谢物从肾脏排出。口服米索前列醇 200 mg 后，对基础胃酸排出量和试餐刺激后的胃酸排出量均有抑制。此外，可使胃黏液层增厚，胃和十二指肠黏液的重碳酸盐分泌量和黏膜血流量均有增加。剂量：200 μg，每日 4 次，口服，对西咪替丁无效患者服后可取得较好效果。

恩前列素：恩前列素属去氢前列腺素 E_2。剂量：70 μg，每日 2 次，口服。

4）表皮生长因子（EGF）：EGF 是一种多肽，由唾液腺、Brunner 腺和胰腺分泌。EGF 不被肠道吸收，能抵抗蛋白酶的消化，在黏膜防御和创伤愈合中起重要作用。已证实口服 EGF 可使溃疡愈合。

5）麦滋林－S 和思密达：是新型的胃黏膜保护剂，对黏膜屏障有加强、保护、修复作用。麦滋林 – S 0.67 g，每日 3 ~ 4 次；思密达 3 g，每日 3 ~ 4 次。

6）生长抑素：生长抑素能抑制胃泌素分泌，而抑制胃酸分泌，可协同前列腺素对胃黏膜起保护作用。主要应用于治疗胃、十二指肠溃疡并发出血。

7）甘珀酸：甘珀酸系甘草次酸的制剂，能防止胃黏膜的氢离子反弥散，使胃黏膜上皮细胞的存活时间延长及再生加快，从而保护与修复胃黏膜保护性屏障，并能促进溃疡愈合，但对十二指肠溃疡的疗效尚未肯定。

4. 促进胃动力药物

在消化性溃疡患者中，凡有明显的恶心、呕吐和腹胀，实验室检查有胃潴留、排空迟缓、胆汁反流或胃食管反流等表现，应同时给予促进胃动力药物。

1）甲氧氯普胺：10 mg，每日 3 ~ 4 次，餐前 15 ~ 30 分钟与睡前服用。对胃溃疡、十二指肠溃疡有效。不宜与抗胆碱能药合用，长期服用（数周至数月）可出现类似震颤性麻痹发作那样的锥体外系症状，应加以监护，及时停用。

2）多潘立酮：适用于胆汁反流性胃炎、反流性食管炎、糖尿病性胃瘫和功能性消化不良等。本品能促进食管和胃的排空，极少透过血 – 脑屏障，不产生锥体外系症状。常用剂量每次 10 mg，每日 3 ~ 4 次。

3）西沙必利：能增加胃的排空和蠕动，对消化道动力有促进作用。主要用于功能性消化不良、反流性食管炎等。不良反应很少。常用剂量每次 5 ~ 10 mg，每日 3 ~ 4 次。

5. 抗胆碱能药物

主要作用系抑制迷走神经而减少胃酸分泌、解除平滑肌和血管痉挛、改善局部营养和延缓胃排空，而有利于延长制酸药和食物对胃酸的中和，但因具有延缓胃排空的作用而引起的胃窦部潴留，使胃泌素分泌增加，故不宜用于治疗胃溃疡。较常用的有：

阿托品：每次 0.3 ~ 0.6 mg。颠茄合剂：每次 10 mL。颠茄酊：每次 1 mL。普鲁本辛：每次 15 ~ 30 mg。溴甲阿托品：每次 1 ~ 2 mg。胃欢：每次 15 mg。胃长安：每次 1 ~ 2 mg。奥芬溴铵：每次 5 ~ 10 mg。胃安：每次 0.5 mg。贝那替秦：每次 1 mg。有焦虑症状者用奥芬溴铵或贝那替秦较好。

6. 作用于大脑皮质与下视丘药物

舒必利 50 ~ 100 mg，每日 3 次。此外还有曲米帕明、氯苯草胺和安他唑啉。

7. 难治性消化性溃疡的治疗

消化性溃疡经目前各种有效的抗溃疡治疗后，多于 4 ~ 8 周愈合，如经过正规的抗溃疡治疗 3 个月，溃疡仍不愈合，则称为难治性溃疡。

应积极去除影响溃疡愈合的不良因素，劝患者住院治疗，延长治疗时间（如选用 H_2RA 治疗，可再延长 4 ~ 6 周），能使部分难治性溃疡愈合。酌情更换治疗药物，如将 H_2RA 换成黏膜保护性药物。

1）法莫替丁：法莫替丁较西咪替丁和雷尼替丁作用增强，20 mg，2 次/天，2 周治疗的溃疡愈合率与前两代药的 4 周愈合率（80% 左右）相当。用于难治性溃疡效果较好。

2）$H^+ – K^+ – ATP$ 酶抑制剂：其是治疗难治性溃疡的强有力药物。对于胃泌素瘤引起的顽固性溃疡，用大剂量奥美拉唑 40 ~ 80 mg，每日 1 次，也能控制溃疡的发生。

3）胶体铋：应用较广的为得乐冲剂或片剂，剂量为 120 mg，1 日 4 次（3 次餐前半小时，1 次睡前）或用 120 mg，1 日 2 次（早、晚餐前各 1 次方案），疗程不少于 4 周（不宜超过 4 周）。

4）抗菌剂：已证实幽门螺杆菌与消化性溃疡密切相关，也是造成消化性溃疡易复发的因素之一，用杀灭幽门螺杆菌的药物，确能使难治性溃疡得到愈合。

5）内镜治疗：对于顽固性或难治性溃疡可在内镜下运用清创、局部用药、低功率激光照射、微波凝固、高频电凝等治疗手段。有人通过纤维胃镜用黄连素双氧水溃疡局部喷注。

6）手术治疗：对久治不愈的顽固性溃疡，溃疡出现合并症，如出血、穿孔或癌变的应考虑手术治疗。

8. 维持治疗

消化性溃疡容易复发，很多患者经常处于溃疡及其并发症复发的危险之中，维持治疗是减少和预防复发的有效措施。

现认为具有如下情况者应给予维持治疗：①反复发作每年 3 次或 3 次以上；②严重的消化性溃疡，常以出血或穿孔为发作症状者；③高龄、体质较差，有严重心肺等疾病，不能耐受消化性溃疡并发症打击者；④因伴随其他疾病必须服用非甾体类抗炎药（NSAIDS）或抗凝药物者；⑤经外科治疗仍复发者。

有下列三种方案可供选择。①正规维持治疗：适用于反复发作、症状持久不缓解、合并多种危险因素或伴有并发症者。维持方法：西咪替丁 400 mg，或雷尼替丁 150 mg，法莫替丁 20 mg，每日 2 次或睡前 1 次服用，也可口服硫糖铝 1 g，每日 2 次。正规长期维持疗法的理想时间尚难确定，多数主张至少维持 1 ~ 2 年，对于老年人甚至需要更长时间。②间隙全剂量治疗：在患者出现严重症状或内镜证明溃疡复发时，可给予 1 个疗程全剂量治疗，据报告有 70% 以上患者可取得满意效果。这种方法简便易行，易为多数患者所接受。③按需治疗：本法系在症状复发时或好发季节前给予短程治疗，症状消失后即停药。对有症状者，应用短程药物治疗，目的在于控制症状，让溃疡自发愈合。但 60 岁以上，有溃疡出血或穿孔史，每年复发 2 次以上以及合并其他严重疾病者不宜采用。

（二）中药治疗

1. 辨证用药

1）肝气犯胃

胃脘胀闷，脘痛连胁，嗳气频繁，大便不畅，每因情志因素而痛作。苔多薄白，脉沉弦。

治法：疏肝和胃，理气止痛。

方药：柴胡、香附、枳壳、陈皮、川楝子、元胡、苏梗、甘草各 10 g，白芍 15 g，木香 5 g。

随证加减。水煎服，每日 1 剂。

2）脾胃虚寒

胃隐隐作痛，喜温喜按，空腹痛甚，得食痛减，泛吐清水，纳差，神疲乏力，甚则手足不温，大便溏薄。舌淡苔白，脉虚弱或迟缓。

治法：温中散寒，健脾和胃。

方药：党参、黄芪、白芍各 15 g，茯苓、白术、陈皮、甘草各 10 g，木香 5 g，炮姜 8 g。

对虚寒不甚，气虚偏重者，宜上方合四君子汤加减；虚寒较甚者，在上方基础上加重炮姜用量，并酌加桂枝或肉桂等品；胃脘胀闷、纳呆者，加砂仁、枳壳；吐酸多者酌加海螵蛸、煅瓦楞子；呕吐清涎多者，加生姜、吴茱萸、半夏。水煎服，每日 1 剂。

3）胃阴不足

胃脘隐痛或灼痛，午后尤甚，烦渴思饮，口燥咽干，食少便干，手足心热。舌红，苔黄少津，脉弦细。

治法：滋养胃阴，清退虚热。

方药：沙参、麦冬各 15 g，石斛、知母、白芍、栀子、竹茹、生地、玉竹、当归各 10 g。

每日 1 剂，随证加减。

4）瘀血阻络

胃脘痛如针刺或刀割，痛处固定，拒按，或见吐血、黑便。舌质紫暗或有瘀斑，脉涩。

治法：活血化瘀，理气和胃。

方药：桃仁、当归、赤芍、丹皮、五灵脂、元胡、香附、川楝各 10 g，川芎、红花各 5 g。

呕血、便黑者，上方去桃仁、红花，加三七粉、白及、炒蒲黄等。水煎服，每日 1~2 剂。

2. 中成药

1）良附丸：良附丸每次 3~6 g，每日 2 次。用于寒凝气滞型。

2）胃疡安丸：胃疡安丸每次 1~2 丸，每日 2~3 次。用于脾胃虚寒型兼气滞血瘀型胃、十二指肠溃疡。

3）溃疡丸：溃疡丸每次 1 丸，每日 1~2 次。用于脾胃虚寒型。

4）黄芪建中丸：黄芪建中丸每次 1 丸，每日 2 次。具有补气散寒，健胃敛阴之功。用于胃脘隐痛，大便干结等。

5）舒肝理气丸：舒肝理气丸每次 1 丸，每日 2~3 次。用于肝胃不和型。

6）胃痛宁片：胃痛宁片每次 3 片，每日 2~3 次。用于胃、十二指肠之胃脘灼热疼痛，口苦，反酸，嗳气等。

7）左金丸：左金丸每次 3 片，每日 2~3 次。用于肝火犯胃，脘胁疼痛，呕吐酸水，口苦嘈杂等。

8）失笑散：失笑散每次 6~9 g，每日 1~2 次。用于瘀血阻滞，胸胁、脘腹疼痛等。

9）胃康片：胃康片每次4~6片，每日3次。具有和胃止痛，收敛制酸之功。

10）摩罗丹：摩罗丹每次9~18 g，每日3次。具有健脾养胃，消胀止痛之功。用于胃脘隐隐胀痛或隐隐灼痛，绵绵不断，纳食不香等。

3. 单、验方

1）乌贼骨30 g，浙贝母15 g。研细，每日3次，每次5 g。方名"乌贝散"。适用于胃溃疡。

2）肉桂、当归各30 g，吴茱萸10 g，鸡内金2 g，陈红曲30 g。共研细末，炼蜜为丸。每日2丸（3 g），早晚服，开水送下。适于十二指肠球部溃疡。

3）荜茇、儿茶各10 g。上品研成细粉，成人每日3次，每次2 g，连服7天。对于胃溃疡、胃出血有奇效。

4）香附、元胡、高良姜各15 g，广木香、九香虫各9 g，干姜6 g。或加冰片1.5 g。共研细末，贮瓶备用，勿泄气。使用时取本散15 g，撒入脐中，偏寒甚者用白酒调敷脐中，胃痛加敷中脘穴。每日换药1次。凡证属中寒、虚寒性和肝气犯胃所致者均可用之。

5）番茄汁、土豆汁各半杯，混合服下。早晚各服1次。适用于胃溃疡。

6）老姜、红枣（去核）、猪板油、面粉各250 g。把老姜洗净、抹干水分和去核红枣一起，用猪板油炸酥后研为细末，再与面粉调匀加水适量调成小饼，蒸熟后分2天食尽。有温中健脾、解痉止痛作用。适用于虚寒型胃与十二指肠溃疡病，常服有效。

7）西瓜可清胃热，多饮瓜汁。

8）每日晨起漱口后，食花生油2~4匙，半小时后方可饮食，连服1周可见效。

9）马铃薯（新鲜未发芽的）洗净（不去皮）切碎，捣烂，用纱布包好挤汁，每日早晨空腹服1~2匙，酌加蜂蜜适量，连服2~3周。服药期间禁忌刺激性食物。

（钟蕾）

第四节 胃 癌

胃部肿瘤，不论良性或恶性，大多源于上皮。在恶性肿瘤中，95%是腺癌，即通常所称的胃癌。胃癌是我国最常见的恶性肿瘤之一，居消化道肿瘤死亡原因的首位。男女发病之比为（2~3）:1。任何年龄均可发生，多发生于中年以后，以40~60岁最多，30岁以前较为少见。早期多无明显症状，病情进展期可出现酷似胃炎或胃溃疡的症状。本病以进行性胃痛、消瘦、便血等为常见症状。

一、病因

胃癌的病因尚不完全清楚，它的世界性地理分布有明显的差异。在同一国家的不同地区和不同人群之间，胃癌的分布也有很大不同。普遍认为和以下因素有关。

（一）饮食因素

世界范围的流行病资料认为在环境因素中，饮食因素是胃癌发生的最主要原因。通过大量人群的回顾性调查并对许多因素进行分析研究之后，发现胃癌与多吃腌酸菜、咸鱼、咸肉及烟熏食物有密切关系。相反，牛乳、新鲜蔬菜、水果、维生素 C 以及冷藏食物却能降低发生胃癌的危险性。过多摄入食盐也可能与胃癌发病有关，流行区调查示患者每日摄入量大多超过 10 g。引起胃癌的致癌物质可能是亚硝胺。动物实验已证明该物质确可致胃癌。亚硝胺是从硝酸盐还原为亚硝酸盐再与胺结合而成。硝酸盐与亚硝酸盐广泛存在于食物中，特别是咸菜、咸鱼、咸肉等。有患者的胃液中也证明有高浓度亚硝酸盐的存在。减少食盐摄入常伴有硝酸盐及亚硝酸盐摄入的减少。低温可抑制硝酸盐转变为亚硝酸盐。近年来美国、日本等国胃癌发病率的下降，冰箱的广泛应用可能是一个因素。维生素 C 能抑制亚硝酸盐与胺结合，故经常服用维生素 C 可减少胃癌发生的危险性。

（二）遗传因素

通过流行病学调查，发现 A 型血的人胃癌的发病率较高。胃癌者的亲属中，胃癌的发病率比对照组高 4 倍。美国黑人比白人胃癌的发病率高。因此推测胃癌的发生可能与遗传有关。

（三）免疫因素

近年来发现，免疫功能低下的人胃癌发病率较高，从而表明机体的免疫功能障碍，对癌肿的免疫监督作用降低，是发生癌肿的因素之一。

（四）环境因素

高纬度地区胃癌发病率高。我国及世界各地都有胃癌高发地区，这可能与地区的水质、土壤、微量元素如镍、硒和钴的含量有关。

（五）与胃部其他疾病有关

萎缩性胃炎及肠上皮化生被认为可能是最主要的癌前病变，腺瘤样息肉虽并不被认为是主要的癌前疾病，但患此症者胃癌发病率较高。良性胃溃疡与胃癌的关系，是一个经常有争议的问题，虽然可观察到良性溃疡的边缘有癌发生，但也有不少人认为两者之间无病因上的联系。也有报道胃溃疡的癌变率为 1% ~5%。

（六）精神因素

长期处于忧虑、焦急、紧张等心理状态的人易患胃癌。

二、病理

（一）胃癌的部位

胃癌可发生在胃的任何部位，好发部位依次为胃窦部48.8%；贲门部20.6%；体部14%；广泛性7.8%；再次为其他部位。

（二）大体分型

胃癌的分型方法较多，按病期分为两期。

1. 早期胃癌

早期胃癌又称为黏膜内癌或表浅扩散型癌，指癌浸润局限于黏膜或黏膜下层。通常分为三型：①隆起型；②浅表型；③凹陷型。

2. 进展期胃癌

进展期胃癌又分为中期和晚期胃癌，指癌肿已侵及肌层及浆膜者，分三型：①肿块型；②溃疡型；③浸润型。

（三）组织学分型

1. 腺癌

腺癌最多见，由胃腺细胞转化而来，癌细胞呈立方形或柱形，排列成腺管者，称管状腺癌；排列成乳头状者，称乳头状腺癌。此型分化较好，预后也较好。

2. 黏液癌

本型恶性程度高，预后较差。由黏液细胞转化而来，癌细胞呈圆形，含大量黏液；有时癌细胞含黏液过多，把胞核压扁，挤在一旁呈印戒状，称印戒细胞癌。

3. 低分化癌

此型较少见，分化程度差，发展快，转移早，预后差。癌细胞形状不一，胞质少，核大而形态多样色深，少有腺管。

4. 未分化癌

未分化癌细胞体积小，呈圆形，胞质少，核深染，细胞呈弥漫分布，恶性程度较高。

三、临床表现

（一）早期胃癌

约1/3患者无任何症状和体征，而有症状者也只是轻度的非特异性消化不良，如上腹部不适、饱胀、隐痛、食欲下降等。此期无特殊体征发现，因此，有上述表现者应及早进行胃镜检查，以免延误诊断时机。

（二）中、晚期胃癌

其主要症状为上腹胀痛、消瘦、食欲减退及黑便等。

1. 上腹痛

上腹痛是胃癌最常见的症状，也是最无特异性而易被忽视的症状。该症状出现较早，即使在表浅型胃癌的患者中，除少数临床上无症状者外，大部分有上腹痛。初起时仅感上腹胀、沉重感，常被认为胃炎。胃窦部胃癌也常可引起十二指肠功能的改变，而出现节律性疼痛，类似溃疡病的症状，而予以相应的治疗，症状也可暂时缓解。直到病情进一步发展，疼痛发作频繁，症状持续，甚至出现黑便或发生呕吐时，才引起注意，此时往往已是疾病的中、晚期，治疗效果也较差。所以必须重视上腹痛这一常见而又不特异的症状，及时做进一步检查。

2. 食欲减退、消瘦、乏力

这些症状有时可作为胃癌的首发症状，在早期即出现。不少患者常因在饱餐后出现饱胀、嗳气而自动限制饮食，体重逐渐减轻。

3. 恶心、呕吐

早期可能仅有食后饱胀及轻度恶心感，这些症状常因肿瘤引起梗阻或胃功能紊乱所致。贲门部肿瘤开始时可出现进食不顺利感，以后随着病情进展而发生吞咽困难及食物反流。胃窦部癌引起幽门梗阻时可呕吐有腐败臭味的隔宿饮食。

4. 出血和黑便

出血和黑便可在早期出现，早期表浅型胃癌有此症状者约为20%。凡无胃病史老年人一旦出现黑便必须警惕有胃癌的可能。

体检：早期无阳性发现，晚期往往可触及上腹部肿块，多在上腹偏右近幽门处，大小不一，多呈结节状，质坚硬，有压痛，可移动。胃癌转移至肝时则有肝大，可触到坚硬结节伴黄疸。腹膜转移时可发生腹水，多呈血性，少数可找到癌细胞。淋巴转移可引起左锁骨上淋巴结肿大、质硬，肛门指检在直肠周围可触到结节状壁，提示癌已有远处转移。

四、药物治疗

（一）西药治疗

胃癌的治疗原则：①早期治疗，早期发现、早期诊断、早期治疗，是提高胃癌疗效的关键；②手术为主的综合治疗，以手术为中心，开展化学治疗（简称化疗）、放射治疗（简称放疗）、中医中药和生物学等治疗，是改善胃癌预后的重要手段。

胃癌治疗方案的选择：①Ⅰ期胃癌可视为早期，以根治性手术切除为主。一般不主张辅助化疗；②Ⅱ期胃癌可视为中期，根治性手术切除为主，术后常规辅以化疗、生物治疗；③Ⅲ期胃癌已是进展期，手术以扩大根治性切除为主，术后更应强调化疗、放疗、中西医结合疗法等综合性疗法；④Ⅳ期胃癌属晚期，多数患者已不能切除原发或转移灶，以非手术治疗为主。

1. 化学疗法

由于胃癌早诊率低、手术切除率低，确诊时已有10%～20%的患者属于Ⅳ期病变，或仅能做非根治性手术，即使根治术后亦有相当一部分患者出现复发或转移。所以进展期胃癌均需行化疗。单药有效率在 20% 以上的药物有 5-氟尿嘧啶（5-FU）、丝裂霉素（MMC）、阿霉素（ADM）、表阿霉素（E-ADM）、顺铂（DDP）、依立替康（CPT-11）等。两药或三药联合疗效可达 40%，目前常用的化疗方案如下：

1）单药治疗

（1）5-FU：300 mg/m^2，静脉滴注（iv drip）$d_{1\sim5}$，4 周重复，总量 7~10 g。

（2）替加氟：替加氟 100~150 mg/m^2，每天 3 次（tid），总量 40 g。

（3）优氟啶：优氟啶 2 片，tid，总量 20~30 g。

（4）卡莫氟：卡莫氟 200 mg，tid，总量 30 g。

（5）去氧氟尿苷：去氧氟尿苷 400 mg，tid，$d_{1\sim21}$，休息 7 天为 1 个疗程。

2）联合化疗

（1）FAM 方案

　　5-FU：600 mg/m^2，iv drip，$d_{1,8}$；

　　ADM：30 mg/m^2，静脉注射（iv），d_1；

　　MMC：6~8 mg/m^2，iv drip，d_1。

3 周重复。

（2）LFP 方案

　　左亚叶酸钙（LV）：200 mg/m^2，iv drip，$d_{1\sim3}$；

　　5-FU：500 mg/m^2，iv drip，$d_{1\sim3}$；

　　DDP：20 mg/m^2，iv drip，$d_{1\sim3}$。

3 周重复。

（3）ELF 方案

　　依托泊苷（VP16）：120 mg/m^2，iv drip，$d_{1\sim3}$；

　　LV：200 mg/m^2，iv drip，$d_{1\sim3}$；

　　5-FU：500 mg/m^2，iv drip，$d_{1\sim3}$。

3 周重复。

（4）ECF 方案

　　E-ADM：500 mg/m^2，iv，d_1，每 3 周 1 次；

　　DDP：60 mg/m^2，iv drip（水化），d_1，每 3 周 1 次；

　　5-FU：200 mg/m^2，iv drip（持续 24 小时），每周 1 次。

（5）EAP 方案

　　ADM：20 mg/m^2，iv，$d_{1,8}$；

　　VP16：120 mg/m^2，iv drip，$d_{4\sim6}$；

　　DDP：40 mg/m^2，iv drip，$d_{1,8}$。

4 周重复。

（6）LFEP 方案

　　LV：200 mg/m^2，iv drip，$d_{1\sim3}$；

　　5-FU：600 mg/m^2，iv drip（持续 24 小时），$d_{1\sim3}$；

DDP：20 mg/m^2，iv drip，d$_{1\sim3}$；

EPI：50 mg/m^2，iv，d$_1$。

3 周重复。

（7）FAMTX 方案

5 - FU：1 500 mg/m^2，iv drip，d$_1$；

氨甲蝶呤（MTX）：1 500 mg/m^2，iv drip，d$_1$；

ADM：30 mg/m^2，iv drip，d$_{14}$。

LV：15 mg/m^2，口服（po），6 小时 1 次，共 8 次。

4 周重复。

目前，采取选择性胃周动脉灌注化疗加结扎治疗晚期胃癌已收到一定效果。上海市长宁区中心医院，还用中药喜树碱在术前肌内或静脉给药，总量 120～140 mg，50% 以上的患者腹部肿块缩小，手术切除率提高。

2. 免疫治疗

免疫治疗的适应证包括：①早期胃癌根治术后适合全身应用免疫刺激剂；②不能切除的或姑息切除的患者可在残留癌内直接注射免疫刺激剂；③晚期患者伴有腹水者适合于腹腔内注射免疫增强药物。

常用药物：

1）干扰素（IFN）：其抗癌机理除增加免疫活性细胞活力外，还活化蛋白激酶、磷酸二酯酶等而直接抑制肿瘤细胞。应用生物基因工程技术制成的高浓度的重组人干扰素（rhIFN）已用于临床，300 万～600 万 U 肌内或静脉注射，每日或隔日 1 次；1 000 万～3 000 万 U 每周 1 次。

2）白介素 - 2（IL - 2）：IL - 2 可增强杀伤细胞作用力，人脾细胞或外周血淋巴细胞经 IL - 2 培养后可诱导出直接杀伤自身肿瘤细胞的杀伤细胞，称为淋巴因子活化性杀伤细胞（LAK）。据报道，单用 IL - 2 治疗 46 例胃癌仅 7 例有效，有效率 15%，经 IL - 2 LAK$^+$ 治疗 157 例晚期胃癌患者，完全缓解 8 例，部分缓解 15 例，轻度缓解 10 例，有效率增加至 21%。

3. 介入治疗

早期胃癌患者如有全身性疾病不宜做手术切除者可采用内镜治疗，此外，通过内镜应用激光、微波及注射无水乙醇等亦可取得根治效果。进展期胃癌不能进行手术者亦可通过内镜局部注射免疫增强剂（如 OK - 432）及抗癌药物。

4. 综合治疗

上述各种治疗方法综合应用可提高疗效。如化疗辅助手术，包括术中及术后局部动脉内注射；放疗辅助手术（术前、术中放疗）；化疗加放疗等。

对不能手术切除的晚期胃癌，经股动脉插管至肠系膜上动脉和腹腔动脉注入治疗药物可达到缓解症状的目的。

在抗癌治疗中，必须十分注意对患者的支持治疗，如补充营养、纠正贫血、调整酸碱平衡、预防感染、镇痛、止血等。

（二）中药治疗

1. 辨证用药

1）肝胃不和

多见于胃癌早期，病灶多在胃窦部，伴有或不伴有不全性幽门梗阻。症见胃脘胀满，两胁隐痛，气郁不舒，食后疼痛，嗳气陈腐，口苦心烦，时有便干。舌质红，苔薄黄，脉弦细或沉弦。

治法：疏肝和胃。

方药：柴胡疏肝散加减。

柴胡、枳壳、制香附、旋覆花（包）各 10 g，青皮、陈皮、广木香、绛香、厚朴各 6 g，砂仁（后下）3 g，延胡索 15 g。

2）气滞血瘀

胃脘疼痛部位固定，面赤烦渴。舌质暗红，有瘀点、瘀斑，脉弦或涩。

治法：理气活血。

方药：桃红四物汤加减。

桃仁、红花、三棱、生莪术、王不留行、炙山甲①、五灵脂、广郁金各 10 g，当归 15 g，蒲黄（包）、广木香、青皮、陈皮各 6 g。

3）痰湿结聚

胃脘疼痛，食减腹胀，呃逆呕吐，涌泛清水痰涎，胃脘包块痞硬。苔腻，脉濡或见滑象。

治法：消痰散结。

方药：海藻玉壶汤加减。

海藻、昆布、夏枯草、黄药子、生牡蛎（先煎）各 30 g，浙贝母、姜半夏、陈胆星、山慈菇、皂角刺、葶苈子、瓜蒌仁各 10 g，海浮石（先煎）15 g。

4）胃热伤阴

中晚期胃癌多见，常伴有自主神经功能失调。症见胃脘灼热，嘈杂，纳后痛剧，口干欲饮，五心烦热，小便短赤，大便秘结。舌质绛红或光红少苔，脉弦细或弦数。

治法：滋阴清热，养胃和中。

方药：沙参麦冬汤合竹叶石膏汤加减。

泡参、北沙参、麦冬、知母各 15 g，玉竹 10 g，天花粉、黄柏各 12 g，生石膏 30 g。

5）气血两虚

晚期胃癌，贫血，消瘦，恶病质，血浆蛋白低下。症见心悸气短，头晕目眩，自汗盗汗，虚烦不眠，面色萎黄，肌肤消瘦，下肢水肿或有腹水，大便溏或秘结。舌质淡红或瘦小光红，苔薄或无苔，脉沉细无力。

治法：补气养血，健脾益肾。

---

① 穿山甲已不能用，可用类似品种代替。

方药：十全大补汤合脾肾方加减。

党参、白芍、补骨脂、仙灵脾、阿胶各 15 g，白术、大枣各 10 g，黄芪 30 g，茯苓、熟地、枸杞、女贞子、鸡血藤各 20 g。

2. 中成药

1）平消片：平消片每次 4~8 片，每日 3 次，温开水送服。

2）六神丸：六神丸每次 15 粒，每日 3 次，温开水送服。

3）犀黄丸：犀黄丸每次 3 g，每日 2 次，黄酒送服。

4）小金丹：小金丹每次 0.6 g，每日 2 次，温黄酒送服。

5）肿节风片：肿节风片每次 6 片，每日 3 次，温开水送服。

6）猴头菌片：猴头菌片每次 6 片，每日 3~4 次，温开水送服。

7）参莲胶囊：参莲胶囊有清热解毒，化瘀消瘤的功能。每次 4 粒，每日 3 次，温开水送服。

3. 单、验方

1）黄芪 15 g，党参 15 g，生白术 15 g，仙鹤草 30 g，白英 30 g，蚤休 30 g，生薏苡仁 30 g，白花蛇舌草 30 g，五加皮 20 g。每日 1 剂，水煎服。对胃癌有一定疗效。

2）党参 30 g，瓦楞子 30 g，茯苓 15 g，白术 15 g，清半夏 15 g，陈皮 12 g，露蜂房 15 g，全蝎 10 g，黄芪 20 g，生薏苡仁 30 g。每日 1 剂，水煎服。

3）藤梨根 30 g，生薏苡仁 30 g；仙鹤草 30 g。煎水代茶常饮。

4）白茅根 60 g，半枝莲 60 g，生薏苡仁 60 g。水煎加红糖 30 g，代茶饮用。

5）核桃树枝 100 g（鲜品），煮鸡蛋 2 枚，每日服 1 剂。

6）党参 15 g，黄芪 15 g，白术 15 g，茯苓 15 g，甘草 12 g，生薏苡仁 20 g，夏枯草 15 g。煎水代茶饮，每日 1 剂。

（钟蕾）

第五节　溃疡性结肠炎

溃疡性结肠炎（UC）是一种病因尚不十分清楚的直肠和结肠慢性非特异性炎症性疾病。病变主要局限于大肠黏膜与黏膜下层；范围多累及远段结肠，病变可逆行向近段发展，甚至累及全结肠及末段回肠。临床表现为腹泻、黏液脓血便、腹痛。病情轻重不等，多呈反复发作的慢性病程。本病可发生在任何年龄，多见于 20~40 岁，亦可见于儿童或老年。男女发病率无明显差别。本病在我国较欧美少见，且病情一般较轻，但近年患病率似有增加，重症也有报道。

一、病因

病因目前尚不完全明确，可能与下列因素有关：

（一）免疫功能异常

本病常出现某些自身抗体、免疫复合物与细胞免疫异常，故认为可能与发病有关。

1. 自体免疫

本病患者血清中能检出抗结肠上皮抗体，结肠黏膜病变部位有大量浆细胞浸润及免疫复合物沉积。体外实验证明此抗体能与结肠上皮细胞结合，且与大肠杆菌 O_{14} 黏多糖抗原有交叉反应。在某种情况下，大肠杆菌 O_{14} 抗原激发了抗结肠抗体的生成，抗原、抗体结合后，产生一系列免疫反应，损害结肠黏膜。

2. 变态反应

溃疡性结肠炎活动期，病变结肠黏膜组织中嗜酸性粒细胞增多、肥大细胞脱颗粒及血浆组胺浓度升高，抗原－IgE 复合物与肥大细胞膜结合后释放组胺并激活激肽释放酶－激肽系统，使血管扩张，通透性增加，肠黏膜充血、水肿、糜烂与溃疡。

（二）感染因素

本病病理变化及临床表现与结肠感染性疾病相似，如脓血便及毒血症，肠道的菌落计数明显超过正常人，但粪便多次培养不出细菌，并且使用抗生素不能使病情缓解。近期有人用电镜观察结肠病变组织，可见一种病毒，内含有核心和外壳，直径约 50 nm，故推测本病可能与此病毒有关。

（三）过敏反应

个别患者有食物过敏史。有认为患者的结肠黏膜对机械性刺激过敏，肠壁的肥大细胞增多，受刺激后释放组胺，引起充血、水肿、平滑肌痉挛和溃疡形成。

（四）精神因素

焦虑、抑郁、悲痛等情绪变化可诱发或使病情加重。这可能是由于中枢神经系统活动障碍造成了自主神经功能紊乱。导致肠道痉挛，血液循环障碍，最终造成黏膜的糜烂或溃疡。

（五）遗传因素

本病患者血缘家庭成员发病率较高，种族间发病率有明显差异，本病在白种人中发病率明显多于黑种人。

病变主要累及直肠及乙状结肠，较重者可扩展至降结肠、横结肠，少数可累及全结肠，甚至涉及回肠末段，又称为"倒灌性回肠炎"。病变的深部仅及黏膜及黏膜下层，很少达肌层。早期黏膜有水肿、充血，以后发展为糜烂、出血或黏膜呈颗粒状，开始时黏膜有隐窝脓肿及表浅小溃疡。严重者溃疡可深达肌层，甚至穿孔至周围组织。肉芽组织及黏膜水肿可形成假息肉。溃疡愈合形成瘢痕组织，使结肠变形缩短，结肠袋消失，肠腔狭窄。缓解期溃疡可以愈合。

二、临床表现

（一）症状

急性期常有低热、中度发热；重症时可有高热、心率增快、全身衰弱、贫血等毒血症症状。腹泻每日数次，重者在 10～30 次，或腹泻、便秘交替出现，大便呈糊状，伴里急后重，严重患者可有食欲减退、恶心、呕吐。

（二）体征

左下腹或全腹常有压痛，肠鸣音亢进，常可触及管状的结肠，直肠指检常有触痛。轻型或缓解期时可无体征。

（三）临床分型

按起病缓急和病情轻重分为三种类型：

1. 轻型

轻型起病缓慢，症状轻，无全身症状，腹泻每日 3 次以下，可有少量便血。病变局限于直肠和乙状结肠，临床最多见。

2. 重型

重型有消化道和全身症状，常有肠外表现，腹泻每日 6 次以上，常有明显黏液脓血便。病变呈进行性，累及全结肠，较多出现并发症。

3. 暴发型

暴发型较少见。起病急，消化道和全身症状重，腹部症状明显，易并发中毒性结肠扩张和急性肠穿孔。

（四）并发症

1. 中毒性巨结肠

中毒性巨结肠国内少见，多发生于暴发型或重症患者。由于结肠病变广泛，炎症累及结肠肌层与肠肌神经丛，肠壁张力低下，肠内容物及气体大量积聚，引起急性结肠扩张。诱因为低血钾、钡剂灌肠、使用抗胆碱药物等。临床表现为病情急剧恶化，中毒症状明显，肠蠕动、肠鸣音减弱或消失。预后差，易引起急性肠穿孔。

2. 下消化道出血

下消化道出血为溃疡病变侵蚀使较大血管破裂而致，其次低凝血酶原亦是原因之一。

3. 癌变

癌变国内发生率较低，国外报道有 5%～10% 患者发生癌变。

三、药物治疗

（一）西药治疗

溃疡性结肠炎的原因未明，因此，目前药物治疗仍主要是调节免疫反应和抗感染。药物治疗的目的在于控制急性炎症的发作，缓解症状，预防疾病的复发，预防并发症，评价内科治疗的效果。

在对溃疡性结肠炎进行治疗之前首先要了解病变的部位、病变程度和是初发还是慢性急性发作。溃疡性结肠炎受累部位分为直肠型、左半结型和全结肠型，部位不同，给药的途径、药物反应和预后均有差异。对于溃疡性结肠炎直肠型和左半结肠型多采用局部灌肠结合口服的方法进行治疗，而全结肠病变则多采用口服结合静脉用药，并需要糖皮质激素治疗。同样，疾病的程度不同，选用的药物和给药途径也不同，轻症的患者一般只需口服氨基水杨酸类药物即可，重症的患者则须静脉使用糖皮质激素。初发者药物治疗的效果往往较好，而慢性复发者有时甚至需要进行免疫抑制剂治疗。因为溃疡性结肠炎患者使用药物的时间较长，只有合理地选用药物才能避免药物引起的不良反应。如柳氮磺吡啶引起的造血系统和肝功能改变，糖皮质激素引起的水电解质紊乱、容易感染等，免疫抑制剂造成的骨髓抑制。一旦出现明显的不良反应要及时停药和换药，以免造成更严重的损害。

1. 氨基水杨酸制剂

1）柳氮磺吡啶（SASP）：是 5 - 氨基水杨酸（5 - ASA）的磺胺吡啶（SP）以偶氮键相连的化合物，是最早用于治疗 UC 的药物之一。50 年的临床应用肯定了 SASP 的治疗效果。其常用剂量为每日 2 ~ 4 g，最大可用至每日 6 g，初始剂量为 0.5 g，每日 2 次。在 3 天内增至治疗剂量，这样可减少不良反应的发生，维持量一般为每日 2 g。研究表明，SASP 适用于 UC 活动期，尤其对轻、中型患者效果较好。

2）5 - 氨基水杨酸（5 - ASA）：5 - ASA 是 SASP 的活性部分，而 SP 与 SASP 的不良反应有关，故用 700 mg 5 - ASA 灌肠有 75% 溃疡性结肠炎患者临床和内镜情况改善，而 SP 则无效，口服制剂的常用剂量为每日 2 ~ 3 g。现已有 5 - ASA 栓剂，常用量为 200 ~ 1 000 mg，每日 2 ~ 3 次，使用方便，可有效预防复发，且无明显不良反应。机理是抑制脂氧合酶使白三烯水平降低，同时具有清除氧自由基作用等。

3）奥沙拉嗪：为 2 分子 5 - ASA 偶氮化合物，是近年治疗 UC 的突破性进展，其最大特点是对因 SASP 不良反应不宜服用 SASP 的患者有效，口服一般每日 2 g。有人用此药治疗 160 例 UC，82.5% 可长期服用，9.8% 因腹泻而中止治疗。

4）4 - 氨基水杨酸（4 - ASA）：一般用于 UC 远段结肠、直肠病变，保留灌肠（2 g 于 60 mL 水中）和安慰剂对照效果显著，未见不良反应。另外动物实验资料提示，4 - ASA 的抗炎作用优于 5 - ASA，在临床上值得更多试用。国外有人用 4 - ASA 灌肠剂对 10 例 UC 患者进行治疗。灌肠剂组成：4 - ASA 2 g、乳糖 2 g、胶体二氧化硅 5 mg，呈白色粉末状，患者每晚睡前加入 60 mL 水服用，连用 4 周，结果显示治疗后这些患者的病情均有明显好转。因此，认为 4 - ASA 灌肠剂治疗 UC 疗效好，既便宜又无不良反应。

2. 糖皮质激素

糖皮质激素已公认对急性发作期 UC 有较好疗效。基本作用机制为非特异性抗炎和抑制免疫反应。适用于对氨基水杨酸制剂疗效不佳的轻、中型患者，特别适用于重型活动期患者及暴发型患者。一般给予泼尼松口服 40 mg/d；重症患者先予较大剂量氢化可的松 200 ~ 300 mg/d 或地塞米松 10 mg/d，7 ~ 14 天改为泼尼松 60 mg/d 口服，静脉滴注，病情缓解后逐渐减量至停药。注意减药速度不要太快以防反跳，减量期间加用氨基水杨酸制剂逐渐接替激素治疗。

病变局限在直肠、乙状结肠的患者，可用琥珀酸钠氢化可的松（不能用氢化可的松醇溶制剂）100 mg、泼尼松龙 20 mg 或地塞米松 5 mg 加生理盐水 100 mL，做保留灌肠，每日 1 次，病情好转后改为每周 2 ~ 3 次，疗程 1 ~ 3 个月。近年国外已推出多种新型激素灌肠剂或栓剂，这类制剂使用较方便。

3. 免疫抑制剂

免疫抑制剂常用硫唑嘌呤或 6 - 巯基嘌呤。本类药物的疗效尚未确定。可减轻结肠黏膜炎症，适用于慢性持续或反复发作的患者，特别是对磺胺、糖皮质激素无效的患者，剂量均按每日 1.5 mg/kg 体重计算，分 3 次口服，疗程约 1 月，可使病情持续缓解，但停药后多有复发，且有骨髓抑制、影响细胞免疫、造成严重感染及白细胞减少等不良反应，故特别需要慎用。色甘酸钠，每日 4 次，每次 20 mg，空腹服用，对缓解肠炎症状有帮助。

4. 促肾上腺皮质激素

促肾上腺皮质激素（ACTH）是维持肾上腺正常功能的重要激素。ACTH 与肾上腺细胞膜上受体结合，通过 G 蛋白激活腺苷酸环化酶，促使细胞合成糖皮质激素。不良反应与糖皮质激素基本相同。少数患者可能发生过敏性休克。主要适用于暴发型和严重发作期而应用糖皮质激素无效的患者。常用剂量为 25 ~ 50 U/d，静脉滴注。

5. 其他药物

1）甲硝唑：UC 患者肠内厌氧菌繁殖时，常使症状加剧，甲硝唑可抑制肠内厌氧菌，可影响白细胞趋化性及某些免疫抑制，使 UC 症状改善。每次口服 0.4 g，每日 3 次，半月后改为 0.2 g，每日 3 次，4 周为 1 个疗程。但有时出现胃肠反应。

2）磺胺脒（SG）：SG 2 ~ 3 g，每日 3 ~ 4 次。

3）酞磺胺噻唑（PST）：PST 1 ~ 2 g，每日 3 次。

4）复方新诺明：复方新诺明首剂 2 片，以后 1 ~ 2 片，每日 2 次，饭后服。

5）抗生素：在磺胺药过敏时可考虑使用氨苄西林每日 2 ~ 4 g，口服；头孢氨苄每日 2 ~ 4 g，口服。但这些药物不能长期使用。有继发感染者可用庆大霉素、氨苄西林、氯霉素及先锋霉素等肌内注射或静脉滴注。

6）赛庚啶：文献报道，赛庚啶可使对溃疡性及过敏性结肠炎等所致的慢性腹泻黏液便次数减少，腹痛改善。这可能与对抗 5 - HT 类物质对肠道平滑肌的异常兴奋有关。

7）硫糖铝：研究表明，硫糖铝能保护溃疡面，并刺激局部合成和释放前列腺素，因而也有细胞保护作用。有人以 10% 硫糖铝 100 mL 做保留灌肠，早晚各 1 次，1 ~ 3 周为 1 个疗程，治疗 UC14 例，结果大便次数减少 50%，原有便血者 6/12 停止排血，总有效率 78.6%，3 例无效。

8）西咪替丁：UC 患者的病变肠壁常有肥大细胞增多，该细胞受刺激后可释放出大量组胺，从而导致肠壁充血、水肿、平滑肌痉挛，甚至引起肠壁小溃疡。西咪替丁为组织 H_2RA，机制可能与通过抑制肥大细胞所释放组胺有关。方法：西咪替丁 0.2 g，每日 3 次口服，睡前加服 0.4 g，待病情明显好转并稳定一段时期后再服用维持量（仅睡前服 0.4 g）4～8 周或更长时间。

9）吲哚美辛：UC 的腹泻是前列腺素（PG）刺激肠黏膜分泌引起的，且在 UC 急性期患者直肠黏膜培养中发现 PGE_2 及脂氧合酶产物显著高于正常，而吲哚美辛系脂氧合酶合成抑制剂，且有免疫调节作用。因此吲哚美辛治疗 UC 有效。方法：25～50 mg 口服，每日 3～4 次，也可用吲哚美辛混悬液 100～150 mL 灌肠，每日 1～2 次，但也有人认为吲哚美辛治疗 UC 无效。

10）色甘酸钠：UC 是非特异性肠炎，以 Ⅲ 型变态反应为主，Heatleg 用其 200 mg 灌肠，每日 4 次；100 mg 口服，每日 3 次，4 周为 1 个疗程。发现 14/20 例有效，而安慰剂仅 2/26 例有效。但有人不能重复类似结果，多数人认为如用偶氮磺胺吡啶不能耐受者，可以改用色甘酸钠。

11）可乐定：每日 0.3 mg，分 3 次服用，对重度特发性溃疡性结肠炎有良效。且疗效与血浆皮质醇水平的降低相平行，亦与结肠内张力的增高相平行。

12）人体免疫球蛋白：苏联学者发现该药对直肠黏膜的再生过程有良好作用，同时对肠道菌群失调有调整作用。作者用其治疗 UC 29 例。每次肌内注射 0.5～1.5 g（10% 溶液 5～15 mL），隔日 1 次，3 次 1 个疗程，不用其他药物。经 7～10 天治疗，结果 21 例有效，其中对左半侧结肠炎、直肠炎和中轻型患者疗效更佳。治疗过程中未发现任何不良反应。

近年来报道在用糖皮质激素、SASP 治疗的同时，辅以口服鱼油每日 5.4 g，可提高 UC 疗效。另有报道用药与局部治疗同时进行，有协同作用，可减少口服 SASP 及糖皮质激素用量。故口服给药同时应用肛栓或灌肠给药，使其不良反应降低，而疗效提高。

（二）中药治疗

1. 辨证用药

1）湿热内蕴

腹痛腹泻，粪便中夹血或脓血，里急后重，肛门灼热，小便短赤，发热口苦。苔黄腻，脉滑数。

治法：清热化湿，调气和血。

方药：白头翁汤加味。

白头翁 15 g，秦皮、黄柏各 9 g，川连 6 g。

热重，加黄芩 10 g，金银花 20 g；湿重加厚朴、苍术各 6 g。

2）肝脾不和

因情绪紧张或激动即发腹痛泄泻，泻后痛减，肠鸣腹胀，胸胁胀痛。苔薄，脉弦。

治法：疏肝理气，健脾和胃。

方药：痛泻要方加减。

白术 15 g，白芍 12 g，陈皮、防风各 6 g。

泄泻不止加乌梅 5 枚，五味子 6 g；纳呆神疲，加党参 10 g，山药 15 g。

3）脾胃虚弱

大便稀薄，夹有黏液，腹痛绵绵，肢倦乏力，纳食减少，面色少华。舌淡苔白，脉细弱。

治法：健脾和胃。

方药：参苓白术散加减。

党参、白术、山药、薏苡仁各 15 g，茯苓、莲肉各 10 g，桔梗、砂仁各 6 g，甘草 3 g。

久泻气虚脱肛者，宜补中益气汤，以益气升阳；食欲下降，加山楂 10 g，神曲 10 g，麦芽 15 g。

4）瘀阻肠络

少腹刺痛，以左侧为甚，按之痛甚，泻下不爽，常夹脓血，面色晦滞。舌边有瘀斑或质暗红，脉细弦或细涩。

治法：活血化瘀，行气止痛。

方药：少腹逐瘀汤加减。

当归、赤芍、五灵脂、蒲黄、延胡索各 9 g，川芎、茴香各 6 g，炮姜 45 g，地榆 15 g。

5）脾肾阳虚

畏寒肢冷，面色㿠白，腰膝酸软，五更泄泻。舌质淡，苔白滑，脉沉细无力。

治法：温肾固摄。

方药：四神丸加味。

补骨脂 15 g，吴茱萸 6 g，肉豆蔻 12 g，制附子、五味子各 6 g，党参 9 g。

泄泻日久、滑脱不禁者，加赤石脂、禹余粮各 9 g。

6）阴血亏虚

便血黏稠量少，腹中隐痛，午后低热，头晕目眩，失眠盗汗，神疲乏力。舌红少苔，脉细数。

治法：养阴清肠。

方药：驻车丸加减。

当归、阿胶、白芍、墨旱莲、地榆炭各 9 g，石斛 12 g，甘草 6 g，炮姜、川连各 3 g。

2. 中成药

1）复方公英片：复方公英片每次 6~8 片，每日 3 次。用治湿热下注型。

2）香连化滞丸：香连化滞丸水丸每次 6 g，或蜜丸每次 2 丸，每日 2 次。用治湿热干结所致的腹胀腹痛，下利赤白，里急后重，苔黄腻等。

3）枳实导滞丸：枳实导滞丸每次 6~9 g，每日 2 次。用治湿热下注型。

4）痢疾丸：痢疾丸每次 9 g，每日 2 次。具有清热化湿止泄作用。用治泻下赤白黏液，腹胀腹痛等。

5）复方黄连素片：复方黄连素片每次 3 ~ 4 片，每日 2 ~ 3 次。用治湿热内阻的肠炎，腹胀腹痛，腹泻反复发作之症。

6）泻痢宁：泻痢宁每次 6 片，每日 3 次。用治肠道湿热引起的肠炎，腹泻，泻下黏液等症。

7）苦参片：苦参片每次 4 ~ 6 片，每日 3 次。具有清热燥湿的作用。

8）逍遥丸：逍遥丸每次 6 ~ 9 g，每日 2 次。用治肝郁脾虚型。

9）加味逍遥丸：加味逍遥丸每次 6 g，每日 2 次。用治肝郁脾虚型。

10）舒肝和胃丸：舒肝和胃丸每次 2 丸，每日 2 次。用治肝郁脾虚型溃疡性结肠炎。

11）附子理中丸：附子理中丸每次 1 丸，每日 1 ~ 2 次。用治脾胃虚寒，畏寒肢冷，脘腹冷痛，便溏泄泻等。

12）四逆汤：四逆汤每次 10 ~ 20 mL，每日 3 次。用治脾肾阳虚，虚寒腹痛，四肢厥冷，下利清谷之症。

13）健脾丸：健脾丸每次 1 丸，每日 2 次；小蜜丸每次 9 g，每日 2 次。用治脾胃虚弱，运化失常引起的腹泻，便溏，食欲下降，神疲形消等。

14）参苓白术丸：参苓白术丸每次 6 ~ 9 g，每日 1 ~ 2 次。用治脾胃虚弱以致腹泻，腹痛反复发作，消瘦乏力，食欲下降等症。

15）四神丸：四神丸每次 9 g，每日 2 次。用治脾肾虚寒所致的五更泄泻，便溏腹痛，食不消化，神疲乏力等症。

16）结肠炎丸：结肠炎丸每次 5 g，每日 3 次。用治脾胃虚寒兼有湿热之邪所致的腹中隐痛。

17）泻痢固肠丸：泻痢固肠丸每次 6 g，每日 2 次。用治脾胃虚弱引起的泻痢脱肛，脐腹胀痛，神疲纳差等。

18）乌梅丸：乌梅丸每次 2 丸，每日 3 次。用治脾虚所致泻痢日久，正虚邪实，寒热错杂之症。

3. 单、验方

1）蜂房、儿茶、白及各 10 g，青黛 15 g。混匀研粉取 15 g 加温水 40℃左右稀释成 50 mL 以灌肠器将药液注入肠腔，每晚 1 次，灌后臀部垫高卧床 1 小时，疗程 4 ~ 12 周不等，有较好疗效。

2）山药 150 g，诃子肉、石榴皮各 60 g。共研为细末，每日 3 次，每次 4.5 g，空腹服用。本方有滋补脾胃，涩肠止泻之功。

3）黄芪、薏苡仁、丹参各 30 g，党参、茯苓、山药、赤芍、川芎、丹皮各 15 g，白术 10 g。水煎服，每日 1 剂。本方有益气健脾，活血化瘀之功。适用于脾气虚弱，兼有血瘀患者。

4）蒲公英、败酱草、红藤、穿心莲各 30 g，黄柏 15 g。加水煎至 150 mL，温度在 30 ~ 40℃时做保留灌肠。保留 8 小时以上疗效更佳。

5）锡类散具有消炎、收缩血管及镇静止痛作用，用于治疗 UC 效果良好。一般以 0.3 g 食间服，每日 3 次，同时每晚保留灌肠 1 次（0.6～0.9 g 加入 100 mL 生理盐水中）。中国医科大学三院用其 0.6 g 加 0.2% 黄连素溶液保留灌肠治疗 34 例 UC，100% 基本缓解。

6）明矾、苍术、苦参、槐花各 15 g，大黄 10 g。每剂煎成 250 mL，溃疡性直肠炎，每 50～80 mL 保留灌肠，患者取胸膝位用注入器经肛门注入；乙状结肠及高位结肠病变，每次 100～125 mL 用导尿管置入直肠内 5～30 cm（深度依病变受累范围而定）注入药液。多数患者灌肠前嘱患者排空大便即可，少数高位结肠病变可在灌肠前洗肠，注药后臀部垫高俯卧位至少 30 分钟，早晚各 1 次，每 7～10 日为 1 个疗程，少数患者 1 个疗程即可收效，多数患者需要 2～3 个疗程，疗程间停药 3 日。本组疗效优良者占 83.3%。

7）明矾、苍术、苦参、槐花各 15 g，大黄 10 g，煎水保留灌肠。文献报道治疗 359 例，痊愈和基本痊愈 299 例，好转 49 例，无效 7 例，总有效率 98%。

8）白头翁 20 g，苦参、地榆、黄连、白芍各 10 g，大黄 5 g，甘草 8 g。水煎浓缩 100 mL，每日 1 次做保留灌肠。也可用上方浓煎 200 mL，加入甲硝唑 0.6 g（研粉）于汤剂内，每晚 1 剂做保留灌肠。

（郭婕）

第六节　大肠癌

大肠癌包括结肠癌与直肠癌，是胃肠道内常见的恶性肿瘤，占全部胃肠道癌的第 1～2 位。其发病情况有明显的地区分布差异。以北美洲、大洋洲最高，欧洲居中，亚非地区较低。我国南方，特别是东南沿海明显高于北方。近 20 多年来，世界上多数国家大肠癌（主要是结肠癌）发病率呈上升趋势，我国大肠癌发病率上升趋势亦十分明显。

一、病因

大肠癌的病因尚未完全清楚，目前认为主要是环境因素与遗传因素综合作用的结果。

（一）环境因素

中国流行病学特点提示大肠癌的发病与环境因素，特别是饮食因素的密切关系。一般认为高脂肪食谱与食物纤维不足是主要的相关因素，这已被大量流行病学和动物实验所证明。

（二）遗传因素

遗传性大肠癌又称 Lynch 综合征，是指除大肠息肉病以外的与遗传因素密切相关的大肠癌，约占大肠癌的 10%，属常染色体显性遗传。其特点为：①发病年龄较早；②右侧大肠癌较多；③多发性大肠癌占一定比例；④常伴有大肠外原发腺癌，如子宫内膜癌、卵巢癌，称为癌症家族综合征。

（三）其他高危因素

1. 慢性炎症的刺激

如溃疡性结肠炎、血吸虫性结肠炎、肉芽肿性结肠炎等炎症可使肠黏膜水肿、渗出、反复的组织破坏及修复过程致使肠壁纤维组织增生，导致肠壁肥厚、肠腔狭窄，甚至促使上皮细胞间变，逐渐发展为癌变。据统计溃疡性结肠炎的癌变率为 6% ~ 11%，比正常人群高出 5 ~ 10 倍；血吸虫病患者的大肠癌发病率可高达 44.2%；克罗恩病合并结肠癌的机会可比一般人群高出 20 倍。

2. 良性肿瘤的恶性病变

结肠癌常由大肠腺瘤恶变而来。Helwig（1959 年）统计，结肠、直肠癌患者尸检约一半曾有腺瘤。小于 1.0 cm 恶变率为 1%，1.0 ~ 2.0 cm 为 10.2%，大于 2.0 cm 恶变率可达 34.7%。

3. 放疗

盆腔接受放疗后，结肠、直肠癌发生率增加 4 倍，大多数发生在放疗后 10 ~ 20 年，癌灶位于原放射野内。

4. 其他因素

亚硝胺类化合物中致癌物不仅是人类食管癌及胃癌的重要原因，也可能是大肠癌的致病因素之一。原发性与获得性免疫缺陷病也可能为本病的致病因素。大肠癌患者的家族成员中死于大肠癌的要比一般家庭成员高 4 倍，这可能与相同饮食习惯或遗传因素有关。某些病毒在癌的发生中有作用。胆囊切除、胃切除、迷走神经切除的患者，癌发生率较高。

大肠癌发病部位最多见于直肠与乙状结肠，占 75% ~ 80%，其次为盲肠及升结肠，分别为 4% ~ 6% 及 2% ~ 3%，再次为结肠肝曲、降结肠、横结肠及结肠脾曲。

二、临床表现

（一）结肠癌的临床表现

1. 排便习惯的改变和粪便性状的改变

排便习惯的改变和粪便性状的改变常为最早出现的症状，多表现为大便次数增多、不成形或稀便；大便带血，或鲜红，或暗红，有脓或黏液。

2. 腹痛

腹痛也是早期症状之一，部位多在中下腹部，呈持续性隐痛，肠梗阻明显时则表现为阵发性绞痛。

3. 腹部包块

癌肿生长到一定程度，腹部可扪及包块，一般肿块较硬，形状不规则，表面呈结节状，早期包块活动度尚可，晚期因粘连而活动度差，当继发感染时可出现压痛。

4. 肠梗阻

肠梗阻较少见，肝曲结肠癌易发生梗阻，表现为下腹隐痛、便秘、腹胀明显，恶心、呕吐症状较少见，肠蠕动亢进。

5. 贫血

贫血主要是由于癌肿出血及慢性全身性消耗。此外，亦可出现乏力、发热、消瘦、低蛋白血症等症状。

由于左右两侧结肠解剖及癌肿病理各有特点，故临床表现存在明显区别。右侧结肠肠腔较宽、壁薄且扩张性大，癌肿病理以肿块型为主，并有溃疡发生，故临床表现以大便带血、贫血、腹部包块为主；左侧结肠肠腔较窄，癌肿病理以浸润型为主，易造成肠腔狭窄，临床表现以梗阻症状为主。

结肠癌的早期症状常不明显，易被忽视，因此大多数患者结肠癌发现时已不属早期。40岁以上患者有以下症状时要警惕结肠癌的可能：①近期出现持续性腹部不适、隐痛、腹胀等，经一般治疗后症状无明显好转；②排便习惯改变，出现腹泻、便秘或腹泻、便秘交替；③大便带血、黏液但无肠炎或痢疾病史；④结肠部位有可疑肿块；⑤出现原因不明的贫血、消瘦或乏力症状。对有以上症状的患者，特别是大便隐血试验多次阳性者，应做进一步检查。

（二）直肠癌的临床表现

直肠癌早期病变仅限于黏膜，多无明显症状，或仅有少量肉眼不易察觉的便血和便中夹带黏液，晚期则由于癌肿的迅速增大、溃疡、感染，侵及邻近组织器官而出现局部及全身症状，主要表现为排便习惯改变及便血等。

1. 排便习惯的改变

由于病灶刺激肠道而致肠功能紊乱所产生的大便习惯的改变。主要表现为便意频繁，大便次数增多，每日数次至十余次，多者达数十次。次数越多，所含粪汁越少，实际上每次只排出少量血液及黏液。大便变形、带有沟槽或便形变细、排便不尽感，其程度与癌肿大小有关。若便前肛内有明显坠胀感，便时里急后重并有下腹隐痛，估计病变较晚，预后不良。

2. 便血

便血多为鲜血或暗红色血，与大便不相混，系肿瘤坏死脱落形成溃疡面后的渗血，大量出血者少见，之后可有黏液排出。感染严重者，则可出现脓血便，量少，大便次数多，常易与细菌性痢疾相混淆。

3. 肠道狭窄及梗阻

癌肿绕肠道周径浸润生长，使肠腔狭窄，尤其在直肠与乙状结肠交界处，多为浸润型癌，极易引起梗阻现象。直肠壶腹部癌，因多为溃疡型癌，直肠壶腹部较宽阔，估计

1.5~2 年才引起狭窄梗阻。表现为大便形态变细，排便困难，便秘，腹部胀气不适，阵发性绞痛，肠鸣音亢进等。

4. 肛门疼痛及肛门失禁

直肠下段癌如浸润肛管可引起局部疼痛，如累及肛管括约肌则可引起肛门失禁，脓血便经常流出，污染内裤；癌肿感染或转移，可引起腹股沟淋巴结肿大。

5. 其他表现

直肠癌晚期如浸润其他脏器及组织，可引起该处病变症状。侵犯骶神经丛可使骶部及会阴部疼痛，类似坐骨神经部疼痛；侵犯膀胱、前列腺，可引起膀胱炎、尿道炎、膀胱直肠瘘，女性可引起阴道直肠瘘，阴道内排出粪便及黏液和脓血；肝转移可引起肝大、黄疸、腹水等症状；全身症状可有贫血、消瘦、乏力、体重减轻等恶病质现象，有时还可出现急性肠梗阻、下消化道大出血及穿孔后引起弥漫性腹膜炎等症状。

三、药物治疗

（一）西药治疗

1. 化学药物治疗

主要用于 Dukes B、C 期患者术后局部化疗及晚期患者姑息治疗。常用药物有 5 - FU、MMC 等。近年来研究开发的新药包括：希罗达、草酸铂、开普拓等，临床证实对治疗晚期结直肠癌有一定疗效。结直肠癌化疗方案如下：

1）左旋咪唑 + 优福啶：左旋咪唑 50 mg，每日 3 次，口服，连服 3 天，每半月重复（服 3 天，休息 12 天），疗程 1 年。

优福啶，3~4 片，每日 3 次口服，共 2 月，休息 2 月再重复，共 1 年。

2）FA + 5 - FU

靶向分子叶酸（FA）：100~200 mg，iv drip（先用）；

5 - FU：600 mg/m^2，iv，drip（继用，6~8 小时内给入）。

以上每日 1 次，连用 5 天，每 30 天重复（用药 5 天，休息 25 天）。

可用作治疗性化疗，如用于辅助化疗则用 6 个月。

一般情况较差或骨髓脆弱者，成人呋喃氟尿嘧啶（FT - 207）200~300 mg，每日 3 次口服；或 UFT（为替加氟加尿嘧啶以 4:1 混合的口服药）2~4 片，每日 3 次口服；或卡莫氟（HCFU）200 mg，每日 3 次口服。

3）草酸铂（LOHP）+5 - FU/FA

LOHP：130 mg/m^2，iv drip，d$_1$；

FA：200 mg/m^2，2 小时，d$_{1~5}$；

5 - FU：300 mg/m^2（≤500 mg/d），iv drip，4 小时，d$_{1~5}$（接 FA）。

每 21 天重复 1 次。

4）MOF 方案

司莫司汀（MeCCNU）：130~175 mg/m^2，po，每 10 周 1 次；

长春新碱（VCR）：1 mg/m^2，iv，d$_1$，每 5 周 1 次；

5 – FU：10 mg/（kg·d），iv drip，$d_{1\sim5}$，每 5 周重复 1 次；

有效率达 43.5%。

5）左旋咪唑（Lev）/5 – FU 方案

5 – FU：术后 3 周开始，450 mg/（m^2·d），iv，$d_{1\sim5}$，以后 450 mg/m^2，iv，每周 1 次，连用 48 周。

Lev：术后 3 周开始，50 mg，tid，每 2 周服 3 天，连用 1 年。

6）CF/FU 方案

（1）中剂量

亚叶酸钙（CF）：200 mg/（m^2·d），iv drip，$d_{1\sim5}$；

5 – FU：370 mg/（m^2·d），iv，$d_{1\sim5}$，每 4 周为 1 个疗程。

（2）低剂量

CF：200 mg/（m^2·d），iv drip，$d_{1\sim5}$；

5 – FU：425 mg/（m^2·d），iv，$d_{1\sim5}$，每 4 周为 1 个疗程。

术后应用 6 个疗程

姑息化疗方案：应用于体内有明确病灶的患者，以缩小肿瘤、减轻症状、延长生存期为目的。

7）常用方案

CF：200 mg/m^2，iv drip（2 小时滴完），每日 1 次（qd），$d_{1\sim5}$；

5 – FU：450 mg/m^2，于 CF 用至一个半小时，iv，qd，$d_{1\sim5}$。

每 4 周为 1 个疗程。

8）如经济条件许可，可选用下列方案

（1）LOHP：130 mg/m^2，iv drip，d_1，注意，不能用生理盐水和葡萄糖盐水稀释；

CF：200 mg/m^2，iv drip，qd，$d_{1\sim5}$。

5 – FU：450 mg/m^2，iv drip，qd，$d_{1\sim5}$。

每 3 周为 1 个疗程。

（2）LOHP：100 mg/m^2，iv drip，d_1，注意，不能用生理盐水和葡萄糖盐水稀释；

CF：200 mg/m^2，iv drip，d_1；

5 – FU：400 mg/m^2，iv，d_1；

5 – FU：2 400～3 000 mg/m^2，化疗泵 48 小时持续灌注。

每 3 周为 1 个疗程。

以上方案对治疗大肠癌肝转移效果较好。

9）开普拓：180 mg/m^2，90 分钟，iv drip；

CF：200 mg/m^2，2 小时，iv drip；

5 – FU：400 mg/m^2，iv；

5 – FU：600 mg/m^2，22 小时，iv drip。

每 2 周为 1 个疗程。

开普拓 +5 – FU/CF 用于转移性大肠癌一线化疗的Ⅲ期临床试验的疗效：

确认的缓解率：37%；

无疾病进展时间：6.9 个月；

中位生存期：15.9 个月。

10）LOHP：130 mg/m², 2 小时, iv drip, d_1；

希罗达：1 000 ~ 1 250 mg/m², 每天 2 次（bid）, po, $d_{1~14}$, 每 3 周为 1 个疗程。此方案对晚期结直肠癌的有效率约 55%。

11）LOHP：85 mg/m², 2 小时, iv drip, d_1；

开普拓：200 mg/m², 90 分钟, iv drip, d_1, 每 3 周为 1 个疗程。

12）CF：20 mg/m², iv drip, $d_{1~5}$；

5 - FU：400 ~ 600 mg/m², iv, $d_{1~5}$；

羟喜树碱（HCPT）：6 ~ 8 mg/m², iv drip, $d_{1~5}$, 每 4 周为 1 个疗程。

若已有腹腔播散伴有腹水时，可行腹腔化疗，选用 DDP、卡铂（CBP）或 5 - FU。

如患者一般情况较差，不能耐受静脉化疗，可选用口服 HCFU 200 mg, tid；或 FT - 207, 200 mg, tid, 每月 1 个疗程，用 1 ~ 2 个疗程再评价是否继续。有条件者，可口服希罗达，1 500 ~ 2 000 mg, bid×14 天，停 1 周重复 1 次。

区域性化疗：提高结直肠癌的手术切除率，降低术后复发的肝脏转移率是结直肠癌治疗中尚待解决的问题。区域性化疗既可提高局部化疗药物的血药浓度以达到治疗的目的，又可避免或降低化疗的毒副反应，目前区域性化疗的方法有动脉插管化疗及门静脉系统化疗。Warren 等报道，自外科置入的肝动脉导管在 24 小时内注入 5 - FU 1.5 g/m²，在开始的 2 小时和最后的 2 小时经静脉注入 FA（最大剂量 400 mg/m²），在 6 周内每 2 周进行 1 次，可评价的 31 例患者中，完全缓解（CR）2 例，部分缓解（PR）13 例，有效率为 48%，中位有效期 8 个月，中位生存期 19 个月。亦可用 DDP 80 mg/m²，5 - FU 600 mg/m²，每月重复。有条件则可栓塞治疗，栓子用胶原、柔红霉素（DAU）及 MMC 的混合物或碘油及 DDP 制成。局部毒性主要表现为化学性肝炎、胆管坏死及硬化性胆管炎等。36% ~ 50% 接受肝动脉灌注化疗的患者可出现肝外复发，最常见于肺，为了延迟或防止这种肝外转移，可在肝动脉灌注化疗时联合应用全身化疗。

2. 生物治疗

大肠癌的生物治疗处于探索阶段，临床上应用：①细胞因子如 IFN、TNF、IL - 2 等；②单克隆抗体，如 C225 等；③免疫效应细胞，如肿瘤浸润淋巴细胞（TIL）、淋巴因子激活的杀伤细胞（LAK）、细胞因子诱导的杀伤细胞（CIK）、细胞毒淋巴细胞（CTL）、NK 细胞等；④免疫刺激剂，如卡介苗、OK - 432、蛋白质疫苗、肿瘤细胞疫苗、树突状细胞疫苗等；⑤基因药物，如 $p53$ 基因、E1 - B 缺陷型腺病毒等。上述方法治疗大肠癌的疗效不肯定，基因疗法也还处于实验研究阶段。已有人成功用野生型 $p53$ 基因在体外转染大肠癌细胞株，使其生长明显受抑制，显示了 $p53$ 抗癌基因在大肠癌治疗中的潜在价值。

3. 综合治疗

以手术为主，辅以放疗、化疗、中医中药或免疫治疗，可望提高疗效，有的患者可以考虑应用冷冻、电凝等方法。

（二）中药治疗

1. 辨证用药

1）湿热蕴结

腹部疼痛，下利赤白，胃纳呆滞，恶心，胸闷，口渴，小便短赤。舌苔黄腻，脉濡数或滑数。

治法：清热化湿。

方药：白头翁汤加减。

白头翁、藤梨根各 30 g，秦皮、红藤、败酱草、苦参、马齿苋各 15 g，黄连 3 g，黄柏 9 g，白槿 12 g。

2）脾虚夹湿

面色萎黄，气短乏力，食欲下降，腹部隐痛，大便稀溏，便下脓血，里急后重。舌淡苔黄腻，脉沉细或沉滑。

治法：健脾化湿，清热解毒。

方药：参苓白术散加减。

党参、石榴皮各 15 g，白术、苍术、厚朴、广木香各 12 g，茯苓 20 g，薏苡仁、扁豆、白芍、半枝莲各 30 g，儿茶、甘草各 6 g。

3）瘀毒内阻

下利紫褐脓血，里急后重，烦热口渴，胸满腹胀，腹块坚硬不移。舌质紫黯，或有瘀斑、瘀点。苔黄，脉弦数或细涩。

治法：化瘀解毒。

方药：膈下逐瘀汤加减。

归尾、红花、桃仁、赤芍、生地、红藤各 15 g，薏苡仁、败酱草、半枝莲、藤梨根各 30 g。

4）脾肾阳虚

畏寒怕冷，少气懒言，腹痛喜温，久泻久痢，五更泄泻。舌质淡，舌体胖，苔薄白，脉细弱。

治法：温补脾肾，祛湿化浊。

方药：理中汤加减。

党参 15 g，炒白术、补骨脂各 12 g，炮姜炭、淡吴茱萸、肉桂（后下）各 3 g，肉豆蔻 9 g，五味子、炮附片各 6 g。

2. 单、验方

1）火硝、制马钱子、郁金、白矾各 15 g，生甘草 3 g。共研为细粉，水泛为丸，如绿豆大小。每次服 0.3~0.9 g，一日 3 次。另用黄芪煎水或温开水送下。适用于肠癌肿块坚硬疼痛。

2）八角金盘 12 g，山慈菇、蛇莓、八月札、石见穿、败酱草、生薏苡仁各 30 g，黄芪、鸡血藤、丹参各 15 g，大黄 6 g，枳实 10 g。每日 1 剂水煎服，连服 90 剂后改用 2 日或 3 日 1 剂，连用 6~12 个月。有人报道用上方治疗结肠癌 78 例，单用中药 5 例，加化疗 8 例，手术加中药 23 例，手术加中药、化疗 38 例，手术加放疗、中药 4 例。5 年生存率为 80.77%，Ⅲ和Ⅳ期者单用中药治疗，5 年生存率达 60%。

3）红藤、八月札、苦参、丹参、凤尾草各 15 g，白花蛇舌草、菝葜、野葡萄藤、生薏苡仁、白毛藤、瓜蒌仁、贯众炭、半枝莲各 30 g，土鳖虫、乌梅肉、广木香各 9 g，壁虎 4.5 g（吞）。每日 1 剂水煎服。

4）炮附子 10 g，上桂粉 6 g，红参、半夏、桃仁各 15 g，蜂蜜 150 g，黄酒 200 g，生军 15 g，土鳖虫 30 g，大米 10 g。加水 1 000 mL，煮米熟汤成，去渣加黄酒、蜂蜜，煎取 900 mL，1 剂分 2 日服。黄芪、桂枝、生姜各 45 g，白芍 90 g，炙甘草 20 g，大枣 12 枚，生军、桃仁各 15 g，土鳖虫 30 g，黄酒 200 mL。以水 1 500 mL，煎取 700 mL，去渣入黄酒，再煎成 300 mL，每日 1 剂。有人用上 2 方治疗 1 例结肠癌，服药 2 个多月，2 年后随访，患者康复。

5）生大黄粉 9 g，加入生理盐水 140 mL 保留灌肠。1 日 1 次，一般 3 天为 1 个疗程。本法对肠癌术后大量便血颇有卓效。

6）白花蛇舌草、红藤、瓦楞子、黄芪、薏苡仁各 30 g，龙葵、鳖甲、龟板各 15 g，大黄 9 g，丹皮 12 g。每日 1 剂，水煎，分 2 次温服。适用于结肠癌肿块增大，有时发生肠梗阻，腹部阵阵疼痛，或腹胀便秘者。

7）败酱草、仙鹤草、白花蛇舌草、白毛藤各 30 g，槐花、黄芩各 9 g，地榆、茯苓各 12 g，金银花、白术各 10 g，厚朴 8 g，薏苡仁 20 g，秦皮 19 g，党参、绞股蓝各 15 g，甘草 3 g。此方对结直肠癌便次增多，里急后重，排黏液血便尤为合适。若伴腹痛加白屈菜 9 g，米壳 10 g。

8）金银花、白茅根、土茯苓各 25 g，蒲公英、紫花地丁、升麻、槐花、旱莲草各 15 g，葛根、赤芍各 10 g，生甘草 5 g，白花蛇舌草 50 g，败龟板 20 g。水 6 碗，煎取 1 碗，一次服完。对直肠癌有效。

9）生牡蛎 30 g，夏枯草、海藻、海带、元参、川楝子各 12 g，白花蛇舌草、贯众炭各 30 g，蜂房、蜀羊泉、丹参各 15 g，川贝母 9 g。随证加减，每日 1 剂，水煎服。上海中医药大学曙光医院用于治疗肠癌多例，有较好疗效，在全部患者中，存活 3 年以上者占 18.87%。

（贾曦）

第七节　原发性肝癌

肝癌，包括原发性肝癌和继发性肝癌（亦称转移性肝癌）。通常所称肝癌即指原发性肝癌，本节亦然，原发性肝癌是指肝细胞或肝内胆管细胞发生的癌，为我国常见恶性肿瘤之一，在东南沿海各省发病率尤高。由于起病隐匿，确诊时已属中晚期，治疗效果较差，预后恶劣，是一个严重危害我国人民健康的疾病。

在恶性肿瘤的死亡率排列顺序中，就全世界而言，肝癌在男性中占第 7 位，在女性中占第 9 位。每年因肝癌死亡的人数约 25 万。我国城市和农村居民的情况略有不同，城市肝癌的死亡率次于肺癌和胃癌居第 3 位，在农村则次于胃癌而居第 2 位。全国因患肝癌死亡的人数约 11 万，占全世界肝癌死亡人数的 44%。

肝癌是我国常见的恶性肿瘤。早在 20 世纪 50 年代我国即开始了对肝癌的系统研究，并取得了丰硕的成果。通过流行病学的研究基本上掌握了我国肝癌的流行情况，初步阐明了肝癌病因学中的许多重要因素，并在部分肝癌高发区开展了针对可疑发病因素的干预实验。在这方面的研究被国际肿瘤学界瞩目。

国际抗癌联盟曾规定年发病率大于 5/10 万的地区为肝癌高发区，小于 3/10 万的地区为低发区。非洲撒哈拉大沙漠以南的地区、东南亚及我国、日本等国和地区皆为肝癌的高发区，而欧美、大洋洲等地区皆为肝癌的低发区。

在我国东南沿海一带，特别是一些江河出海口处肝癌的发病率最高。如广西扶绥、江苏启东、浙江嵊泗、福建同安等地皆是著名的肝癌高发区。江苏启东地处长江出口处，这一地区的上海市、崇明区、江苏海口县等肝癌发病率亦高。浙江嵊泗地近钱塘江出口处，其附近的岱山发病率亦高。福建省锦江口的泉州、闽江口的福州等地亦都是肝癌的高发区。

肝癌高发区共同的气候特点是温暖、潮湿。提示肝癌的发病可能与粮食被真菌毒素直接或间接污染等有关。肝癌好发于男性，在肝癌高发区中男性肝癌发病率高于女性 3 ~ 4 倍。提示男性可能对某些致肝癌因素较为敏感或雌激素对女性在拮抗肝癌的致癌因素方面有某种有利作用。肝癌好发于中老年人群。

一、病因

原发性肝癌的病因和发病机制尚未完全确定，可能与多种因素的综合作用有关。

（一）病毒性肝炎

原发性肝癌患者与病毒性肝炎的关系已被公认，在病毒性肝炎中则以乙型与丙型肝炎与肝癌的关系最为密切。

原发性肝癌患者中约 1/3 有慢性肝炎史，流行病学调查发现肝癌高发区人群的 HBsAg 阳性率高于低发区，而肝癌患者血清 HBsAg 及其他乙型肝炎标志的阳性率可达 90%，显著高于健康人群，提示乙型肝炎病毒与肝癌高发有关。免疫组化方法显示 HBV DNA 可整合到宿主肝细胞的 DNA 中，HBV 的 X 基因可改变肝细胞的基因表达。

丙型肝炎病毒感染在欧美和日本与肝癌关系密切。Rrig 等报道在 70 例肝癌中有乙肝病毒感染证据者 38 例，占 54%，而抗 HCV 阳性者 44 例，占 63%。非洲的一个报道指出卢旺达的 26 例肝癌中抗 HCV 阳性者 38%。在我国重庆的报道则称 1/3 的肝癌与丙型肝炎病毒感染有关。在上海地区，余竹元等报道 416 例肝癌中抗 HCV 阳性占 11.1%，其中包括 24 例与乙型肝炎的混合感染。这些资料说明丙型肝炎病毒感染与肝癌有一定的关系。即使在我国肝癌的发生主要与乙型肝炎病毒感染有关，但丙型肝炎病毒感染亦是一个不容忽视的因素。

丁型肝炎继发于乙型肝炎。有报告指出，并发丁型肝炎感染的乙型肝炎患者发生肝癌的概率更高。

（二）肝硬化

原发性肝癌并发肝硬化者占50%～90%，病理检查发现肝癌合并肝硬化多为乙型病毒性肝炎后的大结节性肝硬化。近年发现丙型病毒性肝炎发展成肝硬化的比例并不低于乙型病毒性肝炎。肝细胞恶变可能在肝细胞再生过程中发生，即经肝细胞损害引起再生或不典型再生。在欧美国家，肝癌常发生在酒精性肝硬化的基础上。一般认为血吸虫病性肝纤维化、胆汁性和瘀血性肝硬化与原发性肝癌的发生无关。

（三）黄曲霉毒素

被黄曲霉菌污染产生的霉玉米和霉花生能致肝癌，这是因为黄曲霉菌的代谢产物黄曲霉毒素 B_1（AFB_1）有强烈的致癌作用。流行病学调查发现在粮油、食品受黄曲霉毒素 B_1 污染严重的地区，肝癌发病率也较高，黄曲霉毒素 B_1 可能是某些地区肝癌高发的因素，AFB_1 与 HBV 感染有协同作用。

（四）饮用水污染

肝癌高发地区启东，饮池塘水的居民与饮井水的居民肝癌死亡率有明显差别，饮地面水的发病率高。池塘中生长的蓝绿藻产生的微囊藻毒素可污染水源，与肝癌有关。

（五）其他

一些化学物质如亚硝胺类、偶氮芥类、有机氯农药等均是可疑的致癌物质。肝小胆管中的华支睾吸虫感染可刺激胆管上皮增生，为致原发性胆管细胞癌的原因之一。嗜酒、硒缺乏和遗传易感性也是重要的危险因素。

二、病理

（一）大体病理分类

肝癌的大体病理分类多年来沿用 Eggel 的分类方法，即分为巨块型、结节型及弥散型三型。

1. 巨块型

巨大的肿瘤占据肝脏的大部分，边缘多不规则，常向四周浸润。据上海医科大学病理教研室分析，此型在肝癌患者中占23%。癌块直径在 5 cm 以上，大于 10 cm 者称巨块，可呈单个、多个或融合成块，多为圆形、质硬，呈膨胀性生长。肿块边缘可有小的卫星灶。巨块型肝癌如尚未发生肝内转移，肝功能代偿良好，有时尚有手术切除的可能。此外，巨块型肝癌发生癌结节破裂的机会较多，癌结节破裂是肝癌的一个重要的并发症，亦是肝癌患者死亡的一个重要原因。

2. 结节型

肿瘤呈结节状，与四周分界清楚。此型最为常见，约占全部肝癌患者的64%。若为单个结节，或较局限的少数结节尚有手术切除的可能性。有的病理学家认为结节型只是一种过渡的类型。因为单个结节长大可成为巨块型，多个结节融合亦可成为巨块型肝癌。

3. 弥散型

许多小的癌结节弥散地分布在肝脏的各叶，癌结节周围多被结缔组织包围。此型约占肝癌的12.4%，且几乎皆伴有肝硬化。弥散型肝癌诊断不易，因其癌块较小，且多伴肝硬化，故肝脏的体积非但不见长大，有时尚可缩小。由于癌块较小，各种影像检查有时易有疏漏。即使做肝穿刺检查亦可能不能准确获得病理组织。在治疗方面，此型患者无手术切除的可能性，除非做肝移植。此外亦不适合做乙醇注射等局部治疗。所幸，此种患者数量较少。

Eggel分类方法有许多不足，我国病理学家在此基础上作出了补充，即癌块直径在5 cm以上者称为块状型，超过10 cm者称为巨块型，块状型又再分为单块状型、融合块状型及多块状型三型。结节型的结节规定不超过5 cm，并再分为单结节型、融合型及多结节型三型。除弥散型外又增加了一个小癌型，规定单个癌结节直径在3 cm以下或相邻的两个癌结节直径之和在3 cm以下者为小癌型。

(二) 组织形态分类

传统的组织学分类方法将肝癌分为肝细胞型、胆管细胞型及混合细胞型三型。

1. 肝细胞型

癌细胞呈多角形、核大、核仁明显、胞质丰富，癌巢之间血窦丰富，癌细胞有向血窦内生长的趋势。此型占肝癌的85.5%，由于占肝癌的绝大多数，在许多文献中论及原发性肝癌时即指此种类型。此型多伴有肝硬化。

2. 胆管细胞型

癌细胞呈立方或柱状，呈腺体状排列。占肝癌的6.9%，在女性中稍多见，并发肝硬化的较少，甲胎蛋白（AFP）实验阴性。

3. 混合细胞型

约占7.4%，其细胞形态介乎上述两者之间或部分为肝细胞型部分为胆管细胞型。近年许多病理学家认为此种类型实际上是肝细胞型肝癌的一种特殊的形态结构。

此外，还有两种特殊类型的肝癌，在临床表现上亦有其特点。一种是肝母细胞瘤，此种类型肝癌多见于儿童，几乎皆不伴有肝硬化，手术切除后预后良好。另一种是近年注意到的纤维板层型肝癌，此种肝癌的癌组织中有许多板层状纤维基质穿行其间，其瘤细胞质中亦多强嗜酸性颗粒。此种肝癌AFP多为阴性，但血清不饱和维生素B_{12}结合力及血浆神经紧张素却常升高。

三、临床表现

原发性肝癌起病隐匿，早期缺乏典型症状。经AFP普查检出的早期患者可无任何症状和体征，称为亚临床肝癌。自行就诊患者多属于中晚期，常有肝区疼痛、食欲减退、乏力、消瘦和肝大等症状，其主要特征如下。

（一）肝区疼痛

半数以上患者有肝区疼痛，多呈持续性胀痛或钝痛。肝痛是由于肿瘤增长快速，肝包膜被牵拉所引起。如病变侵犯膈，疼痛可牵涉右肩，如肿瘤生长缓慢，则可完全无痛或仅有轻微钝痛。当肝表面的癌结节破裂，坏死的癌组织及血液流入腹腔时，可突然引起剧痛，从肝区开始迅速延及全腹，产生急腹症的表现。如出血量大，则引起晕厥和休克。

（二）肝大

肝呈进行性增大，质地坚硬，表面凹凸不平，有大小不等的结节或巨块，边缘钝而不整齐，常有不同程度的压痛。肝癌突出于右肋弓下或剑突下时，上腹可呈现局部隆起或饱满，如癌位于膈面，则主要表现为膈抬高而肝下缘可不大。位于肋弓下的癌结节易被触到，有时因患者自己发现而就诊。

（三）黄疸

黄疸一般在晚期出现，可因肝细胞损害而引起，或由于癌块压迫或侵犯肝门附近的胆管，或癌组织和血块脱落引起胆管梗阻所致。

（四）肝硬化征象

肝癌伴有肝硬化门静脉高压症者可有脾大、腹腔积液、静脉侧支循环形成等表现。

（五）恶性肿瘤的全身性表现

恶性肿瘤的全身性表现有进行性消瘦、发热、食欲缺乏、乏力、营养不良和恶病质等，少数肝癌患者由于癌本身代谢异常，进而影响宿主机体而致内分泌或代谢异常，可有特殊的全身表现，称为伴癌综合征，以自发性低血糖症、红细胞增多症较常见，其他罕见的有高血钙、高血脂、类癌综合征等。对肝大且伴有这类表现的患者，应警惕肝癌的存在。

（六）转移灶症状

如发生肺、骨、胸腔等处转移，可有局部压痛或神经受压症状，颅内转移瘤可有神经定位体征。

四、药物治疗

（一）西药治疗

1. 药物治疗的原则

至今为止，肝切除仍是肝癌的最佳治疗方法。但大部分患者在诊断确立时，因肿瘤的大小、部位及肝功能状况、肝脏储备功能已不能耐受手术切除。此时，姑息性治疗方法就成为治疗肝癌的重要手段。常用的方法有肝动脉插管的区域性化疗药物输注和肝动脉化疗栓塞（TACE）。正常肝脏的血液供应 70% 来自门静脉，30% 来自于肝动脉，肝癌的血液供应几乎全部来自肝动脉，肝动脉内注入化疗药可提高肿瘤局部的药物浓度，提高化疗药物对肿瘤细胞的直接杀伤作用，而将化疗药物的外周作用降至最低。肝动脉化疗栓塞不仅给局部以高浓度的药物同时亦造成肿瘤组织缺血坏死。

2. 化学抗癌药物治疗

全身化疗疗效较差，用于不能手术但又无黄疸或大量腹水的患者。常用药物为 5 - FU 及其衍生物，以及 MMC、阿糖胞苷（Ara - C）和 ADM 等。此外，有人提出联合化疗可提高效果，如二联、三联、四联药物。

1）FAM 方案

5 - FU：300 mg/m^2，iv drip，$d_{2 \sim 6}$；

ADM：20 mg/m^2，iv，$d_{1,8}$；

MMC：10 mg/m^2，iv，d_1；

6 周为 1 个疗程

2）CMF 方案

CCNU：80 mg/m^2，po，d_1（或 BCNU125 mg，iv drip，1 次/天，共 2 天；或 MeCC-NU 100 mg/m^2，po，d_1）；

MMC：3 ~ 4 mg/m^2，iv，1 次/周，共 6 周；

FT - 207：100 ~ 150 mg/m^2，po，3 次/d，共 42 天。

6 周为 1 个疗程。

切除术后辅助化疗一般于术后 2 周至 1 个月开始，2 年内进行 3 ~ 4 个疗程。

3. 无水乙醇直接注入

无水乙醇局部注射对肝癌有一定的疗效。其方法是在 B 超的引导下，经皮穿刺，直接将无水乙醇注入肝癌结节中，用量视瘤结节的大小而定，一般为 6 ~ 12 mL，每周注射 1 ~ 2 次，4 周为 1 个疗程。

4. 免疫治疗

肝癌患者均有不同程度的免疫功能低下，免疫治疗能提高机体免疫的功能，增强患者对手术、放疗和化疗的耐受力，杀灭或辅助杀灭原发、继发或术后残留肝癌细胞，其中卡介苗较为常用，据报道有一定疗效。短小棒状杆菌和左旋咪唑也用于临床，但疗效有待证实。最近报道 OK - 432（从链球菌中提取）可能提高细胞免疫力和增加自然杀伤细胞活力从而起抗癌作用，瘤内注入 OK - 432 能起到细胞毒作用，使瘤体坏死、缩小。此外人巨噬细胞、干扰素和白细胞介素 2、LAK、TNF 等也给肝癌的治疗带来了新的希望。

5. 导向治疗

导向治疗是肿瘤治疗中的一个新领域。其方法是用亲肿瘤物质作为载体，具有杀伤瘤细胞能力的物质为弹头，注入人体后可望特异性地杀伤肿瘤细胞。导管导向治疗目前尚存在着许多理论上和实践中的问题，但初步临床试用的结果已显示了较好的前景。

6. 多模式综合治疗

多模式综合治疗是近年来对中期大肝癌积极有效的治疗方法，能使不能切除的大肝癌转变为可切除的较小肝癌。一般以肝动脉结扎加肝动脉插管化疗的二联治疗为基础，加外放射或内放射治疗为三联，合并免疫治疗为四联，三联以上效果最佳。

7. 并发症的治疗

肝癌结节破裂出血时，对不耐手术的患者应输血补液、应用止血剂，或考虑手术止血。

（二）中药治疗

肝癌的病因病机多为毒邪外侵，气血虚弱，引起器官功能失调，导致气滞血瘀，邪凝毒聚而成。明代李梴在《医学入门》中说："脾积胃脘，稍右曰痞气，言阳气为湿所蓄也，令人黄疸倦怠，饮食不为肌肤。"《诸病源候论·积聚》中也说："诊得肝积，脉弦而细，两胁下痛，邪走心下，足胫寒，胁下（痛）引少腹，男子积疝也，女子病淋也，身无膏泽，喜转筋，爪甲枯黑，春瘥秋剧，色青也。"《癖黄候》中论述到："气水饮停滞结聚成癖，因热气相搏，则郁蒸不散，故胁下满痛，而身发黄，名为癖黄。"《圣济总录》对肝脏肿瘤亦有描述："积气在腹中，久不差，牢固推之不移者癥也，此由寒温失宜，饮食不节，致腑气虚弱，饮食不消，按之其状如杯盘牢结，久不已，令人身瘦而腹大，至死不消。"以上所论"痞气""血黄""癖黄"等，很类似肝癌，其病因病机阐述亦颇详。

1. 辨证用药

1）肝郁气滞

两胁胀痛，食后闷胀，胃纳减退。舌苔薄白或白腻而薄，脉弦。

治法：疏肝理气，消食除胀。

方药：柴胡疏肝散加味。

柴胡 20 g，枳实 15 g，制香附 12 g，槟榔 20 g，元胡 12 g，清半夏 10 g，砂仁 8 g，炒莱菔子 30 g，焦三仙各 15 g，白术 15 g，半枝莲 30 g，白花蛇舌草 30 g，生薏苡仁 30 g，白芍 15 g，炙甘草 10 g，枸杞 15 g。

2）气滞血瘀

肝区刺痛或钝痛，食减纳差，腹胀泄泻，面色萎黄，或有肌肤甲错，或有舌下静脉瘀滞，或见蜘蛛痣，舌质青紫或有瘀斑，舌苔薄白或白腻，脉弦有力。

治法：疏肝理气，活血化瘀。

方药：大黄蛰虫丸加减。

柴胡 15 g，八月札 30 g，大黄 12 g，黄芩 15 g，桃仁 10 g，杏仁 10 g，赤芍 15 g，生地 12 g，干漆 6 g，虻虫 4 g，水蛭、土鳖虫各 15 g，半枝莲 30 g，白花蛇舌草 30 g，生薏苡仁 30 g，鳖甲 15 g，当归 12 g，焦三仙各 15 g，炒白术 15 g。

3）肝郁脾虚

胸胁痞满，腹胀不适，进食后尤甚，或食欲下降，纳少体倦，肠鸣便溏，口淡无味。舌淡，苔白或滑腻，脉弦细。

治法：疏肝解郁，健脾补气。

方药：逍遥散合参苓白术散加减。

柴胡 15 g，茯苓、白术、白芍、当归各 10 g，茵陈、麦芽、淮山药、生薏苡仁、党参各 15 g，陈皮、甘草各 6 g，黄芪 30 g，枸杞 10 g，槲寄生 30 g，仙鹤草 30 g，车前子 10 g。

4）肝热血瘀

上腹或两胁刺痛或钝痛，口干口苦，烦热寐差，知饥而饮食无味，小便黄短，大便干结；或有蜘蛛痣，舌下静脉壅滞；或有肌肤甲错。舌质暗红或干红或紫红；苔黄，脉弦数。

治法：清肝祛瘀。

方药：龙胆泻肝汤和大黄䗪虫丸加减。

龙胆草 10 g，栀子 8 g，柴胡 12 g，紫草 15 g，白茅根 30 g，生大黄 10 g 后下，黄芩 10 g，白花蛇舌草、半枝莲、重楼各 30 g，三七、郁金、丹皮、赤芍、土鳖虫、水蛭各 10 g，甘草、虻虫各 6 g。

5）肝胆湿热

上腹胀闷，口干口苦，饥不欲食，渴不思饮。甚至目及皮肤黄染，腹胀肢肿，尿黄便结。舌红，苔黄或焦黄，脉弦数。

治法：清热利湿，行气消滞。

方药：茵陈蒿汤合枳实导滞丸加减。

茵陈、蒲公英、白花蛇舌草、半枝莲、白茅根、紫草、生薏苡仁各 30 g，黄芩、黄连、枳实、白术、茯苓、山栀、生大黄、鸡内金各 10 g，焦三仙各 15 g，炒莱菔子 30 g。

6）肝肾阴虚

消瘦乏力，身热烦躁，头目眩晕，口干失眠，或五心烦热，盗汗，胁肋部隐痛绵绵不休，心悸气短，纳少消瘦，腰酸腿软，肝掌，蜘蛛痣，小便短赤。舌红干而少苔，或光剥无苔或有裂纹，脉细弦数或细涩无力。

治法：滋补肝肾，益气育阴。

方药：六味地黄汤合青蒿鳖甲汤加减。

黄芪、北沙参、天冬、生地、山药、鳖甲、龙骨、牡蛎各 30 g，山茱萸、茯苓、丹皮、当归、银柴胡、青蒿、大枣各 10 g，白芍、枸杞、龟板各 20 g，仙鹤草 30 g。

2. 单、验方

1）当归、丹参、鳖甲、金钱草各 30 g，元胡、莪术、龙胆草各 20 g，桃仁、甲珠、三棱各 15 g，土鳖虫、甘草各 10 g，半枝莲 25 g。水煎服，每日 1 剂。同时外用癞蛤蟆

1 只，剖开腹部撒入蒲黄粉 15 g，贴在肝区包块上，1 日换 1 次，连换 6 日，包块可缩小。并取半枝莲 50 g，泡开水，每日当茶饮。内服除汤剂外，须再服全虫散（甲珠、全蝎、蜈蚣、土鳖虫、蜣螂各 25 g，烘干研粉，每次 2.5 g，1 日 3 次）。据报道，1 例 28 岁女肝癌患者，用上方治疗后症状明显改善，最终肿瘤消失，获得痊愈。

2）太子参、黄芪、山药各 12 g，何首乌、鸡血藤、黄精、焦麦芽各 15 g，菟丝子、锁阳各 9 g，佛手 6 g。水煎服，每日 1 剂，对肝癌化疗所致红、白细胞及血小板减少，有较好疗效。

3）茵陈、生薏苡仁、半枝莲各 50 g，丹参 40 g，大青叶、当归、鸡内金、佛手、郁金各 20 g，甘草 15 g。水煎服。配合马齿苋注射液 4 mL，每日肌内注射 1 次；康复丸（马齿苋浓缩为丸，每丸 10 g），每日 3 次，每次 1 丸口服；独角莲根剥皮捣烂敷肝肿块处，每日换药 1 次。有人用此方治疗 1 例 58 岁男患者，经治 3 年，一切理化检查均转正常。

4）茵陈、夏枯草、牡蛎、丹参、漏芦、铁树叶各 15 g，海藻、昆布、桃仁、三棱、莪术各 10 g，党参、黄芪、元胡、川楝子、石斛各 12 g，白花蛇舌草、半枝莲各 30 g，青皮、木香各 6 g。水煎服，每日 1 剂，1 个月为 1 个疗程。据文献报道，治疗 1 例 60 岁男性肝癌患者，治疗 3 年病情稳定，后因心衰死亡。

5）①太子参、当归、生薏苡仁、红花、佛手、柴胡、白毛藤、木香、紫草、夏枯草、野菊花各适量，水煎服。②党参、炒白术、当归、八月札、柴胡、木香、莪术、丹参、生牡蛎、白花蛇舌草、半枝莲、平地木各适量，水煎服。③生黄芪、党参、当归、白术、生地、白芍、炙鳖甲、炙龟板、茯苓、陈皮、泽泻、白花蛇舌草、重楼各适量，水煎服。以上 3 方据病情分阶段服用，再加用 5 - FU。有报道，治疗 1 例男性 54 岁肝癌患者，存活 13 年。

6）炒柴胡 5～10 g，茯苓、赤芍、白芍、茜草、当归、广郁金、制香附、甘草各 10 g，重楼、黄芩、莪术各 15 g，全瓜蒌、生鳖甲、虎杖各 20 g，云南白药 1.5 g（吞服）。用于肝癌Ⅳ期（肝癌的分期见有关书籍）。茵陈、车前草、半枝莲、虎杖、茯苓、白花蛇舌草、金银花各 30 g，板蓝根、焦栀子、茜草根各 15 g，黄连、红花、丹皮各 5 g，重楼（研吞）3～5 g，云南白药 2～3 g（吞）。用于肝癌Ⅱ期。生黄芪、太子参、鲜石斛、麦冬各 15 g，元参、赤芍、白芍、山萸肉、徐长卿各 10 g，猫人参、芦根、虎杖、生薏苡仁、猪苓、茯苓各 30 g，全栝蒌 20 g。用于肝癌Ⅲ期。有人报道治疗 81 例肝癌，Ⅰ期 19 例，平均存活时间为 523.3 天，最短 130 天，最长 6 年 4 个月。Ⅱ期 37 例，平均存活时间为 125.6 天，最短 33 天，最长 8.8 个月。Ⅲ期 25 例，平均存活时间为 102.2 天，最短 41 天，最长 8.8 个月。

7）①当归、夏枯草、焦山楂、半枝莲、郁李仁、金钱草各 30 g，赤芍、海藻、昆布、鳖甲各 15 g，软柴胡、元胡各 6 g，牡蛎 60 g，青皮 9 g。水煎服。②鳖甲、炮穿山甲、当归、茯苓、牡蛎、焦栀子、瓦楞子、丹参各 30 g，焦山楂、金钱草、白花蛇舌草各 60 g，木瓜 31 g。上药打细末，蜜丸，每日 3 次，每服 6 g，感冒停服。以上 2 方据病情分服，有报道治疗 1 例女性 49 岁肝癌患者，存活 7 年无复发。

（贾曦）

第八节 肝硬化

肝硬化是由一种或多种原因长期或反复作用，造成肝脏弥漫性损害的一种慢性进行性疾病，临床上以肝功能损害和门静脉高压所引起的症状为主要表现，晚期常有消化道出血、肝性昏迷、继发感染等严重并发症。本病是中老年人常见疾病之一，日本长崎大学的尸检资料表明30.9%的肝硬化患者年龄在60岁以上。

一、病因

慢性肝炎、慢性血吸虫病、慢性酒精中毒、长期胆汁淤积、化学毒物或药物中毒、代谢和营养障碍、免疫紊乱、慢性充血性心力衰竭及缩窄性心包炎引起肝脏瘀血等，均可导致肝硬化。

各种原因引起的肝硬化，其病理变化不尽相同，病程中各阶段的病变也不完全一致。病变为弥漫性累及全肝，肝细胞再生结节形成（假小叶），结节周围纤维组织包绕是必有的病理变化。肝硬化时，早期因脂肪浸润及肝细胞再生致肝脏体积增大；晚期因进行性肝损害和纤维化，肝脏体积逐渐缩小。肝脏表面不平呈弥漫性的颗粒或结节状，结节大者称大结节性肝硬化；结节小者称小结节性肝硬化；有些肝硬化大小结节可以并存，称混合性肝硬化。镜下基本病变显示广泛的肝细胞变性、坏死，肝细胞再生和大量纤维组织增生，结果使肝小叶结构消失，出现病理性改变和假小叶形成，由此而影响肝代谢作用和解毒功能。由于广泛性肝实质破坏、纤维组织收缩和再生肝结节压迫，导致门静脉血流受阻或部分中断，使门静脉压力升高并侧支循环形成。伴发其他脏器的病理改变有：脾脏因长期瘀血而肿大，食管胃肠道黏膜瘀血水肿和食管胃底、腹壁静脉曲张，肾病变，睾丸、卵巢、甲状腺、肾上腺皮质、内分泌腺等有萎缩及退行性病变。

二、病史

1）询问本病的有关病因，例如：有无肝炎或输血史、心力衰竭、胆道疾病史；有无长期接触化学毒物、使用损肝药物或嗜酒，其用量和持续时间；有无慢性肠道感染、消化不良、消瘦、黄疸、出血史。

2）饮食及消化情况，例如：食欲、进食量及食物种类、饮食习惯及爱好，有无食欲减退甚至畏食，有无恶心、呕吐、腹胀，粪便的性质及颜色。日常休息及活动量、活动耐力。既往及目前检查、用药和治疗情况。

3）肝硬化为慢性经过，随着病情发展加重，患者逐渐丧失工作能力，以及长期治病影响家庭生活、经济负担沉重等，使患者及其照顾者常出现各种心理问题和应对行为不足甚至无效。评估时注意患者的心理状态，有无个性、行为的改变，有无焦虑、抑郁、易怒、悲观等情绪。应注意鉴别患者是心理问题抑或并发肝性脑病时的精神障碍表现。注意患者及家属对疾病的认识程度及态度、家庭经济情况。

三、临床表现

肝硬化症状复杂而繁多，但缺乏特异性，临床上常将其分为代偿期与失代偿期。

（一）肝功能代偿期

肝硬化早期代偿功能良好，部分患者无明显症状，主要表现为食欲减退、消化不良、左上腹不适、隐痛、乏力、恶心、呕吐等。肝脏轻度肿大，质地偏硬，无或有轻压痛，脾脏轻或中度肿大。肝功能检查结果正常或轻度异常。部分患者仅在体检时发现。

（二）肝功能失代偿期

除上述症状加重外，主要出现肝功能减退及门静脉高压两大类症状。

1. 肝功能减退的症状

主要为肝病面容、精神不振、乏力、消瘦、低热、蜘蛛痣、肝掌、性欲减退、黄疸、腹水、出血倾向、贫血、肝性脑病、肾功能不全、继发性感染，以及各种代谢紊乱。

2. 门静脉高压症

可表现为脾大，胃肠瘀血，侧支循环形成，如腹壁浅静脉曲张、痔静脉曲张、食管下端或胃底静脉曲张（破裂后可引起上消化道出血）、腹水。腹水主要为漏出液，是失代偿期标志之一，其形成与下列因素有关：①血浆白蛋白的降低；②门静脉压力增高；③肝淋巴液的漏出；④醛固酮增加，钠水重吸收增多；⑤抗利尿激素增加，使水重吸收增加；⑥血容量减少，交感神经兴奋性增加，前列腺素、心钠素分泌减少，活性降低，使肾血流量减低，尿钠及水排泄减少。

（三）并发症

1. 上消化道出血

上消化道出血大部分由于食管胃底静脉曲张破裂所致，少部分可能是并发消化性溃疡及门静脉高压性胃黏膜病变所致。

2. 感染

由于全身抵抗力低下，胃肠道菌群失调，细菌易进入门静脉系统或通过侧支循环进入体循环，导致肠道、胆道、泌尿道感染，也可造成败血症、原发性腹膜炎等。

3. 肝性脑病

肝性脑病系肝硬化晚期并发症之一，患者出现一系列诸如狂躁、嗜睡、昏迷及病理神经反射等精神神经症状。

4. 肝肾综合征

肝肾综合征为肝硬化大量腹水时，有效循环血量减少，肾血流量及肾小球滤过率下降，肾皮质血流明显减少，肝衰竭时出现的内毒素血症及水电解质平衡紊乱，进一步加重肾衰竭。

5. 原发性肝癌

原发性肝癌患者短期腹水增加，肝区疼痛，肝脏进行性肿大、表面有结节、高低不平、质硬，全身发热等。应怀疑并发原发性肝癌，宜进一步检查。

6. 电解质紊乱及酸碱失衡

由于长期利尿，放腹水，钠丢失过多以及抗利尿激素、醛固酮增加，水过多造成稀释性低钠血症；恶心、呕吐、腹泻、利尿等使钾和氯离子的丢失，导致低氯性碱中毒，易诱发肝昏迷。

四、药物治疗

（一）西药治疗

迄今尚无特效药物。本病的药物治疗应在一般治疗的基础上，根据肝硬化临床表现及实验室检查结果而决定，治疗原则包括：①去除病因；②抗肝纤维化治疗；③保肝治疗；④减轻门静脉压力；⑤并发症的治疗。

1. 去除病因

酒精性肝硬化应严格戒酒。另外，要注意避免损害肝脏药物对肝脏的影响。对于病毒性肝炎肝硬化是否需抗病毒治疗，必须考虑患者的病情和药物的效益和（或）风险比，如药物效益比较低，又担心出现不良反应而加重病情，则不进行治疗。目前较有效果的抗病毒药有 α-干扰素、核苷类似物拉米夫定及中药苦参素等。

1）α-干扰素：对于代偿良好的肝炎肝硬化患者，可应用 α-干扰素治疗，目的是进一步清除残存病毒，使肝功能更趋于稳定。但应掌握好适应证，以下几点供参考：①肝功能代偿较好，血清胆红素 <34.2 μmol/L，ALT 在正常高限的 2~10 倍；②病毒指标提示病毒活动，即乙型肝炎肝硬化患者 HBeAg 阳性，HBV DNA 阳性（用斑点杂交法检测）；丙型肝炎肝硬化 HCV RNA 阳性者；③无出血倾向，血小板不低于 70×10^5/L；④年龄 <65 岁，无其他并发症者；⑤治疗过程中，需密切观察不良反应的发生并及时处理。

用法：α-干扰素 500 万 U/次，每周 3 次，皮下或肌内注射，疗程 6 个月，不良反应有类感冒样反应和骨髓抑制，如使用过程中出现严重骨髓抑制、肝功能恶化出现黄疸、精神抑制、自身免疫性甲状腺病等，应及时停药。失代偿期肝硬化及重型肝炎禁用。

2）拉米夫定：拉米夫定系新一代的核苷类抗病毒药。根据《2001 年拉米夫定临床应用专家共识》意见，代偿期肝硬化伴有活动性病毒复制的患者，应用拉米夫定治疗有肯定疗效，治疗剂量同慢性肝炎，口服 100 mg/d，疗程 1 年以上。对于失代偿期肝硬化和慢性重型肝炎，不宜使用。国外拉米夫定用于失代偿期肝硬化，主要作为肝移植前的准备。拉米夫定治疗失代偿期肝硬化的主要难题是，一旦出现 HBV 的 DNA 聚合酶活性区发生变异（YMDD 变异），病情会急剧恶化。因此，对失代偿期肝硬化的应用需十分谨慎。

3）苦参素：是从中药苦参中提取的一种生物碱，具有明确的抗乙肝病毒作用。也有抑制肝纤维化作用，有口服制剂也有肌内注射制剂，可用于代偿期肝硬化，也可用于一般情况尚好的失代偿期肝硬化患者。用法：苦参素，200～300 mg，饭后服，每天 3 次。治疗肝硬化患者，可取得较好的疗效。

2. 抗纤维化治疗

肝纤维化是肝硬化发生和发展的必经过程，抗纤维化的治疗有重要意义，并且在临床上有一定效果。

1）秋水仙碱：每日 1～2 mg，每周用药 5 天，疗程 14.5 个月。机理是可提高腺苷环化酶和 Na^+-K^+-ATP 酶活性，促进胶原酶生成和细胞内前胶原降解。肝穿刺观察肝纤维化显著减少，肝功能改善，腹水、水肿消失，脾脏缩小，疗效达 26%。本药不良反应较少。

2）泼尼松：开始每日 60 mg，用药 1 周；然后每日 40 mg，用药 1 周；再每日 30 mg，用药 2 周；最后每日 20 mg 作为维持量，直至临床缓解。临床缓解包括症状消失，氨基转移酶正常或低于正常 50%，组织学上表现为慢性迁延性肝炎（CPH）。然后逐渐减量至停用。也可减半量与硫唑嘌呤每日 50 mg 合用。本品可减少炎性介质释放，对防止肝纤维化进展有一定作用。在肝硬化前期（肝纤维化）时有效，肝硬化晚期则无效。本药不良反应较多，限制了其在临床的应用。

3）D－青霉胺：开始剂量 100 mg，每日 3 次，用药 1 周，增至 200 mg，每日 3 次，最后增至每日 900～1 800 mg，疗程 2～8 个月。据文献报道有一定疗效。本品可络合单胺氧化酶的铜离子，阻断胶原的共价交联，使胶原纤维的合成受阻，同时激活胶原酶，促进胶原的分解和吸收。但本药毒性较大，其不良反应有骨髓抑制、血细胞减少、肾损害、视神经炎等。

4）其他：如脯氨酸类似物铃兰氨酸、山梨豆素、葫芦素 B 和冬虫夏草、丹参等活血化瘀中药也具有抗纤维化的作用。

3. 保肝治疗

护肝药物种类很多，其共同特点是促进损伤的肝细胞再生，保护肝细胞免于损伤或减轻损伤，起到抗肝细胞坏死和促进肝细胞修复的作用。但不可盲目使用过多的药物，以免增加肝脏的负担，对肝脏的修复反而不利，故应防止滥用。常用的药物有：

1）水飞蓟宾片：水飞蓟宾片有保护肝细胞膜和对抗多种肝脏毒物的作用，2 片/次，3 次/天。

2）谷胱甘肽：谷胱甘肽为一种在细胞质内合成的三肽，由谷氨酸、胱氨酸和甘氨酸组成，有改善肝功能、恢复肝脏酶的活性、保护肝细胞膜及解毒作用，静脉注射或静脉滴注，剂量 300～1 200 mg/d，分 1～2 次，不良反应有药疹、胃痛、恶心、呕吐等。

3）促肝细胞生长素：促肝细胞生长素具有刺激肝细胞 DNA 合成，促进肝细胞再生，保护肝细胞，增强肝巨噬细胞功能，提高清除内源性及外源性内毒素的能力，具有逆转重症肝炎的病理过程及抗肝纤维化作用。剂量：80～120 mg 加入 10% 葡萄糖液 250 mL 中静脉滴注，1 次/天，30 天为 1 个疗程，国内报道该药对肝硬化有较好疗效，不仅具有降酶、退黄作用，而且能提高血清白蛋白和消除腹水。

4）肌苷：肌苷为一种细胞激活药，在体内可提高三磷酸腺苷的水平，并可转变为多种核酸参与能量代谢和蛋白质的合成，100～200 mg，每日 1～2 次口服。

5）维生素类：维生素 B 族有防止脂肪肝和保护肝细胞的作用。常用者有干酵母、复合维生素 B 制剂等。维生素 C 有促进代谢和解毒作用，0.2 g/次，3 次/天。慢性营养不良者，可适当补充维生素 B_{12} 和叶酸。有凝血障碍者可注射维生素 K_1，10 mg，1 次/天，可使部分患者的凝血酶原时间恢复正常。

4. 减轻门静脉压力

给肝硬化门静脉高压患者口服降低门静脉压力药物可降低门静脉压，长期用药可降低食管曲张静脉破裂出血的危险性，因此其在临床有一定意义。

1）普萘洛尔：普萘洛尔为 β 受体阻滞剂，可阻滞 $β_1$ 受体，降低心排血量，同时也可阻滞 $β_2$ 受体，阻止血管扩张，引起内脏小动脉收缩，降低内脏血流量，从而达到降低门静脉压力作用。用法：每日 30～40 mg，开始剂量宜小，后逐步加量，使心率减慢 25% 后维持用药半年至 1 年，可预防食管破裂出血。本品不良反应较小，长期应用安全。

2）硝酸甘油：硝酸甘油 0.4～0.6 mg 或异山梨醇 5 mg 舌下含服，每 30 分钟 1 次，连用 6 小时。均为硝酸酯制剂，其通过降低门静脉阻力或减少门静脉血流量来降低门静脉压力。硝酸甘油与血管升压素合用可减弱后者致冠状动脉缺血的不良反应，并增强其降低门静脉压力和治疗食管曲张静脉破裂出血的疗效。但应注意过多服药有降低血压的作用。

3）哌唑嗪：哌唑嗪 0.5～1.0 mg，每日 2～3 次口服。近来发现它能明显而持久地降低门静脉压力。给药 3～8 周，门静脉压力下降 18%，而心脏指数无改变。机理尚不清楚，可能与门静脉阻力降低或动脉血压下降引起反射性内脏血管收缩有关。该药有显著的"首剂效应"，服药后可出现眩晕、头痛、心悸、胸痛甚至虚脱。因此首剂剂量宜小，后逐渐加大剂量。

4）维拉帕米和硝普钠：已发现两药有降低门静脉压力的作用，但其对食管胃底曲张静脉破裂出血有无防治作用，尚不确定。

5）酚妥拉明：酚妥拉明 5～10 mg 静脉注射或 20～30 mg 静脉滴注，每日或隔日 1 次，也有降低门静脉压力作用。其机理是可降低嵌入肝静脉压。

5. 腹水的药物治疗

腹水的药物治疗最根本的措施是改善肝功能，提高血浆白蛋白和降低门静脉压力。包括卧床休息、增加营养、加强支持治疗等。治疗腹水方法甚多，均应在此基础上进行。

1）限制水、钠摄入：液体量每日以 1 000 mL 为宜，钠为 10～20 mmol/L（氯化钠 0.6～1.2 g）。

2）增加水、钠的排泄：主要通过应用利尿剂，其次是通过缓泻的药物使水钠从粪便中排出。

（1）利尿剂：过去认为仅在限制水、钠摄入等措施无效时，才考虑用利尿剂。近年来有新的看法，即看重度腹水是否伴有水肿。伴有水肿者可迅速大量利尿，不易出现不良反应。如仅有腹水而无水肿用利尿剂时需注意观察尿量、体重、电解质及肾功能，注意不良反应的出现。常用的药物有保钾利尿剂及排钾利尿剂两种，原则上首选螺内酯和氨苯蝶啶，无效时加用呋塞米或氢氯噻嗪。若用药前测定尿钠/钾更有利于药物的选择。尿钠/钾<1，螺内酯效果较好；尿钠/钾>1，则用呋塞米或螺内酯合用。螺内酯属于弱利尿剂，起效缓慢，作用持久温和。口服1天出现利尿作用，3~5天作用达高峰，可持续5~7天。即使停药，作用可持续数天，并可减少并发症，临床上较为安全。用药方法采用逐渐加量法、交替加倍用量法、快慢并用法。

（2）导泻药：利尿效果不佳时可配合应用导泻药。如20%甘露醇或25%山梨醇100 mL，每日2~3次口服。中药可用番泻叶，通过胃肠道排出水分，一般无严重反应，适用于肝硬化并发消化道出血，稀释性低血钠和功能选择性肾功能衰竭。

（3）卡托普利与多巴胺联合应用疗法：此疗法是最新报道，有较好效果，方法是：卡托普利每日100 mg，分2次口服，同时多巴胺20 mg加入10%葡萄糖250 mL内缓慢静脉滴注，每日1次，连用3周，其有效率为71.42%，不良反应小，效果理想。也有采用多巴胺40~60 mg、呋塞米40~60 mg腹腔内注射疗效较满意的报道。

3）其他药物

（1）保肝及促进蛋白合成治疗：可给予肌苷、心肝宝、维生素C、复合维生素B、齐墩果酸（50 mg，每日4次）、核糖核酸注射液（6 mg，隔日肌内注射1次）、各种复合氨基酸、丙酸睾酮（100 mg，隔日肌内注射，4周后50 mg，隔日肌内注射，再连用2~4周为止）等治疗，可改善肝功能，促进腹水消退，降低死亡。

（2）心钠素：近年来在对肝硬化腹水的发病机制研究中发现，肝硬化腹水与肝病时心钠素的变化有重要的关系。研究证明肾脏对钠、水的排出除受肾小球过滤及醛固酮调节外，还受心钠素的调节。心钠素作用于近端肾小管，具有强大的利水、利钠作用。肝硬化腹水时有效血容量不足，心钠素活性降低，因而钠的重吸收增加。应用心钠素后，血浆醛固酮水平明显降低，从而起到利尿、利钠作用。文献报道14例腹水患者应用大剂量心钠素（1.0 μg/kg）静脉注射，其中8例尿钠及尿量明显增加，一些学者指出传统的利尿治疗对腹水有时无效，还有不良作用，若能使用天然的利尿激素如心钠素，将会很有前途。不过心钠素价格昂贵，不易为一般人所得。

（3）黄体酮：文献报道，用黄体酮治疗肝硬化腹水，40 mg，肌内注射，每日1次，连用6天，然后1周2次，继之1周1次，治疗14天腹水消失。黄体酮的主要代谢产物是孕二酮，其多与葡萄糖醛酸结合，从尿中排泄，通过竞争性对抗醛固酮，而有促进钠排泄和利尿作用。

（4）莨菪类药：莨菪类药物可改善肝微循环，疏通肾微循环，利尿排水。有人用莨菪类药物等治疗20例肝硬化顽固性腹水，有效率95%。而常规方法治疗的对照组有效率为55%。两组对比，差别非常显著（$P<0.01$）。

4）腹腔穿刺放液：反复放腹水可引起电解质紊乱、蛋白质丢失、继发感染和肝性脑病，放腹水后腹水也可迅速地再生，故一般不主张用放腹水来治疗腹水。但如大量腹水致影响呼吸功能、腹胀难以忍受，或因腹内高压肾静脉受压迫使利尿剂不能奏效时、并发自发性腹膜炎须行腹腔冲洗时可穿刺放液。每次不宜超过3 000 mL。

5）自身腹水直接回输疗法

（1）适应证：凡肝硬化伴有顽固性腹水且无腹膜感染者；如腹水伴发脐疝，且疝囊已有炎症或明显变薄，有破溃可能更应早日施行；对伴有少尿、无尿及氮质血症的患者，腹水直接回输是有效的抢救措施。

（2）禁忌证：肝性昏迷是腹水回输的绝对禁忌证；有出血倾向者应视为相对禁忌。严重的心肾疾患均不宜进行腹水回输。

（3）方法：通过密闭的设备，进行腹水连续直接回输，一次回输腹水在 10 000 mL 以上，亦有医者建议少量多次回输，每次回输量不超过 2 500 mL，间隔 2~6 天，输入速度因人而异，平均每分钟 40~60 滴，以每小时不超过 500 mL 为限，回输过程应密切观察腹水回输量及血压、尿量、脉搏、体温，定时给予利尿剂，酌情补钾。为了防止发生发热反应，可酌情使用苯海拉明及地塞米松，选用抗生素预防感染。

6）腹水浓缩回输：腹水浓缩回输是目前治疗肝硬化顽固性腹水的较好方法。优点是补充血浆白蛋白；维持胶体渗透压；改善肾血流量；纠正电解质紊乱；降低血氨、尿素氮。缺点有：发热、肺水肿、溶血、诱发上消化道出血等，合用呋塞米效果较为理想。

（1）适应证：肝硬化和各种原因所致顽固性腹水是第一适应证；对血管紧张素敏感的患者若给予腹水浓缩回输、效果更佳；大量腹水伴低钠、低蛋白血症、低有效血容量和功能性肾衰竭的患者，亦可为外科手术及腹部其他检查创造条件。

（2）禁忌证：癌性感染及内源性内毒素腹水回输可致癌扩散、败血症、肝肾功能损害和 DIC；近期内有上消化道出血、心力衰竭、心律失常、有 DIC 倾向者。

（3）方法：主要通过浓缩装置进行过滤、透析、吸附，来消除腹水中的水分，达到浓缩目的，一般可浓缩数倍至数十倍。步骤：住院卧床休息，严格限制钠盐摄入（每日 <250 mg）1 周，必要时给予利尿剂，如无利尿反应；24 小时尿钠/钾之比 <1，24 小时尿钠 <50 mmol，自由水清除率每分钟 <1 mL，可考虑接受腹水浓缩术，一般每次放腹水 5 000~10 000 mL，术后再用腹带捆绑腹部以免腹水骤降影响心肺功能。浓缩后的腹水酌情加少量地塞米松、抗生素和利尿剂后，可静脉回输，腹水中蛋白含量高者可加适量的肝素。回输后可解除腹带，卧床 6 小时，腹水消退慢者，每周可重复 1~2 次，且观察回输 2~6 次后，半数患者腹水再生速度减慢，部分患者在较长时间内可用利尿剂控制腹水，少数患者甚至不用利尿剂腹水也不再出现，其机理还不清楚。

7）腹腔静脉分流术

（1）腹腔-颈静脉引流：又称 Le Veen 引流术。采用一根装有单向阀门的硅管，一端留置于腹腔，另一端自腹壁皮下朝向头颈，插入颈内静脉，利用呼吸时腹胸腔压力差，将腹水引向上腔静脉。腹水感染或疑为癌性腹水者，不能采用本法。并发症：有腹水漏、肺水肿、低钾血症、DIC、上腔静脉血栓和感染等。

（2）胸导管-颈内静脉吻合术：使肝淋巴液经胸导管顺利流入颈内静脉，使肝淋巴液漏入腹腔减少。

6. 并发症的治疗

1）上消化道大出血：急救措施包括禁食、加强护理、保持安静、补充血容量以及治疗出血性休克等，药物止血常规应用垂体后叶素以及 H_2 受体阻滞剂——西咪替丁等静脉滴注。局部出血用凝血酶口服。近年来应用巴曲酶、奥曲肽静脉滴注均取得了较好的止血效果。通过食管纤维内镜激光束止血、药物喷洒以及将硬化剂直接注入曲张静脉的方法也可试用。经研究发现钙拮抗剂有肯定的抗纤维化作用，用汉防己碱等药物通过其抗炎、钙通道阻滞、清除自由基及抑制贮脂细胞增殖与转化而达到抑制纤维沉积作用，从而减少肝硬化的形成，防止上消化道出血的发生。

2）自发性腹膜炎：自发性腹膜炎是肝硬化的严重并发症。治疗时要加强支持疗法，选择足量抗生素，用药时间常在 2~4 周，同时可腹腔注射抗生素等。

3）肝性脑病的治疗：肝硬化患者凡出现性格改变等精神症状时，应及时采取抗昏迷的措施。

4）功能性肾衰竭：避免使用损害肾功能药物如庆大霉素、卡那霉素等；严格控制输液量，及时纠正电解质紊乱和酸碱失衡；输注血浆、白蛋白以及腹水回输等提高血容量、改善肾血流，在扩容的基础上应用利尿剂。

（二）中药治疗

1. 辨证用药

1）气滞湿阻

腹胀按之不坚，胁下胀满或痛，食少易胀，嗳气不爽，矢气稍减，小便短少。苔白腻，脉弦。

治法：疏肝理气，行湿散满。

方药：柴胡疏肝汤合胃苓汤加减。

柴胡6g，枳实6g，香附6g，川芎6g，白芍6g，甘草3g，茯苓15g，猪苓9g，泽泻15g，白术9g，苍术9g，厚朴9g，陈皮9g。

腹胀甚者加木香、槟榔；泛吐清水者加半夏、干姜；苔腻微黄、口干而苦，脉弦数，气郁化热者，加牡丹皮、栀子；头晕，失眠，舌质红，脉弦细数，气郁化火伤阴，加蒸何首乌、枸杞、女贞子；胁下刺痛不移，面青舌紫，脉弦涩，气滞血瘀者，加延胡索、赤芍、莪术、丹参；寒湿偏重者，可加干姜、陈皮、砂仁以增强温阳化湿之力。

2）水湿困脾

腹大胀满，按之如囊裹水，脘腹痞满，得热稍缓，精神困倦，畏寒懒动，尿少便溏，颜面及下肢肿。苔白腻，脉缓。

治法：温中健脾，行气利水。

方药：实脾饮。

白术10g，附子15g，干姜10g，木瓜12g，槟榔10g，茯苓15g，厚朴12g，木香6g，草果10g，甘草3g。

水湿过重者，可加桂枝、猪苓、泽泻；便溏者，可去厚朴、槟榔，加薏苡仁、炒扁豆等健脾利湿；气虚息短可酌加黄芪、党参以补肺脾之气；胁腹痛胀，可加郁金、青皮、砂仁等理气宽中。

3）湿热蕴结

腹大胀满疼痛，脘腹撑急，扪之灼手，烦热口苦，渴不欲饮，大便秘结溏垢深黄、小便赤涩、面目皮肤发黄。舌质红，苔黄腻灰黑，脉弦数。

治法：清热利湿，攻下逐水。

方药：中满分消丸合茵陈蒿汤加减。

黄芩 15 g，黄连 15 g，厚朴 30 g，枳实 15 g，半夏 15 g，陈皮 9 g，砂仁 6 g，干姜 6 g，茯苓 15 g，泽泻 9 g。

热毒炽盛，黄疸鲜明者，去人参、干姜等热药，加龙胆草、半边莲等；腹胀甚，大便秘，可加商陆；小便赤涩不利者，加陈葫芦、马鞭草，或吞蟋蟀粉、蝼蛄粉、沉香粉；热迫血溢、吐血、便血者，去苍术、蔻仁、厚朴，加水牛角、生地、牡丹皮、生地榆等，或配服犀角地黄汤；烦躁失眠，狂叫不安，逐渐转入昏迷者，为热入心包，可配服安宫牛黄丸或至宝丹以清热凉营开窍；静卧嗜睡，语无伦次，转入昏迷者，可配服苏合香丸以芳香温开透窍。

4）肝脾血瘀

腹大坚满，脉络怒张，胁腹刺痛，面颈胸臂有血痣，手掌赤痕，唇色紫褐，便黑，面色黧黑，口渴不饮。舌质紫红，或有紫斑，脉细涩。

治法：活血化瘀，行气利水。

方药：调营饮。

川芎 6 g，赤芍 18 g，大黄 10 g，莪术 15 g，延胡索 12 g，当归 12 g，瞿麦 12 g，槟榔 12 g，葶苈子 12 g，赤茯苓 9 g，桑白皮 12 g，大腹皮 15 g，陈皮 9 g，肉桂 9 g，细辛 6 g，甘草 3 g。

大便色黑，可加参三七、侧柏叶；腹水胀满过甚，脉弦数有力，体质尚好，可任攻逐者，可暂用舟车丸、十枣汤以攻逐水气，水气减乃治其瘀，但须时刻注意脾胃之气，不可攻伐太过，攻后虽有瘀实之证，宜缓缓消之，或攻补兼施，不能强求速效。瘀结明显，加穿山甲、土鳖虫、水蛭；有出血倾向者，此类破瘀药宜慎用；胸胁痞胀，舌苔浊腻，瘀痰互结者，加郁金、白芥子、法半夏以化瘀祛痰。

5）脾肾阳虚

腹大胀满不舒，入暮尤甚，脘闷纳呆，神倦怯寒，下肢水肿，小便短少，面色苍黄。舌淡胖紫，脉沉弦无力。

治法：温补脾肾，化气行水。

方药：附子理中汤合五苓散、济生肾气丸加减。

附子 9 g，干姜 6 g，党参 15 g，白术 12 g，猪苓 9 g，茯苓 12 g，泽泻 15 g，桂枝 12 g，山药 30 g，山茱萸 6 g，熟地 10 g，牛膝 9 g，车前子 10 g。

腹部胀满，食后较甚，以脾阳虚为主者，可在附子理中汤合五苓散方中，酌加木香、砂仁、厚朴等；面色灰暗、怯寒冷甚、神疲倦怠、脉细无力、肾阳偏虚者，可于济生肾气丸中酌加胡芦巴、巴戟天、仙灵脾等，以增强温肾之力。腹壁青筋暴露等血瘀兼证，可稍加赤芍、桃仁、三棱、莪术之类；面目四肢俱肿，水邪泛滥者，可与实脾饮合用。

6）肝肾阴虚

腹大胀满，甚者青筋暴露，小便短少，口燥心烦，齿鼻时或衄血。舌红绛少津，脉弦细数。

治法：滋养肝肾，凉血化瘀。

方药：六味地黄丸或一贯煎合膈下逐瘀汤。

熟地 10 g，山茱萸 12 g，山药 12 g，泽泻 9 g，茯苓 9 g，牡丹皮 9 g，沙参 10 g，麦冬 9 g，枸杞 12 g，当归 9 g，川楝子 9 g，五灵脂 6 g，赤芍 6 g，桃仁 9 g，红花 9 g，川芎 6 g，香附 4.5 g。

若出现口干、舌红少津者，加玄参、石斛、麦冬；腹胀甚者可加莱菔子、大腹皮；潮热、烦躁、失眠加银柴胡、地骨皮、炒栀子、夜交藤；小便少，加猪苓、滑石，或少加肉桂，以反佐之；齿鼻衄血者加仙鹤草、白茅根；阴亏阳亢，症见面赤颧红，加龟板、鳖甲、牡蛎等；对小便涩赤短少、湿热留恋不清者，加知母、黄柏、金钱草、马鞭草等。

2. 单、验方

1）黄芪、白术各 30 ~ 60 g，黑大豆、白茅根各 30 g，煎汤口服，每日 1 剂，早晚分服。用于肝硬化腹水较重，中气不足，脾胃虚弱，白球比倒置者。

2）穿山甲、鳖甲、黑大豆、陈葫芦、冬笋各适量，煎汤服，每日 3 次。用于白蛋白减少，白球比倒置，腹水明显者。

3. 食疗验法

1）鲤鱼赤小豆汤：鲤鱼 500 g（去鳞甲、鳃及内脏），赤小豆 60 g，煮汤至肉烂为度，纱布过滤去渣后服用，每日 1 次，每次服 250 mL，连用 2 ~ 3 周。用于肝硬化腹水。

2）胡桃山药粥：胡桃肉 30 g，桑椹子 20 g，山药 30 g，小米 50 g，大米 50 g，煮粥服数日。用于肝硬化脾肾俱虚之形瘦、纳差、脘腹满、大便溏薄等症。

3）黑豆首乌复肝散：黑豆 200 g，藕粉 500 g，干小蓟 100 g，干生地 100 g，干桑椹 200 g，干何首乌 200 g，共研细末，每日用 100 g，煮熟做主食，连续服用。用于肝硬化脾功能亢进之形瘦面暗，胁痛，胁下痞块，肌衄等症。

4）五豆食疗利水散：扁豆、黄豆、赤小豆、黑豆、大豆、莲子肉、山药、藕粉、冬瓜皮各等量，共研细末，每日 2 次，每次 60 g，加入白面 60 g，做成食品，以之为主食。主治肝硬化腹水。

（聂瑞朋）

第九节 胆石症

胆石症是外科常见病和多发病，我国胆石症据统计发病率为 5.4% ~ 9%，老年人患病率更高，据上海资料表明 31 ~ 40 岁发病率为 3.24%，41 ~ 50 岁为 5.10%，51 ~ 60 岁为 7.20%，60 岁以上胆石发病率为 10.50%，北京统计的 772 例胆石患者中 61 岁以上者占 24.6%。

一、病因

胆石症的病因和发病机制尚未完全明了，一般认为，胆道感染是胆石症最常见的原因。寄生虫的残体、虫卵、细菌都可成为核心而形成结石。此外，胆固醇代谢障碍、神经功能紊乱与胆汁淤积、慢性溶血等都有利于胆石形成。胆石症的发生与年龄、性别、肥胖有关；随着年龄的增长，胆石症发病率明显增高。胆石症发病与地区、生活方式、饮食习惯、遗传也有关系。

常见的胆石有三种，即胆固醇结石、胆色素结石和混合性结石。胆石症的主要病理改变为胆道的炎症，可以出现慢性炎症，也可引起急性胆道感染、胆囊坏死、胆囊穿孔、化脓性胆管炎以及胆石引起的胆道梗阻、胆石性肠梗阻，还可引起相应的肝实质病变、胆石性胰腺炎、胆囊癌变等。

二、病史

（一）一般资料

年龄、性别、出生地、居住地、饮食习惯、营养状况、工作环境、劳动强度、妊娠史等。

（二）既往史

有无反酸、嗳气、饭后饱胀、厌油腻食物或因此而引起腹痛发作史；有无呕吐蛔虫或粪便排出蛔虫史；既往有无类似发作史，有无胆石症、胆囊炎和黄疸病史。

（三）家族史

家族中有无类似疾病史。

三、临床表现

其临床表现取决于结石所在部位、大小、胆石的动态和并发症。

（一）症状

1. 胆囊结石

胆囊结石一般不产生绞痛症状，称为静止性结石。部分患者仅表现为一般消化不良症状，即上腹或右上腹饱胀感、嗳气、腹胀。在饱餐或高脂肪饮食后更为明显。如伴有感染，可有发热及右上腹疼痛等症状。

2. 胆囊管结石

较小的结石可因阻塞胆囊管，引起剧烈胆绞痛或急性胆囊炎，少数患者能引起胆囊积水或胆囊积脓，甚至引起囊壁坏死与穿孔、胆囊周围脓肿、弥漫性腹膜炎、胆囊肠瘘等严重并发症。

3. 胆总管结石

胆总管结石除产生胆绞痛外，多引起胆管梗阻和感染。常伴有明显的阻塞性黄疸表现，并引起阻塞性化脓性胆管炎，可出现黄疸、寒战、高热、血白细胞增多、血压下降等。当胆石嵌入肝胰壶腹者，有持续性黄疸，伴皮肤瘙痒，易引起急性胰腺炎，胆绞痛少见。

4. 肝内胆管结石

肝内胆管结石多数伴有胆总管结石或胆囊结石，少数患者可感到肝区轻微疼痛，或伴低热等。肝内胆管结石的并发症多，常见的有肝内化脓性胆管炎、肝脓肿、胆道出血等。

5. 其他

直径超过 2.5 cm 的巨大胆石由胆道—肠瘘进入肠道时，可能引起肠梗阻症状。

（二）体征

可有右上腹压痛及叩击痛。如有胆囊管阻塞引起胆囊积液时，可扪及肿大触痛的胆囊。

四、药物治疗

（一）西药治疗

近十几年来，胆石症的治疗方法有了飞跃的发展，体外震波碎石技术的应用，电视腹腔镜胆囊切除术，经皮胆囊镜取石术等微创手术的推广，中西医和排石仪的排石疗法，口服及灌注溶石药物的出现等，使胆石症治疗走向多样化。现临床常用的方法可概括为排石、溶石、碎石、取石 4 种方法。原则上胆囊的小结石、肝外胆管结石直径 ≤ 1 cm，或泥沙样结石；无并发症的较大胆管结石；广泛的肝管或肝内胆管结石；胆总管切开取石后的残存结石，特别是已做内引流者，均可应用上述方法治疗。

1. 增进胆汁排泄药物

1）50% 硫酸镁：可松弛奥狄括约肌，使滞留的胆汁易于排出。每次餐后服 10 ~ 15 mL，每日 3 次。

2）去氢胆酸：餐后服 0.25 g，每日 3 次。

3）胆酸钠：餐后服 0.2 g，每日 3 次，可刺激肝脏大量分泌稀薄胆汁。

4）胆盐：0.5 ~ 1.0 g，每日 3 次，能促进肝脏分泌大量稀薄的胆汁，有利于冲洗胆道。

2. 溶解胆石药物

1）鹅去氧胆酸（CDCA）：CDCA 可抑制肝脏合成胆固醇，减少胆道吸收胆固醇，增加胆汁中的 CDCA 含量并降低胆汁中石胆酸和胆固醇的含量，从而促使胆固醇类结石（CS）溶解。Danzilnger 报道了口服 CDCA 可以扩大胆酸池，降低胆固醇饱和度。连服 9 ~ 24 个月可使胆固醇结石溶解，CDCA 的最适剂量为每日 13 ~ 15 mg/kg，每日 1 次或 3 次口服，6 ~ 24 个月为 1 个疗程。也有人提出胆酸类药物睡前服用效果更好，服药期间宜进低胆固醇饮食。在治疗开始后，6、12 和 24 个月分别做胆囊造影和 B 超检查，若结石消失，再经 2 ~ 3 个月后复查 1 次，仍未发现结石时方可判定为结石完全溶解。

2）熊去氧胆酸（UDCA）：是一种 CDCA 的 7 – β 同分异构体，其溶 CS 作用较 CD-CA 强而快，而且不良反应小。但有人报道，长期服用 UDCA 可出现结石表面钙化现象，它的最适剂量为每日 8 ~ 13 mg/kg，6 个月为 1 个疗程，溶石率为 45% ~ 60%。UDCA 可致胎儿畸形，孕妇禁用。近年来，有些学者建议 CDCA 与 UDCA 各取半量联合应用，可减少两者的不良反应和加强两者单用的溶石效力，同时降低了费用，是一种可取的方法。此外 CDCA 与 UDCA 停药后 2 年的复发率分别为 13.5% ~ 45.3% 和 16.1% ~ 33.3%。

3）磷酸甘油酯：磷酸甘油酯为胆固醇溶剂并可增加胆汁中的卵磷脂含量。每日口服 6 g，1 周后，10 例 CS 患者均有溶石现象。尤其适用于不能耐受 CDCA 治疗的 CS 患者。

4）露化胆钙：露化胆钙是一种萜类化合物。Clegg 提出这种化合物有抑制肝内 β – 羟 – β – 甲基戊二酸单酰辅酶 A – 还原酶的作用。Ellis 等统计与 CDCA 合用 2 年完全溶石率为 50% ~ 70%，未发现明显不良反应，显然优于 CDCA 单独使用。

5）甲基叔丁醚（MTBE）：甲基叔丁醚被认为是目前最有效的 CS 局部溶解剂。1985 年，Allen 等首先报道 1 例单一肝内胆管结石（直径 1.3 cm）经鼻胆导管灌注 MT-BE，胆石在 7 小时内溶解；另一例多发性胆囊结石，通过经皮肤穿刺胆囊插管（PT-GC）灌注 MTBE，胆石部分溶解。近年文献报道对 75 例有症状的 CS 患者经 PTGC 灌注 MTBE，每次 2 ~ 15 mL，每日 5 小时，灌注期间每分钟来回抽吸 4 ~ 6 次，持续灌注 1 ~ 3 日，其中 72 例（95%）胆石全部溶解，并认为经 PTGC 灌注 MTBE 的局部溶石疗法是一种对经选择有症状 CS 患者的有效的手术替代疗法。MTBE 的主要不良反应和并发症有麻醉、恶心、呕吐、灌注开始时上腹部烧灼样疼痛和十二指肠炎，个别患者出现血管内溶血和急性肾功能衰竭等。另外，因其为脂溶性溶剂，临床使用需谨慎，防止渗入血管和肝实质，引起溶血和肝细胞坏死，针对 MTBE 的缺点，国内范跃祖用 MTBE、辛酸甘油单酯、二甲亚砜、CDTA、胰蛋白酶和吐温 80 制成了复方甲基叔丁醚 – 二甲亚砜乳剂，该药中 MTBE 的比例小，各药物能对胆石起协同溶石作用，且能与胆汁混溶，克服了单一 MTBE 毒性较大，对胆石素结石或 CS 色素性基质无效，比重低，难与胆石有效接触的缺点，是一种新型有效的胆结石局部溶解剂。

6）脂肪酸盐：Bogardus通过对胆固醇和脂肪酸盐溶液两者相互作用机理的研究，发现胆固醇结晶在油酸或月桂钠盐溶液中能迅速转变成薄片状液晶相，其溶解度比在含有5%胆酸钠的胆汁微胶粒溶液中快200倍。这可能是由于处于液晶相的胆固醇更容易进入大部分基质，使溶解力增强。可见水溶性脂肪酸盐将是一种很有潜力的溶石剂。

3. 解痉镇痛药的应用

急性胆绞痛发作时可选用阿托品0.5 mg、哌替啶50 mg或用山莨菪碱10 mg肌内注射，亦可用33%或50%硫酸镁20 mL口服。

4. 抗生素的应用

有寒战高热者，可配合应用抗生素，目前一般应用头孢唑啉钠静脉滴注，感染严重者可用头孢唑肟或头孢曲松静脉滴注，同时必须联合应用阿米卡星肌内注射及甲硝唑静脉滴注。

（二）中药治疗

1. 辨证用药

1）肝郁气滞

右上腹隐痛，胀闷不适，部分患者亦可见阵发性绞痛，痛引肩背。舌淡红，舌苔白微黄，脉弦细或弦数。

治法：疏肝利胆，理气止痛。

方药：四逆散加味。

金钱草30 g，柴胡、枳实、白芍、郁金、木香、川楝子、元胡、鸡内金各10 g，甘草6 g。可随证加减。

2）肝胆湿热

右上腹持续性胀痛或痛引肩背，可见发热，口渴，恶心，呕吐，或出现黄疸，尿色如茶。舌红苔黄腻，脉弦或滑数。

治法：清热利湿，疏肝理气。

方药：大柴胡汤合茵陈蒿汤加减。

茵陈、金钱草各30 g，柴胡、黄芩、枳实、白芍、山栀、虎杖、木香、大黄各10 g。可随证加减。

2. 中成药

1）胆石通胶囊：胆石通胶囊每次4~6粒，每日3次。

2）利胆排石片：利胆排石片每次6~10片，每日2次。

3）利胆片：利胆片每次6~10片，每日2次。

4）胆益宁：胆益宁每次4~6片，每日3次。有清化湿热，利胆排石之功效。

5）消炎利胆片：消炎利胆片每次6片，每日3次。

6）茵陈五疸丸：茵陈五疸丸每次6 g，每日2次。有疏肝理气，健脾利湿之功效。

7）胆乐胶囊：胆乐胶囊每次4粒，每日3次。有清热利湿，利胆排石之功。

8）乌军治胆片：乌军治胆片每次4片，每日3次，连服6~8周为1个疗程。有清泻肝热，利胆排石，理气止痛之功效。

3．单、验方

1）金钱草 60 g。煎水代茶饮，连服 3 个月。

2）玉米须 30 g。水煎服，每日 2 次。

3）茵陈 30 g，木香 15 g，枳实 12 g。水煎服，每日 3 次。

4）生大黄煎服，每日 1 次，连服 5 次。适用于泥沙样结石，或直径 1.5 cm 以下的结石。

5）柴胡、延胡索、郁金各 6 g，鹅不食草、金钱草、北茵陈各 15 g，金铃子 10 g，黄芩 9 g，通草 3 g，蒲公英 12 g。水煎服，每日 1 剂。本方用于胆石症的急性发作，屡用屡效。

6）磁化水与中草药：磁化水以一沸为度，患者每晨空腹饮服 1 000 mL，晚上睡前服 500 mL，平时服用不低于 500 mL。与此同时，服用中草药，则疗效更加显著。广木香 6 g，虎杖、车前子（包煎）草各 30 g，鸡内金、青皮、陈皮各 9 g，淡黄芩 12 g，冬葵子、萹蓄各 15 g，生甘草 5 g。每日 1 剂，水煎服。据报道，治疗后，排石率达 83.8%，有效率达 95.9%。磁化水能使结石疏松，易于排出。另外，治疗前患者如有感染，出现黄疸，白细胞偏高等，经用磁化水与中草药后，可使感染消失。

7）总攻排石疗法：应用总攻排石疗法可加快排石、缩短疗程和提高疗效在适应证范围内，一般排石率为 70%。

（1）适应证：①胆总管结石横径一般在 1～2 cm，但 2 cm 以上结石也有可能排出；②肝内结石也可取得较好效果；③胆囊结石横径在 0.5 cm 以下，一般排石率为 70%；④术后残余或复发结石者。

（2）方法：上午 8 时 30 分服排石汤 1 剂（由木香、枳壳、川楝子、黄芩、大黄各 10 g，金钱草 30 g 组成。黄疸明显加茵陈 15 g，感染较严重加金银花 15 g），9 时 30 分口服 50% 硫酸镁 50 mL，9 时 40 分电针期门、日月、足三里（双），强刺激，持续 1 小时。一般每日 1 次，7 次为 1 个疗程。总攻排石治疗中病情可突然恶化而需紧急转手术治疗，为确保安全，总攻疗法应限于有手术条件的医疗单位施行。

（聂瑞朋）

第十节　急性胰腺炎

急性胰腺炎（AP）是由于胰管堵塞、胰管内压增高和胰腺血供不足等原因引起的胰腺急性炎症，为常见外科急腹症。急性胰腺炎是胰腺的急性炎症过程，在不同的病理阶段，可不同程度地波及邻近组织和其他脏器系统。主要可分为胆源性胰腺炎和非胆源性胰腺炎两大类。胆源性胰腺炎又分为胆道梗阻性和无胆道梗阻性胰腺炎。

一、病因

(一) 胆汁排空不畅，反流至胰管（共同通道学说）

胆道结石或蛔虫嵌顿阻塞于乏特（Vater）壶腹部造成局部水肿或奥狄（Oddi）括约肌痉挛、十二指肠乳头损伤后狭窄、乳头旁憩室炎等因素导致胆汁入十二指肠排空不畅，反流至胰管，增加了胰管内压力，胰小管和腺泡破裂，胰蛋白酶激活，引起胰腺组织的"自身消化"。多见于胆、胰管汇合后有一共同通道开口于十二指肠乳头。

(二) 十二指肠液反流

十二指肠液反流至胰管，内含的肠激酶可激活胰液中的胰酶原，产生消化作用。

(三) 饮食不当

暴饮暴食，特别是进食油腻或饮酒后，可使胰液分泌旺盛。饮酒可引起胃和十二指肠炎、Oddi 括约肌痉挛，上述因素均可引起胰液分泌增加、排泄障碍而发病。乙醇可刺激 G 细胞分泌促胃液素，从而使胃酸分泌增多，高酸进入十二指肠后刺激缩胆囊素及促胰液素分泌，导致胰液胆汁分泌增多，十二指肠液反流入胰管，引起胰管内压力增高，胰管上皮增生，以及消化功能紊乱等。如伴有剧烈呕吐而致十二指肠内压力骤增，亦可导致十二指肠液反流。大量脂质饮食除刺激胰腺分泌外还导致短暂的高脂血症，使血液黏滞度增高，加重胰腺的血循环障碍。国外资料多强调过度饮酒是本病的主要原因。随着生活条件的改善，我国因饮食、酒精诱发的 AP 的比例正在增高，即使在胆源性病因存在的前提下，或多或少，饮食因素也参与了发病。

(四) 手术和外伤

腹部手术后6% ~32%患者的淀粉酶增高，其中仅极少数真正有胰腺炎，非胰腺手术患者，术后并发胰腺炎约占5%。胃及胆道手术后最易并发胰腺炎，其并发率分别为0.8% ~1.7%（胃）及 0.7% ~9.3%（胆道）。手术后胰腺炎的发病机制为：①手术时对胰腺及其血供的直接影响；②手术后胰腺内胰蛋白酶抑制物减少，使胰腺易遭损害；③胰腺缺血，如体外循环及大血管再建手术时。

(五) 感染

急性胰腺炎继发于急性传染性疾病者多数较轻，随感染痊愈而自行消退，如急性流行性腮腺炎、传染性单核细胞增多症、柯萨奇病毒、Echo 病毒和肺炎衣原体感染等。同时可伴有特异性抗体浓度升高。沙门菌或链球菌败血症时可出现胰腺炎。

(六) 其他病因

高脂蛋白血症、妊娠及一些药物如皮质类固醇、噻嗪类利尿剂等均可引起急性胰腺炎。

急性胰腺炎的发病机制较复杂，有多种因素参与。一般认为，胰酶对胰腺组织的消化作用和胰腺自身抗消化的防卫作用减弱在本病的发生过程中起主要作用。正常胰腺分泌的消化酶有两类：一类为具有生物活性的淀粉酶、脂肪酶等；另一类为不具活性的酶原，如胰蛋白酶原、磷脂酶原、弹力蛋白酶原等。当胆汁或十二指肠液反流入胰管后，首先将胰蛋白酶原激活为胰蛋白酶，该酶本身并不消化胰腺组织而将磷脂酶原、弹力蛋白酶原激活为磷脂酶 A_2、弹力蛋白酶。磷脂酶 A_2 破坏胰腺细胞膜磷脂层，使卵磷脂转变成溶血卵磷脂，引起胰腺和周围组织的广泛坏死。若磷脂酶 A_2 通过血液和淋巴途径进入其他部位，可引起各个重要脏器功能损害。弹力蛋白酶使血管壁弹力纤维溶解，导致血管破裂而出血，脂肪酶可使胰腺脂肪坏死。胰蛋白酶还能将激肽酶原转变为激肽酶，此酶将血中的激肽原分解为激肽和缓激肽，后两者有扩张血管、增加血管通透性的作用，可导致血压下降和休克。上述消化酶的共同作用，引起胰腺实质及邻近组织的病变，而胰腺细胞的损伤又促使消化酶释出，形成恶性循环。除胰酶引起胰腺组织自身消化外，胰腺血液循环障碍，尤其是微循环障碍以及由此产生的氧自由基、细胞因子、细菌内毒素对组织的损伤，均是导致本病进展的关键因素。

二、病理

本病按病理变化分为两种类型：

（一）急性水肿型（间质型）

此型多见。表现为胰腺肿大、变硬，间质水肿、充血，炎症细胞浸润，但无出血与坏死。

（二）急性出血坏死型

此型较少。表现为胰腺肿胀、变软、质脆。胰腺组织及血管广泛坏死出血和自溶，胰腺呈紫红色或紫黑色。胰液外溢，使胰腺周围组织及腹膜后脂肪组织出血、坏死。腹腔内有血性渗液，腹膜、大网膜、肠系膜可见灰白色脂肪坏死灶。

三、临床表现

因病理变化的性质与程度不同，临床表现轻重不一。单纯水肿性胰腺炎症状相对较轻，自限性经过；出血坏死性胰腺炎起病急骤，症状严重，变化迅速，常伴有休克及多种并发症。

（一）症状

1. 腹痛

腹痛为本病的主要表现，多数为急性腹痛，常在胆石症发作不久、大量饮酒或暴饮暴食后发病。腹痛常位于腹中部，亦有偏左或偏右者，疼痛剧烈呈持续性钝痛、刀割样痛、钻痛或绞痛，可向腰背部呈带状放射，弯腰抱膝位可减轻疼痛。水肿型患者腹痛3~5天缓解，出血坏死型患者剧痛持续时间较长，当有腹膜炎时则疼痛弥漫全腹。应注意少数年老体弱者有时腹痛轻微，甚或无腹痛。

2. 恶心、呕吐

常于腹痛后出现恶心、呕吐。呕吐较频繁，可吐出胃内容物及胆汁，重者可为血性物，呕吐后腹痛不减轻为其特点；伴麻痹性肠梗阻者腹胀明显。

3. 发热

发热多为中度以上发热，一般持续 3 ~ 5 天。发热是由于胰腺炎症或坏死产物进入血循环，作用于体温调节中枢。

4. 黄疸

因胰头水肿，短暂性压迫胆总管，常在发病后 1 ~ 2 天出现阻塞性黄疸。少数患者后期可因并发肝细胞损伤而引起肝细胞性黄疸。

5. 休克

休克是出血坏死性胰腺炎的重要特征。少数患者无明显腹痛而出现休克或死亡。

6. 水、电解质及酸碱平衡紊乱

呕吐频繁者，可致代谢性碱中毒。出血坏死型常有明显脱水及代谢性碱中毒，血钾、血镁、血钙常下降。

（二）体征

1. 轻症急性胰腺炎

患者腹部体征较轻，往往与主诉腹痛程度不十分相符，可有腹胀和肠鸣音减少，无肌紧张和反跳痛。

2. 重症急性胰腺炎

患者上腹或全腹压痛明显，并有腹肌紧张，反跳痛。肠鸣音减弱或消失，可出现移动性浊音，并发脓肿时可扪及有明显的压痛的腹块。伴麻痹性肠梗阻且有明显腹胀，腹水多呈血性，其中淀粉酶明显升高。少数患者因胰酶、坏死组织及出血沿腹膜间隙与肌层渗入腹壁下，致两侧胁腹部皮肤呈暗灰蓝色，称 Grey – Turner 征；可致脐周围皮肤青紫，称 Cullen 征。在胆总管或壶腹部结石、胰头炎性水肿压迫胆总管时，可出现黄疸。后期出现黄疸应考虑并发胰腺脓肿或假囊肿压迫胆总管或肝细胞损害所致。患者因低血钙引起手足抽搐者，为预后不佳表现，系大量脂肪组织坏死分解出的脂肪酸与钙结合成脂肪酸钙，大量消耗钙所致，也与胰腺炎时刺激甲状腺分泌降钙素有关。

（三）局部并发症

1. 脓肿形成

多见于出血坏死性胰腺炎，起病 2 ~ 3 周出现腹部包块，系胰腺本身、胰腺周围脓肿形成。此时高热不退，持续腹痛。

2. 假性囊肿

胰腺被胰酶消化破坏后，胰液和坏死组织在胰腺本身或胰腺周围被包裹而形成，囊壁无上皮，仅见坏死、肉芽、纤维组织。常发生在出血坏死性胰腺炎起病后 3 ~ 4 周，多位于胰腺体尾部，如有穿破则造成慢性胰源性腹水。

3. 慢性胰腺炎

部分水肿性胰腺炎，反复发作最终致慢性胰腺炎。

（四）全身并发症

出血坏死性胰腺炎可并发败血症、血栓性静脉炎、急性呼吸窘迫综合征、肺炎、心律失常、心力衰竭、肾衰竭、糖尿病及 DIC，少数发生猝死。

四、药物治疗

（一）西药治疗

急性胰腺炎的药物治疗对阻断胰腺自身消化，防止病情恶化起着重要作用。治疗目的在于：减少胰腺分泌；一般支持疗法；预防感染；监测病情恶化和并发症的发生。

1. 禁食和胃肠减压

胃和十二指肠液对胰腺分泌有强烈的刺激作用，另外，急性胰腺炎常引起腹胀和肠麻痹。因此，绝对禁食和持续胃肠减压十分重要。

2. 补充体液，防治休克

急性胰腺炎可以导致局部和腹腔内大量的渗出，并可引起呕吐和肠麻痹，使血容量明显减少。所以在治疗中，应注意纠正急性胰腺炎所造成的大量功能体液的丢失，维持循环的稳定。特别是重症胰腺炎的救治中要积极经静脉补液，补充新鲜血浆和全血。

3. 纠正水、电解质和酸碱平衡

由于急性胰腺炎发病中大量的体液丢失，同时伴有大量电解质的丢失，重症胰腺炎还可能引起血钙的明显改变，所以在补液中应该密切监测电解质和酸碱的变化，积极处理。

4. 营养支持

急性胰腺炎患者因长期禁食，处于高度营养消耗状态，营养支持十分重要。可通过中心静脉或周围静脉完全胃肠外营养（TPN），也可以在手术中附加空肠造瘘术，待肠道功能恢复后给予肠道内营养。

5. 抑制胰腺分泌

1）抗胆碱药物

（1）阿托品：0.5 mg，肌内注射，每 6 小时 1 次。有肠麻痹、严重腹胀时不宜使用。

（2）普鲁本辛：15～30 mg，口服或肌内注射，每日 3 次。

（3）山莨菪碱：山莨菪碱可抑制胃酸和胰腺分泌，松弛平滑肌，解除血管痉挛，改善微循环；还可减少胰腺细胞溶酶体和线粒体的破坏，提高细胞对缺血、缺氧的耐受性，从而阻断胰酶激化的途径，防止胰腺自身消化。用法：每 10～20 分钟滴注 10～20 mg，当肢体变得温暖，心率每分钟 120 次或血压接近正常时可逐渐减量，延长给药时间。临床症状消失，血尿淀粉酶恢复正常后，方可停药，疗程为 7～10 天。

2）组胺 H_2RA 及 H^+-K^+-ATP 酶抑制剂：组胺 H_2RA 可减少胃酸分泌，抑制胃泌素及胆囊收缩素－促胰酶的释放，从而降低胰腺外分泌及急性胃黏膜出血，临床应用有西咪替丁、雷尼替丁、法莫替丁。质子泵抑制药有奥美拉唑、兰索拉唑、潘妥拉唑和雷贝拉唑等。剂量和用法参见消化性溃疡。

3）乙酰唑胺：乙酰唑胺 0.25 ~ 0.5 g，口服，每日 2 ~ 3 次，此药为碳酸酐酶抑制剂，减少胰腺水分和碳酸氢钠分泌。

4）生长抑素：生长抑素选择性作用于靶细胞的胞浆膜受体，在细胞水平上，通过影响依赖和非依赖环－AMP 作用机制而影响钙的细胞膜转运。本品原始结果和生物效应与天然生长抑素相同。用于预防和治疗急性胰腺炎，其可抑制胰腺的分泌，从而减少胰酶的数量，减少胰腺分泌 HCO_3^-、水及电解质；松弛 Oddi 括约肌，抑制炎症反应，减轻内毒素血症，改善胰腺微循环，并对胰腺细胞有直接保护作用。用法：静脉滴注 24 小时内连续注入 6 mg。一般使用时间为 3 日到 1 周，而胰瘘的患者治疗时间为 2 周左右。使用注意事项：①少数患者有短暂的恶心、面红、腹痛、腹泻和血糖轻微变化；②孕妇、产后及哺乳期禁用；③与环乙烯巴比妥和五唑类有相互作用。

5）奥曲肽：本品是一种人工合成的人体生长抑素的 8 肽衍生物，它保留了生长抑素类似的药理作用，且作用持久，能抑制胃肠胰内分泌系统的肽以及生长激素的分泌。用于治疗经手术、放疗或多巴胺受体激动药治疗失败的肢端肥大症，胃肠胰内分泌肿瘤以及生长激素释放因子瘤，食管胃底静脉曲张破裂出血，急性胰腺炎。剂量和用法：开始治疗采用静脉滴注，25 ~ 50 μg/h，3 ~ 5 日后改为 0.1 mg，1/4 ~ 6 h，皮下注射。不良反应：局部反应包括注射部位疼痛、红肿或灼烧感；厌食、呕吐等胃肠道不良反应。

6. 抑制胰酶活性药物

1）加贝酯（甲磺酸加贝酯）：本品为一种非肽类的蛋白酶抑制药，可抑制胰蛋白酶、激肽释放酶、纤溶酶、凝血酶等蛋白酶的活性，从而制止这些酶所造成的病理生理改变。用于治疗急性胰腺炎、慢性胰腺炎的急性发作、术后急性胰腺炎等。也用于急性胆囊炎、胆结石疼痛发作、DIC 等的辅助治疗。用法：静脉滴注，0.1 g/次，开始 3 日，3 次/天，症状减轻可改为 1 次/天，疗程 6 ~ 10 日。先以注射用水溶解，再溶于 500 mL 5% 葡萄糖液或林格液中。不良反应：变态反应，如皮疹等，也可发生胸闷、呼吸困难、血压下降等过敏性休克；注射部位可出现疼痛、静脉炎等。注意事项：对本品过敏、儿童及孕妇禁用。滴速不宜超过每小时 1 mg/kg，滴注过程应密切观察，谨防出现变态反应，不宜反复在同一部位给药。

2）乌司他丁：又称作尿胰蛋白酶抑制药（UTI），是一种 Kunitz 型蛋白酶抑制药，具有两个活性功能区，可抑制多种蛋白酶类（如胰蛋白酶、糜蛋白酶、弹性蛋白酶、组织蛋白酶 G、磷脂酶 A_2 等），对糖类及脂类水解酶亦有抑制作用，还可以稳定溶酶体、清除氧自由基、抑制炎性介质的释放，在临床上已经应用于急性胰腺炎的治疗、抗休克治疗、抗手术应激等；目前认为乌司他丁从多方面参与 AP 的治疗过程：对水解酶广谱和有效的抑制，尤其是对急性胰腺炎的发生发展起关键作用的胰蛋白酶、弹性蛋白酶、磷脂酶 A_2 的有效抑制，与抑肽酶或加贝酯相比，后两者虽也抑制多种酶，但抑酶谱相对较窄，且不能同时抑制；对溶酶体膜的稳定作用，可抑制胰腺中水解酶的进一步释放；对循环的改善作用，可以减少并发症的发生。用法：10 万 U/次，3 次/天，静脉滴注。

3）抑肽酶：本品能抑制肽酶的碱性多肽，能抑制胰蛋白酶及糜蛋白酶，阻止胰腺中其他活性蛋白酶原的激活及胰蛋白酶原的自身激活，用于各种胰腺炎的治疗和预防。用法：第1、2日注射5万~10万U，首剂用量应大一些；缓慢静脉推注，以后视病情10万~20万U/d。不良反应，少数过敏体质患者用药后可能引起变态反应，应停药；注射过快，有时可出现恶心、发热、瘙痒、荨麻疹等。

4）福埃针（FOY）：FOY能抑制胰蛋白酶、血管舒缓素、纤维蛋白溶酶、凝血酶、C-脂酶及激肽素生成。常用剂量为100~200 mg，静脉缓慢滴注，以免产生血管刺激反应。

5）胞二磷胆碱：胞二磷胆碱能阻断磷脂酶 A_2 的活性，减少多器官损害。用法：将500 mg加入5%葡萄糖液500 mL中静脉滴注。每日2次，持续1~2周。

6）胰岛素：胰岛素能阻断胰脂酶消化腹内脂肪细胞。用法：胰岛素加入5%葡萄糖液1 000 mL中，滴速根据腹痛控制的情况而定，24小时内可滴2 000 mL。

7）5-FU：有抑制胰腺泡细胞分泌胰酶的作用，适当的患者可以选用。近年来的报道意见不一。有的认为有效，多数报告均缺乏严格的对照。据最近的实验研究，5-FU在相当高的浓度时确有作用，但通常静脉给药方法不易达到此浓度或者患者不能耐受。如果能给动脉局部灌注，其效果可能要好些。给药途径可试行股动脉插管到腹腔动脉，经肝总动脉或更好是胃十二指肠动脉给药。但多数情况下不具备此条件。周围静脉给药以短时间内给完比均匀持续小量为好，每日可以2次，每次0.5 g。

8）叶绿素A：近年来临床及动物实验均证明叶绿素A的某些衍生物有抑制胰蛋白酶活性的作用，应用于治疗急性与慢性胰腺炎疗效显著。用法：每日用5~20 mg，加入200~500 mL 5%葡萄糖液或生理盐水内，分次静脉输注。或叶绿素A 10~15 mg加入5%葡萄糖液中静脉输注。

9）Miracliol：是另一种新的蛋白酶抑制剂，对胰蛋白酶、透明胶质酸酶、磷酸肌酸酶等都有抑制作用。用法：20万~25万U加入糖盐水或复方生理盐水中静脉滴注，每日1次。不可与其他抑肽酶类同用。据报道对急性胰腺炎总疗效为86.8%，轻症为90.9%，重症为77.8%。

7. 解痉止痛

剧烈疼痛可使血管收缩，胃肠道、胆道、胰管紧张度增高，这些均不利于胰酶的排泄。同时疼痛也可导致或加重休克。所以止痛不仅是治标，也有治本的意义，应积极控制。选用止痛药时要考虑到对胆道括约肌的影响，常用的有以下几种：

1）哌替啶：常用哌替啶镇痛而不用吗啡，因吗啡可使 Oddi 括约肌收缩痉挛，加重疼痛。用法：根据病情2~3小时或4~6小时肌内注射50~100 mg。

2）氯丙嗪：本品是一种强烈的磷脂酶 A_2 抑制剂，在实验性急性胰腺炎中有显著疗效，在人体急性胰腺炎中也有有益的镇痛效果。

3）普鲁卡因：取0.1%~0.25%普鲁卡因500 mL静脉滴注，每日1~2次；用0.25%普鲁卡因50 mL肾囊封闭；用1%普鲁卡因20 mL左侧腹腔神经节封闭；疼痛严重者亦可予胸$_{8~10}$硬膜外麻醉。

4）甘露醇、地塞米松：20% 甘露醇 250 mL 静脉滴注，每日 2～4 次，首次可加地塞米松 8 mg，间歇期加呋塞米。30 分钟腹痛减轻，1～2 小时达高峰，持续 4 小时左右。

5）酚妥拉明：有人用本品治疗 42 例急性胰腺炎，疗效满意，认为其止痛作用迅速可靠。用法：每分钟 0.3～0.5 mg 静脉滴注，疗程 3～7 天。

6）吲哚美辛：Ebbehoj 等将确诊为急性胰腺炎的患者 30 例分为两组。治疗组 14 例给吲哚美辛栓剂 50 mg，每日 2 次，对照组给安慰剂。两组患者均收治 7 天，同时给予补液、注射阿片制剂等常规治疗。结果表明，吲哚美辛组患者疼痛程度减轻，疼痛日数减少，阿片制剂用量也明显减少，住院日数也相应缩短，但治疗前后的血清淀粉酶无明显变化。作者认为急性胰腺炎时腹腔积液中有大量前列腺素，而吲哚美辛是一种前列腺素合成酶的强效抑制剂，故吲哚美辛可用于治疗急性胰腺炎。

8. 抗菌药物

水肿性胰腺炎以化学性炎症为主，抗菌药物并非必要，但因多数急性胰腺炎与胆道疾病有关，故多应用抗菌药物。重症型患者常有胰腺坏死组织继发感染或合并胆道系统感染，应及时、合理给予抗菌药物。

1）亚安培南：商品名为泰能，为具有碳青霉烯环的甲砜霉素类抗生素，对革兰阳性、阴性的需氧菌和厌氧菌具有抗菌作用。大肠杆菌、克雷伯菌、不动杆菌部分菌株、脆弱拟杆菌及其他拟杆菌、消化球菌和消化链球菌的部分菌株对本品甚为敏感。粪链球菌、表皮链球菌、流感嗜血杆菌、奇异变形杆菌、沙雷杆菌、产气肠杆菌、阴沟肠杆菌、铜绿假单胞菌、气性坏疽杆菌、艰难梭菌等对本品也相当敏感。容易透过血胰屏障。本品有较好的耐酶性能，与其他 β-内酰胺类药物间很少出现交叉耐药性。用法：通常采用静脉滴注，每次 0.5 g，加入 100 mL 生理盐水或 5% 的葡萄糖液中，每日 3～4 次。有肾功能不全者应按肌酐清除率调整剂量。不良反应：本品可引起注射部位疼痛、血栓性静脉炎等；可引起恶心、呕吐、腹泻等胃肠道症状，偶可引起伪膜性肠炎；血液学方面的不良反应有嗜酸细胞增多、白细胞减少、中性粒细胞减少、粒细胞缺乏、血小板减少或增多、血红蛋白减少等；肝脏不良反应有各种酶的升高；肾脏不良反应为尿毒氮和肌酐的升高；也可发生一些神经系统方面的症状，如肌痉挛、精神障碍等；本品可致变态反应，过敏体质者慎用。

2）美罗培南：商品名为美平，与亚胺培南有相似作用，用于重症胰腺炎伴有胰周感染或腹腔内感染的治疗。用法：1.0 g/次，1 次/8 小时，感染严重者剂量加倍。主要不良反应有皮疹、腹泻、恶心、呕吐等；偶见过敏性休克、肾功能障碍、伪膜性肠炎以及痉挛、意识障碍等中枢神经系统症状。对碳青霉烯类、青霉素或头孢菌素类抗生素有过敏史的患者要慎重给药。

3）第三代头孢菌素：第三代头孢菌素对革兰阳性菌的抗菌效能普遍低于第一代（个别品种相近），对革兰阴性菌的作用较前两代头孢菌素更为优越。第三代头孢菌素的抗菌谱比第二代又有所扩大，对铜绿假单胞菌、沙雷杆菌、不动杆菌、消化球菌及部分脆弱拟杆菌有效；对于粪链球菌、难辨梭状芽孢杆菌无效；对第一代或第二代头孢菌素耐药的一些革兰阴性菌株，第三代头孢菌素常可有效。常用的三代头孢菌素有头孢曲松钠、头孢哌酮钠、头孢他啶等。剂量和用法：1.0~3.0 g/次，2 次/天，开始剂量为 4.0~6.0 g/d，待病情稳定后减量到 2.0 g/d，维持到体温正常后 1 周。

4）舒普深：舒普深对腹膜炎、胆囊炎、胆管炎、腹腔内感染和脓毒血症有较好的疗效。用法同第三代头孢菌素，常用剂量为 2.0~4.0 g/d，严重感染可以增加到 8.0 g/d。

5）新瑞普欣：新瑞普欣作用和用法同舒普深，推荐剂量为 3.0~6.0 g/d（含舒巴坦钠）。

6）头孢吡肟：商品名为马斯平，为第四代头孢菌素，作用和用法同第三代头孢菌素。常用剂量为 1.0 g/次，1~2 次/天，严重感染的患者剂量为 2 g/次，1/8~12 小时。

7）第三代喹诺酮类抗生素：第三代喹诺酮类抗生素为广谱抗生素，对一些革兰阴性菌的抗菌作用进一步加强，对葡萄球菌等革兰阳性菌也有抗菌作用。常用药物有环丙沙星、氧氟沙星和左氧氟沙星。剂量和用法：100 mg/次，2 次/天，静脉滴注。本类药物的不良反应主要有胃肠道反应如恶心、呕吐等；中枢反应如头痛、头晕、睡眠不良等；可抑制 γ-氨基丁酸的作用，因此可诱发癫痫；本类药物可影响软骨发育，孕妇和未成年人应慎用；可产生结晶尿；大剂量长期使用容易导致肝损害。

8）氨曲南：是一种单酰胺环类的新型 β 内酰胺抗生素。抗菌谱主要包括革兰阴性菌，如大肠杆菌、克雷伯菌、沙雷杆菌、奇异变形杆菌、吲哚阳性变形杆菌、枸橼酸杆菌、流感嗜血杆菌、铜绿假单胞菌及其他假单胞菌、某些肠杆菌属等。用法：一般感染 3~4 g/d，分 2~3 次给药，严重感染 2 g/次，3~4 次/天。不良反应有皮疹、瘙痒等皮肤症状；腹泻、恶心、呕吐等消化道症状；黄疸及药物性肝炎；局部刺激症状和血栓性静脉炎等。本品为粉针剂，规格为 1.0 g/瓶。

9）抗厌氧菌的药物：目前临床使用的药物有甲硝唑和替硝唑。用法：甲硝唑 500 mg/次，1 次/8 小时；替硝唑每日 1.6 g，1 次或分两次给药。不良反应主要有恶心、厌食、腹泻等消化道症状；偶有头痛、疲倦、皮疹、荨麻疹、血管神经性水肿和一过性白细胞减少。

10）抗真菌药物：临床常用药物有两性霉素 B 和氟康唑。

（1）两性霉素 B：用于隐球菌、球孢子菌、荚膜组织胞质菌、芽生菌、孢子丝菌、念珠菌、毛霉和曲霉等引起的内脏或全身感染。用法：静脉滴注，开始用小剂量 1~2 mg，逐日递增到每日 1 mg/kg，每日给药 1 次，滴速为 1~1.5 mL/min，疗程总量：白念珠菌感染约 1 g；隐球菌脑膜炎约 3 g。本品毒性较大，可有发热、寒战、头痛、食欲下降、恶心、呕吐等；对肾脏有损害作用，可致蛋白尿和管型尿；尚有白细胞下降、肝损害、周围神经炎等；使用期间可出现心率加快，甚至室颤；出现低血钾症；漏出血管外可有局部炎症。一般不作为治疗首选。

（2）氟康唑：对新型隐球菌、白色及其他念珠菌、黄曲菌、烟曲菌、皮炎芽生菌、粗球孢子菌、荚膜组织胞质菌等有抗菌作用。剂量和用法：首剂 400 mg，第 2 日开始 200 mg/d，疗程至症状消失后再用 2 周。本品的肝毒性虽较咪唑类抗真菌药小，但也须慎重，尤其对肝功能有异常者更应小心，发现肝功能变化要及时停药或处理。较常见的不良反应有恶心、头痛、皮疹、呕吐、腹痛和腹泻；偶见剥脱性皮炎。

9. 改善患者的微循环

有研究认为胰腺缺血是引起急性胰腺炎的始发因素，实验研究和临床病理形态学研究显示，患病胰腺有间质水肿、毛细血管扩张和通透性增加、出血和血栓形成、毛细血管前微动脉痉挛、血液黏滞度增加，这些变化严重地影响了胰腺的血液灌注，使胰腺组织缺血坏死。因此，改善微循环十分重要，微循环的改善可防止残存的具有生机的胰腺组织继续坏死。具体措施有：①减轻或消除胰腺间质水肿，用白蛋白；②降低血液黏滞度，可用低分子右旋糖酐；③其他改善微循环的药物，如硝苯地平、复方丹参、脉络宁等。

10. 生长激素

本品系用遗传工程生产的人生长激素，为含 192 个氨基酸的肽。具有促进机体的生长、脂肪的动员，并抑制葡萄糖的利用，刺激肝、肾及其他组织产生生长素介质而发挥生长激素的生长促进作用。对于重症胰腺炎，生长激素可以减少炎性细胞因子，促进肠黏膜的功能，改善患者的营养状况。用法：8～10 U/次，皮下注射，1 次/天，共用 7 天，在重症 AP 的早期即开始使用。不良反应和注意：用后患者可能出现抗生长激素及大肠杆菌蛋白的抗体。既往有糖尿病的患者慎用。

11. 腹膜透析

对急性出血坏死性胰腺炎伴有腹腔内大量渗出液，或并发急性肾衰竭者可行透析，清除有很强生物活性的酶、肽类和炎症、坏死产物，早期透析效果较好。

12. 积极抢救多器官功能衰竭

如出现急性糖代谢障碍可用胰岛素治疗；并发 DIC 时可根据凝血酶原时间使用肝素；发生急性呼吸窘迫综合征时早期气管切开，使用呼吸终末正压人工呼吸器。应用大剂量激素可防止肺泡内皮细胞损伤及稳定胰腺细胞的溶酶体膜。应用大剂量利尿剂以减轻肺间质水肿，严重呼吸衰竭时可静脉注射呼吸兴奋剂。

（二）中药治疗

1. 辨证用药

1）肝郁气滞

腹中阵痛或窜痛，有恶心或呕吐，无腹胀。舌质深红，苔薄白或黄白，脉细或紧。

治法：理气疏肝，清热通便。

方药：清胰汤 1 号。

柴胡、杭芍、大黄（后入）各 15 g，黄芩、木香、胡连、芒硝（冲）、元胡各 10 g。每日 1 剂，重者每日 2 剂。

2）脾胃实热

腹满痛拒按，有痞满燥实坚征象，口干渴尿短赤。舌质红，苔黄厚腻或燥，脉数或弦数。

治法：通里攻下。

方药：清胰汤合大承气汤加减。

大黄（后下）15～30 g，芒硝（冲）、厚朴各 12 g，枳实、柴胡、杭芍各 15 g，金银花 30 g，黄芩、胡连、元胡、木香（后入）各 10 g。

3）肝胆湿热

脘胁疼痛，发热，黄疸，身体倦怠，尿短赤。舌质红，苔黄腻，脉弦滑或数。

治法：清肝胆，利湿热。

方药：清胰汤合龙胆泻肝汤加减。

绵茵陈 30 g，栀子、元胡各 12 g，龙胆草、滑石、柴胡、杭芍、大黄（后下）各 15 g，黄芩、胡连、木香、芒硝（冲）各 10 g。

4）蛔虫上扰

持续腹痛，伴有阵发性钻顶样痛，痛时汗出肢冷，痛后如常，多有吐蛔。舌多红花舌，苔白或微黄而腻，脉弦紧或弦细。

治法：安蛔止痛。

方药：清胰汤 2 号方。

柴胡 15 g，黄芩、木香、胡连、芒硝（冲）各 10 g，槟榔、使君子、苦楝根皮各 30 g，细辛 3 g。

2. 中成药

1）番泻叶胶囊：番泻叶胶囊每次 1 g，每日 3～4 次（或改为用叶，每次 5～10 g，泡水 500 mL，频服）。适用于本病水肿型。

2）玄胡片：玄胡片每次 5 片，每日 2 次，开水送服。适应证同前。

3）牛黄解毒片：牛黄解毒片每次 4 片，每日 4 次，开水送服。适应证同前。

4）清开灵注射液：清开灵注射液每次 40～60 mL，加入 5% 葡萄糖氯化钠液、10% 葡萄糖液各 500 mL 中，静脉滴注，每日 1 次。适用于本病水肿型患者。

5）罗通定注射液：罗通定注射液每次 2 mL，每日 1～2 次，肌内注射。用于本病疼痛剧烈者。

6）复方地丁注射液：复方地丁注射液每次 4 mL，每日 2 次，肌内注射。适应证为本病继发感染者。

3. 单、验方

1）生大黄 9～15 g，玄明粉 15～30 g，用开水冲 200 mL，分 3 次服，每 2～4 小时 1 次，口服或鼻饲。

2）麦冬、鳖甲（先煎）各 15 g，五味子 9 g，白芍 12 g，黄芪 18 g，白薇 6 g，石斛 10 g，煅龙骨、煅牡蛎（先煎）各 30 g。每日 1 剂，水煎服。适于急性胰腺炎证属气阴两亏，汗出亡阳者。

3）生大黄（后入）、元明粉（冲）各 9 g，枳实 12 g，生山楂 15 g，红藤、败酱草各 30 g。水煎服，每日 2 剂。有人治疗近百例患者，常能收到药到病除之良效。

4）生大黄、柴胡、黄芩各 15 g，厚朴、炒枳壳、广木香各 10 g，蒲公英、茵陈各 30 g，水煎服。大便秘结者加玄明粉 12 g 冲服；腹胀严重者加槟榔 15 g，川楝子 10 g；呕吐严重者加姜竹茹 10 g，代赭石 15 g。本方对急性胰腺炎（单纯水肿型）疗效好，均在短期内治愈。

5）鲜马铃薯，洗净，切碎，捣烂，用纱布包挤取汁，空腹服 1～2 匙，可加少量蜂蜜，每日服 3 次。

6）鲜莱菔子捣汁服，或用干莱菔子 60～90 g，煎浓汤汁分服。

7）黄花菜、马齿苋各 30 g。将黄花菜、马齿苋洗净，放入锅内，加清水适量，用武火烧沸后，转用文火煮 30 分钟，晾凉后装入罐内。代茶饮。

8）栀子、丹皮各 15 g，赤芍 24 g，木香、厚朴、元胡各 12 g，大黄 20 g，芒硝 10 g。热重加金银花、连翘各 15 g；食积加莱菔子、焦三仙各 10 g；呕吐加代赭石 20 g（先煎），竹茹 10 g。每日 1 剂，水煎服，重者每日可服 2 剂。治急性胰腺炎。

9）大黄、枳壳、元胡、川楝子各 10 g，金银花、连翘各 12 g，黄连 6 g。水煎服，每日 1 剂，分 2 次服，另外加芒硝 6 g，分 2 次冲服。呕吐加陈皮、竹茹各 6 g；高热不退加石膏 30 g，知母 6 g；痛剧加乳香、没药各 4 g；出现黄疸加茵陈 30 g，栀子 6 g。治急慢性胰腺炎。

10）柴胡 16 g，黄芩 10 g，胡黄连 10 g，杭芍 16 g，木香 10 g，元胡 10 g，大黄（后下）16 g，芒硝（冲服）10 g。水煎服。主治：急慢性水肿性胰腺炎。

11）柴胡 16 g，黄芩 10 g，胡黄连 10 g，木香 10 g，杭芍 16 g，槟榔 16 g，使君子 16 g，芒硝 10 g，苦楝根皮 16～26 g。水煎服。主治：急、慢性蛔虫性胰腺炎。

12）茵陈、白芍各 20 g，金银花、大黄、蒲公英各 15 g，黄芩、香附、川楝子、枳实、半夏、柴胡各 10 g，黄连、甘草各 6 g。水煎服，每日 1 剂，重症每日 2 剂。治急性胰腺炎。

13）玄明粉 30 g，大黄 15 g。研细，每次服 15 g，每日 3 次，温水冲服。治急性胰腺炎。

14）柴胡、黄芩、半夏各 9 g，白芍 15 g，枳实、大黄各 10 g，芒硝 12 g，甘遂 3 g。水煎，每日 1 剂，分 2 次服。适用于急性胰腺炎。

15）吴茱萸 2 g，生姜 2 片，葱白 2 段，粳米 50 g。先将粳米煮粥，待熟后加入吴茱萸末、生姜、葱白同煮成粥，每日分 2 次服。治胰腺炎。

（聂瑞朋）

第五章　泌尿系统疾病

第一节　急性肾小球肾炎

急性肾小球肾炎（简称急性肾炎）是指起病较急，病程较短，常能于数周及数月内趋于自愈的那些肾小球肾炎，任何年龄均可发生，近年来，老年人患急性肾小球肾炎屡见不鲜。

一、病因

本病多发生于乙型 A 组溶血性链球菌感染，如扁桃体炎、咽峡炎、猩红热、脓疱疮等，1 周后，主要和链球菌感染后引起的免疫反应有关。乙型 A 组溶血性链球菌"致肾炎菌株"的抗原和刺激机体产生的抗体在血液中形成免疫复合物，通过血液循环流经肾脏，沉积于肾小球基膜上。近年来又提出链球菌中某些抗原先植入肾小球，再结合循环中特异抗体而形成免疫复合物。免疫复合物激活补体后使肾小球基膜及邻近组织产生一系列免疫损伤和炎症。由于肾小球基底膜破坏，通透性增大，使血浆蛋白、红细胞、白细胞渗出而形成蛋白尿、血尿和管型尿；肾小球毛细血管内皮细胞及系膜细胞肿胀、增生，管腔变窄甚至阻塞，使血流量减少，肾小球滤过率降低，同时，肾缺血又促使肾素分泌增加，从而引起水、钠潴留，临床上出现少尿、水肿和高血压等症状。

镜下病变呈弥漫性分布，可见肾小球体积增大，肾小球内皮细胞和系膜细胞肿胀、增生，压迫毛细血管使之变窄甚至阻塞，同时有较多白细胞浸润。免疫病理在基膜上可见有颗粒状 IgG 和 C3 沉积。电镜下可见上皮细胞下有驼峰状电子致密物沉积。

二、病史

大部分患者有明确的前驱感染史，如扁桃体炎、咽炎、丹毒、化脓性皮肤病、猩红热等，于感染后 7~21 天发病。感染与发病之间有一定的潜伏期，通常 1~3 周，平均 10 天左右，起病轻重不一，多呈急性肾炎综合征的表现。

三、临床表现

常在链球菌感染 1~4 周出现尿的改变、水肿、高血压以及其他全身症状。尿的改变可有尿量减少、血尿、蛋白尿；水肿以晨起时面部特别是眼睑处水肿，重者数天内遍及全身。老年人多见的表现可有水肿，呼吸困难，循环瘀血，感染和食欲减退，恶心，呕吐，腹泻与肌肉痛等。根据临床表现可分为出血性肾炎和肾病性肾炎。

四、药物治疗

（一）西药治疗

急性肾炎属自愈性疾病，无特效疗法。西医治疗以休息和利尿、降压等对症处理为主，并应用抗生素消除链球菌感染。

1. 对症治疗

利尿治疗可消除水肿，降低血压，通常利尿治疗有效（具体利尿用药参见有关章节）。利尿后高血压控制不满意时，可加用降压药物（具体用药参见本章"慢性肾炎"）。

2. 控制感染灶

以往主张使用青霉素或其他抗生素 10～14 天，现其必要性存在争议。对于反复发作的慢性扁桃体炎，待肾炎病情稳定后，可行扁桃体摘除，手术前后两周应注射青霉素。

3. 并发症的治疗

1）高血压脑病的治疗

（1）降压：①利血平 1 mg，肌内注射，或肼屈嗪 20 mg，肌内注射；②二氮嗪 300 mg，于 30 秒钟内静脉注射，此药可使血压在数分钟内降至正常；③硝普钠 25 mg，加入 5%～10% 葡萄糖液 250 mL 中，缓慢静脉滴注，10～15 滴/分，可根据血压调整滴数。一般在 72 小时内逐渐停药，改用口服药物治疗。

（2）脱水：20% 甘露醇 250 mL，快速静脉滴注或静脉注射，应用次数根据临床情况而定。

2）心力衰竭的治疗：主要措施为限制水钠入量，利尿降压，必要时可应用酚妥拉明或硝普钠静脉注射，以减轻心脏前后负荷。洋地黄类药物对急性肾炎合并心衰效果不确定，仅于必要时试用。经各种治疗仍不能控制心力衰竭时，可行腹膜透析或血液透析脱水治疗。

3）急性肾衰竭的治疗：可参阅急性肾衰竭。少数急性肾炎患者可出现少尿或无尿，可有明显水肿、高血压或循环性充血状态，可用呋塞米静脉注射，开始按 1～2 mg/（kg·次），若效果不明显可增加剂量，每次 3～5 mg/（kg·次），重复 2～3 次，多可发生利尿反应。不需要持续用药，否则须注意药物蓄积引起耳中毒。

（二）中药治疗

1. 辨证用药

1）风寒犯肺

恶寒发热，眼睑水肿，或有全身水肿，小便不利，肢体酸楚。舌质淡，苔薄白，脉浮紧或沉细。

治法：疏风散寒，宣肺利水。

方药：麻黄汤合五皮饮加减。

麻黄、桂枝各 3 g，茯苓皮 15 g，泽泻 30 g，葶苈子、桑白皮、大腹皮各 10 g，生姜皮、陈皮各 6 g。

2）风热犯肺

发热重恶寒轻，口干口渴，咽喉疼痛，眼睑或颜面水肿，便黄赤涩。舌质红，苔薄黄或薄白，脉浮数或细数。

治法：疏风清热利水。

方药：麻黄连翘赤小豆汤。

麻黄、防风、蝉衣各 5 g，连翘、白术、桑白皮各 10 g，车前子、泽泻各 15 g，赤小豆 30 g。

3）湿毒浸淫

面部或全身水肿，恶风发热，身发疮毒，甚则溃烂。口干口苦，尿少色赤。舌质红，苔薄黄或黄腻，脉浮数或滑数。

治法：解毒化湿。

方药：五味消毒饮合中满分消汤加减。

黄连 3 g，黄芩 6 g，蚤休、蒲公英、薏苡仁、滑石、金银花、车前草各 15 g，杏仁、枳实、莱菔子各 10 g，白茅根 20 g，水蓟 12 g。

4）血热壅滞

小便短赤，以血尿为主，烦热口渴，排尿有灼热感但无尿痛，或呈肉眼血尿。舌质红，苔薄黄，脉细数。

治法：清热凉血。

方药：小蓟饮子。

小蓟根、生地、滑石各 15 g，通草 3 g，蒲黄（炒）、藕节、淡竹叶、当归、山栀子各 10 g，生甘草 6 g。

2. 中成药

1）肾炎清热片：肾炎清热片每次 5 片，每日 3 次，10 天为 1 个疗程，连用 2～3 个疗程。服药期间忌食辛辣油腻之品。风寒外感及气亏阳虚之水肿禁用。用治风热犯肺，水邪内停型急性肾小球肾炎。

2）肾宁散：肾宁散成人每次服 12～20 粒，每日 2 次。每次用白茅根 50 g 煎水 400 mL 冲服。忌食辛辣食物，孕妇慎用。用于面部、胫部水肿，或遍身肿胀，兼见面赤，口渴或渴不多饮，纳差腹胀，或呕恶不食，小便短赤，舌质红苔白腻，脉沉滑或兼数象。

3）肾炎阳虚片：肾炎阳虚片每次 5 片，每日 3 次，20 天为 1 个疗程。连用 3 个疗程。肾炎水肿属于实证。阴虚，同热型者勿用。用于全身水肿，腰腹下肢为甚，按之凹陷，晨轻晚重，面色苍白，脘腹胀满，纳少便溏，腰膝酸软，畏寒肢冷，神倦，尿少，舌体胖，质淡，苔白，脉沉细弱。

4）胃苓丸：胃苓丸水丸每次 6 g，蜜丸每次 1 丸，每日 1～2 次。孕妇慎服，忌食生冷油腻之物，具有消胀利水之功。

5）肾炎消肿片：肾炎消肿片每次 5 片，每日 3 次，20 日为 1 个疗程，连用 3 个疗程。肾炎虚证者勿用。用于肢体水肿，晨起面肿甚，午后腿肿较重，按之凹陷，四肢困重，小便短少，脘闷腹胀，纳少，舌苔白腻，脉象沉缓等湿邪困脾证。

6）肾炎片：肾炎片1次6~8片，每日3次。用于水肿尿少，尿血尿痛。

7）黑豆健肾片：黑豆健肾片每次15~20丸，每日2次。孕妇慎服。用于急性肾炎湿热较重，尿中带血者。

3. 单、验方

1）车前草、玉米须、墨旱莲各30 g煎服。

2）车前草、夏枯草、白茅根各30 g煎服。

3）女贞子、旱莲草各10 g，白花蛇舌草、生侧柏、马鞭草各15 g，大蓟、小蓟、益母草、白茅根、石韦各30 g。水煎服，每日分2~3次口服，对各种肾小球肾炎伴肉眼血尿或镜下血尿者效果较好。

4）金银花、连翘各9 g，生薏苡仁12 g，芦根30 g，云茯苓9 g，桃仁、红花各3 g，玄参、川石斛、六一散（包）各9 g。水煎服。可治急性肾炎。

5）鹿衔草20 g，益母草30 g，鱼腥草、白花蛇舌草、车前子、车前草各15 g，苍术12 g，麻黄4 g。水煎，每日1剂，分2次服。可治急性肾炎。

（聂瑞朋）

第二节　慢性肾小球肾炎

慢性肾小球肾炎简称慢性肾炎，是一组由多种病因引起的原发于肾小球的免疫性疾病。病程较长，多在1年以上甚至数十年。表现有水肿、蛋白尿、血尿和管型尿，缓慢进行性发展，后期有贫血、高血压和肾功能不全，终至尿毒症。本病是中、老年常见病之一。

一、病因

本病病因不清，和急性肾炎间无肯定关系，仅少数慢性肾炎患者由急性肾炎发展而来，而多数和急性肾炎无关。由病理类型决定其病情必定迁延发展，起病即属慢性肾炎。本病的发生主要和免疫介导性炎症反应有关：血液循环中可溶性免疫复合物沉积于肾小球，或肾小球原位的抗原与抗体结合激活补体引起组织损伤；肾小球局部沉积的细菌毒素、代谢产物等可直接通过旁路系统激活补体，从而引起肾的炎性反应。在疾病的慢性化进展中，非免疫介导性肾损伤也起重要作用，如高血压导致肾小球内高压，以及肾功能不全时健存的肾单位代偿性高灌注、高滤过均可促进肾小球硬化；肾小球系膜细胞吞噬、清除沉积物的负荷长期过重，引起系膜细胞及基质增生，也可促进肾小球硬化的发生。

慢性肾炎有多种病理类型，常见类型有系膜增生性肾炎、系膜毛细血管性肾炎、膜性肾病、局灶节段性肾小球病变等。晚期上述各型的病理特点部分或全部消失，代之以肾小球硬化和玻璃样变，相应肾小管萎缩，肾间质纤维化。少数完整的肾小球代偿性肥大。大体观察肾体积缩小，表面细颗粒状，呈固缩肾。

二、病史

慢性肾炎病程长，进展慢，起病形式有：①多数患者无急性肾炎病史，发病即表现为慢性肾炎，占50%；②急性肾炎迁延不愈病程在1年以上，可视为慢性肾炎，占15%～20%；③有急性肾炎病史，但临床已无症状，若干年后又表现为慢性肾炎。

三、临床表现

慢性肾炎因病因、病理类型、病程不同而临床表现不一，病情轻重程度差异较大，其共同表现可归纳如下：

（一）水肿

为多数患者的首发症状，水肿程度和持续时间不一，呈眼睑水肿和轻度至中度下肢凹陷性水肿，一般无体腔积液。缓解期可完全消失。

（二）高血压

多为中等程度血压升高，长期血压增高又可加重肾损害。

（三）尿异常

出现蛋白尿和血尿。尿蛋白常为1～3 g/d，主要由于肾小球滤过膜通透性增高造成。血尿多为镜下血尿，也可出现肉眼血尿。

（四）贫血

有不同程度的贫血。早期由于蛋白丢失，营养不良引起；晚期因促红细胞生成素分泌减少而加重。

（五）肾功能损害

慢性肾炎患者多有不同程度的肾功能损害，晚期出现氮质血症或尿毒症。

四、临床分型

（一）普通型

有中等程度蛋白尿及血尿、轻度水肿及血压增高，可有一定程度的肾功能损害。

（二）肾病型

有肾病综合征的表现，大量蛋白尿，低蛋白血症，高度水肿，血浆胆固醇增高。此外可伴有高血压、进行性肾功能损害。

（三）高血压型

本型具有普通型的表现，但以血压持续性、中等度以上升高（特别是舒张压升高）为特点，肾功能恶化快，并出现慢性肾炎眼底改变。

（四）急性发作型

部分慢性肾炎患者在感染后其症状加重，经治疗后可能缓解，亦可能病情恶化，发展成尿毒症。

五、药物治疗

（一）西药治疗

1. 对症治疗

1）利尿：可用氢氯噻嗪 25～50 mg，每日 2～3 次，或环戊噻嗪 0.25 mg，每日 1～2 次。水肿严重者可用呋塞米 20～80 mg，静脉注射。须防止电解质紊乱，适当补充钾盐。

2）降压：高血压的主要原因是钠、水潴留，大部分患者经休息、限盐和利尿剂的应用均可得到控制。如效果不满意可加用降压药，如钙离子拮抗剂硝苯地平 5～15 mg，口服 3 次/天，或肼屈嗪、甲基多巴等扩张小动脉的药物。对较顽固的高血压还可加用抑制肾素－血管紧张素系统活性的药物，如卡托普利（巯甲丙脯酸）12.5～50 mg，口服每 8 小时 1 次，或普萘洛尔 10～30 mg，口服 3 次/天。对慢性肾炎高血压患者，降压不宜过快、过低，以免影响肾血流量。一般降至收缩压 150 mmHg，舒张压 100 mmHg 即可。

近年研究证实，ACEI 具有降低血压、减少尿蛋白和延缓肾功能恶化的肾脏保护作用，后两种作用除通过对肾小球血流动力学的特殊调节作用（扩张入球小动脉和出球小动脉，但对出球小动脉扩张作用强于入球小动脉）降低肾小球内高压力、高灌注和高滤过外，并能通过其非血流动力学作用（抑制细胞因子、减少蛋白尿和细胞外基质的蓄积）达到减缓肾小球硬化的发展和肾脏保护作用。但肾功能不全患者应用 ACEI 要防治高血钾，血肌酐大于 350 μmol/L 的非透析治疗患者则不宜再应用。血管紧张素 Ⅱ 受体拮抗剂的实验研究和已有的临床观察结果显示它具有与 ACEI 相似的肾脏保护作用。最近有报道认为长效二氢吡啶类钙通道阻滞剂，如氨氯地平和非二氢吡啶类钙通道阻滞剂，如维拉帕米具有一定的延缓肾功能恶化的肾脏保护作用，值得进一步验证。

2. 糖皮质激素和免疫抑制剂应用

目前国内外对是否应用糖皮质激素和免疫抑制剂治疗慢性肾衰竭意见不一致，应用它并不能改变慢性肾衰竭的病变自然发展规律和过程，常因其不良反应使患者死亡率增高。国外研究认为其只可能改善临床表现，不能改变病理形态学的过程。国内认为其可缓解临床症状，控制疾病发展，是否应用，应根据患者临床表现并结合病理类型制定相应方案。

1）糖皮质激素：泼尼松每日 1 mg/kg（或 2 mg/kg，隔日用），服用 2~3 个月，如有效，可逐渐减量，以后以小剂量（每日 10 mg）维持半年至一年。若疗效不佳或停药后蛋白尿增多，可加用或改用免疫抑制剂或其他药物，但糖皮质激素不可骤然停药，而应逐渐减量撤药，以免出现急性肾上腺皮质功能不全。

2）免疫抑制剂：环磷酰胺每日 100~200 mg，口服或静脉注射，疗程总量为 6~8 g；硫唑嘌呤每日 150 mg。但要注意骨髓抑制、出血性膀胱炎等不良反应，伴肾衰竭者不宜采用免疫抑制剂或糖皮质激素治疗。

3. 抗凝治疗

慢性肾炎的尿蛋白较多或顽固性水肿、低蛋白血症明显并经糖皮质激素治疗无效的患者，临床医生常对抗凝抗栓治疗寄予希望，如患者有高凝状态表现，可选用肝素每日 50~100 mg 加入 5% 葡萄糖 250 mL 中静脉滴注，4 周为 1 个疗程。或尿激酶每日 2 万~4 万 U 加入 5% 葡萄糖 250 mL 中静脉滴注，4 周为 1 个疗程。一般认为尿激酶疗效优于肝素。抗凝、抗栓治疗易带来出血不良反应，治疗中需做凝血酶原时间监测，女性患者月经期停止用药。双嘧达莫能抑制血小板聚集，减少血栓形成，并有扩血管作用。75~100 mg，每日 3 次，可长期服用。

4. 其他药物治疗

1）维拉帕米：维拉帕米 40 mg，每日 3 次，口服。出现满意疗效后再用 1~2 周，然后减量维持 3~4 周。对慢性肾炎顽固性蛋白尿者有较好疗效。

2）己酮可可碱：己酮可可碱开始 2 周，每日 800 mg（600 mg 口服，200 mg 静脉滴注），3~4 周剂量减至 900 mg，以后每日口服 300 mg，维持 1~2 年。文献报道可使原发性慢性肾炎患者肾功能改善。

3）雷公藤：治疗慢性肾炎有较好疗效，可与小剂量泼尼松合用或单独服用。如雷公藤多苷片 10~20 mg，每日 3 次，或雷公藤饮片 15 g 煎服，每日 2 次，疗程 6 个月。

4）有感染者可使用青霉素、氨苄西林等抗生素，避免使用磺胺类药物。

（二）中药治疗

1. 辨证用药

慢性肾炎在急性发作时与急性肾炎有类似之处，一般以阳水治疗；在慢性持续不稳定的情况下，一般以阴水治疗；在慢性稳定期一般以补益脾肾，固摄等方法治疗；有瘀血者可适当加入活血化瘀药物。但在慢性肾炎整个治疗过程中，应时时注意脾肾功能，即提高脾肾固摄功能，控制蛋白尿。

1）风水泛滥

眼睑水肿，继则四肢及全身皆肿，来势迅速，多有恶寒，发热，肢节酸楚，小便不利。偏于风热者，伴咽喉红肿疼痛；舌质红，脉浮滑数。偏于风寒者，兼恶寒、咳喘；舌质薄白，脉浮滑或紧。

治法：散风清热，宣肺行水。

方药：越婢加术汤加味。

麻黄 12 g，生石膏 20 g，白术 15 g，甘草 10 g，生姜 4 片，大枣 5 枚，黄芪 15 g，防己 12 g，桂枝 10 g，花椒 10 g，白茅根 30 g。

2）湿毒浸淫

眼睑水肿，延及全身，小便不利，身发疮痍，甚者溃烂，恶心发热。舌质红，苔薄黄，脉浮数或滑数。

治法：宣肺清热，利湿消肿。

方药：麻黄连翘赤小豆汤合五味消毒饮加减。

生麻黄 10 g，连翘 15 g，赤小豆 30 g，白茅根 30 g，杏仁 10 g，桑白皮 15 g，金银花 15 g，野菊花 12 g，蒲公英 15 g，丹皮 10 g，赤芍 10 g。

3）肺肾气虚

面浮肢肿，面色㿠白，少气无力，腰膝酸痛，易感冒。舌淡，苔白润，舌胖有齿印，脉细弱。

治法：益肺补肾。

方药：经验方。

黄芪、党参各 15～30 g，山萸肉 15 g，猫爪草 15 g，山药 15 g，玉竹 15 g，仙茅 10 g，金樱子 10 g，白果 10 g，蝉蜕 10 g，桑白皮 10 g，沙参 12 g，百合 12 g，冬虫夏草 3 g。

4）脾肾阳虚

水肿明显，面色㿠白，畏寒肢冷，腰脊酸痛，或胫酸腿软；足跟痛，神疲，纳呆或便溏，性功能减退。舌嫩淡胖，有齿印，脉沉细或沉迟无力。

治法：健脾益肾。

方药：经验方。

仙灵脾 15 g，茯苓 12 g，芡实 10 g，仙茅 10 g，白术 15 g，金樱子 15 g，蝉蜕 20 g，黄芪 25 g，党参 15 g，白茅根 30 g，桂枝 10 g，花椒 10 g。

5）肝肾阴虚

目干涩或视物模糊，头晕，耳鸣，五心烦热，口干咽燥，腰脊酸痛或梦遗或月经失调。舌红少苔，脉弦数或细数。

治法：滋养肝肾。

方药：经验方。

生地 15 g，元参 15 g，山药 12 g，丹皮 10 g，赤芍 10 g，茯苓 10 g，泽泻 10 g，仙茅 10 g，金樱子 15 g，芡实 10 g，旱莲草 30 g，黄柏 15 g，黄芪 30 g，党参 15 g，桂枝 10 g，白茅根 30 g，花椒 10 g。

6）气阴两虚

面色无华，少气乏力或易感冒，多以腰以下水肿为主，午后低热，或手足心热，口干咽燥。舌质偏红，脉弦细或细数。

治法：益气养阴利水。

方药：经验方。

沙参 15 g，麦冬 15 g，生地 12 g，枸杞 15 g，女贞子 12 g，金樱子 15 g，芡实 10 g，

黄芪20 g，党参12 g，白术15 g，茯苓12 g，桂枝10 g，花椒10 g，白茅根30 g。

2. 中成药

1）六味地黄丸：六味地黄丸每次8粒，每日3次。用于慢性肾炎一般阴虚型。可长期服用，有较稳定的疗效。

2）知柏地黄丸：知柏地黄丸每次8粒，每日3次。用于慢性肾炎阴虚有火者。

3）金匮肾气丸：金匮肾气丸每次8粒，每日3次。用于慢性肾炎阳虚肢冷腰酸者。

4）补中益气丸：补中益气丸每次1丸，每日2次。用于慢性肾炎蛋白尿，只要没有明显的阴虚火旺症状，可长期服用。

3. 单、验方

1）金樱子、菟丝子各30 g，黄芪60 g，补骨脂15 g，山药、白花蛇舌草、菌灵芝、山萸肉、芡实、桑螵蛸各30 g。每日1剂水煎服，对慢性肾炎有极好的疗效。

2）萱草根、马鞭草、乌桕叶各60 g，葱白7根，生姜6片。共捣烂如泥状，和匀，分做两饼。一日2次软敷腰部，包扎固定，局部热敷30分钟。如复发，再按上法用之。治疗水肿，疗效颇佳。

3）白茅根30 g，生薏苡仁30 g，猪苓30 g。水煎代茶饮用，治疗水肿和血尿。

4）黄芪60 g，茯苓30 g，猪苓20 g。水煎服，有利水消肿，消除蛋白尿作用。

5）玉米须20 g，决明子10 g，菊花6 g，开水冲茶饮用。可治疗慢性肾炎血压升高者。

6）刺猬皮研粉，每次3 g，每日3次。对慢性肾炎蛋白尿有较好控制作用。

7）黑鱼1条去内脏，冬瓜皮100 g，不加盐煮汤服用。连用7天，可消水肿。

8）麦芽95 g，赤小豆60 g。煮成粥状，分食之，有利尿消肿作用。

9）黄豆煮熟拌白糖，老陈醋一匙一起吃，可治疗水肿。

10）霜打茄子5个，白糖15 g，水煎服。可治疗慢性肾炎血尿。

11）大冬瓜1个，将一头切开，纳入大蒜120 g，红小豆60 g，放锅中蒸熟，取汁饮用。可治疗慢性肾炎水肿。

12）新鲜牛奶，每日服用500~1 000 mL，有消除蛋白尿作用。

13）黑芝麻、核桃仁各500 g，研粉，每次20 g，以温开水送服，服后嚼服大枣7枚，每日3次，药尽为1个疗程。

14）鲜芹菜500 g，捣烂取汁，开水冲服，每日1剂。或芹菜根60 g，水煎服。适用于慢性肾炎高血压型。

15）新鲜车前草30~90 g，葱白1根，粳米50~100 g，煮粥食用，有利尿止血作用。

16）白木耳或黑木耳3 g，清水泡一夜，洗净后煎1小时，加白糖适量，于睡前服用，用于慢性肾炎高血压型。

（张婷）

第三节　肾病综合征

肾病综合征是指临床上具有大量蛋白尿（ > 3.5 g/24 h），血浆白蛋白低于 30 g/L，伴或不伴有水肿及高脂血症的一组症状。临床上分为两大类：一类是原发性肾病综合征，是原发性肾小球疾病最常见的表现之一；另一类是由系统性疾病引起的，称为继发性肾病综合征。

一、病因

凡能引起肾小球病变的疾病均能引起肾病综合征。老年人原发性肾病综合征最常见的原因是膜性肾病，几乎占了全部患者的 38%。70% ~ 80% 的膜性肾病表现为肾病综合征。其特征性病理改变是，光镜下基底膜钉突样改变，后期则增厚，电镜下可见上皮下电子致密物规律沉积，主要含 IgG、补体 C3 等成分。

老年人原发性肾病综合征的第 2 位原因是微小病变型肾病，尽管此型主要发生在儿童，但在老年人并不少见，主要病变在电镜检查时可见弥漫性的肾小球足突融合，足突孔隙消失；光镜下肾小球基本正常，有较轻的系膜增生和肾小管上皮细胞变性，免疫病理阴性或可见少量的 IgG、IgM、补体 C3 沉着。老年人原发性肾病综合征还可以见于膜增生性肾炎和局灶硬化性肾炎。

老年人由于易患多种疾病，故继发性肾病综合征比年轻人多见。由淀粉样变性引起的肾病综合征占 13% ~ 15%。其他常见的疾病有糖尿病肾病、肿瘤、系统性红斑狼疮、血管炎、过敏性紫癜，以及各种病毒、细菌引起的急慢性感染。

二、临床表现

老年人肾病综合征的表现与其他人一样，具有如下特点：

（一）大量蛋白尿

因肾小球滤过膜对血浆蛋白的通透性增加，致使尿中蛋白量超过肾小管上皮细胞的重吸收和分解能力，而形成大量蛋白尿。

（二）低蛋白血症

由于大量白蛋白在尿中丢失，导致血浆白蛋白水平降低。老年人肝脏代偿合成白蛋白的能力差，故低蛋白血症常较严重。

（三）水肿

蛋白质的丢失导致血浆胶体渗透压降低，从而引起明显的水肿。老年人肾脏在水钠排泄方面的障碍也在水肿中起重要作用。

（四）高脂血症

老年人本来可能有脂代谢紊乱易出现高脂血症，患肾病综合征时由于肝代偿性合成白蛋白和脂蛋白增加，加之存在脂质转运障碍，故较一般人更易出现高脂血症。

（五）其他

老年人心脏的储备能力低或本身患有心脏病，当水肿严重时常合并心力衰竭。此外，合并各种感染，营养不良，急性肾衰竭的机会增多。肾病综合征的患者多处于高凝状态，有血栓形成的倾向，患膜性肾病、肾淀粉样性和膜增生性肾炎的老年患者，肾静脉血栓的形成明显增多；冠状动脉血栓形成，肺栓塞也较年轻人多见。

其他继发性肾病综合征者，除以上表现外，还有不同原发病的临床特点和化验项目。

三、药物治疗

（一）西药治疗

1. 对症治疗

1）利尿消肿

（1）噻嗪类利尿剂：主要作用于髓袢升支厚壁段和远曲小管前段，通过抑制钠和氯的重吸收，增加钾的排泄而利尿。常用氢氯噻嗪 25 mg，每日 3 次口服。长期服用应防止低钾、低钠血症。

（2）保钾利尿剂：主要作用于远曲小管后段，排钠、排氯，但潴钾，适用于有低钾血症的患者。单独使用时利尿作用不显著，可与噻嗪类利尿剂合用。常用氨苯蝶啶 50 mg，每日 3 次，或醛固酮拮抗剂螺内酯 20 mg，每日 3 次。长期服用需防止高钾血症，对肾功能不全患者应慎用。

（3）袢利尿剂：呋塞米和布美他尼，它进入人体后与血浆蛋白结合，随血液循环到达肾小管周围，通过肾小管上皮细胞转运到管腔，作用于亨利袢的升支，抑制氯、钠重吸收发挥利尿作用。呋塞米 20～120 mg/d，布美他尼 1～5 mg/d。肾病综合征患者使用呋塞米时其剂量应大于常规剂量，多主张静脉给药优于口服或肌内注射，其原因是血浆蛋白显著降低，与蛋白结合比例的速度下降，影响利尿效果，而大量血浆蛋白通过滤过膜进入鲍曼囊，进入小管管腔的白蛋白与呋塞米结合并迅速被清除，也不能发挥利尿作用。有学者主张严重少尿、无尿时可用大剂量呋塞米冲击治疗。应用呋塞米应注意其不良反应。

（4）渗透性利尿剂：可升高血浆渗透压及肾小管腔液的渗透压而产生利尿作用。常用低分子右旋糖酐、甘露醇等。

（5）血浆和无盐白蛋白的应用：输注血清白蛋白，仅仅适应于下列情况：肾病综合征患者有严重的全身水肿，而静脉注射呋塞米不能达到利尿消肿之效；使用呋塞米后，患者出现利尿，但存在有血浆容量不足的临床表现。用法：白蛋白每次 0.5 ~ 1.0 g/kg，或血浆每次 5 ~ 10 mL/kg，1 小时后静脉注射呋塞米，往往可加强利尿效果。必须注意合并心脏病的患者应慎用，以免因血容量急性扩张引起左心衰竭。近年研究表明，应用血浆蛋白者，对糖皮质激素的治疗反应明显地慢于未用血浆蛋白质者，且用血浆制品越多，则蛋白尿的缓解越慢。这一研究提醒临床医生应慎用血浆制品。对顽固性肾性水肿，用多巴胺 20 mg、酚妥拉明 20 mg、呋塞米 40 ~ 60 mg，加入 10% 葡萄糖 500 mL 中静脉滴注，每日 1 次，共 2 ~ 7 次；低分子右旋糖酐 500 mL，呋塞米 40 ~ 60 mg，每日 1 次，共 2 ~ 5 次，常可获得良好效果。

（6）其他：对严重顽固性水肿患者，上述治疗无效者可试用短期血液超滤脱水，严重腹水患者还可考虑在严格无菌操作条件下放腹水，体外浓缩后自身静脉回输。

对肾病综合征患者利尿治疗的原则是不宜过快、过猛，以免造成血容量不足、加重血液高黏倾向，诱发血栓、栓塞并发症。

2）减少尿蛋白：持续性大量蛋白尿本身可导致肾小球高滤过、加重肾小管间质损伤、促进肾小球硬化，是影响肾小球病预后的重要因素。已证实减少尿蛋白可以有效延缓肾功能的恶化。

ACEI 及其他降压药物，ACEI（如贝那普利 5 ~ 20 mg，每日 1 次，或卡托普利每次 6.25 mg 开始，渐增至每次 25 mg，每日 3 次）、血管紧张素 Ⅱ 受体拮抗剂（如氯沙坦 50 ~ 100 mg，每日 1 次）、长效二氢吡啶类钙通道阻滞剂（如氨氯地平 5 mg，每日 1 次）或利尿剂等，均可通过其有效地控制高血压作用而显示不同程度地减少尿蛋白。

2. 主要治疗——抑制免疫和炎症反应

1）糖皮质激素：主要是通过糖皮质激素的抗炎及免疫抑制作用，影响肾小球基底膜通透性而发挥其消除尿蛋白的作用。应遵循：①起始足量。常用药物为泼尼松 1 mg/（kg·d），口服 8 ~ 12 周；②减药慢稳。足量治疗后每 1 ~ 2 周减原来用量的 10% 当减至 20 mg/d 左右时症状易反复，应更加缓慢减量，即每 2 ~ 3 周减去原用量的 10% 左右；③长期维持。最后以最小有效剂量（成人隔日晨服 0.4 mg/kg）作为维持量，再服半年至一年或更长。为减轻糖皮质激素不良反应，采用全日剂量于晨 8 时前顿服，维持用药期间两日量隔日 1 次顿服。有肝功能损害的患者应选用等剂量的泼尼松龙口服，或静脉滴注。长期应用糖皮质激素的患者易出现感染、骨质疏松、药物性糖尿病，甚至发生股骨头无菌性缺血性坏死，应加强监测及时防治。

2）细胞毒性药物：这类药物可用于"激素依赖型"或激素无效型，患者协同激素治疗，一般不作为首选或单独治疗用药。

（1）CTX：这是当前国内、外应用较广的一种免疫抑制剂。其所含羟基在体内被肝微粒体羟化，产生有烷化作用的代谢产物而起治疗作用。每日 100 ~ 200 mg（2.5 mg/kg）分次口服，或 200 mg 每日或隔日静脉注射，总量 6 ~ 8 g。不良反应有骨髓抑制及中毒性肝损害，抑制性腺功能，脱发和出血性膀胱炎。

（2）苯丁酸氮芥：作用机理与 CTX 同，临床适应证亦相同，疗效颇接近，其近期毒性较 CTX 少。为避免严重不良反应，Lewis 建议本药用量每日 0.2 mg/kg 分 2 次服用，累积剂量 < 10 mg/kg，这样用法则近期和远期的毒性均不大，值得推荐。

（3）氮芥（HN₂）：开始每日 1~2 mg，静脉注射，每次增加 1 mg，至每次 3~5 mg（逐渐增加剂量可减轻胃肠道反应），以维持每次 3~5 mg，总量为 1.5~2 mg/kg。

（4）其他：根据临床情况也可选用噻替哌、硫唑嘌呤等治疗。

3）环孢素：环孢素能选择性抑制 T 辅助细胞及 T 细胞毒效应细胞，已作为二线药物用于治疗糖皮质激素及细胞毒性药物无效的难治性肾病综合征。常用量为每日 5 mg/kg，分两次口服，服药期间需监测并维持其血浓度阈值为 100~200 ng/mL。服药 2~3 个月缓慢减量，共服半年左右。主要不良反应为肝肾毒性，并可致高血压、高尿酸血症、多毛及牙龈增生等。该药价格昂贵，有上述较多不良反应及停药后易复发的弊端，使其广泛应用受到限制。

应用糖皮质激素及细胞毒性药物治疗肾病综合征可有多种方案，原则上应以增强疗效的同时最大限度地减少不良反应为宜。最近，国外学者根据对以往临床研究的总结，认为应用糖皮质激素治疗与否、应用的时间与疗程等应结合患者的年龄、肾小球病病理类型、蛋白尿以及肾功能损害等情况而有所区别，并已提出了一些新的推荐治疗方案。我国还需结合自己的经验进一步实践并总结。

3. 抗凝治疗

原发性肾病综合征发病除有免疫机制外，尚有凝血机制参与，常存有高凝状态（发生率 60%）和纤溶功能低下，且糖皮质激素治疗加剧高凝状态。抗凝治疗抗价不一，多数学者认为抗凝剂对于预防和抑制与肾病发生发展有关的血管内凝血，抑制高凝状态，防止合并症的发生是有意义的。

1）肝素：肝素为抗凝治疗的主要药物，常用制剂有肝素，50 mg，肌内注射，每日 2 次或 75~100 mg 加入低分子右旋糖酐或 5% 葡萄糖液 500 mL 中缓慢静脉滴注，每日 1 次，用凝血时间（试管法）监护，使之不超过治疗前的 3 倍，疗程一般为 4 周。

2）华法林：首次口服 5~10 mg，以后以每日 2~8 mg 维持，用凝血酶原时间做监护，使之不超过治疗前的 2 倍，4 周为 1 个疗程。

3）藻酸双酯钠（PSS）：PSS 具有升高血浆蛋白及白蛋白作用，也具有消除尿蛋白作用。文献报道用本品治疗 13 例用糖皮质激素疗效不佳的原发性肾病综合征患者，总有效率为 92%，取得满意疗效。方法为：用 0.1~0.2 g 溶于葡萄糖 500 mL 中静脉滴注，每日 1 次，2~3 周为 1 个疗程，间隔 1 周重复治疗，间歇期口服 PSS 0.1 g，每日 3 次。治疗期间停用糖皮质激素，可酌用利尿剂。

4）双嘧达莫：双嘧达莫具有抑制血小板凝聚作用，也能抑制血小板对胶原、肾上腺素及凝血酶的释放反应。剂量每日 5~10 mg/kg，分次口服，疗程可在 1 年以上，无明显不良反应。

5）其他：也可使用蝮蛇抗栓酶、尿激酶、链激酶等药。

4. 联合疗法

对难治性肾病主张采用联合疗法。即糖皮质激素、环磷酰胺、肝素、双嘧达莫四联疗法；也可试用环孢素 A，剂量 3~6 mg/kg，疗程 2 个月，对消除尿蛋白有较好效果。

5. 其他可降尿蛋白的治疗措施

1）雷公藤：雷公藤具有非特异性抗炎及免疫抑制作用，既可抑制 T 淋巴细胞功能，也可抑制 B 淋巴细胞功能。可改变肾小球基底膜的电荷状态，从而阻止蛋白滤出。用于治疗微小病变性肾病综合征有较好疗效，对其他类型肾病综合征需与糖皮质激素合用。一般剂量 10～20 mg，每日 3 次，或每日 1～1.5 mg/kg。不良反应有骨髓抑制、胃肠道反应、性腺抑制等，多用于停药后恢复。

2）左旋咪唑：左旋咪唑是 T 细胞刺激剂，它促进 T 细胞功能的调节，加强免疫调节，临床上与糖皮质激素合用，治疗儿童肾病综合征可防止糖皮质激素减药时复发。一般用量 2.5 mg/kg，每日 1 次或每周 2 次。

3）静脉注射免疫球蛋白：有报道静脉注射免疫球蛋白治疗膜性肾病有明显效果。机理可能是免疫球蛋白与肾小球的免疫复合物相结合，改变其晶格状态，从而促其溶解，或封闭了巨噬细胞和 B 细胞的 Fc 受体，从而抑制了 B 淋巴细胞合成抗体。

4）ACEI：近年报道治疗非糖尿病性肾病综合征，可降尿蛋白，且可保护肾功能，不影响肾脏的血流动力学改变。卡托普利 25～150 mg/d，依那普利 5～10 mg/d，贝那普利 10 mg/d。

5）吲哚美辛：吲哚美辛 25～50 mg 口服，每日 3 次。1/3～1/2 患者有降低尿蛋白的作用，但其中约 1/2 患者疗效不巩固，减药或停药后尿蛋白复现。

6. 目前，国内外对不同肾小球病病理类型引起的肾病综合征常采取以下治疗方法：

1）微小病变型肾病及轻度系膜增生性肾小球肾炎：常对糖皮质激素治疗敏感，初治者可单用糖皮质激素治疗。因感染、劳累而短期复发者可再使用糖皮质激素，疗效差或反复发作者应并用细胞毒性药物。应力争达到完全缓解。

2）膜性肾病：早期膜性肾病约 60% 患者经治疗可缓解，故应该给予激素及细胞毒性药物积极治疗，有研究认为单纯糖皮质激素疗效不佳。钉突形成后的膜性肾病治疗较困难，是否仍用糖皮质激素及细胞毒性药物正规治疗看法不一。若治疗，则疗程完成后，无论尿蛋白是否减少也应果断减药或撤药，因为这类患者多属中老年，一味盲目延长用药，易发生严重不良反应，甚至导致患者死亡。另外，膜性肾病易发生血栓、栓塞并发症，应予积极防治。

3）系膜毛细血管性肾小球肾炎、局灶节段性肾小球硬化和重度系膜增生性肾小球肾炎常较快地发生肾功能不全，预后差。通常对已发生肾功能不全者，不再给予糖皮质激素及细胞毒性药物治疗，而按慢性肾功能不全处理。肾功能正常者，可参考应用下列治疗方案：先给足量糖皮质激素及细胞毒性药物（或可同时加用抗凝药及抗血小板药）积极治疗；疗程完成后无论疗效如何均及时减药或撤药，以避免严重不良反应；随后保持维持量糖皮质激素及抗血小板药长期服用。如此治疗后，少数患者可能缓解，多数患者肾病综合征虽未缓解，但仍有可能延缓肾功能减退。

7. 并发症防治

1）感染：在糖皮质激素治疗时如出现感染，应及时选用强效敏感的抗生素；如无感染发生，不必合用抗生素。

2）血栓或栓塞：当血液处于高凝状态时，可给予抗凝药（如肝素等）及阿司匹林治疗。如发生血栓、栓塞则给予尿激酶或链激酶溶栓治疗，并合用抗凝药。

3）急性肾衰竭：一旦发生肾衰竭需进行血液透析，并给予袢利尿剂及口服碳酸氢钠，同时积极治疗原发病。

4）蛋白质或脂肪代谢紊乱：如并发脂肪代谢紊乱，除饮食治疗外，针对高脂血症可给予降脂药（如洛伐他汀、辛伐他汀等），对于低蛋白血症可用 ACEI 减少尿蛋白的排出，并可长期服用中药黄芪，促进肝脏合成白蛋白。

（二）中药治疗

1. 辨证用药

1）脾肾阳虚

水肿腰以下为甚，纳减乏力，形寒肢冷，腰酸膝软，面色㿠白或萎黄。舌淡胖有齿痕、苔白，脉沉细。

治法：温阳利水。

方药：真武汤加减。

淡附片 5 g（先入），白术、白芍各 9 g，茯苓皮、猪苓各 15 g，福泽泻、陈葫芦、车前子各 30 g，仙茅、巴戟天各 10 g（包），牵牛子 12 g。

2）脾肾气虚

面色萎黄，尿量略增，水肿减轻，神疲纳差。舌淡苔薄，脉软。

治法：益气健脾。

方药：防己黄芪汤合参苓白术散。

黄芪 30 g，防己 5 g，党参、薏苡仁各 15 g，白术、山药、猪苓、茯苓、白莲须各 10 g，芡实 12 g，姜半夏 6 g。

3）瘀水交阻

面色黧黑，唇舌有瘀点，水肿，血尿。舌质紫暗，脉弦或软。

治法：先予活血化瘀利水，后予补益脾肾佐以活血。

方药：四物汤合五苓汤，补阳还五汤及左归丸加减。

归尾 10 g，赤芍、川芎各 9 g，丹参、猪苓、茯苓、泽泻各 15 g，益母草、白茅根各 30 g。亦可选用黄芪 30 g，当归、山药、山萸肉、枸杞、牛膝、龟板胶、鹿角胶各 10 g，川芎 9 g，红花 6 g，生地、菟丝子各 15 g。

4）阴虚湿热

面红赤，满月脸，心烦热，盗汗，面部赤疖丛生。舌苔黄腻，质红，脉细数。

治法：滋阴清热利湿。

方药：知柏地黄丸合龙胆泻肝汤加减。

知柏、龙胆草各 9 g，生地、熟地、泽泻各 10 g，丹皮、柴胡各 6 g，龟板 15 g（先入），莲子芯 3 g，薏苡仁 12 g，车前子 15 g（包），甘草 4.5 g。

2. 中成药

1）金匮肾气丸：金匮肾气丸蜜丸每次 1 丸（或 9 g）。水蜜丸每次 6 g，均 1 日 2 次。用治脾肾阳虚型。

2）济生肾气丸：济生肾气丸蜜丸每次 1 丸（或 9 g），水蜜丸每次 6 g，均 1 日 2～3 次。用于脾肾两虚型。

3）五苓散：五苓散每次 6 ~ 9 g，每日 2 次。用治脾肾阳虚型。

4）胃苓丸：胃苓丸每次 6 g，每日 2 次。用治脾虚湿困之肢肿腹大，胸闷纳呆，大便溏薄，小便短少，舌淡苔腻等。

5）参苓白术散：参苓白术散每次 6 ~ 9 g，每日 2 ~ 3 次。用治脾肾气虚，水湿逗留型。

6）知柏地黄丸：知柏地黄丸蜜丸每次 1 丸（或 9 g），水蜜丸每次 6 g，均 1 日 2 次。用治阴虚而湿热内盛，溢于肌肤之面红肌肤水肿，尿少短涩，五心烦热等。

7）大补阴丸：大补阴丸蜜丸每次 1 丸，水蜜丸每次 6 g，均 1 日 2 ~ 3 次。用治阴虚而有湿热之面红肢肿，怕热汗出，五心烦热，小便短涩等症。

8）保肾康：保肾康每次 2 ~ 4 片，每日 3 次。用治瘀血内阻，水湿不化之面色黧黑，肌肤色素沉着，尿少肢肿等。

9）肾康宁：肾康宁每次 5 片，每日 3 次，1 个疗程为 3 个月。用治面色黧黑，形寒怕冷，唇舌肌肤有瘀点，尿少水肿等。

10）六味地黄丸：六味地黄丸蜜丸每次 1 丸（或 9 g），水蜜丸每次 6 g，片剂每次 4 片，水丸每次 9 g，均 1 日 2 次。用于肝肾阴虚型。

11）杞菊地黄丸：杞菊地黄丸蜜丸每次 1 丸（或 9 g），水蜜丸每次 6 g，水丸每次 9 g，均 1 日 2 次。

12）慢肾宝液：慢肾宝液每次 5 mL，每日 3 次。用治肾病辨证属阴阳两虚型之腰膝酸软，乏力倦怠，头晕目眩等症。

13）昆明山海棠：昆明山海棠每次 2 ~ 3 片，每日 3 次。药理研究显示明显的抗炎作用。另外能抑制慢性炎症的肉芽组织增生，其作用与可的松相似。

14）雷公藤：雷公藤合并糖皮质激素治疗可以提高疗效，能使一些难治性肾病缓解。目前用的雷公藤制剂有雷公藤多苷片（每次 10 ~ 20 mg，每日 3 次），雷公藤总萜片每次 2 片，每日 3 次。不良反应有白细胞减少或皮疹，一般停药后即可消失。

3. 单、验方

1）丹皮、泽泻、茯苓各 6 g，山药、山萸肉各 12 g，熟地 24 g，莲子、芡实各 30 g。水煎服，每日 1 剂。平均服 50 剂，症状即可消失，无不良反应。

2）生黄芪、半边莲、半枝莲、益母草各 15 g，丹参、生茜草、生蒲黄、焦山栀各 10 g，生大黄 6 ~ 10 g（后下）。水煎服，每日 1 剂。

3）制苍术、川芎、六神曲各 5 g，生薏苡仁、制香附、广郁金、白芍、云茯苓各 9 g，合欢皮 24 g，法半夏、橘皮络各 6 g，糯根须 12 g，鲜芦根 60 g（去节）。水煎服，每日 1 剂。

4）炮附子 6 ~ 12 g，肉桂粉 4 g，炙黄芪、茯苓、山药各 30 g，芡实、连须各 15 g，升麻 6 g。水煎服，每日 1 剂。

5）人工虫草 9 g。每日 3 次，4 周为 1 个疗程。可降蛋白尿，提高细胞免疫功能，改善肾功能。

6）芡实 30 g，白果 12 枚，糯米 50 g。每日 1 次，10 日为 1 个疗程。

（张婷）

第四节 尿路感染

尿路感染（简称尿感），可分为上尿路感染（主要是肾盂肾炎）和下尿路感染（主要是膀胱炎）。除细菌外，很多微生物侵入尿路均可以引起尿感，例如结核菌、真菌、衣原体和某些病毒等，但本节所述的是由细菌感染引起的尿路炎症。尿感可以分为无症状细菌尿或症状十分显著的急性肾盂肾炎。

一、病因

（一）致病菌

以大肠杆菌为最多见，占60%～80%，其次为副大肠杆菌、变形杆菌、葡萄球菌、铜绿假单胞菌（绿脓杆菌）、产碱杆菌、粪链球菌等，偶见厌氧菌、真菌、原虫及病毒等感染。

（二）感染途径

1. 上行感染

上行感染是最常见的感染途径，正常情况下，尿道口及其周围是有细菌寄生的，但一般不引起感染。当机体抵抗力下降或尿道黏膜有轻微损伤（如月经期、尿液过度浓缩、性生活后等）时，或者细菌毒力大，可引起感染。细菌沿尿路上行，先进入肾盂、肾盏，继之乳头部、肾小管到达肾实质引起炎症。

2. 血行感染

血行感染即细菌从体内感染灶侵入血液到达肾脏，很少见，占泌尿系统感染3%。如果发生，绝大多数发生于原先已有严重尿路梗阻者或机体免疫力极差者及新生儿，多为金黄色葡萄球菌菌血症所致。

3. 直接感染

外伤或泌尿系统周围脏器的感染性炎症时，病原菌直接侵入引起感染性炎症。

4. 淋巴道感染

淋巴道感染更为少见。下腹部和盆腔器官的淋巴管与肾周围的淋巴管由多数交通支，升结肠肝曲与右肾之间也有淋巴管沟通。当盆腔器官炎症、阑尾炎和结肠炎时，细菌也可从淋巴道感染。

（三）诱发因素

正常情况下，泌尿道黏膜有一定的抗菌能力，可杀死或清除入侵的病原菌而不引起感染。但在一些不利因素下，机体会失去防卫能力而致病。常见的不利因素如下。

1. 尿流不畅

尿流不畅如结石、肿瘤、尿道狭窄、前列腺肥大、妊娠子宫压迫输尿管、包茎、肾下垂使输尿管扭曲等，导致尿路受阻，尿液淤积，利于细菌生长繁殖，诱发感染。

2. 尿路畸形或功能缺陷

尿路畸形或功能缺陷如肾脏发育不全、多囊肾及各种肾盂、输尿管畸形，或膀胱输尿管反流（排尿时尿液从膀胱反流至肾盂）等，均易诱发细菌感染。

3. 其他因素

其他因素如机体抵抗力降低，全身性疾病如糖尿病、肝病、肾病、肿瘤及长期使用免疫抑制剂等，均有利于细菌生长、繁殖而发病。女性尿道的解剖生理特点使其感染机会增多。尿道周围的炎症及不洁的导尿，也易诱发细菌感染。

二、病史

重点评估尿路感染的易患因素，如有无引起尿流不畅和尿路梗阻的疾病，是否存在尿路畸形或功能缺陷，有无慢性全身性疾病或导致机体免疫功能低下的病况，尿道内或尿道口周围的有无炎症病变，发病前是否使用过尿路器械等。同时，应了解有无诱发因素存在，既往有无尿路感染及诊断，治疗情况。

三、临床表现

典型表现可有发热、畏寒、腰部酸痛、尿频、尿急、尿道刺激痛、脓尿和菌尿等，如急性期未彻底控制症状，易转为慢性而反复发病。老年人有时症状常不典型，如只有尿频，无尿痛，肾盂肾炎时仅有低热等，临床上容易漏诊，应引起注意。如为尿路梗阻继发感染时，如不解除梗阻则症状难以缓解，有时可表现为脓尿，甚至出现高热等。

四、药物治疗

（一）西药治疗

在未有药物敏感试验结果时，应选用对革兰阴性杆菌有效的抗菌药物，常用的是复方新诺明或喹诺酮类。膀胱炎仅要求抗菌药物尿浓度高即可；肾盂肾炎是肾实质疾病，除尿外，血浓度亦需高，而且最好能用于杀菌，用复方新诺明、喹诺酮类、氨基糖苷类抗生素、头孢菌素类、阿莫西林等药能达到上述目的。尿感疗效的评定标准为：①见效，治疗后复查细菌尿阴转；②治愈，完成抗菌药物疗程后，细菌尿阴转，在停止抗菌药物后 1 周和 1 个月再追踪复查 1 次，如没有细菌尿，或虽有细菌尿，但仅为重新感染，则可认为原先的尿感已治愈；③治疗失败，在治疗后仍持续有细菌尿或在追踪期间内复发。

1. 急性肾盂肾炎的治疗

抗菌治疗为最重要的治疗，在留取尿标本作尿常规及细菌检查后应立即选择对革兰阴性杆菌有效的杀菌药物。常用药物有：①喹诺酮类如诺氟沙星 0.2 g，每日 3 次；环丙沙星 0.25 g，每日 2 次；氧氟沙星 0.2 g，每日 2 次。②青霉素类如青霉素 160 万 ～

320万U，每日2次静脉滴注；氨苄西林4～6g，每日1次静脉滴注。③磺胺类如复方新诺明2片，每日2次口服。④氨基糖苷类如庆大霉素0.08～0.12g，每日2次肌内注射或静脉滴注。⑤头孢类如头孢唑啉0.5g，每8小时肌内注射1次；头孢噻肟2g，每8小时肌内注射1次；头孢他啶1g，每日2次肌内注射或静脉滴注。若药物选择得当，则用药24小时后症状即可好转，如48小时仍无改善，应考虑换药或联合用药，此时，最好根据药物敏感试验选药。抗菌药物疗程通常为10～14天，或用药至症状完全消失、尿检阴性后再继续用药3～5天，停药后应每周复查尿常规和尿细菌检查一次，共2～3周，第6周再复查1次，若尿培养均为阴性可认为临床治愈。随访中有复发者，应再用抗菌药物一个疗程。

2. 慢性肾盂肾炎的治疗

慢性肾盂肾炎急性发作的治疗与急性肾盂肾炎相似。反复发作者首先要寻找并消除致病的易感因素，这样才能彻底治疗而不再复发。多饮水、勤排尿，保证足够营养等可防止或减少复发或减轻病情。抗菌药物常需两种药联合使用，疗程应适当延长，一般需2～4周。对无效或再发者，可采用低剂量长期治疗，于每晚排尿后、入睡前用复方新诺明、呋喃妥因等1次剂量，疗程半年或1年，可防止再发。对无症状血尿者也应正规治疗。

严重的慢性肾盂肾炎可用多种抗菌药物静脉注射或滴入。参考药物及用量：氨苄西林1～1.5g加入液体内静脉滴注，每4小时1次，每天4次。

头孢噻肟2.0g加入200mL液体内静脉滴注，每日1～2次。

头孢曲松2.0g加入200mL液体内静脉滴注，每12小时1次。

庆大霉素24万U加入500mL液体内静脉滴注，每日1次。

3. 急性膀胱炎的治疗

其致病菌多为大肠杆菌，对大多数抗菌药物敏感。一般对初发者多给予单剂疗法，而对有多次发作史者，可给予3日疗法。

1）单剂抗菌药疗法：目前国内、外学者推崇用单剂抗生素治疗单纯性膀胱炎。国内常用STS单剂即磺胺甲基异噁唑（SMZ）2.0g，甲氧苄啶（TMP）0.4g，碳酸氢钠（SB）1.0g1次顿服。也可用复方新诺明（内含SMZ400mg，TMP80mg）5片顿服，或氨苄西林3.0g1次顿服。有报道治愈率在90%以上。单剂治疗至少要随访4周，若治疗失败，应按肾盂肾炎进一步检查和治疗。另外，单剂疗法不适用于复杂性尿路感染。

2）3日疗法：对有多次发作尿路感染史的患者，给予3日疗法，以期降低重新感染率。常用药物有复方新诺明2片加碳酸氢钠1.0g，每日2次；或氨苄西林0.5g，每日4次；或氧氟沙星0.2g，每日3次。均连用3天，治愈率与传统的14天疗效相似，但不良反应少，其追踪方法与单剂方法相同。

4. 妊娠期尿路感染的治疗

妊娠期尿路感染应积极治疗。妊娠期尿路感染与一般尿路感染的治疗相同。宜选用毒性较小的抗菌药物，如呋喃妥因、阿莫西林或头孢菌素类等。四环素类、氯霉素不宜用，喹诺酮类、复方新诺明、氨基糖苷类慎用。

5. 留置导尿管的尿路感染的治疗

使用导尿管而引起的尿感是医院内获得性感染的最常见原因，故只有绝对需要时，才使用导尿管，并尽可能快地拔除。插导尿管要严格注意无菌操作，要由训练有素的护士照料留置的导尿管，必须使用无菌的密闭引流系统。如患者有尿路感染症状，应立即予以强有力的抗生素治疗，并及时更换导尿管，必要时考虑改变引流方式，如改为耻骨上膀胱造瘘引流。如患者没有尿路感染症状，而仅有无症状性细菌尿，暂不宜治疗，直至导尿管拔除后再治疗之。

6. 男性尿路感染

男性50岁以后，由于前列腺增生，易发生尿路感染，可用氧氟沙星0.2 g，1日2次，疗程为14天。50岁以前男性尿路感染少见，常伴有慢性细菌性前列腺炎。可用环丙沙星或复方新诺明治疗12～18周。治疗后仍有不少患者会再发。再发者给予上述同样的治疗。常再发者可用长疗程低剂量抑菌疗法（如上述）。

7. 无症状性细菌尿的治疗

1）非妊娠妇女的无症状细菌尿一般不予治疗，因长期观察未见不良后果。对妊娠妇女的无症状细菌尿者必须治疗，因治疗对于保护母亲（后期会发生急性肾盂肾炎，且发生子痫的危险性增加）和胎儿（出生后体重不足或早产）都有好处。其治疗与前文所述的妊娠期尿路感染相同，如经治疗后仍有细菌尿，则应进行长疗程低剂量抑菌疗法（如上述）。

2）学龄前儿童的无症状细菌尿，要予以治疗。

3）老年人无症状细菌尿不予治疗，因治疗与否与寿命无关。

4）尿路有复杂情况的患者，不少伴有无症状细菌尿，因常不能根治，故一般不宜给予治疗。

（二）中药治疗

1. 辨证用药

1）热淋

小便短涩，尿道灼痛，小便淋漓，少腹拘急，腰痛拒按，可伴发热，恶寒或寒战，或尿中带血，大便秘结。苔黄腻，脉濡数或滑数。

治法：清利下焦湿热。

方药：八正散加减。

车前子15 g，滑石30 g，萹蓄15 g，瞿麦12 g，金银花15 g，连翘15 g，益母草12 g，丹皮12 g，木通6 g，生大黄10 g（后下），石韦15 g，山栀10 g，甘草梢3 g。

2）石淋

尿中时夹沙石，小便艰涩，或排尿时突然中断，尿道窘迫疼痛，少腹拘急，或腰腹绞痛难忍，尿中带血；舌红，苔薄黄，脉弦或弦数。若病久沙石不去，可伴见面色少华，精神委顿，少气乏力；舌淡边有齿印，脉细而无力；或腰痛隐隐，手足心热；舌红少苔，脉细带数。

治法：清热利湿，通淋排石。

方药：石韦散加减。

石韦 30 g，冬葵子 15 g，瞿麦 12 g，滑石 30 g，车前子 12 g，白芍 15 g，甘草 10 g，海金砂 15 g，金钱草 20 g，鸡内金 10 g。

石淋日久体虚者加黄芪，白术，阴液耗伤者用知柏地黄丸加味。

3）气淋

实证者，小便涩滞，淋漓不尽，少腹满痛；苔薄白，脉沉弦。虚证者，少腹坠胀，尿有余沥，面色㿠白；舌质淡，脉虚细无力。

治法：实证者利气疏导；虚证者补中益气。

方药：实证用沉香散加味。

沉香 10 g，橘皮 10 g，当归 10 g，白芍 12 g，甘草 10 g，石韦 15 g，滑石 20 g，赤芍 10 g，丹皮 10 g，白茅根 30 g。

虚证用补中益气丸。

党参 15 g，黄芪 15 g，白术 12 g，甘草 10 g，当归 12 g，陈皮 10 g，升麻 10 g，柴胡 9 g，白茅根 30 g，车前子 10 g，鱼腥草 15 g。

4）血淋

小便热涩刺痛，尿色深红，或夹有血块，疼痛腹满，或见心烦；苔黄，脉滑数。虚证者尿色淡红，尿痛涩滞不显著，腰酸膝软，神疲乏力；舌淡红，脉细数。

治法：实证治以清热通淋，凉血止血；虚证治以滋阴清热，补虚止血。

方药：实证用小蓟饮子和导赤散加减。

小蓟 25 g，生地 15 g，蒲黄 10 g，藕节 10 g，木通 10 g，竹叶 10 g，山栀 10 g，滑石 20 g，赤芍 12 g，甘草 10 g。

虚证用知柏地黄丸加减。

知母 15 g，生地 15 g，黄柏 12 g，山萸肉 10 g，山药 10 g，茯苓 12 g，丹皮 12 g，泽泻 10 g，旱莲草 20 g，小蓟 20 g。

5）膏淋

小便浑浊如米泔水，置之沉淀如絮状，上浮有油脂物，或混有血液，尿道热涩疼痛。舌红，苔黄腻，脉濡数。

治法：实证宜清热利湿，分清泄浊；虚证宜补虚固涩。

方药：实证用程氏萆薢分清饮加减。

萆薢 30 g，石菖蒲 15 g，黄柏 12 g，车前子 12 g，白术 15 g，茯苓 10 g，丹参 10 g，小蓟 15 g，白茅根 30 g。

虚证用膏淋汤加减。

黄芪 20 g，党参 12 g，山药 12 g，熟地 12 g，芡实 12 g，煅龙骨 15 g，煅牡蛎 15 g，山萸肉 10 g，小蓟 15 g，白茅根 30 g。

6）劳淋

小便不甚涩痛，但淋漓不尽，时作时止，遇劳即发或加重，腰膝酸软，神疲乏力。舌质淡，脉虚弱。

治法：健脾益肾。

方药：无比山药丸加减。

山药 15 g，茯苓 12 g，泽泻 10 g，熟地 12 g，山萸肉 10 g，巴戟天 10 g，菟丝子 12 g，杜仲 12 g，淮牛膝 12 g，肉苁蓉 15 g，狗脊 15 g。

2. 中成药

1）分清五淋丸：分清五淋丸每次 1 袋，每日 2~3 次。具有清热利湿，利尿通淋之功效。

2）八正散：八正散每次 9 g，每日 2 次。具有利尿通淋止痛之功效。

3）清淋剂：清淋剂每次 1 袋，每日 2 次。具有利尿通淋功效。

4）分清止淋丸：分清止淋丸每次 6 g，每日 2 次。具有泻火通淋之功效。

5）萆薢分清丸：萆薢分清丸口服，每次 6 g，每日 2 次。具有清利湿热，补肾行气之功效。

6）导赤丹：导赤丹口服，每次 1 丸，每日 2 次。具有清热泻火，利尿除烦之功效。

7）知柏地黄丸：知柏地黄丸口服，每次 1 丸，每日 2 次。具有滋阴降火之功效。

8）通关滋肾丸：通关滋肾丸口服，每次 1 丸，每日 2 次。具有滋阴泻火，通淋功效。

9）三妙丸：三妙丸口服，每次 9 g，每日 2 次。具有清热利湿，解毒之功效。

10）济生肾气丸：济生肾气丸口服，每次 1 丸，每日 2 次。具有温补肾气，化气行水之功效。

11）参苓白术丸：参苓白术丸口服，每次 6~9 g，每日 2 次。具有健脾化湿之功效。

3. 单、验方

1）热淋：热淋服马齿苋汁，或白茅根煎水服。

2）诸淋痛：诸淋痛用海金沙 15 g，滑石 30 g，研末，每服 1 g。或用灯心草、木通、麦冬、甘草煎水，入蜜调服。

3）石淋痛如割：石淋痛如割用滑石、石膏各 3 g，石韦、瞿麦、木通、蜀葵子各 1.5 g，研末，每服 1.5 g，以葱白两茎、灯心草 1 尾煎汤，空腹服用。

4）气淋：气淋用赤芍、槟榔各 10 g，或鸡肠草、石韦各 10 g，或淡豆豉 15 g，任选一组，水煎服，日 2 次，或冬葵子为末，每次 5 g，每日 3 次；或醋浸白芷，焙干研末，每次 3 g，每日 3 次，木通、甘草适量煎水送下。

5）血淋：血淋用黄芩 30 g，紫草 30 g，棕榈皮 30 g，葵花根 15 g，川牛膝 30 g，大豆叶一把，苎麻根 10 根，任用 1 种；或芭蕉根、旱莲草各 30 g，或栀子、滑石各 15 g，水煎分 3 次服，每日 1 剂；或海金沙、茄叶、赤小豆，或白薇、赤芍各等量，或血余炭、蚕种烧灰，分别加人工麝香适量，任选 1 组，均为细末，每次 3~5 g，每日 3 次；或生地汁加鲜车前草汁各适量，日 3 次。

6）劳淋：劳淋用菟丝子 10 g，水煎服，日 3 次。

7）膏淋：膏淋用飞廉、荠菜花、糯稻根、芹菜根；水蜈蚣、向日葵茎（取中心梗子）、玉米须，任选 1~2 种，每日用 30~60 g，水煎服，每日 3 次；或鲜萹草一握捣汁，加醋适量，每日 3 次服。或海金沙、六一散各 30 g，共研末，每次 5 g，麦冬煎汤送下，每日 3 次。

（张婷）

第五节　急性肾衰竭

急性肾衰竭（ARF）指各种因素影响，在短期内发生显著进行性肾功能损害的一种综合征。临床表现为少尿、无尿或多尿，其次为代谢紊乱和尿毒症的症状。本病在老年人中极为常见，据 1996 年我国四川省对 1 826 例 ARF 的调查，年龄在 61 岁以上者为 128 例，占 7.0%；在住院的 128 例 ARF 患者中，年龄超过 60 岁者为 35 例，占 27.34%。随着世界人口的老龄化，老年人的 ARF 已越来越引起人们的关注。

一、病因

（一）肾缺血

肾缺血以急性循环衰竭为主，如各种原因的大出血、大面积烧伤、严重的水及电解质紊乱、败血症（内毒素）、创伤、手术、误输异型血、心力衰竭、急性胰腺炎、肾血管疾病（如肾动脉粥样硬化、肾动脉血栓形成、栓塞或狭窄、狼疮性肾炎）、各种急腹症、糖尿病酸中毒、梗阻性黄疸等，均在不同程度的休克基础上影响肾脏的血液循环。据 Kumar 分析 227 例老年人 ARF 发现，由急性肾缺血所致者占 80%，其中 50% ~ 70% 与脱水和电解质紊乱有关。

（二）肾中毒

某些化学物质、药物、生物毒素均可导致肾实质损伤，如重金属类的砷、汞、铋剂等；有机溶剂如乙二醇及杀虫剂；磺胺类药物；抗生素类如两性霉素 B、多黏菌素、先锋霉素、卡那霉素；生物毒如蛇毒、蕈毒、鱼胆；麻醉剂，如甲氧氟烷。抗癌剂中的 MMC、CTX 及碘造影剂等。老年人因庆大霉素所致肾损害高于青年人，造影剂所致的 ARF 也以老年人居多；非固醇类消炎药、镇痛剂和某些中药也可致急性间质性肾炎、肾髓质和乳头坏死而致 ARF。

肾缺血与肾中毒两类病因不能截然分开。中毒时常伴有肾血管反射性痉挛所致的肾缺血，而肾缺血又常伴有毒性代谢产物的积聚，加重肾小管损害。在发病原理上两类因素相互作用，区别只是有所偏重或先后次序的不同。目前认为，肾缺血加上肾中毒最易引起 ARF，因为缺血时肾小管容易吸收毒物而引起坏死。

此外，老年人前列腺肥大、尿路结石、肿瘤、囊肿也可引起肾后性肾衰竭。

关于 ARF 的起病机制迄今未明，可能由于肾缺血或中毒时，肾血管的收缩导致细胞损害，引起细胞膜通透性增加和细胞水肿。最后肾小管被坏死细胞和组织阻塞，肾间质发生水肿，肾组织瘀血、坏死等，最后导致急性肾衰竭。为了便于临床诊断和处理，临床上把急性肾衰竭分为功能性肾衰竭和器质性肾衰竭。功能性肾衰竭是急性肾衰竭的早期阶段，因血容量不足致肾血管痉挛和肾血流量减少，而肾小球滤过率不一定有明显降低。临床上只能发现原发病症及少尿，无其他显著的症状。若发病因素继续存在，未及时处理，则发生肾小管坏死、肾小管功能丧失，形成器质性肾衰竭，表现为少尿、尿钠浓度增加、稀释尿（尿内尿素浓度减少）。其病理变化可见肾脏外形肿大、水肿；皮质肿胀、苍白、髓质色深充血，有时伴小出血点。由于原发病因及病情各异，病理检查时也可发现血管病变、DIC、炎症等表现。

二、病史

病史对病情的判断有非常重要的意义。致病因素有：

（一）肾前性急性肾衰竭

1. 血容量不足

出血；皮肤丢失（烧伤、大汗），胃肠道丢失（呕吐、腹泻），肾脏丢失（多尿、利尿、糖尿病），液体在第三间隙潴留（腹膜炎、胸膜炎）等。

2. 心排血量减少

充血性心力衰竭、心律失常、低流量综合征、肺动脉高压、败血症、过敏性休克等。

（二）肾实质性急性肾衰竭

由于各种原因所致的肾实质病变均可发生急性肾衰竭。可以急性，也可在肾脏疾病中病情突然恶化。多见于急性肾小管坏死和急性肾皮质坏死、急性肾小球肾炎和细小血管炎、急性肾大血管疾病、急性间质性肾炎等。

1. 肾小管病变

急性肾小管坏死占40%。常由肾脏缺血、中毒、肾小管堵塞（血红蛋白、肌红蛋白）引起。

2. 肾小球疾病

肾小球疾病占25%~26%，见于各种类型急性肾炎，包括狼疮性肾炎、紫癜性肾炎等。

3. 肾间质疾病

肾间质疾病约占90%，由药物过敏引起的急性间质性肾炎多由磺胺类、新型青霉素、氨苄西林、止痛药、非激素类抗感染药等引起。

4. 肾血管疾病

肾血管疾病约占25%。诸如坏死性和过敏性血管炎、恶性高血压，肾动脉闭塞、肾静脉血栓形成、妊娠子痫、DIC等。

5. 其他

其他如移植肾的肾排斥，或慢性肾炎急性发作等。

（三）肾后性急性肾衰竭

肾后性急性肾衰竭如尿路单侧或双侧梗阻（结石、肿物、血凝块），单侧或双侧肾静脉堵塞（血栓形成、肿物、医源性）等。

三、临床表现

患者可有休克时间过长、创伤严重、严重脱水及电解质紊乱、药物或毒物中毒、继发性肾小球疾病、肾动脉粥样硬化、尿路阻塞病变等病史。

（一）少尿型 ARF

1. 初发期

尿渗透压/血渗透压为 1.1～1.4；尿钠在 20～40 mmol/L；尿素约为 150 mmol/L；尿蛋白轻微，只有少量管型；为简便起见，有人认为，少尿出现 24～48 小时，可认为是急性肾小管坏死的初发期。

2. 少尿期或无尿期

老年 ARF 的少尿期长短不一，短的不足 1 日，一般为 1～2 周，3 周以上若仍未恢复则预后较差。每天尿量在 400 mL 以下或每小时小于 17 mL，或无尿，每日尿量小于 50～100 mL，完全无尿者少见。尿比重 <1.018，尿钠浓度 >40 mmol/L，尿渗量 <350 mOsm/kg，尿 Cr/血 Cr<20，尿渗透压/血渗透压 <1.1，FeNa>2%，有蛋白尿、血尿、上皮细胞碎片及粗大的肾衰管型。血肌酐、尿素氮增高并直线上升。由于水盐、氮质代谢产物的潴留可有下述表现。①低钠血症：老年人本身即存在潜在性低血钠，ARF 时则机体呈高分解状态，内生水增加，或给予过多的液体更易发生低钠血症。实际上在临床上低钠血症比低钾血症更多见。②高钾血症：由于尿量减少，从尿排出的钾也相对减少。一般在少尿期的第 2～3 天，血清钾即可升高，4～5 天可达危险界限。此时患者常表现为肢端和口唇麻木、肌肉酸痛、面色苍白、肢体湿冷，进而无力、麻痹、心动过缓、血压下降。当血钾 >7.5 mmol/L 可致心搏骤停。③酸中毒和尿毒症：氮质潴留和酸性物质的积聚，在少尿初期即可出现，增加的速度与组织破坏与少尿的程度有关，重者 2～3 天即出现。此外，老年人多患有动脉硬化、高血压、不典型糖尿病、梗阻性肾病等，肾小管排酸功能减退、酸化功能降低，故又存在着潜在的代谢性酸中毒。所以老年人 ARF 极易出现酸中毒。常见老年人 ARF 患者刚入院时活动自如，住院过程中突然出现精神异常、嗜睡、昏迷、Kussmaul 大呼吸，按 ARF 快速纠正酸中毒，则患者可得救。还有一些轻型老年人 ARF 患者，经轻度补碱纠正酸中毒后，高血压、氮质血症均可缓解痊愈。老年人可因各种诱因产生低血容量、心衰或低血容量、血流缓慢，使尿素氮重吸收增加，尿素氮滤过减少使血尿素氮偏高。④其他：可有高血压、心力衰竭、心律失常、心包炎、呼吸道和泌尿道感染、消化道出血等并发症。老年 ARF 常并发全身多系统器官功能衰竭（MSOF），有时以 ARF 为首发症状。

3. 多尿期

少尿后期，尿量逐渐增多。当每日尿量超过 500 mL 时，即转入移行阶段。此时尿毒症症状仍处在高峰。当尿量增为 1 500 ~ 2 000 mL 时，水肿开始消退，血压、血肌酐、尿素氮浓度逐渐下降，酸中毒及尿毒症症状减轻，直至消失。由于肾小管功能尚未完全恢复，仍易出现失水、失钾、失钠等。本期经历 2 ~ 3 周，尿量逐渐恢复正常，然而浓缩稀释功能的恢复则较慢。

4. 恢复期

经少尿、多尿期，组织中蛋白大量破坏，体力耗损很大，恢复期常需半年左右。

（二）非少尿型 ARF

以往传统观念认为少尿是 ARF 的主要特征，其实在老年各种 ARF 的中，非少尿型 ARF 并不少见，据统计，可占发病数的 25% ~ 50%，在烧伤、创伤、使用肾毒性抗生素特别在甘露醇治疗后，其发生率较少尿型 ARF 还多。非少尿型 ARF 可有下述表现：每日尿量 > 500 mL；尿渗透压/血渗透压 < 1.1；血肌酐、尿素进行性增高；尿比重、尿沉渣、血液化学检查等及临床表现均与少尿型 ARF 相似。由于尿量不减少，极少发生水中毒、高血压及高钾血症，肾损害相对较轻，恢复较迅速。

四、药物治疗

（一）西药治疗

急性肾衰竭的治疗原则主要是纠正生理功能的紊乱，防止发生严重并发症，尽力维持患者生命，以待肾功能的恢复。其中，急性水中毒、高钾血症是严重威胁患者生命的重要原因，处理应特别重视。

1. 纠正可逆的病因，预防额外的损伤

急性肾衰竭首先要纠正可逆的病因。对于各种严重外伤、心力衰竭、急性失血等都应进行治疗，包括输血，等渗盐水扩容，处理血容量不足、休克和感染等。应停用影响肾灌注或肾毒性的药物。

应用小剂量多巴胺（每分钟 0.5 ~ 2 μg/kg）可扩张肾血管，增加肾血浆流量以增加尿量，但循证医学没有证据表明其在预防或治疗急性肾衰竭上有效。由于使用小剂量多巴胺也会增加包括心律失常、心肌缺血、肠缺血（伴增加革兰阴性菌菌血症）和抑制垂体激素分泌的危险，故临床上不应常规使用。

应用利尿药可能会增加尿量，从而有助于清除体内过多的液体，但循证医学尚未证实利尿药治疗能改变急性肾衰竭的临床病程或降低死亡率。其他药物治疗如心钠肽（ANP），IGF - 1 等也均未证实对急性肾衰竭治疗有帮助。

2. 初发期的治疗

1）一般治疗：初发期如能及时正确处理，肾衰竭往往可以逆转，即使不能完全逆转，亦可使少尿型肾衰竭转变为非少尿型。可输注 ATP、辅酶 A 及细胞色素 C 等高能物质，许多学者还报道应用 ATP - M gCl$_2$ 混合液的疗效较单用 ATP 为优。卡托普利治疗早期 ARF，既能阻断管球反馈，又能抑制血管紧张素 II 的生成，使缓激肽浓度增高而增加肾血流量。维拉帕米、普萘洛尔可分别通过阻止钙内流及减少肾素分泌，增加肾血流量和肾小球滤过率。

2）扩充血容量：扩容治疗用于肾毒性急性肾衰竭前期，其可促进毒素排泄，但扩容治疗限于急性肾衰竭前期，宜测定中心静脉压做监护。

3）利尿剂的应用：目前用以防治急性肾衰竭的利尿剂仍是甘露醇和呋塞米。若患者中心静脉压（CVP）正常或补足血容量后 CVP 恢复正常而尿量仍每小时 < 17 mL，为应用甘露醇的适应证。一般用 20% 甘露醇 100 ~ 200 mL 在短时间内快速静脉滴注，输后尿量达每小时 30 mL 或超过前 2 小时的尿量，则可每 4 ~ 8 小时重复 1 次。若 1 次无效，也可重复 1 次，如仍无效则停用，以免诱发急性左心衰竭。对于 CVP 高或心功能不全者，应慎用或不用，可选用呋塞米。呋塞米首剂用量 200 ~ 500 mg，缓慢静脉注射，观察 2 小时如无尿量增加，立即加倍重复应用。呋塞米每次静脉注射超过 200 mg 时，最好稀释使用，减轻或避免消化道的不良反应。

4）血管扩张剂：血管扩张剂在急性肾衰竭早期应用可能有效，当发生肾小管坏死和肾小管回漏时则无效，故主张早期应用。

（1）多巴胺：多主张与呋塞米联合应用。动物实验证明二者有协同保护作用，使肾血管明显扩张。常用量：多巴胺 10 ~ 20 mg 和呋塞米 500 mg 加入 100 ~ 200 mL 液体中 1 小时内静脉滴注，每日 2 ~ 4 次。

（2）α 受体阻滞剂：此类药物可解除肾微循环痉挛，改善心功能，预防肾小管坏死，改善肾功能。尤适于伴有高血压及左心衰竭的患者。文献报道以大剂量酚妥拉明（每日 40 ~ 80 mg）为主治疗出血热急性肾衰患者 40 例，治愈率为 95%，与单用呋塞米比各项指标有非常显著差异。酚妥拉明也可与多巴胺、呋塞米合用以增加疗效。使用时应密切观察血压变化。也可选用酚苄明口服，每日 10 ~ 20 mg。

（3）前列腺素：前列腺素中前列环素具有较强的血管扩张作用。晚近有人报道用前列环素治疗急性肾衰竭可使急性肾缺血改善，肾小球滤过率增加，制止了急性肾衰竭的发生，推荐用量为每分钟 8 ng/kg 静脉滴注。

（4）卡托普利：卡托普利治疗早期急性肾衰竭，既能阻断管球反馈，又能抑制血管紧张素 II 的生成，使缓激肽浓度增高而增加肾血流量。

（5）β 受体阻滞剂：近年国内外报道用 β 受体阻滞剂后，血管紧张素 II 明显下降，可使肾缺血改善，尿素氮（BUN）下降，少尿期缩短。常用普萘洛尔每日 60 ~ 100 mg。

（6）钙阻滞剂：钙阻滞剂能阻止钙内流，抑制管球反馈机制，使入球小动脉收缩减轻，肾血流量增加。此外，使细胞器内（如线粒体）含钙量减少，保护肾小管细胞，阻止细胞坏死。动物实验证明可使急性缺血或庆大霉素所致肾小管细胞损害明显减轻。此类药物临床应用不多，可试用硝苯地平 10 ~ 20 mg，每 6 小时 1 次。

（7）能量药物的应用：许多实验研究指出，能量药物如 ATP 可增加肾小管细胞内 ATP 浓度，故可减少缺血性损伤，保护接近死亡的肾小管细胞，促进细胞功能和代谢过程的恢复。可输注 ATP、辅酶 A 及细胞色素 C 等高能物质，许多作者还报告应用 ATP - $MgCl_2$ 混合液的疗效较单用 ATP 为优。

（8）维生素 B_6 的应用：维生素 B_6 100 mg，每日 3 次。机制是当组织细胞坏死时，细胞内多氨逸出，血内氨水平升高，高氨血症在急性肾小管坏死过程中有重要影响，多

胺可与维生素 B_6 结合，失去其活性而无毒化，因而可减轻症状，防止和减轻肾小管堵塞坏死。

此外，文献报道山莨菪碱（10~20 mg）、罂粟碱（90 mg）、普鲁卡因（1 g）等血管扩张剂治疗急性肾衰竭具有一定疗效。

3. 少尿期的治疗

少尿期常因急性肺水肿、高钾血症、上消化道出血和并发感染等导致死亡。故治疗重点为调节水、电解质和酸碱平衡，控制氮质潴留，供给适当营养，防治并发症和治疗原发病。

1）卧床休息：所有急性肾小管坏死（ATN）患者都应卧床休息。

2）饮食：能进食者尽量利用胃肠道补充营养，以清淡流质或半流质食物为主。酌情限制水分、钠盐和钾盐。早期应限制蛋白质（高生物效价蛋白质 0.5 g/kg），重症 ATN 患者常有明显胃肠道症状，从胃肠道补充部分营养先让患者胃肠道适应，以不出现腹胀和腹泻为原则，然后循序渐进补充部分热量，以 500~1 000 kcal① 为度。过快、过多补充食物多不能吸收，导致腹泻。

3）维护水平衡：少尿期患者应严格计算 24 小时出入水量。24 小时补液量为显性失液量及不显性失液量之和减去内生水量。显性失液量系指前一日 24 小时内的尿量、粪、呕吐、出汗、引流液及创面渗液等丢失液量的总和；不显性失液量系指每日从呼气失去水分（400~500 mL）和从皮肤蒸发失去水分（300~400 mL），但不显性失液量估计常有困难，故亦可按每日 12 mL/kg 计算，并考虑体温、气温和湿度等。一般认为体温每升高 1℃，每小时失水量增加 0.1 mL/kg；室温超过 30℃，每升高 1℃，不显性失液量增加 13%；呼吸困难或气管切开均增加呼吸道水分丢失。内生水系指 24 小时内体内组织代谢、食物氧化和补液中葡萄糖氧化所生成的水总和。食物氧化生成水的计算为 1 g 蛋白质产生 0.43 mL 水，1 g 脂肪产生 1.07 mL 水和 1 g 葡萄糖产生 0.55 mL 水。由于内生水的计算常被忽略，不显性失水量计算常为估计量，致使少尿期补液的准确性受到影响。为此，过去多采用"量出为入，宁少勿多"的补液原则，以防止体液过多，但必须注意有无血容量不足因素，以免过分限制补液量，加重缺血性肾损害，延长少尿期。

下列几点可作为观察补液量适中的指标：①皮下无脱水或水肿现象；②每日体重不增加，若超过 0.5kg，提示体液过多；③血清钠浓度正常。若偏低，且无失盐基础，提示体液潴留可能；④中心静脉压在 6~10 cmH$_2$O，若高于 12 cmH$_2$O，提示体液过多；⑤胸部 X 线片血管影正常。若显示肺充血征象，提示体液潴留；⑥心率快、血压升高，呼吸频速，若无感染征象，应怀疑体液过多。

4）高钾血症的处理：严格限制含钾药物和食物的摄入。当血钾 >6.5 mmol/L，需紧急处理：①10% 葡萄糖酸钙 10~20 mL，稀释后缓慢静脉注射，以对抗钾的心脏毒性；②5% 碳酸氢钠 100~200 mL 静脉滴注，以拮抗钾对心肌的抑制，并促使钾进入细胞内；③50% 葡萄糖 50~100 mL 加普通胰岛素 6~12 U 静脉注射，使钾向细胞内转移；

---

① 1 kcal≈4.18 kJ。

④透析疗法是治疗高钾血症最有效的方法。

5）钠平衡失调的处理：稀释性低钠血症，应限制水的摄入，必要时予高渗盐水静脉滴注或透析治疗。如有高钠血症，应适当放宽水的摄入。

6）代谢性酸中毒的处理：非高分解代谢型肾小管坏死，一般代谢性酸中毒并不严重。高分解代谢型肾小管坏死，酸中毒发生早，程度重。当血二氧化碳结合力 < 15 mmol/L，可予5%碳酸氢钠治疗。对严重的酸中毒，应立即行透析治疗。

7）低钙血症、高磷血症的处理：对无症状性低钙血症，不需处理，有症状性低钙血症，可临时静脉补钙。中、重度高磷血症可予氢氧化铝凝胶或碳酸钙口服。

8）呋塞米和甘露醇的应用：ATN少尿患者在判断无血容量不足的因素后，可以试用呋塞米。呋塞米可扩张血管、降低肾小血管阻力，增加肾血流量和肾小球滤过率，并调节肾内血流分布，减轻肾小管和间质水肿。早期使用有预防ARF的作用。关于每日剂量，有学者主张200 mg静脉滴注为度，1～2次/日，无效则停止继续给药。既往曾有报道每日超过1 g，如此大剂量呋塞米对肾实质可能有损害，目前血液净化技术已普遍应用，对利尿无反应者有透析指征时应早期透析。过多依赖呋塞米拖延透析治疗，增加并发症发生，同时也增加呋塞米的耳源性毒性。甘露醇作为渗透性利尿药可应用于挤压伤患者强迫性利尿，但对已确诊为ATN的少尿（无尿）患者应停用甘露醇，以免血容量过多，诱发心力衰竭和肺水肿。

9）心力衰竭的治疗：心力衰竭最主要原因是水钠潴留，致心脏前负荷增加。由于此时肾脏对利尿剂的反应很差，同时心脏泵功能损害不严重，故洋地黄制剂疗效常不佳，合并的电解质紊乱和肾脏排泄减少，则使洋地黄剂量调整困难，易于中毒，应用时应谨慎。内科保守治疗以扩血管为主，尤以扩张静脉、减轻前负荷的药物为佳。透析疗法在短时间内可通过超滤清除大量体液，疗效确实，应尽早施行。

10）贫血和出血的处理：急性肾衰竭的贫血往往较慢性肾衰竭为轻，血红蛋白一般在80～100 g/L，可不予特殊处理。中、重度贫血应注意引起肾衰竭原发病的诊断和肾衰竭合并出血的可能。治疗以输血为主。急性肾衰竭时消化道大量出血的治疗原则和一般消化道大量出血的处理原则相似，但通过肾脏排泄的抑制胃酸分泌药（如西咪替丁、雷尼替丁等）在较长期应用时，需减量使用。

11）营养：补充营养以维持机体的营养状况和正常代谢，这有助于损伤细胞的修复和再生，提高存活率。急性肾衰竭患者每日所需能量应为35 kcal/kg。主要由碳水化合物和脂肪供应；蛋白质的摄入量应限制为0.8 g/（kg·d），对于有高分解代谢或营养不良以及接受透析的患者的蛋白质摄入量可放宽。尽可能地减少钠、钾、氯的摄入量。不能口服的患者需静脉营养补充必需氨基酸及葡萄糖。

12）感染的预防和治疗：开展早期预防性透析疗法以来，在少尿期死于急性肺水肿和高钾血症者显著减少。少尿期主要原因是感染，常见为血液、肺部、尿路、胆道等感染。应用抗生素时，由肾脏排泄的抗生素在体内的半衰期将延长数倍至数十倍，极易对肾脏引起毒性反应。因此，需根据细菌培养和药物敏感试验，合理选用对肾脏无毒性的抗菌药物治疗，如第二或第三代头孢菌素、各种青霉素制剂、大环内酯类、氟喹诺酮类等。原则上氨基糖苷类、某些第一代头孢菌素及肾功能减退易蓄积而对其他脏器造成毒性的抗生素，应慎用或不用。近年来，耐甲氧西林金黄色葡萄球菌、肠球菌、假单胞菌属、不动杆菌属等耐药菌的医院内感染渐增多，故有时也需权衡利弊，选用万古霉素等抗生素，但需密切观察临床表现。有条件时，应监测血药浓度。许多药物可被透析清除，透析后应及时补充，以便维持有效血药浓度。

13）血液透析或腹膜透析治疗：透析指征为①急性肺水肿；高钾血症；血钾在 6.5 mmol/L 以上；②高分解代谢状态；③无高分解代谢状态，但无尿在 2 日或少尿在 4 日以上；④二氧化碳结合力在 13 mmol/L 以下；⑤血尿素氮 21.4～28.6 mmol/L 或血肌酐 44.2 mmol/L 以上；⑥少尿 2 日以上并伴有体液过多，如眼结膜水肿、胸腔积液、心脏听诊奔马律或中心静脉压高于正常；持续呕吐；烦躁或嗜睡；心电图疑有高钾图形等任何一种情况。

近年来采用持续性动静脉血滤疗法（CAVH）对血流动力学影响小，脱水效果好，适用于有严重水肿所致高血压、心力衰竭、肺水肿或脑水肿者，还可补充静脉高营养。不需血管造瘘，准备时间短，操作简便，但需严密监测。血液灌流术配合血液透析是抢救急性药物或毒物中毒所致急性肾衰竭的有效措施。

14）简易疗法：包括吸附法、导泄法及鼻胃管持续吸引。对降低血尿素氮、肌酐等体内蓄积的毒性物质有一定作用，可试用。尤其适用于不能开展透析的医疗单位。

（1）吸附法：氧化淀粉每日 20～40 g，可使尿素氮、血钾下降，氢氧化铝每日 20～30 g，分 3～4 次服用。其他还有聚丙烯醛、聚乙酰基吡咯酮等。

（2）导泻法：选用其中之一。20% 甘露醇 25 g，1 小时服完，每日 1～2 次。50% 硫酸钠 40 mL，大黄 30 g，芒硝 15 g，每日 1 次。复方口服透析液，每升中含成分为：甘露醇 32.4 g，钠 60 mmol，钾 4 mmol，氯 46 mmol，碳酸氢钠 70 mmol。生大黄、桂枝、槐花各 3 g，水煎灌肠。生大黄 15～30 g，附子 9 g，牡蛎 60 g，水煎 150～200 mL 做保留灌肠，每日 1 次，3～7 天为 1 个疗程，5 天后无效改用透析。大黄 30 g，黄芪 30 g，红花 20 g，丹参 20 g。水煎，每次 100 mL，加 4% 碳酸氢钠 20 mL 加温至 38℃，做结肠灌洗，每日 6 次，用至病情好转为止。

（3）鼻胃管持续吸引：此疗法有以下作用，减轻急性肾衰竭少尿期的高血容量症；经鼻胃管吸出的液体主要是唾液和胃液，除水分外还含有许多电解质，其中钾、氯、钠是急性肾衰竭的要害离子；吸出的消化液中含有一定量的尿素氮和肌酐，对改善急性肾衰竭病情有益。

4. 多尿期的治疗

多尿期开始，威胁生命的并发症依然存在。治疗重点仍为维持水、电解质和酸碱平衡，控制氮质血症，治疗原发病和防止各种并发症。部分 ATN 患者多尿期持续较长，每日尿量多在 4 L 以上，补充液体量应逐渐减少（比出量少 500～1 000 mL），并尽可能经胃肠道补充，以缩短多尿期。对不能起床的患者，尤应防治肺部感染和尿路感染。

多尿期开始即使尿量超过 2 500 mL/d，BUN 仍可继续上升。故已施行透析治疗者，此时仍应继续透析，直至血肌酐（Scr）降至 265 μmol/L 以下并稳定在此水平。临床一般情况明显改善者可试暂停透析观察，病情稳定后停止透析。

5. 恢复期的治疗

注意补充营养，逐渐增加体力劳动，适当进行体育训练。尽量避免一切对肾脏有害的因素如妊娠、手术、外伤及对肾脏有害的药物。定期查肾功能及尿常规，以观察肾脏恢复情况。

（二）中药治疗

1. 辨证用药

1）少尿期

（1）湿热蕴结

胸闷胀痛，恶心呕吐，口苦而黏，渴不欲饮或水肿，尿少热赤或尿闭，小腹胀满或大便秘结。舌红苔黄腻，脉滑数或濡数。

治法：清热利水。

方药：五味消毒饮合五皮饮。

金银花、茯苓皮各30 g，蒲公英、紫花地丁、野菊花、桑白皮、大腹皮各15 g，天葵子、陈皮各10 g，生姜皮6 g。

（2）邪热内盛

邪热壅于肺，口干咽燥，呼吸急促，烦渴引饮，小便滴沥不爽或尿少尿闭；脉数或滑数。气分热盛，阳明腑实，神昏谵语，高热大汗，大便不通，无尿或少尿，脉洪大。

治法：通腑泄热。

方药：大承气汤。

生大黄（后下）15 g，芒硝（分冲）、厚朴、枳实各10 g。

如从心下至少腹硬满而痛不可近，大便秘结，无尿或少尿者，可用大陷胸汤。生大黄（后下）15 g，甘遂末（冲）3 g，芒硝（分冲）10 g。如气营两燔，舌质红绛者，可用大承气汤配合安宫牛黄丸。如气血两燔兼见出血者，可用加减桃核承气汤。生大黄（后下）15 g，芒硝（分冲）10 g，生甘草6 g，桃仁、丹皮、泽兰、生栀子各10 g，生地15 g。

（3）瘀血内阻

严重创伤或挤压伤后出现血尿、尿少、尿闭，身体疼痛，瘀斑累累，呕恶。舌质紫暗苔腻，脉涩。

治法：祛瘀活血，通腑泄浊。

方药：血府逐瘀汤加减。

生大黄（后入）、桃仁、红花、水蛭、虻虫、枳壳、赤芍、柴胡、牛膝各9 g，甘草、芒硝（冲）各6 g。

（4）脾肾阳虚

全身水肿，面色㿠白，神气虚弱，腰以下冷，四肢不温，小便滴沥不通和排出无力，甚则无尿。舌质淡，脉沉细。

治法：温阳利水。

方药：附子汤合真武汤、导水茯苓汤、金匮肾气汤、济生肾气汤化裁。

制附子、山萸肉、山药、茯苓、白术、牛膝、陈皮各10 g，肉桂6 g，泽泻、桑白皮、大腹皮各15 g，车前子30 g等。

（5）精液枯涸

大汗淋漓，大便失禁，血压下降，尿少肢冷，脉微欲绝，阴阳俱脱之象。

治法：温阳固脱，益气养阴。

方药：独参汤合生脉饮加味。

人参10 g（另煎代水频服），麦冬、五味子、炙甘草、阿胶（烊冲）各9 g，龙骨（先入）、牡蛎（先入）各24 g，大枣10 g，生姜3片。

2）多尿期及恢复期

（1）气阴两虚

神疲乏力，气短，口干喜饮或口干不欲饮，腰膝酸软，手足心热。舌质稍红少津，有齿痕、苔薄，脉沉细数。

治法：气阴两补。

方药：生脉饮合参芪地黄汤。

人参（另炖代饮）、麦冬、石斛、玄参、北沙参各10 g，黄芪30 g，五味子、莲肉各9 g，生地15 g，茯苓、薏苡仁各12 g，砂仁4.5 g（后入）。仍有氮质血症存在者可加泽兰根、六月雪、土大黄各30 g。

（2）脾肾气虚

腰酸腿软或腰痛，倦怠乏力，食欲下降，形寒肢冷，小便清长。舌质淡红，苔薄，脉细弱。

治法：健脾补肾。

方药：补中益气汤、金匮肾气丸或五子衍宗丸加减。

党参、黄芪、菟丝子、枸杞、车前子各15 g，山茱萸、熟地各12 g，五味子5 g，覆盆子10 g。

2. 中成药

1）肾衰宁：肾衰宁20 mL保留灌肠，每日5～6次，直到血生化指标恢复正常。

2）20%川芎注射液：20%川芎注射液20 mL，静脉注射，每日2～4次或20%川芎注射液6 mL，肌内注射，6小时1次。具有保护肾小管重吸收钠的功能，增加肾血流量及髓质的多聚半乳糖醛酸酶含量，保护肾组织的完整，有利于急性肾衰竭的预防。

3）复方丹参注射液：复方丹参注射液每次30～40 mL加入10%葡萄糖液200～250 mL中静脉滴注，每日1次，有活血降浊之效。

4）50%大黄注射液：50%大黄注射液每次100 mL加入10%葡萄糖液500 mL中静脉滴注，每日1次，有解毒降浊之效。

3. 单、验方

1）鲜车前草、鲜藕各60 g，共捣汁服，每日2次。

2）鸡内金烘干成粉，每次3 g吞服，每日2次。

3）瞿麦、白鸡冠花各10 g，车前子15 g，每日1剂，分次煎服。

4）生大黄粉30 g，或番泻叶30 g煎汤200 mL，高位直肠保留灌肠，适用于高氮质血症并见呕吐少者。

5）大黄、红花各 15 g，黄芪、丹参各 30 g，煎汤到 120～200 mL，高位直肠保留灌肠，适用于尿少的高氮质血症。

（张婷）

第六节　慢性肾衰竭

慢性肾衰竭（CRF）是多种慢性肾脏病变逐渐发展至晚期，肾实质遭到严重破坏而引起的一种临床综合征。临床上以蛋白质代谢产物的积蓄、水与钠代谢紊乱、酸碱平衡失调以及内分泌功能障碍为其主要表现。本病是老年人的常见病，也是老年人的重要死因。

一、病因

各种肾脏疾病晚期均可导致慢性肾衰竭，其中以慢性肾小球肾炎引起者最为常见，占 50%～60%，其次是慢性肾盂肾炎、肾小动脉硬化症。此外，肾结核、糖尿病性肾病、系统性红斑狼疮、过敏性紫癜、多囊肾、尿路梗阻等均可导致慢性肾衰竭。

本病的发生机制尚未完全明了，通常用以下学说解释。

（一）健存肾单位学说

肾实质疾病导致部分肾单位毁损而功能丧失，另一部分健存肾单位为了代偿，必然增加负荷，以维持机体代谢的需要。但健存肾单位代偿过程中发生的肾小球高压、高灌注和高滤过及肾小球代偿性肥大均促使肾小球硬化，功能丧失。随着病变损害的继续及健存肾单位代偿后损害使健存肾单位数量日趋减少，终至尿毒症。

（二）矫枉失衡学说

肾衰竭时，机体出现代谢产物潴留，在矫正这种状态的过程中（即矫枉），又出现了新的失衡和损害。如肾损害使肾小球滤过率下降时，尿磷排泄减少，血磷升高，机体为了矫正磷的潴留，甲状旁腺激素分泌增多，以促进排磷，此时高血磷虽有改善，但甲状旁腺功能亢进却引起了肾性骨病、转移性钙化、皮肤瘙痒及神经系统损害等。

（三）毒素学说

肾衰竭时出现的大部分临床表现和尿毒症毒素积聚有关，包括尿素、肌酐、胍类、胺类、酚类、甲状旁腺素等。

二、病史

慢性肾衰竭的患者一般有多年的原发性或继发性慢性肾病史，因此，应详细询问患者的患病经过，包括首次起病前有无明显的诱因，疾病类型、病程长短、病程中出现了哪些主要症状、有何特点，既往有无加重，有何诱因，治疗经过。病情有无逐渐加重、出现新的症状等。

了解既往治疗及用药情况（包括曾用药物的种类、剂量、用法、疗程、患者对药物的反应及不良反应等）。

三、临床表现

在肾功能不全代偿期，临床仅有原发病的表现，检查可发现内生肌酐清除率下降。在应激情况下，肾功能可突然恶化，出现尿毒症症状，一旦应激因素去除，经适当治疗后肾功能可恢复到原有程度，临床上称为"可逆性尿毒症"。如原发病病情持续进展，肾单位不断受损，健存肾单位逐渐减少，不能适应机体最低要求时，即使没有应激因素，也会逐渐表现出尿毒症症状，可累及全身各系统，表现为：

（一）一般症状与体征

消瘦、营养不良、面色萎黄而灰暗，有特殊的尿毒症病容。

（二）皮肤表现

干燥、瘙痒，有时可见紫癜、"尿素霜"沉着（颌面、胸部易出汗部位）、皮疹等。

（三）消化系统表现

是尿毒症最常出现的症状，初期以厌食、腹部不适为主诉，以后出现恶心、呕吐、腹泻、舌炎、口腔有臭味，口腔黏膜甚至消化道大出血。由尿毒症毒素潴留、氨的刺激及水和电解质、酸碱平衡失调引起。

（四）心血管系统表现

1. 高血压
尿毒症时80%以上的患者有高血压。由水、钠潴留所致，部分也和肾素活性增高、前列腺素分泌减少有关。
2. 尿毒症性心包炎
心包炎可以是干性，也可以是心包积液，严重者有心脏压塞，主要与尿毒症中小分子毒素沉积有关。
3. 尿毒症性心肌病
表现为心肌肥厚、心脏扩大等，与高血压、尿毒症毒素有关。
4. 心律失常
可以发生各种心律失常，与心肌病变、毒素、电解质紊乱等有关。

5. 心力衰竭

可以表现为急性左心衰竭、肺水肿，也有慢性心力衰竭，甚至全心衰竭，与水过多、高血压、贫血、毒素、心肌病、电解质紊乱、冠心病等有关。

6. 冠心病

主要表现为心绞痛、心肌梗死、心力衰竭，与原发疾病、高血压、高脂血症、贫血有关。

7. 其他

有心脏瓣膜病变、心脏异常钙化等。

（五）神经系统

代谢产物潴留，电解质酸碱平衡失调，高血压，贫血等因素引起中枢神经系统功能障碍，表现为精神萎靡、乏力、头晕、头痛、失眠、四肢麻木；晚期烦躁不安、抽搐、惊厥或嗜睡、昏迷。

（六）呼吸系统

呼气有氨味，酸中毒时可出现深大呼吸。代谢产物的潴留可引起尿毒症性支气管炎、肺炎、胸膜炎等。

（七）造血系统

贫血是尿毒症必有症状，占97%。贫血程度与肾功能损害的程度往往一致。晚期患者常有出血倾向，是毒素作用使血小板功能异常及数量减少所致。

（八）骨骼系统

由于钙磷代谢障碍，继发性甲状旁腺功能亢进，引起肾性骨病。可发生严重的全身骨痛或病理性骨折或畸形。临床表现为骨软化症、纤维性骨炎、骨硬化症。

（九）水、电解质代谢紊乱

因肾单位减少，肾小球滤过率降低，肾小管浓缩功能丧失，对水耐受性和调节能力差，易发生脱水和水肿是本病一大特征。病变末期均有不同程度的低钙血症及高磷血症。低钠血症较常见，补钠过多易发生高血压及水肿。钾代谢紊乱较急性肾衰竭差。厌食、腹泻、使用利尿剂等可出现低钾血症伴低镁血症。感染、酸中毒或尿闭时可出现高钾血症伴高镁血症。

（十）代谢性酸中毒

酸中毒是慢性肾衰竭进展中的一种常见症状，轻者血浆二氧化碳结合力在 15.71 ~ 22.45 mmol/L，重者可降至 4.49 mmol/L 以下，伴疲乏、软弱、恶心、胸闷、Kussmaul 呼吸等。严重酸中毒是本症重要死亡原因之一。

（十一）代谢紊乱

营养不良、低蛋白血症、血内必需氨基酸减少、非必需氨基酸增多、血中胰岛素水平增高，但糖耐量降低。

（十二）泌尿系统表现

早期为多尿，夜尿增多和水肿，晚期少尿，甚至无尿，也可有明显水肿，部分患者可并发尿路感染。

（十三）内分泌系统表现

男性可表现为性功能减退，男性乳房女性化，女性可表现为月经不调，少数患者可有甲状腺功能减退症状。

（十四）继发感染

尿毒症患者因体液免疫和细胞免疫功能低下，极易继发感染。常见部位为肺、泌尿系及腹膜腔等，常可引起死亡。

四、药物治疗

（一）西药治疗

慢性肾衰竭不同分期，治疗方法不完全一样。肾功能代偿期应积极治疗原发病，防止肾功能进一步恶化；肾功能失代偿期除治疗原发病外，应防止或去除加重肾衰竭的诱因，保护残存的肾功能；肾功能衰竭期应限制蛋白质摄入，纠正水、电解质酸碱失衡及对症处理；尿毒症为肾衰竭终末期，必须透析或肾移植治疗。

1. 对症治疗

1）纠正水、电解质紊乱

（1）水平衡：尿量可，血尿素氮高，心血管功能能耐受者可鼓励其多饮，或静脉滴注液体，必要时配用呋塞米，力求每日尿量在 2 000 mL 以上，以促进氮质排泄。但应避免暴饮，24 小时液体量均匀分配。对有水肿、心血管功能不良、晚期少尿或尿闭者应限制入液量，每日补液量 = 显性失水量 + 500 mL。水肿、严重尿量过少者可试用大剂量呋塞米，自 200 mg 开始，最大时达每日 1 000 mg，水肿严重者也可口服 20% 甘露醇 100 ~ 200 mL 以排水分，或饮番泻叶浸泡液，促进水分从肠道排泄。

（2）高钠血症和低钠血症：高钠血症大部分因脱水所致，因此应主要补给水分；低钠血症可用 3% ~ 5% 氯化钠液纠正，服用钠盐每日以 3 ~ 6 g 为度，合并酸中毒者以选碳酸氢钠为宜。

（3）高钾血症：血钾过高常可引起心搏骤停，危及生命，应予急救。常用 10% 葡萄糖酸钙 10 mL，静脉注射，再用 25% 葡萄糖 200 ~ 400 mL，并按每 5 g 糖加 1 U 胰岛素静脉滴注，可能促使部分血钾回入细胞内，从而暂时使血钾降低。

（4）低钾血症：低血钾发生率较高，为患者食欲下降、恶心、呕吐与腹泻等所致。当血清钾 <3 mmol/L 时，可口服氯化钾每日 3 g。

（5）高血磷、低钙血症：禁食高磷食物，口服氢氧化铝凝胶 20 mL，每日 3~4 次。此外，可口服乳酸钙 1~2 g，每日 3 次，并肌内注射大剂量维生素 D。低血钙时可用葡萄糖酸钙或碳酸钙 1 g，每日 3 次口服。低钙抽搐者可用 10% 葡萄糖酸钙 10~20 mL 缓慢静脉注射。

2）纠正代谢性酸中毒：轻度酸中毒，二氧化碳结合力仍在 13.2 mmol/L 以上者，可口服碳酸氢钠 1~2 g，每日 3~4 次；如二氧化碳结合力在 13.2 mmol/L 以下，尤其伴有昏迷或大呼吸时，应静脉补碱，迅速纠正酸中毒。一般可先给予 5% 碳酸氢钠 200~400 mL 或 11.2% 乳酸钠 100~200 mL 加入 5%~10% 葡萄糖液 500~1 000 mL 内，静脉滴注，但对严重酸中毒患者，或需限制入液量者，亦可静脉滴注高浓度碱性药物，临床上常根据二氧化碳结合力测定结果计算碱性液体的用量：

所需补碱量（mmol）=（要求纠正的 CO_2 结合力 – 测得的 CO_2 结合力）（mmol/L）×0.25×体重（kg）。

所需 1.5% 碳酸氢钠量（mL）= 所需补碱量（mmol/L）÷178×1 000（如需 5% 碳酸氢钠可按此折算）。

根据上述计算所得用量，一般首次给 1/2~1/3 量，以后按临床表现及复查二氧化碳结合力的结果，再确定是否需要进一步补给。

补碱时应防止患者在酸中毒纠正后，血中游离钙迅速下降而发生手足抽搐症状。此外，钾离子在酸中毒纠正后转入细胞内，故出现血钾过低，均应引起临床注意。

3）氮质血症的处理

（1）静脉滴注葡萄糖：尿毒症患者因厌食、呕吐及其他多种因素，使体内蛋白质分解增加，不仅增加了尿素的生成，而且释放出相当数量的钾离子及酸性代谢产物，所以对不能进食的患者如每日补给葡萄糖 100~200 g，不仅可提高热量，减少自体蛋白质分解、减轻氮质血症，而且可减少硫酸盐、磷酸盐的形成，促使细胞外钾进入细胞内，从而防止酸中毒及高血钾。

（2）蛋白合成激素疗法：丙酸睾酮 25~50 mg 或苯丙酸诺龙 25 mg，肌内注射，每周 2 次，以促进蛋白质合成。

（3）氧化淀粉治疗：氧化淀粉或覆醛氧化淀粉 5~10 mg，每日 2~3 次口服，能吸附尿素氮，起到口服透析作用。覆醛氧化淀粉疗效较好，腹痛、呕吐等不良反应较氧化淀粉为轻。

（4）严重氮质血症：严重氮质血症尤其伴水肿，难以纠正的酸中毒、高血钾等宜及时行透析治疗。

4）恶心、呕吐：除纠正酸中毒外，可肌内注射甲氧氯普胺 10 mg，也可常规口服多潘立酮 10 mg，每日 3 次，重者可肌内注射地西泮或氯丙嗪止呕；有上消化道出血，可用西咪替丁 0.4~0.6 g 溶于葡萄糖液中静脉滴注，同时应用止血剂。

5）高血压：降压可按阶梯方案进行，以免使血压骤降，影响肾血流量，加快肾功能不全，β 受体阻滞剂可使肾血管收缩，肾血流减少，肾小球滤过率（GFR）下降，故应避免应用。可顺序使用下述药物。①利尿剂：常用呋塞米 40～80 mg/d，分 2～3 次口服；②钙离子拮抗剂：硝苯地平 15～60 mg/d，分 3 次口服，也可选用尼莫地平等同类药；③血管扩张剂：哌唑嗪 0.5～1 mg，每日 3 次口服，或甲基多巴 0.25～0.5 g，每日 2～3 次口服；④ACEI：如卡普托利 12.5～25 mg，每日 2～3 次口服，或依那普利 2.5～10 mg，每日 2 次口服。

6）预防和控制感染：肾衰竭时机体免疫功能低下，极易发生感染，控制感染应尽量避免应用肾毒性抗菌药物。如病情需要可采用减少每次药量或延长给药时间，可用正常量的 1/2～2/3。

7）贫血与出血：应用重组人类红细胞生成素（EPO）治疗肾性贫血可有效减轻贫血症状。为使 EPO 充分发挥作用，应于补足铁及其他造血原料后再使用 EPO。EPO 的主要不良反应为高血压、头痛，偶有癫痫发作。长期透析治疗也可改善慢性肾衰竭的贫血。出血严重者除输新鲜血和血小板外，可加用卡巴克洛、氨甲苯酸等进行治疗。

8）尿毒症心包炎：尿毒症心包炎应积极透析，每天 1 次，透析一周后，可望改善。如出现心包压塞征象时，应立即做心包穿刺或心包切开引流。

9）心力衰竭：心力衰竭其治疗方法与一般心力衰竭的治疗相同，但疗效常不佳。特别应注意的是要强调清除钠、水潴留，使用较大剂量呋塞米，必要时做透析超滤。可使用洋地黄类药物，宜选用洋地黄毒苷，但疗效常不佳。

10）尿毒症肺炎：尿毒症肺炎可用透析疗法，能迅速获得疗效。

11）神经精神症状：神经精神症状如烦躁不安或四肢抽搐者应视病情轻重给予口服阿普唑仑 0.8 mg，或地西泮 10～20 mg，肌内注射或静脉注射。

12）皮肤症状：瘙痒尚无特效疗法，严重患者甲状旁腺切除后可获改善。轻症患者可用少量去羟嗪等抗组胺药，使用阿司匹林及吲哚美辛有时有效。局部应用醋酸稀释溶液或炉甘石洗剂也可减轻症状。

13）肾性骨营养不良症：在慢性肾衰竭早期时就注意纠正钙磷平衡失调，便可防止大部分患者发生继发性甲状旁腺功能亢进和肾性骨营养不良症。骨化三醇［1，25（OH）$_2$D$_3$］的使用指征是肾性骨营养不良症，多见于长期做透析的患者。本药可使小肠吸收钙增加，并调节骨质的矿化。对骨软化症疗效颇佳，对肾性骨营养不良症所伴发的肌病性肌无力以及纤维性骨炎也有一定疗效。本药口服每日 0.25 μg，在 2～4 周按需要可增至 0.5～1 μg，在治疗中，要密切监测血磷和血钙，防止钙磷乘积＞70，以免发生异位钙化。甲状旁腺次全切除术对转移性钙化和纤维性骨炎有效。

2. 血液净化疗法

血液净化的概念是用人工方法清除血液中的代谢废物以代替肾脏功能，从而达到用血液净化治疗和缓解疾病的目的。净化疗法包括血液透析、腹膜透析、结肠透析、血液滤过、序贯超滤透析和血液灌流、血浆置换等方式。

自 20 世纪 50 年代开始以来，肾移植现已取得很大进展，特别是 20 世纪 70 年代一种强有力的抗排斥药（环孢素 A）应用于临床以及组织配型技术的发展，使肾移植存活率显著提高，2 年存活率亲属间供肾达 90%，已有存活 20 年以上的患者，移植人数在逐年增加，肾移植可望成为终末期尿毒症的一线疗法。肾移植的适应证是：慢性肾衰竭到达终末期，内生肌酐清除率＜10 mL/min、血肌酐＞707 μmol/L，原发病为慢性肾小球肾炎、慢性肾盂肾炎、先天性多囊肾、肾硬化、肾结石、肾结核、糖尿病肾病、狼疮性肾炎、尿酸性肾病及因外伤丧失孤立肾或双肾者。

3. 其他药物

1）氟桂利嗪：本品是一新型选择性钙通道阻滞剂，属苯烷基胺类化合物，能抑制钙内流，阻止钙进入血管平滑肌细胞内，使血管松弛，扩张外周血管而增加血流量，还可抑制血管内皮细胞收缩，增加红细胞的变形性，降低血黏度。有人用该药口服治疗由于慢性肾小球肾炎、慢性肾盂肾炎引起的非终末期慢性肾衰竭 16 例，首 2 周 20 mg 每日 2 次后 15 mg 每晚 1 次，共 6～8 周。结果改善了肾功能，血肌酐测定 12 例，血尿素氮测定 14 例均恢复到正常范围。

2）硝苯地平：文献报道，用本品含化治疗 CRF 总有效率为 67.85%。其降压、利尿、消除水钠潴留等作用明显。用法：10～20 mg，每日 3～4 次舌下含化，2 周为 1 个疗程。

3）双嘧达莫：本品可抑制血小板聚集，阻止肾小球毛细血管内微血栓形成，增加肾血流量及肾小球滤过率，有利于肾功能恢复。关键是 CRF 早期应用，并配合其他综合治疗措施，方能获得满意效果。用法：双嘧达莫 25～50 mg 每日 3 次口服；或双嘧达莫 100 mg 加入葡萄糖液 500 mL 中静脉滴注，每日 1 次，7 日为 1 个疗程。

4）酚妥拉明：本品为短效 α 受体阻滞剂，可阻滞交感神经末梢去甲肾上腺素活性，改善肾内血管及肾小球从尿中排出，可使尿素氮降低。文献报道用本品治疗 12 例 CRF，10 日后 BUN 从≥30 mmol/L 降至 15 mmol/L 以下，且全身症状逐渐减轻。用法：本品 20 mg 加入 10% 葡萄糖液 300 mL 中静脉滴注，每分钟 16 滴，然后呋塞米 100 mg 静脉注射，每日 1 次，15 日为 1 个疗程。

5）低分子右旋糖酐：本品改善肾功能的机制可能为减少血栓形成，增加血栓溶解性；降脂作用。对无尿或少尿的 CRF 有一定疗效。用法：本品 500 mL 静脉滴注，每日 1 次，两周为 1 个疗程。

6）硝普钠：国内报道，用本品治疗 5 例 CRF，获得良好的效果。方法：停用一切药物，单用本品 50 mg 加入 5% 葡萄糖液 500 mL 中，避光持续静脉滴注，以缓慢控制收缩压下降到 120 mmHg，全日用 100～150 mg，连续滴注 3 日，总量最少 280 mg，最多 550 mg，用药第 1 个 24 小时，本组患者尿量均有明显增加，到第 3 个 24 小时，水肿基本消散，精神显著好转，食欲增加。

7）肌苷：有人用肌苷治疗 23 例不同病因所致的肾功能不全患者。方法：肌苷 1 g 加入 5%～10% 葡萄糖 200～500 mL 中静脉滴注，每日 1 次，10 日为 1 个疗程。结果患者的水肿、乏力、恶心、呕吐等全身症状均得到改善，食欲、体重均增加。

8）胰岛素：本品可改善患者糖代谢，增加热量，增加蛋白质的合成，减少毒性物质的产生，因此可用于 CRF 的治疗。方法：除纠正水、电解质紊乱、酸碱平衡失调及对症治疗外，以本品 15 U＋10% 葡萄糖液 500 mL＋25% 葡萄糖液 100 mL 经静脉 3～4 小时输完，15 日为 1 个疗程，两疗程之间间隔 4～5 日，可行 1～3 疗程。

9）肾安注射液：用本品治疗 CRF，使用简单而安全。方法：患者给予高糖低优质蛋白饮食。每日静脉滴注本品 250 mL，滴速每分钟 24 滴以下，14～21 日为 1 个疗程，同时配合尿毒症非透析疗法如病因治疗，防治感染，维生素，促进蛋白合成剂，纠正酸碱、水、电解质平衡失调，对症治疗，酌情给予中药。实践表明，本品可减少终末代谢产物，有助于纠正代谢紊乱，改善机体营养状态。对慢性间质性肾炎尿毒症比慢性肾炎尿毒症效果好。不良反应主要是头晕、恶心、呕吐等，这些不良反应可以口服地西泮、甲氧氯普胺或碳酸氢钠而缓解。如果不良反应严重，可肌内注射地西泮或甲氧氯普胺，可迅速地缓解。

除上述药物治疗外，饮食疗法在对本病的治疗中也居一定地位。

4. 尿毒症期药物的选择和应用

尿毒症患者因病情危重，症状复杂，加上容易感染，故经常需用药物治疗，但不少药物都对肾脏有毒性，而且肾功能减退后，经肾排出的药物半衰期明显延长，容易造成蓄积中毒。因此用药时必须充分了解各药物在体内代谢排泄途径及其毒性，并根据肾功能损害程度选择药物和调节其剂量。对氨基糖苷类抗生素如链霉素、卡那霉素、庆大霉素、多黏菌素等对肾脏有毒性的抗生素应特别慎重或尽量避免使用。在肌酐清除率小于 20 mL/min 时，不宜使用磺胺类和呋喃妥因等抗菌药物，以及氢氯噻嗪、甘露醇、汞利尿剂和水杨酸类药物。

（二）中药治疗

中医认为慢性肾衰竭系由于脾、肾功能失调，发病日久，导致脾、肾虚损，水液滞留，郁而成毒，并进一步引起器官功能紊乱，以致阳衰阴竭，而出现错综复杂的症候，一般可按下述分型进行辨证论治。

1. 辨证用药

1）脾肾阳虚

水肿，纳呆，恶心，呕吐，腹胀，腹泻，疲乏无力，腰膝疼痛，畏寒，肢冷。舌淡苔薄白润，脉沉细弱。

治法：健脾益肾，温阳化浊。

方药：参苓白术散、真武汤或参芪桂附丸主之。

人参 9 g，茯苓 15 g，白术 15 g，山药 30 g，白扁豆 10 g，莲子 15 g，薏苡仁 15 g，砂仁 6 g，桔梗 15 g，甘草 6 g，生姜 10 g，附子 15 g，白术 15 g。

2）肝肾阴虚

恶心，呕吐，头目眩晕，耳鸣，腰膝酸软，足跟痛，尿少，下肢水肿，两胁隐痛，面色黧黑，烦躁易怒，肢体抽搐。舌瘦质红绛，少苔，脉弦细或沉细。

治法：滋补肝肾。

方药：杞菊地黄汤合三甲复脉汤主之。

熟地 24 g，枸杞 15 g，菊花 15 g，山茱萸 12 g，山药 12 g，泽泻 9 g，茯苓 15 g，丹皮 9 g，炙甘草 18 g，干地黄 18 g，生白芍 18 g，麦冬 15 g，阿胶 9 g，麻仁 9 g，生牡蛎 15 g，生鳖甲 24 g，生龟板 30 g。

3）肺脾气虚

全身水肿，少尿或无尿，咳嗽，咳痰，咯血，鼻衄，恶心欲吐，腹胀便溏，纳呆，乏力，气短，善太息，面色㿠白。舌胖边有齿印，苔腻脉濡。

治法：益肺健脾补气，止血利水。

方药：实脾饮或补中益气汤主之。

白术 12 g，厚朴 6 g，木瓜 6 g，木香 3 g，草果 3 g，大腹子 6 g，茯苓 15 g。

4）心肾不交

心悸，气短，动则喘甚，腰以下肿甚，恶心，呕吐，无尿或少尿，夜寐不宁。舌红少苔，脉沉细或结、代。

治法：补益心肾。

方药：天王补心丹主之。

人参、茯苓、玄参、丹参、桔梗、远志各 15 g，当归、五味子、麦冬、天冬、柏子仁、酸枣仁各 30 g，生地 120 g。

若患者有夹风、夹湿、夹热之夹杂证，治则应以治本为主。

2. 中成药

1）丹参注射液：本品 16～20 mL 加入 50% 葡萄糖液 500 mL 中静脉滴注，每日 1 次，14 天为 1 个疗程。丹参注射液静脉滴注除改善肾功能外，在消肿、改善消化道症状、增加尿量、降低血压等方面效果尤为显著。

2）大黄注射液：大黄注射液 10 mL（内含生大黄 50 g）静脉滴注，每疗程 20 天，可使尿量增加，减少尿蛋白，促进氮质排泄，提高血红蛋白等。

3）川芎嗪：文献报道用川芎嗪治疗慢性肾衰竭 18 例（代偿期 3 例，余为失代偿期），经与必需氨基酸组和对症治疗组比较，该药在降低 BUN 及肌酐方面，优于后两组，有一定的近期疗效。

4）肾宁散：肾宁散成人每次服 12～20 粒，小儿酌减，每日 2 次。用白茅根 50 g，煎水 400 mL 冲服。服药期间忌食辛辣食物，孕妇慎用。用治面部、胫部水肿，或遍身肿胀，兼见面赤，口渴或渴不多饮，纳差腹胀，或呕吐不食，小便短赤，舌质红白腻，脉沉滑或兼数象。

5）慢肾宝液：慢肾宝液每次 1 支，每日 2 次，服药期间忌食辛辣及肥甘厚味食品。用治临床症见下肢水肿，按之凹陷，小便黄赤，腰膝酸困，舌暗红，苔黄腻，脉沉细数者。

6）肾衰结肠灌注液：肾衰结肠灌注液保留灌肠，用时加 4% 碳酸氢钠溶液 10～20 mL，保留 30 分钟放出，每日 6～8 次，成人每次 100 mL，小儿按体重 2 mL/kg 计算用量，视病情缓急控制灌肠次数及剂量，一旦病情好转即停用。

3. 单、验方

1）大黄 10 g。开水浸泡，量为 400～600 mL，1 次口服，每日 3～5 次，保持大便呈稀糊状。有降低血肌酐、尿素氮作用。

2）草果仁 50 g，生大黄 25 g。煎水保留灌肠，每日 1 次。适于尿少、尿闭患者。

3）附子 9 g，大黄、一见喜各 15 g，牡蛎 60 g。煎成 150～200 mL 灌肠，可改善消化道症状。一般在 7 日内可见血尿素氮下降，若 7 日无效即可停用。

4）番泻叶 5～10 g，加沸水 100～150 mL，浸泡 2 小时，去渣滤过分上午、下午两次服完。对早、中期 CRF 患者有显著疗效。

5）黑木耳与白木耳各 15 g，泡发后炖煮食用，加少量糖调味。

6）红茶 15 g，鲫鱼 1 条去鳞、鳃及内脏，红茶放鱼肚内，一起蒸煮，熟后吃鱼肉。

7）绿豆衣或绿豆煮汁服，有利尿解毒效果。

（张婷）

第六章　血液系统疾病

第一节　缺铁性贫血

缺铁性贫血是体内储存铁缺乏，影响血红蛋白的合成所引起的贫血。不少报告指出，老年缺铁性贫血及隐性缺铁性贫血较为普遍。

一、病因

（一）铁摄入量不足

各种原因引起的胃肠道功能紊乱、胃酸缺乏、胃黏膜萎缩性胃炎、胃切除术后、慢性腹泻等均可引起铁吸收障碍。长期偏食也影响铁的吸收。

（二）铁丢失过多

失血就是失铁。急慢性失血如胃、十二指肠溃疡、痔疮、胃肠道肿瘤出血可引起缺铁。

此外，慢性心力衰竭、慢性肺部感染、脑血管病、糖尿病及妇科疾病等，因铁的摄入不足或消耗增多也可造成贫血。

缺铁不仅引起血红蛋白合成减少，而且由于红细胞内含铁酶活性降低，影响电子传递系统以及氧化还原等生物化学过程，导致红细胞异常，在脾内易被破坏而缩短其生命期。缺铁所引起的临床表现除贫血及组织缺氧外，还与组织变化，体内含铁酶缺乏引起的细胞代谢功能紊乱相关。

二、病史

主要评估患者有无慢性失血病史，慢性胃肠道疾病和胃肠手术史；以及有无铁的需要量增加而摄入不足的情况。

三、临床表现

本病呈慢性渐进性，有一般贫血的表现，如面色苍白、乏力、头晕、心悸气急、耳鸣等。由于缺血、缺氧，含铁酶及铁依赖酶的活性降低，患者可伴有以下特征：

（一）营养缺乏

营养缺乏表现为皮肤干燥、角化、萎缩、无光泽、毛发干枯易脱落，指（趾）甲扁平、不光整、脆薄易裂甚至反甲。

（二）黏膜损害

黏膜损害表现为口角炎、舌炎、舌乳头萎缩，严重者引起吞咽困难，或咽下梗阻感等表现。

（三）胃酸缺乏及胃功能紊乱

胃酸缺乏及胃功能紊乱表现为吸收不良、食欲缺乏、便稀或便秘。约1/3患者有慢性萎缩性胃炎。

（四）神经、精神系统异常

神经、精神系统异常如易激动、烦躁、头痛、易动，以儿童多见。少数患者有异食癖，喜吃生米、泥土、石子等。约1/3患者出现神经痛、末梢神经炎，严重者可出现颅内压增高、视盘水肿。小儿严重者可出现智能障碍等。

四、药物治疗

（一）西药治疗

治疗性铁剂有无机铁和有机铁两类。无机铁以硫酸亚铁为代表，有机铁则包括右旋糖酐铁、葡萄糖酸亚铁、山梨醇铁、富马酸亚铁和琥珀酸亚铁等。无机铁剂的不良反应较有机铁剂明显。

1. 口服铁剂

口服铁剂是治疗缺铁性贫血的有效药物。无机铁盐有多种制剂，如硫酸亚铁、枸橼酸铁铵、富马酸亚铁、碳酸亚铁等，其中疗效高、价格廉、药源广的制剂仍推荐硫酸亚铁。

常用口服铁剂及其剂量：

1）硫酸亚铁：为最常用铁剂，每次0.3～0.6 g，每日2～3次。

为促进铁吸收及减轻其胃肠刺激作用，近有一些改进剂型。①福乃得：为硫酸亚铁与维生素C及维生素B之复合物控释片，每次1片，每日1次。②健脾生血颗粒：为硫酸亚铁与数种中药的混合制剂，可明显减少硫酸亚铁的副反应，每次3～4 g，每日2～3次。

2）10%枸橼酸铁铵：10%枸橼酸铁铵10～20 mL，每日2～3次。

3）葡萄酸亚铁：葡萄酸亚铁每次0.3～0.6 g，每日2～3次。

4）富马酸亚铁：富马酸亚铁每次0.2～0.4 g，每日2～3次。

5）琥珀酸亚铁（速力菲）：琥珀酸亚铁每次0.1～0.2 g，每日1～2次。此外还有一种蛋白琥珀酸铁0.5 g，每日1～2次。

6）力蜚能：力蜚能为一种多糖铁复合物，每次0.15 g，每日1～2次。

以上各种铁剂，可根据患者具体情况选用，一般认为，有机铁较无机铁吸收率高，胃肠不良反应较轻。

以上药物服后常有胃部疼痛不适、腹痛、腹泻、恶心、呕吐等不良反应,应饭后服用,从小剂量开始,无不良反应可渐加量,反应严重者,可暂停药几天,症状消失后重新开始服药。服药期间禁饮茶水及鞣酸制剂,以免影响铁的吸收。

铁剂治疗有效的最早表现是患者自觉症状好转,最早的血象改变是网织红细胞计数上升,一般治疗开始4天后,即可见到网织红细胞上升,7~12天达高峰,以后逐渐下降。血红蛋白常于治疗开始2周后明显上升,一般于第3周末血红蛋白可比治疗前增加20~30 g/L,血红蛋白完全恢复正常一般需4~10周。即使血红蛋白已恢复正常,小剂量铁剂治疗也仍需继续应用3~6个月,以补足体内应有的铁贮存量。随着血红蛋白的不断升高,患者食欲好转,体力增强,各种有关贫血的症状、体征逐渐消失。

如口服铁剂治疗3周不能使贫血减轻,未见血红蛋白增加,此时应考虑下列可能:①诊断错误,所患贫血不是缺铁性的;②患者未按医嘱服药;③出血未得到纠正;④有腹泻或肠蠕动过速,影响了铁的吸收;⑤同时还有炎症、感染、恶性肿瘤等干扰了骨髓造血功能;⑥所用药物太陈旧。

2. 注射铁剂

适用于口服铁剂有严重消化道刺激症状;有消化道疾患;口服不能奏效,需迅速纠正贫血者。用右旋糖酐铁(含铁50 mg/mL),首剂50 mg,如能忍受,以后每次100 mg,每日1次或隔日1次,臀部深位注射。注射铁剂时,铁的总剂量应计算准确,不应超量,以免引起急性铁中毒。计算公式:

铁的总剂量(mg)=30×[150-患者的血红蛋白(g/L)]+500。

(二)中药治疗

1. 辨证用药

1)气血两虚

面色苍白或萎黄,神疲乏力,少气懒言,心悸失眠,头昏眼花,或妇女月经不调量少。唇舌色淡、苔少或薄白,脉细弱。

治法:气血双补。

方药:归脾汤加减。

当归、白术、茯苓、党参、黄芪、甘草、熟地、白芍各10 g,黄精15 g,桑椹18 g,木香6 g,桂圆肉20 g。水煎,分2次服,每日1剂。临床以本证为多见。

2)脾胃虚弱

食少纳呆,食后腹胀,大便溏薄,四肢倦怠,面色萎黄无华。舌淡苔薄白,脉缓弱。

治法:健脾益气。

方药:香砂六君子汤加味。

党参、白术、茯苓、甘草各10 g,木香8 g,砂仁6 g,陈皮12 g,山药15 g。

若兼食滞而见嗳腐吞酸,舌苔厚腐者,加焦山楂、炒二芽、神曲等;若为虫积而在面部见虫斑或巩膜见蓝斑,或嗜食生米、泥土等,酌加槟榔、榧子、使君子肉等。若兼脾胃虚寒而见胃脘隐痛,喜温喜按,得食则减,可加干姜、良姜、花椒等。

3）肝肾亏虚

头昏目眩，健忘失眠，耳鸣耳聋，腰酸膝软，头发枯黄脱落，或五心烦躁，唇舌生疮；或爪甲苍白，脆薄易裂。舌淡或舌尖嫩红，苔少或无苔，脉细弱或细致。

治法：滋补肝肾。

方药：杞菊地黄丸化裁。

山药、女贞子各 15 g，枣皮、桑椹、黄精、首乌各 18 g，茯苓、熟地、杭菊各 10 g，枸杞 12 g。若阴虚火旺明显方中可去茯苓、枸杞加黄连、丹皮；肝血不足突出可加当归、木瓜。

2. 中成药

1）八珍丸：八珍丸每次 1~2 丸，每日 2 次。

2）香砂六君子丸：香砂六君子丸每次 6~9 g，每日 2 次。

3）人参归脾丸：人参归脾丸每次 1~2 丸，每日 2 次。

4）四君子丸：四君子丸每次 6~9 g，每日 2 次。

5）十全大补丸：十全大补丸每次 1~2 丸，每日 2 次。

6）首乌片：首乌片每次 5 片，每日 3 次。

7）阿胶补浆：阿胶补浆每次 20 mg，每日 3 次。

8）九转黄精丹：九转黄精丹每次 1~2 丸，每日 2 次。

3. 单、验方

1）熟地、鸡血藤各 15 g，党参、白术、炙黄芪、陈皮、当归、远志、酸枣仁、丹参、茯苓、阿胶各 10 g，广木香、炙甘草各 6 g。每日 1 剂，水煎服。

2）绿矾制剂。包括绿矾补血丸（绿矾 60 g，薏苡仁、党参各 180 g，蜜饯或红枣 30 g）、绛矾丸（绿矾、苍术各 60 g，厚朴、陈皮各 30 g，大枣 120 g）、绛枣丸（绿矾 60 g，白术、淮山药各 20 g，黑枣 50 g）。均制丸如绿豆丸，每日 20 丸（相当于绿矾 0.6~1.8 g），分 3 次服。用量宜先少后渐增加，疗程 3~12 个月。

3）党参（炒）15 g，枸杞 15 g，白术、当归、补骨脂、白芍各 10 g，熟地、煅磁石各 15 g，陈皮（炒）、炙甘草各 6 g。水煎服。治缺铁性贫血。

阳虚无力、畏寒加黄芪 15 g，制附子 5 g；食欲下降、胃胀加砂仁 2 g，鸡内金 10 g；消化不良减熟地。

4）大枣 120 g，加食醋煮熟，醋干后，每次吃 10~15 g 红枣，1 日 3 次。

5）土大黄 30 g，丹参 15 g，鸡内金 10 g，水煎服，每日 1 剂，15 天为 1 个疗程，隔 5 天后再服 1 个疗程，一般 2~3 个疗程可愈。治老年人缺铁性贫血。

（孙华）

第二节 再生障碍性贫血

再生障碍性贫血（简称再障）是由多种病因导致骨髓造血组织减少，造血功能部分或全部衰竭，临床以全血细胞减少为主要特征的一组综合征。

再障分为获得性及体质性两种，后者即先天性再障，有家族倾向，或伴有先天异常，见于小儿。获得性再障又分为病因不清楚的原发性再障和有因可查的继发性再障。老年人由于生理及病理特点改变，常继发于轻度感染或其他隐匿性疾病及晚期恶性肿瘤等，加上应用药物品种多或用药不适当，使身体造血功能及免疫功能发生异常而造成贫血。

一、病因

本病的病理机制尚不确切。一般认为与骨髓干细胞受损、骨髓微环境缺陷及自身免疫机制有关。在有害的化学、物理、生物等因素的影响下，骨髓造血干细胞受到损伤，自身复制率低下。干细胞的减少，最终引起全血细胞减少。骨髓微环境（包括微循环和基质）是骨髓造血功能的基础（土壤），在微环境遭受破坏后，即影响到干细胞的生长发育，以致造血功能低下。同时在自身抗干细胞抗体和淋巴细胞的细胞毒性作用下，可引起干细胞的免疫损伤，而致造血功能低下。

本病的病理主要是造血组织减少，红骨髓总量显著减少，有一些患者的红骨髓中散在一些造血灶，造血灶中有不同比例的造血细胞成分，并可见较多的淋巴细胞及浆细胞，其增生程度可接近或超过正常。

从骨髓损害发展的快慢及范围的大小不同，再障可分为急性型和慢性型。急性型患者骨髓损害发展迅速而广泛，全身骨髓多被波及；慢性型病变进展缓慢，先累及髂骨而后波及脊椎及胸骨。除骨髓损伤外，淋巴组织、肾上腺、睾丸也有萎缩。

二、病史

询问患者就诊的原因及主要症状，活动后有无心悸、气短，有无头晕、咳嗽、咽痛、胸痛、尿频、尿急、尿痛、肛周疼痛以及头痛、视物模糊、呕血、便血、阴道出血等，是以贫血症状为主，还是以出血、感染症状为主；患者起病的缓急、主要症状的持续时间；患病后是否经过治疗及所用药物，若应用丙酸睾酮，需了解使用时间及疗效，用药后有无不良反应等。患者在居住区和工作环境是否接触有害物质，如苯类、放射线等；起病前数周至数月是否服用过易致再障的药物，如氯霉素、磺胺、吲哚美辛、阿司匹林等，是否患过病毒性感染，如呼吸道感染、各型肝炎等。

三、临床表现

（一）急性再障（重型再障Ⅰ型）

急性再障较少见。起病急、发展快，早期主要表现为出血与感染，随着病程的延长出现进行性贫血。常见严重的皮肤、黏膜出血，如皮肤瘀点、瘀斑、牙龈、鼻腔出血，口腔血泡；内脏出血也相当常见，如消化道出血（呕血或血便）、持续阴道出血或月经量明显增多等，多数患者有眼底出血，甚至可发生颅内出血，常为患者死亡的主要原因之一。皮肤、黏膜反复感染，常波及内脏，以肺炎、败血症常见，治疗困难，感染不易控制。若不经治疗，患者多在 6 ~ 12 个月死亡。

（二）慢性再障

慢性再障较多见。起病缓慢，病程长，多以贫血为主要表现，感染、出血较轻，经恰当治疗病情可缓解或治愈，预后相对较好。少数患者病情恶化（重型再障Ⅱ型）表现同急性再障，预后极差。

四、药物治疗

（一）西药治疗

治疗原则：寻找并尽可能去除有关致病因素；急性再障应尽早进行骨髓移植或抗淋巴细胞球蛋白（ALG）等免疫抑制剂治疗；慢性再障则以雄激素为主，辅以中药治疗、支持治疗，包括防治感染和出血及输血等。

1. 急性再障的治疗

1）控制感染：对于再障患者的感染，应做细菌培养和药物敏感试验，及早应用有效抗生素治疗。

2）控制出血：出血者一般可用止血药，如酚磺乙胺（止血敏）等，非胃肠道出血者可适当用糖皮质激素；血小板 $< 20 \times 10^9/L$，或有严重出血尤其内脏出血者，或同时有高热感染者，宜输注浓缩血小板，采用人类白细胞抗原（HLA）配型相合的血小板可提高疗效，这是控制出血的最有效办法。

3）输血：严重贫血血红蛋白 $< 60 \ g/L$ 患者，可输注浓缩红细胞，尽量少用全血，避免滥用或多次输血。输血的并发症有传染性肝炎、继发性血色病等。

4）骨髓移植：国外资料表明同基因骨髓移植成功率很高，异基因移植前未输过血者，移植后长期无病存活率达 83%；移植前输过血，移植后补充白细胞层者为 73%，未补充白细胞层者为 43%。因此，凡年龄在 40 岁以下，未经输血，在病程早期移植者疗效较好。凡移植成功则可望治愈。

5）免疫球蛋白：Odenstein 等应用大剂量免疫球蛋白治疗 4 例重型再障。方法：IgG 0.4 g/kg 静脉滴注 1 ~ 4 天，每隔 3 周治疗 1 次。这种治疗可避免使用标准抗人胸腺淋巴细胞球蛋白（ATG）疗法的毒性。结果例 1 于第 1 个疗程取得完全缓解持续 4 个月；例 2 取得部分缓解超过 18 个月，血小板 50×10^9/L 以上，血红蛋白 100 g/L 以上，白细胞 $\times 10^9$/L 以上，但需要用免疫球蛋白反复维持；例 3 的血细胞计数稳定，已 4 个月不需输血小板与红细胞，治疗期发生上呼吸道感染；例 4 对大剂量免疫球蛋白无效。在加用环孢素后例 3 取得部分缓解超过 7 个月，例 4 取得部分缓解超过 9 个月，但例 2 的血细胞计数无改善。检查 3 例骨髓中的造血干细胞明显增加。该学者认为大剂量免疫球蛋白是除 ATG 外的治疗严重再障另一有效途径。其作用机制尚不十分清楚，但认为它可能阻止抗体的产生。

6）免疫抑制剂：可选用环磷酰胺、长春新碱、硫唑嘌呤或左旋咪唑 25 mg，每日 3 次。ALG 和 ATG：用法 ALG 或 ATG15~20 mg/kg 加氢化可的松 100 mg，溶于生理盐水或 5% 葡萄糖 500 mL 中静脉滴注，滴速每分钟 5~10 滴，观察 15 分钟，如无反应可增加滴速，每日 1 次，连用 5 天，间歇 2~3 周，可再重复 1 次，用药前须做皮试；禁忌证：严重病毒感染、妊娠、免疫功能严重低下者。环孢素：近年来各国陆续有使用本品治疗重型再障的报道，Shiobara 等对使用甲泼尼龙无效的患者给予环孢素每日 5 mg/kg，连续 25 天，30 天后血红蛋白、血小板再度上升，停药 1 个月后再次减少，又给予环孢素 10 mg/kg，血红蛋白、血小板再度回升。

2. 慢性再障的治疗

1）雄激素：雄激素为治疗慢性再障的首选药物，可促进骨髓造血功能。常用制剂有丙酸睾酮 50~100 mg，肌内注射，每日或隔日 1 次；司坦唑 2~4 mg/次，3 次/日，口服；达那唑 2.5~5 mg/次，3 次/日，口服；疗程至少 3 个月。如治疗半年无网织红细胞及血红蛋白上升趋势，才可认为无效。药物不良反应有：男性化，以丙酸睾酮最明显；肝脏毒性反应，以司坦唑较为明显，用药过程中应定期检查肝功能。药物不良反应于停药后短期内可以消失。

2）改善骨髓微环境药物：一叶萩碱与莨菪碱用于治疗慢性再障，通常与雄激素合用，可提高疗效。

3）肾上腺皮质激素：肾上腺皮质激素能减轻和停止出血，抑制免疫机制，暂时改善症状；并能改善造血微环境，有利于干细胞的生长和发育。常用泼尼松，每日 20~40 mg，分 3 次口服，可连续应用 5~6 个月。或用氢化可的松每日 100~200 mg 静脉滴注。

4）硝酸士的宁：硝酸士的宁用于治疗慢性再障。常用为 5 天疗法，即第 1 天肌内注射硝酸士的宁 1 mg，第 2 天肌内注射 2 mg，第 3、4 天各肌内注射 3 mg，第 5 天肌内注射 4 mg，疗程完后休息 2 天，以后按上述方法重复治疗，一般要 3~6 个月才显效，有效率约 77.8%，不良反应较少，仅少数人有痤疮及失眠。

5）氯化钴：氯化钴每日剂量 90~120 mg，分 3 次服，用药 4~6 月。不良反应较小，适用于儿童患者。

6）碳酸锂：临床应用证明锂对骨髓有刺激作用，可促进红细胞、白细胞、血小板的增殖，适用于慢性再障。用法：0.4~0.9 g，每日 2~3 次口服，4~6 周为 1 个疗程，休息 1 周，反复用 3 个月。心肾疾患、电解质紊乱、糖尿病禁用。

7）普萘洛尔：10 mg，每日 3 次，可逐渐加量到 50 mg，每日 3 次，至缓解。本品可使造血干细胞表面的 β 受体的密度增加，易于受内源性肾上腺素能物质的作用，而促进 G_0 期多能造血干细胞进入细胞周期，而增加造血作用。

8）植物血凝素（PHA）：PHA 40～50 mg 溶于 5% 葡萄糖液 500 mL 内静脉滴注，每日 1 次，10 次为 1 个疗程，休息 7～10 天，反复应用，直至缓解；也可取 20 mg 加生理盐水 1 mL 由髂骨前后嵴和胸骨 5 个部位交替注入，每周 1 次，每次 1 片，连续应用，直至缓解。

（二）中药治疗

1. 辨证用药

1）肾阴虚

面色萎黄，头晕眼花，耳鸣，潮热盗汗，手足心热，或鼻衄、齿衄、肌衄，中青年妇女可见月经量多。舌尖红质淡苔少，脉细数。

治法：补肾养阴。

方药：炙黄芪 20 g，当归、白芍、女贞子、旱莲草、何首乌、枸杞、山萸肉、补骨脂、菟丝子各 12 g，熟地、黄精、桑椹、紫河车各 15 g，仙鹤草 20 g。

2）肾阳虚

面色㿠白，少气懒言，体倦乏力，腰酸，形寒肢冷，自汗，夜尿频多，便溏，出血不明显。舌淡体胖有齿痕，脉沉细。

治法：温补肾阳，益气生血。

方药：炙黄芪 20 g，当归、白芍、菟丝子、补骨脂、肉苁蓉、仙灵脾、锁阳、巴戟天、鹿角霜各 12 g，熟地 15 g，仙茅、制附片各 10 g，紫河车 15 g。

3）肾阴阳两虚

面色萎黄，唇甲淡白，身倦乏力，腰肢酸软，头晕，健忘，心悸，气短，失眠多梦，遗精滑泄，时冷时热，自汗盗汗。舌淡苔薄白或无苔，脉沉细无力或沉细数。

治法：滋补阴阳，益气生血。

方药：炙黄芪 20 g，当归、熟地、白芍、何首乌、枸杞、山萸肉、菟丝子、锁阳、胡芦巴、巴戟天、仙灵脾、肉苁蓉各 12 g，黄精 15 g。

4）肾虚血瘀

面色萎黄，唇甲淡白，头晕，耳鸣，心悸，气短乏力，健忘，腰膝酸软，日久不愈，皮肤可见紫褐色出血点或瘀斑，齿、鼻衄血色暗。舌质暗淡，或有瘀斑、瘀点，脉细或细涩。

治法：填补肾精，活血化瘀。

方药：菟丝子、补骨脂、仙灵脾、枸杞、熟地、丹参、鸡血藤各 15 g，当归、地龙各 12 g，黄芪 30 g，鹿角胶 10 g（烊化），三七粉 3 g 冲服。随证加减。

2. 中成药

1）八珍丸：八珍丸每次 1 丸，每日 2 次。用于气血两虚型。

2）十全大补丸：十全大补丸每次 1 丸，每日 2 次。用于气血两虚型。

3）补气养血膏：补气养血膏每次 9～15 g，每日 2 次。用于气血两虚型。

4）再障生血片：再障生血片每次 5 片，每日 3 次。用于气血两虚型。

5）六味地黄丸：六味地黄丸每次 1 丸，每日 2 次。用于肝肾阴虚型。

6）左归丸：左归丸 6 ~ 9 g，每日 2 次。用于肝肾阳虚型。

7）人参养荣丸：人参养荣丸每次 1 丸，每日 2 次。用于脾肾阳虚型。

3. 单、验方

1）紫河车粉（或鲜紫河车）9 g，每日 3 次。

2）三七 90 g。锅内置鸡油适量，后放入三七炸至老黄色，存性，研末即成。每日口服 3 次，每次 3 g，冲服。

3）龟板、天花粉、丹皮、牛膝各 10 g，生石膏、白芍各 20 g，沙参 15 g，藕节炭、生地、荸荠各 30 g，十灰散（包）、龙齿各 25 g，羚羊角面 1 g（分冲）。水煎服，每日 1 剂。用于阴阳两虚，阴不敛阳，虚阳上亢之证者。

4）紫河车粉 210 g，阿胶 90 g，海螵蛸、肉桂各 45 g，皂矾 500 g。共为细末，加适量淀粉压成片，每次服 2 ~ 3 片，每日 2 次。

5）新鲜猪脾 1 ~ 2 个（约 200 g）。洗净后炖服（可加适量油盐作料），或焙成干粉服用，每日 1 次。适用于各型再障。

6）紫河车洗净晒干，焙黄研粉备用。每次 6 g，每日 2 次，枣汤送服。尤宜用于阴阳两虚型。

7）花生衣 12 g。研碎，分 2 次冲服。适用于各型再障。

（樊晓燕）

第三节　白细胞减少和粒细胞缺乏症

外周血白细胞数持续低于正常值（成人 $< 4 \times 10^9/L$）时称为白细胞减少。当中性粒细胞绝对数低于 $2 \times 10^9/L$ 时称为粒细胞减少症；低于 $0.5 \times 10^9/L$ 时称为粒细胞缺乏症。中性粒细胞减少的程度常与感染的危险性有明显相关：中性粒细胞在 $1.0 \times 10^9/L$ ~ $2.0 \times 10^9/L$ 时，容易感染；低于 $0.5 \times 10^9/L$ 时具有很大的感染危险性。

一、病因

外周血中白细胞的 60% ~ 70% 为粒细胞，故在多数情况下，白细胞减少也是由粒细胞减少所致。粒细胞减少和缺乏的病因和发病机制大致相同，有以下几种可能。

（一）生成减少

粒细胞在骨髓中生成，原粒、早幼粒及中幼粒都具有分裂、增殖的能力。各种微生物、放射性物质、化学毒物（苯、二硝基甲苯等）、抗癌药、氯霉素、磺胺类药、氨基比林、抗甲状腺药物等均能影响粒细胞代谢，使脱氧核糖核酸合成受阻，粒细胞生成减少。当恶性肿瘤细胞浸润骨髓，粒细胞亦因生成障碍而减少。

（二）破坏增加

在正常情况下，部分粒细胞贮存在骨髓中，成为储备池。当血液或组织中粒细胞破坏超过了自身骨髓内的释放数，骨髓虽呈代偿性增生活跃，但贮存池细胞呈明显耗竭状态。粒细胞破坏过多的原因是多由于自身免疫性疾病，血清中的白细胞抗体或白细胞凝集素，使粒细胞寿命缩短。此外，亦见于急性感染、败血症和慢性炎症、脾功能亢进等。

（三）分布异常

正常情况下，约有55%的粒细胞在血液循环中运行，构成循环池。由于外周循环池中的粒细胞大量转移到外周边缘池，聚集于血管壁上，而循环池的粒细胞则相对减少，但骨髓增生正常，白细胞寿命亦无变化，故称为假性粒细胞减少或转移性粒细胞减少。见于疟疾、异体蛋白反应、内毒素血症等。

（四）混合因素

某些疾病造血组织受损与外周血的粒细胞破坏过多可同时存在。可见于恶性组织细胞病、白血病及败血症等。

（五）其他

①慢性特发性中性粒细胞减少症，病因未详；②家族性慢性白细胞减少症，是一种较良性的白细胞减少，与遗传有关；③周期性粒细胞减少症可能因骨髓干细胞的周期性生长抑制，生成障碍，骨髓中的中性粒细胞贮备缺乏，甚至缺失。发病周期一般为3周左右（15~45天）。

二、临床表现

（一）白细胞减少症

一般无特殊症状，隐匿起病，多表现一些非特异性症状，如头晕、乏力、四肢酸软、食欲减退、低热等。有些患者容易发生上呼吸道感染、中耳炎、支气管炎、肺炎和尿路感染等，也有并无症状，仅于体检化验时才被发现。

（二）粒细胞缺乏症

起病急，常突然寒战或畏寒、高热、头痛、关节痛、极度乏力、神志障碍等全身症状严重。常伴有急性咽喉炎、化脓性扁桃体炎、牙龈溃疡、肺炎、直肠炎、肛周脓肿和败血症等严重感染。颌下及颈淋巴结肿痛，少数可有肝脾大和黄疸。本症常由药物或化学毒物引起，预后凶险，可死于感染中毒性休克。

三、药物治疗

（一）西药治疗

1. 白细胞减少症

1）维生素类

（1）维生素 B_4：核酸活性部分，是白细胞代谢必需成分，它对细胞的生长，特别是细胞的增生有促进作用，20 mg，每日 3 次口服。

（2）维生素 B_6：参与氨基酸和脂肪代谢，刺激白细胞生成，故可用于治疗白细胞减少症，方法：每日服 30～60 mg 或用 50～100 mg 加入 5% 葡萄糖液 20 mL 中静脉注射。

2）鲨肝醇：鲨肝醇可能为体内的一种造血因子，具有增加粒细胞数量的作用。用法：50 mg，每日 3 次，口服，4～6 周为 1 个疗程。

3）利血生：利血生用于预防和治疗各种原因所致的白细胞减少，20 mg，每日 3 次。

4）小檗碱：小檗碱是中国医学科学院药物研究所从细叶小檗中提取黄连素的废弃母液中分离得到的一种生物碱成分，经药理研究和动物实验证明其确有刺激造血功能的作用，并对环磷酰胺引起动物的白细胞减少有治疗作用。文献报道，用小檗碱治疗 104 例（病因以各种恶性肿瘤放化疗后引起的白细胞减少为多见）。方法：每次 50 mg，每日 3 次口服，连续用药，总有效率 75%。

5）茜草双酯：茜草双酯是根据茜草所含升高外周血白细胞有效成分的结构经人工合成的衍生物。动物实验证明，茜草双酯具有促进造血干细胞增殖和加速成熟粒细胞释放的效能。有人用其治疗 139 例白细胞减少症患者。方法：饭后口服 400 mg，每日 2 次，白细胞减少症连续服药 1 月为 1 个疗程。化（放）疗患者在化（放）疗后，白细胞进行性下降时开始服用，疗程与化（放）疗疗程同步计算。结果总有效率为 68.4%。对照组总有效率为 26%（$P < 0.01$）。作者认为茜草双酯对白细胞减少具有升白细胞疗效。尤其对较顽固的继发于苯中毒和原发白细胞减少症，在用药前后不但白细胞水平有明显升高，且分别有 42% 和 41% 患者基本恢复正常。因此茜草双酯是治疗此类疾病的一种较好的新药。

6）多抗甲素：多抗甲素是近年来从甲型链球菌经发酵提炼而成的一种具有免疫活性的多糖类物质，是我国首创的一种新型免疫增强剂。它除具有一定抗肿瘤作用和改善机体免疫功能，提高机体应激性和防御功能外，还能影响骨髓造血干细胞的作用。有人用多抗甲素治疗白细胞减少症 110 例。方法：治疗前 2 周停用一切升白细胞药物，给多抗甲素 10 mg 每日 3 次，或 10 mg 肌内注射，每日或隔日 1 次 30 日为 1 个疗程。对照组 42 例给予维生素 B_4、利血生、肌苷。结果治疗组总有效率为 88.2%；对照组总有效率 40.5%。两组疗效差异非常显著（$P < 0.01$）。多抗甲素不良反应少，对心、肝、肾无毒性作用，可广泛适用于各类白细胞减少症。对于恶性肿瘤患者该药配合放、化疗一起应用，既可增强免疫功能，辅助抗肿瘤作用，又可维持白细胞及血小板水平，保证放、

化疗正常进行，值得临床推广应用。

7）碳酸锂：研究表明，碳酸锂对粒细胞有促进生成作用。方法为每日 600 ~ 900 mg，分 3 次服。显效后减为每日 400 mg，分 2 次口服，维持 2 ~ 4 周为 1 个疗程。有人治疗 19 例，显效 15 例（占 79%），有效 2 例（占 10.5%），无效 2 例（占 10.5%），总有效率为 89.5%。

8）植物血细胞凝集素（PHA）：PHA40 mg 加泼尼松龙 20 mg 与 10% 葡萄糖液 500 mL 静脉滴注，每日 1 次，直至有效后再治疗 5 ~ 7 日。文献报道，16 例患者中，其中 4 例未用激素，8 例输血 300 ~ 600 mL。结果白细胞从最低值上升为 2 倍的时间为 2 ~ 10 日，平均 3.9 日。10 例血小板于 3.9 日恢复正常，红细胞迅速回升，从白细胞最低点至血象基本恢复正常的时间为 3 ~ 5 日，平均 5.7 日。

9）田参氨基酸：文献报道，使用田参氨基酸治疗该病 88 例。方法：每日 2 粒，每日服 2 次，连服 30 日。同时用一般升白细胞西药维生素 B_4、利血生、鲨肝醇、肌苷等治疗 83 例作对照，总有效率为 75% 和 46.51%。

10）肝血宝：实验证明肝血宝（每片含叶绿素铜钠盐 20 mg）通过造血干细胞、骨髓基质细胞增殖发育的调节，促进骨髓造血功能的恢复，使周围血象中红细胞、血红蛋白、白细胞、血小板上升，其中升高白细胞的作用尤为显著。方法：每次 2 片，每日 3 次，30 日为 1 个疗程，临床报道总有效率 96.7%，未发现任何不良反应。

11）硝酸士的宁：对于慢性特发性白细胞减少症，临床疗效不理想。有人用硝酸士的宁治疗 24 例。方法：一般分 5 日疗法和 10 日疗法 2 种，前者每周肌内注射士的宁 5 日，休息 2 日，剂量为每日 1、2、3、4 mg；后者为连续肌内注射士的宁 10 日，休息 5 日，再进行下 1 个疗程，剂量为每日 1、1、2、2、3、3、4、4、4 mg；结果总有效率为 79.2%。机理是硝酸士的宁通过中枢神经系统兴奋支配骨髓的内脏神经改善骨髓的微循环。刺激了白细胞增殖、分化和释放。

12）沙格司亭（升白能）：本品能刺激造血前体白细胞的增殖和分化。能刺激粒细胞、单核细胞和 T 淋巴细胞的生长，使其成熟细胞增多，而对 B 细胞生长没有影响。适用于治疗和预防由骨髓抑制引起的白细胞减少症。亦适用于骨髓衰竭患者的白细胞低下，还可预防白细胞减少时潜在的感染并发症。本药还能使感染引起的中性粒细胞减少的恢复加快。用法：癌症化疗所致的白细胞减少：5 ~ 10 μg/kg，皮下注射，每日 1 次。不良反应：发热、皮疹，少见低血压、恶心、水肿、胸痛、胃痛和腹泻。罕见变态反应、气管痉挛、心力衰竭、毛细血管渗漏综合征、精神错乱、肺水肿及心包渗液等。

13）升白新：升白新具有升高白细胞和预防白细胞降低作用，这可能与其促进骨髓细胞增生有关。适用于防治肿瘤患者因放疗和化疗所致的白细胞减少症。用法：口服，每次 200 mg（胶囊），50 mg（微粒胶囊），每日 3 次。不良反应：本品服用剂量过大时可能对肝、肾功能有影响。长期大量服用时，应定期检查肝、肾功能。

14）茴香脑（升血宁）：有明显的升高白细胞作用，主要升高中性粒细胞。其药理作用是促进骨髓细胞成熟和释放入外周血液中。适用于因肿瘤化疗、放疗所致的白细胞减少症，以及其他原因所致的白细胞减少。用法：口服成人每次 450 mg，每日 2 ~ 3 次。小儿酌减。一般无不良反应。偶有口干、食欲不佳、恶心、胃部不适等胃肠道反应。

上述药物使用时种类不宜过多，可选用 2～3 种配合使用，观察 3～4 周如无效，可更换一组。

2. 粒细胞缺乏症

1）去除病因：停止任何可能引起粒细胞缺乏的药物，也不应使用可能会导致骨髓功能低下的药物，如氯霉素、苯巴比妥等。

2）预防感染：患者入院后应置于无菌层流病室内，如条件不允许，至少置于经严格消毒措施的单人病室内，医务人员接触患者必须戴口罩、洗手，以减少交叉感染。患者饮食应注意，生冷菜肴须煮熟，注意口腔卫生，餐后及入睡前应漱口，如 0.02% 氯己啶及制霉菌素溶液（10 mL 含 100 万 U）漱口，还可口服新霉素或复方新诺明、喹诺酮类制剂如诺氟沙星、环丙沙星进行肠道消毒。

3）积极控制感染：发生感染者应尽早使用抗菌药物，并仔细寻找病因。进行胸部 X 线检查，反复做血、痰、尿、大便等细菌培养及药物敏感试验。若致病菌尚不明确亦应以足量广谱抗生素做经验治疗，待病原体及药敏明确后再调整抗生素。对一般感染常用氨基糖苷类（庆大霉素、阿米卡星等）加 β – 内酰胺类药物（如哌拉西林等）。如上述药物无效，应改用第三代头孢菌素或抗真菌药物。

4）支持疗法：补充足够热量，饮食高压灭菌，补充氨基酸和维生素 B 和 C。

5）促白细胞生长药物：近年来由于基因工程技术发展，粒单细胞集落刺激因子（GM – CSF）已经作为一种药物在临床应用，疗效确切，其商品名称为"生白能"。能快速促进骨髓粒细胞生长与恢复，降低死亡率。用量每日 3～6 μg/kg，皮下注射或静脉滴注，连用 5～7 天。

6）输入血液或白细胞悬液：少量输血不能显著提高白细胞，但对严重感染或衰竭的患者可提高机体抵抗能力；输注白细胞悬液，短期内能有效地提高白细胞数量，每日应输入 2×10^{10} 个白细胞，连续 3～4 天，效果较好。

7）肾上腺皮质激素：严重患者可在有效抗生素治疗的基础上，给予肾上腺皮质激素，剂量宜大，疗程宜短。常用泼尼松（60～80 mg/d，口服）、氢化可的松（200～300 mg/d，静脉滴注），可用地塞米松（20～30 mg/d，静脉滴注）。

8）雄激素：当无脾功能亢进，无其他代谢病或无肿瘤时均可采用。常用羟甲雄酮每日 1～2 mg/kg，分次口服，或配合小剂量泼尼松每日 10～20 mg/kg，常用药长达 3 个月才见效。

9）脾切除术：对脾功能亢进所致者或某些免疫性疾病引起者有效。

（二）中药治疗

1. 辨证用药

1）热毒炽盛

起病急骤，高热，寒战，头痛，神倦乏力，口腔及咽部糜烂，甚则神昏，谵妄抽搐，烦躁不安。舌红绛少苔，脉洪数或滑数。

治法：清热凉血解毒。

方药：清瘟败毒饮加味。

生石膏 30 g，生地、黄芩、赤芍各 15 g，犀角①（冲服）3 g，黄连、青黛、连翘、丹皮各 9 g，栀子、知母各 12 g。

2）肝肾阴虚：头晕目眩，视物昏花，耳鸣颧红，五心烦热，口干咽燥，腰膝酸软。舌红少苔，脉细数。

治法：滋阴填精，积精化气。

方药：山药一贯煎。

淮山药 30 g，大熟地、太子参、大白芍各 15 g，当归、五味子各 6 g，枸杞、炙甘草、女贞子各 10 g，川楝子 3 g。

3）脾肾阳虚

形寒肢冷，面色㿠白，疲乏无力，大便溏薄，小便清长，或有腰酸冷痛。舌淡胖，苔白滑，脉沉细无力。

治法：温补脾肾。

方药：金匮肾气丸加减。

熟地 24 g，山药 20 g，丹皮、泽泻、肉桂各 9 g，山萸肉 12 g，茯苓、丹参、黄芪各 15 g，附子 3 g，炙甘草 6 g。

4）气阴两虚

发热，热势缠绵，面色苍黄，心悸气短，头晕，不思饮食，便溏。舌淡红，苔白，脉细数。

治法：养阴益气解毒。

方药：生脉散加减。

人参、麦冬、熟地各 12 g，生地、五味子、旱莲草、黄芪各 15 g，黄精 20 g，甘草、阿胶、玄参各 9 g。

2. 中成药

1）刺五加片：刺五加片每次 3 片，每日 3 次。

2）升白冲剂：升白冲剂每次 30 g，每日 3 次。升白细胞。

3）芪枣冲剂：芪枣冲剂每次 3 g，每日 3 次。升白细胞。

4）六神丸：六神丸每次 5～10 粒，含化。每日 3 次。消炎止痛。

5）栀子金花丸：栀子金花丸每丸 9 g，每次 1 丸，每日 3～4 次。清热解毒。

6）白虎合剂：白虎合剂每次 10～20 mL，每日 3～4 次。用于邪在气分高热不退者。

7）紫雪丹或至宝丹：紫雪丹或至宝丹每次服 1.5～3 g，每日 2～3 次。用于壮热不退，热毒炽盛者。

8）蚤休合剂：蚤休合剂每次 10～20 mL，每日 3 次。清热解毒抗感染。

9）八正合剂：八正合剂每次服 10～20 mL，每日 3 次。用于合并泌尿道感染者。

10）苏合香丸：苏合香丸每次 1 丸，每日 3～4 次。温通化痰，开窍。

① 犀角：现用水牛角代替，剂量加倍。

11）清气解毒针：清气解毒针每次 400~500 mL 静脉滴注，每日 1 次。

12）清开灵注射液：清开灵注射液 40~60 mL 加入 5% 葡萄糖液内静脉滴注，每日 1 次。

13）醒脑静注射液：醒脑静注射液每次 10~20 mL 加入 5% 葡萄糖液 250 mL 中静脉滴注。每日 1 次，或每次 4 mL，每日 2 次，肌内注射。

3. 单、验方

1）炮甲珠 10~15 g，研为细末，冲服。

2）鸡血藤、黄芪各 30 g，五灵脂 15 g。水煎服。每日 1 剂。

3）白参、炙甘草各 10 g，黄芪 30 g，肉桂 5 g。每日 1 剂，水煎服，每周连服 5 剂，4 周为 1 个疗程。

4）瘦猪肉、鲜蘑菇各 100 g。加水适量煲汤，用食盐少许调味，佐膳。

5）猪蹄 1 只，花生（连衣）50 g，大枣 10 枚。加调料，共煮熟食之。

6）灵芝、黄精、鸡血藤各 15 g，黄芪 18 g。煎水，用水煮猪蹄筋 50 g，加调料食用，每日 1 剂。

（樊晓燕）

第四节　多发性骨髓瘤

多发性骨髓瘤（MM）由 Rustizky 于 1873 年首先描述其病理并定名，属造血系统肿瘤，由于主要来源于骨髓内的浆细胞，故又称浆细胞骨髓瘤。一般呈多发性，单发者罕见。本病的发病率在不同国家、种族之间有所不同。本病的发病率在北美、北欧、澳大利亚等地较高，在亚洲较低。美国的发病率为 4.5/10 万，其中美国黑人的发病率高达 9.5/10 万。日本的发病率约为 0.9/10 万。新加坡的发病率约为 0.8/10 万。MM 在我国的确切发病率尚待调查。MM 约占全部恶性肿瘤的 1%，约占造血系统恶性肿瘤的 10%。

近年来，MM 的发病率在包括我国在内的许多国家都呈上升趋势，即每年诊断的患者数较前增多。进一步的调查研究表明，除随着社会老龄化及社会环境因素改变致使本病实际发病率确有增加的因素外，也有由于医务工作者对本病的认识提高、医疗仪器的进步和诊断技术的提高使检出患者增多的缘故。

MM 是中老年疾病。男性患者稍多于女性。欧美国家患者的中位发病年龄约为 65 岁，男女之比约为 1.4:1。我国患者的发病年龄较欧美患者年轻，中位发病年龄为 57 岁。发病年龄高峰在欧美国家是 70~80 岁，而在我国是 50~60 岁。

一、病因

（一）年龄和种族

本病多发生于40～70岁中老年人，男多于女。流行病学调查发现，不同人种、不同民族的MM发病率不同。亚洲人发病率较欧美人低。美国SEER数据显示美国MM的发病率以黑人最多，其发病率为白人的2倍多。发病率最少的是亚裔和美国印第安人。

（二）电离辐射

辐射暴露与白血病的关系早已被公认。但辐射与MM的关系目前仍有争议。1979年，Ichimaru等总结了广岛、长崎第二次世界大战中遭受原子弹爆炸影响的人群，在1950—1976年间MM的发病率明显增加，发病多在接触放射线20年后发生，但1986年，有研究者利用更新的Dosimety System对这组资料重新分析，否定了放射接触与MM发病率有关的结论。

另外，有报道认为，从事放射相关和核工业相关的工作者MM的发病率较一般人群高，但也有一些相反结果的报道。

目前，无法确认电离辐射是MM的一个致病因素。

（三）遗传因素

虽然MM不是一种遗传性疾病，但是其发病有一定的家族性。在有MM病史的患者一级家属中，MM的发病风险呈3～6倍增加。

（四）职业暴露

已有数篇报道指出，农业工作者的MM发病率较一般人群高，但目前难以判断是否由农业工作中容易接触杀虫剂、农用化学剂、某些人畜共患的病毒感染等因素所引起。最近日本一篇报道指出，农业和渔业工作者MM的患病率明显升高，其优势比（Oddsratio）为5.89（95% CI = 1.24～28.04）；另外，接触有机溶剂和石油工作者患病危险度也升高。在意大利二噁英工业事故发生10年后，有学者调查了当年暴露人群，发现其中男性患MM的相对危险度（RR）为3.2，女性患MM的RR为5.2。也有另外一些研究指出，杀虫剂接触与MM的发生无关。

此外也有报道指出，从事金属、木材、橡胶、纺织工业的工人MM的发病率较一般人群高。

（五）慢性抗原刺激和免疫功能紊乱

有人在动物模型实验中发现，长期反复慢性抗原刺激可以促进浆细胞增生，由此提出慢性抗原刺激可能是MM的一个致病因素。有报道认为，卡波西肉瘤相关疱疹病毒（KSHV）感染与MM的发生相关，Retting等在MM的骨髓树突状细胞中检测出KSHV，推测KSHV感染可能与MM发病有关，但另外几个实验室却未在MM骨髓标本中检测到

KSHV，目前对 KSHV 与 MM 的关系仍未明确。

美国国立职业安全与健康研究院较系统地研究了苯与 MM 发病率之间的关系，结果发现，苯接触并未增加 MM 的发病率。

二、临床表现

本病起病缓慢，可有数月至十多年的无症状期，这与骨髓瘤细胞增生倍增时间较长有关。此时仅表现为血沉快，不明原因蛋白尿和 M 球蛋白增高，称为临床前期。

（一）骨髓瘤细胞浸润骨髓、骨骼和其他组织所引起的临床症状与体征

1. 骨痛

这是骨髓瘤突出的早期症状，开始常为间歇性隐痛，周期发作，逐渐加重发展成不能忍耐的持续性剧痛。其发生是由于骨髓瘤细胞无限制增生，侵犯骨和骨膜，引起弥漫性骨质疏松或局限性骨质破坏。常累及造血活跃的骨骼如胸骨、肋骨、锁骨、脊柱、骨盆、颅骨及长骨的骨骺端。

2. 骨骼变形和病理性骨折

骨髓瘤细胞浸润骨骼明显时局部隆起，形成包块，发生率达 90%。常在肋骨、胸骨、肩胛骨及颅骨形成有弹性的肿块，大小不一，常有轻度压痛。骨髓瘤细胞分泌的淋巴激素可以激活破骨细胞，引起溶骨性破坏。骨质破坏处可发生病理性骨折。以肋骨、锁骨骨折造成的胸部畸形及胸、腰椎负重部位的压缩性骨折较为常见。

3. 贫血

由于骨髓瘤主要在红骨髓中，故本病贫血很常见，可为首发症状。贫血多为中度，患者可出现面色苍白、气短、肝脾大、低热、无力及体重减轻，后期更严重。由于血小板的减少，可出现紫癜，甚至并发呼吸道及消化道大出血。最后出现恶病质。

4. 神经系统改变

胸、腰椎的骨折，椎体滑脱或瘤体压迫均可造成脊髓或脊神经根的损伤，引起截瘫、脊神经根剧痛及感觉、运动异常等。周围神经病变常因系统性淀粉样变或肿瘤组织直接浸润或压迫神经，或因胸椎病理骨折压迫脊髓引起。

5. 髓外浸润

易受骨髓瘤细胞浸润的器官、组织以脾、肝、淋巴结、肾脏为常见。表现为肝、脾、淋巴结肿大，肾功能损害。

（二）血浆蛋白异常引起的临床症状及体征

1. 反复感染

本病患者易发生感染，尤以肺炎链球菌肺炎多见，其次是尿路感染和败血症。病毒感染中以带状疱疹、周身性水痘为多见。北京协和医院 125 例中以发热、感染为主诉而就医者 18 例（占 14.4%），其中多数系肺部感染。部分患者因反复发生肺炎住院，进一步检查方确诊为 MM 并发肺炎。对晚期 MM 患者而言，感染是重要致死原因之一。本病易发感染的原因是正常多克隆 B 细胞 – 浆细胞的增生、分化、成熟受到抑制，正常

多克隆免疫球蛋白生成减少，而异常单克隆免疫球蛋白缺乏免疫活性，致使机体免疫力下降，致病菌乘虚而入。此外，T细胞和B细胞数量及功能异常，以及化疗药物和肾上腺皮质激素的应用，也增加了发生感染的机会。

2. 肾脏损害

肾脏病变是本病比较常见而又具特征性的临床表现。由于异常单克隆免疫球蛋白过量生成和重链与轻链的合成失去平衡，过多的轻链生成，分子量仅有23 ku的轻链可自肾小球滤过，被肾小管重吸收，过多的轻链重吸收造成肾小管损害。此外，高钙血症、高尿酸血症、高黏滞综合征、淀粉样变性及肿瘤细胞浸润，均可造成肾脏损害。患者可有蛋白尿、本周蛋白尿、镜下血尿，易被误诊为"肾炎"。最终发展为肾功能不全。肾衰竭是MM的致死原因之一。在大多数情况下，肾衰竭是慢性、渐进性的，但少数情况下可发生急性肾衰竭，主要诱因是高钙血症和脱水，若处理及时得当，这种急性肾衰竭还可逆转。

3. 高钙血症

血钙升高是由于骨质破坏使血钙进入血中、肾小管对钙外分泌减少及单克隆免疫球蛋白与钙结合的结果。增多的血钙主要是结合钙而非离子钙。血钙 >2.74 mmol/L 即为高钙血症。高钙血症的发生率报告不一，欧美国家MM患者在诊断时高钙血症的发生率为 10% ~30%，当病情进展时可为 30% ~60%。我国MM患者高钙血症的发生率约为16%，低于西方国家。高钙血症可引起头痛、呕吐、多尿、便秘，重者可致心律失常、昏迷甚至死亡。钙沉积在肾脏造成肾脏损害，重者可引起急性肾衰竭，威胁生命，故需紧急处理。

4. 高黏滞综合征

血中单克隆免疫球蛋白异常增多，一方面包裹红细胞，降低红细胞表面负电荷之间的排斥力而导致红细胞发生聚集，另一方面使血液黏滞度尤其血清黏滞度增加，血流不畅，造成微循环障碍，引起一系列临床表现称为高黏滞综合征。常见症状有头晕、头痛、眼花、视力障碍、肢体麻木、肾功能不全，严重影响脑血液循环时可导致意识障碍、癫痫样发作甚至昏迷。眼底检查可见视网膜静脉扩张呈结袋状扩张似"香肠"，伴有渗血、出血。因免疫球蛋白包裹血小板及凝血因子表面，影响其功能，加之血流滞缓损伤毛细血管壁，故常有出血倾向，尤以黏膜渗血（鼻腔、口腔、胃肠道黏膜）多见。在老年患者中，血流黏滞度增加、贫血、血容量扩增可导致充血性心力衰竭发生。雷诺现象也可发生。

高黏滞综合征的发生既与血中免疫球蛋白浓度有关，也与免疫球蛋白类型有关。当血液黏滞度（血浆或血清黏滞度）超过正常3倍、血中单克隆免疫球蛋白浓度显著升高时，易发生高黏滞综合征。在各种免疫球蛋白类型中，IgM分子量大、形状不对称并有聚集倾向故最易引起高黏滞综合征。其次，IgA和IgG3易形成多聚体，故也较易引起高黏滞综合征。

5. 高尿酸血症

血尿酸升高 >403 μmol/L 者在MM常见。北京协和医院91例MM中61例（67%）有高尿酸血症。血尿酸升高是由于瘤细胞分解产生尿酸增多和肾脏排泄尿酸减少的结果。血尿酸升高虽然很少引起明显的临床症状，但可造成肾脏损害，应予预防和处理。

6. 淀粉样变性

免疫球蛋白的轻链与多糖的复合物沉淀于组织器官中即是本病的淀粉样变性。受累的组织器官常较广泛，舌、腮腺、皮肤、心肌、胃肠道、周围神经、肝、脾、肾、肾上腺、肺等均可被累及，可引起舌肥大、腮腺肿大、皮肤肿块或苔藓病、心肌肥厚、心脏扩大、腹泻或便秘、外周神经病、肝脾大、肾功能不全等。淀粉样变性的诊断依赖组织活检病理学检查，包括形态学、刚果红染色及免疫荧光检查。欧美国家报道淀粉样变性在 MM 的发生率为 10% ~ 15%，而我国的发生率为 1.6% ~ 5.6%。由淀粉样变性损害正中神经引起的"腕管综合征"在西方国家多见，而国内仅有个例报告。

7. 肝脾大及其他

瘤细胞浸润、淀粉样变性导致肝脾大。肝大见于半数以上患者，脾大见于约 20% 患者，一般为肝脾轻度肿大。淋巴结一般不肿大。少数患者可有关节疼痛，甚至出现关节肿胀、类风湿样结节，系骨关节发生淀粉样变性的表现。皮肤损害如瘙痒、红斑、坏疽样脓皮病、多毛仅见于少数患者。

（三）临床类型

1. MM 的临床分类

1）IgG 型骨髓瘤：IgG 型骨髓瘤占 MM 的半数以上，并分为 IgG_1 ~ IgG_4 亚类。该型易发生感染，但淀粉样变和高血钙少见。IgG_3 亚类易导致高黏滞综合征。

2）IgA 型骨髓瘤：IgA 型骨髓瘤占 MM 的 25%，并分为 IgA_1 与 IgA_2 亚类。该型高血钙、高黏滞综合征和淀粉样变的发生机会较多，易造成肾功能损害，预后差。

3）IgD 型骨髓瘤：IgD 型骨髓瘤占 2%，轻链蛋白尿严重，肾衰竭、贫血、高钙血症、淀粉样变较常见，易转变为浆细胞白血病和髓外浆细胞瘤，生存期短，预后差。

4）IgE 型骨髓瘤：IgE 型骨髓瘤仅有数例报道，极为罕见。

5）轻链型骨髓瘤：轻链型骨髓瘤占 10% ~ 20%，λ 轻链型居多，溶骨性病变、肾功能不全、高血钙及淀粉样变的发生率高，预后差。

6）不分泌型骨髓瘤：不分泌型骨髓瘤占 1%，血清及尿内不能检出 M 蛋白，M 蛋白仅存在于浆细胞内，为不分泌型；极少数浆细胞内亦不能测得 M 蛋白，为不合成型。此类浆细胞在形态上更加幼稚，临床上患者相对年轻，骨质破坏更加突出。

2. 特殊类型的骨髓瘤

1）冒烟性骨髓瘤：冒烟性骨髓瘤血清 M 蛋白 ≥30 g/L，骨髓涂片骨髓瘤细胞 ≥10%，一般均 <20%，缺乏贫血、肾功能损害、高钙血症和溶骨性病变等表现，病程维持 3 ~ 5 年不变，一般不必急于治疗。

2）浆细胞白血病：浆细胞白血病周围血浆细胞 >20%，计数 $>2.0 \times 10^9$/L。本病中约 60% 为原发性，患者较年轻，起病急，肝、脾、淋巴结肿大发生率高，血小板计数较高，而骨骼病变罕见，血清 M 蛋白量低，治疗反应差，用 VAD 方案或烷化剂治疗仅部分有效，中位生存期 6 个月。40% 由 MM 转化而来者称为继发性浆细胞白血病，为 MM 的终末期表现。

3）骨硬化骨髓瘤（POEMS 综合征）：骨硬化骨髓瘤以多发性神经病变、器官肿大、内分泌病变、M 蛋白和皮肤改变为特征。神经病变为慢性炎症性脱髓鞘，可伴有明显的运动障碍，脑神经一般不受累，自主神经系统可有改变。50% 有肝大，但脾和淋巴结肿大少见。可见皮肤色素沉着和多毛症，男子乳房发育和睾丸萎缩及杵状指（趾）。常无贫血而血小板增多，骨髓内浆细胞 <5%。诊断尚需依据骨硬化病灶活检中有单克隆浆细胞的存在。

4）骨孤立性浆细胞瘤：组织学上证实骨内孤立的瘤体内含单克隆浆细胞，而其他骨骼 X 线摄片、MRI 均无 MM 证据。骨髓穿刺示浆细胞 <5%，仅出现少量 M 蛋白，随孤立病灶的治疗常可消失。部分患者可发展为 MM 或出现新的病灶，亦有无症状生存在 10 年以上者。

5）髓外浆细胞瘤：浆细胞瘤原发于骨髓以外的部位，常见于头颈部，特别是上呼吸道如鼻腔、鼻窦、鼻咽和喉部。骨髓象、X 线骨骼摄片和血、尿检查均无 MM 的证据。预后良好，亦有 40% 发展为 MM。

三、药物治疗

近 40 年来，由于对本病病理生理学的研究和病因、流行病学的进一步了解，特别是随着对 MM 基因方面的探讨，以及多种有效药物的发现与应用，该病的疗效明显有了提高，由没治疗过的自然生存期 7～11 月提高到经治疗后中位生存期为 24～50 月，是原来的 3～7 倍，遗憾的是目前尚不能根治。但近几年来，随着开展应用生物因子（干扰素等）、单克隆抗体等治疗的研究，疗效较前又有提高。尤其是骨髓移植的深入研究，同种基因或异基因的骨髓移植，从理论上讲，有可能治愈本病，但实际临床上还有很多不能解决的问题，总体上通过骨髓移植，只要适应证合适，可收到较好的疗效。

（一）西药治疗

1. 纠正贫血

贫血严重者，可酌情输血或丙酸睾酮注射。有严重溶血者可考虑切脾。

2. 防治感染

感染是骨髓瘤患者死亡的主要原因。有感染征象者，应及时给予有针对性的抗生素治疗。

3. 防治高黏血症

可给予青霉胺每日口服 200～400 mg，或静脉滴注丹参注射液，有条件时可使用血浆置换术。

4. 防治高钙血症

①充分补液，加强利尿；②中性磷酸盐：每日 2.0 g，口服；③泼尼松：每日 40～100 mg，分 3～4 次口服；④降钙素：3～5 U/kg，每 6 小时 1 次。

5. 治疗高尿酸血症

别嘌醇每日 300～400 mg，分 3～4 次口服。

6. 治疗骨痛

可给予氟化钠，每日 100 mg，碳酸钙，每日 4 g 口服。肌内注射维生素 D 5 000 U，每周 2 次。也可选吲哚美辛、吡罗昔康等。鼓励患者适当运动，以利骨骼再钙化。严重骨痛化疗无效者，可给予局部放疗。

7. 化疗

常用的化疗药物为烷化剂，其中美法仑（马法兰）和环磷酰胺为首选。轻症患者可采用单一化疗药物加泼尼松，重症患者应采用联合化疗。

1）MP 方案

苯丙氨酸氮芥（MEL）：0.25 mg/（kg·d），po，$d_{1\sim4}$；

泼尼松（PDN）：100 mg/d，po，$d_{1\sim4}$。

第 4 周重复。

2）BCP 方案

卡莫司汀（BCNU）：75 mg/m^2，iv，d_1；

CTX：400 mg/m^2，iv，d_1；

PDN 75 mg/（m^2·d），po，$d_{1\sim7}$；每 4 周为一周期。

3）CP 方案

CTX：4 mg/kg，iv，$d_{1\sim7}$；而后 1~2 mg/（kg·d），po，长期应用；

PDN：40 mg/kg，po，$d_{1\sim7}$；而后减为 10~15 mg/d，长期应用。

4）M$_2$（VMBCP）方案

BCNU：0.5~1 mg/kg，iv drip，d_1；

CTX：10 mg/kg，iv，d_1；

VCR：0.03 mg/kg，iv，d_{21}；

MEL：0.25 mg/（kg·d），po，$d_{1\sim4}$或 0.1 mg/（kg·d），po，$d_{1\sim7}$；

PDN：1 mg/（kg·d），po，$d_{1\sim7}$；

每 5 周为一周期。

5）DBCP 方案

DDP：50 mg/m^2，iv drip，d_1；

BCNU：50 mg/m^2，iv drip，d_1；

CTX：300 mg/m^2，iv，d_1；

PDN：75 mg/m^2，po，$d_{1\sim7}$；

每 4 周为一周期。

6）BAP 方案

ADM：30 mg/m^2，iv，$d_{1,22}$；

BCNU：75 mg/m^2，iv drip，d_1；

PDN：0.6 mg/（kg·d），po，3 次/d，$d_{1,2,3,4,5,6,7}$。

每 6 周为一周期。

7）CAP 方案

ADM：30 mg/m^2，iv，d_1；

CTX：400 mg/m^2，iv，d$_1$；

PDN：0.6 mg/（kg·d），po，3 次/天，d$_{1,2,3,4,5,6,7}$；

每 3 周一周期。

8）VAD 方案

VCR：0.4 mg/d，iv，连续灌注 d$_{1~4}$；

ADM：9 mg/（m^2·d），iv，d$_{1~4}$；

DXM：40 mg/d，po，d$_{1~4}$、d$_{9~12}$、d$_{17~20}$；

每 25 天为一周期。

9）VAP 方案

VCR：1.5 mg/d，iv，d$_1$；

ADM：35 mg/m^2，iv，d$_1$；

PDN：45 mg/m^2，po，d$_{1~5}$、d$_{9~13}$、d$_{17~21}$。

每 25 天为一周期，有效的患者可用 VCAP（长春新碱、卡铂、氨甲蝶呤的组合），每月 1 个疗程维持。

8. 干扰素

作用机制可能为抗病毒活性，抑制细胞增生或免疫调节。重组人干扰素 3×10^6 U 肌内注射，每 3 天增加剂量为 6、9、18、36 以至 50×10^6 U，有效率为 31.9%。

9. 放疗

多发性骨髓瘤属放射敏感性肿瘤，在化疗的基础上可以做局部骨损害区放射，或做全身骨骼的放疗。若产生了脊髓压迫，应尽早施行放疗配合手术治疗，以求保持神经功能。

10. 维持治疗及复发期治疗

有人认为，患者完全缓解后，体内仍有大量瘤细胞，故主张维持治疗。但有人认为，维持治疗只能延长缓解期，与复发后再治疗相比，两者无明显差别，主张除对复发者外，治疗 1~2 年要以停药，待复发后再行治疗。复发患者多因耐药瘤细胞增生引起，此时，临床症状与病理改变均加重，应更换新的方案进行治疗。

11. 造血干细胞移植治疗

年龄 <65 岁、全身状态良好的标危 MM 患者在 VAD 或 Thal/Dex 诱导 3~4 个疗程后可行自体造血干细胞移植，采用 CTX［（1.5~4）g/m^2］联合 G-CSF 或单独用 G-CSF 动员方案动员造血干细胞，预处理方案以大剂量 MEL 为基础，MEL 的常用剂量是 200 mg/m^2，老年（超过 65 岁）和肾衰竭患者减量为 140 mg/m^2。IFM90 临床研究显示，自体造血干细胞移植患者 7 年生存率为 43%，而传统化疗仅为 25%，生存期的延长可能与大剂量 MEL 为基础的预处理方案使 MM 完全缓解率增高有关。在第 1 次移植后 6 个月内进行第二次移植，称为二次移植（顺次移植），二次移植疗效是否优于单次移植目前仍有争议，但仍建议采集造血干细胞时能采集足够两次移植的量。IFM94 临床研究显示对于完全缓解或取得非常好的部分缓解患者第二次移植意义不大，对未能获得完全缓解或取得非常好的部分缓解的患者可选择二次移植。高危 MM 得益自体造血干细胞移植较少，需采用更积极的治疗策略。对于年龄 <60 岁，全身状态良好，高危患者可在自体移植或连续两次移植后予以常规维持治疗；如有 HLA 相合同胞供者可采用异

基因造血干细胞移植。应用常规预处理进行异体移植的主要问题之一是治疗相关病死率（TRM）高。降低强度预处理方案的异体移植（非清髓性异基因造血干细胞移植）在减少预处理毒性的同时诱导移植物抗骨髓瘤效应（GVM），非清髓性异基因造血干细胞移植可以单独应用，或者在自体移植后接着进行。异基因移植可使 50% 患者达到完全缓解，部分达到长期生存。自体或异基因移植后至少每隔 3 个月进行 1 次免疫球蛋白或 M 蛋白定量，定期检测血常规、肾功能及血钙，每年进行骨髓常规检查及症状评估，视临床需要进行骨髓活检，并考虑 PET/CT 或 MRI。使用常规预处理进行匹配的无关供者移植，其治疗相关死亡率明显高于匹配同胞间移植，目前不被推荐。

12. 新的治疗方法

1）酞咪哌啶酮：Singhal 等首先以较大系列报道，单用酞咪哌啶酮治疗复发和难治性 MM 84 例，有效率为 32%，78% 的患者于治疗两个月内起效，平均起效时间 29 天（4 天至 6 个月）。国内王卉等用酞咪哌啶酮 200~800 mg 治疗 2 例初治、5 例经 M_2 和 VAD（化疗方案）等治疗后复发或难治的 MM 患者。结果初治者 1 例进步，难治复发者中有效 3 例。其可能的机制有：①酞咪哌啶酮通过对血管内皮生长因子（VEGF）和碱性成纤维细胞生长因子 2 的活性的抑制，从而具有抑制新生血管的作用；②能诱导对 MEL、ADM 和 DXM 耐药的 MM 细胞系及 MM 细胞凋亡或停滞于 G_1 期，通过抑制 IL-6 增强 DXM 的抗瘤作用而发挥疗效；③酞咪哌啶酮直接抑制 MM 细胞生长和黏附于基质，减少细胞因子如 IL-6、IL-1、IL-10 和 TNF 等生物活性，介导并增强 $CD8^+T$ 细胞、NK 细胞、LAK 细胞的抗肿瘤活性。因此，酞咪哌啶酮目前多与其他药物联用，如 DXM，或化疗，能明显提高疗效，可作为一线治疗和维持治疗方案。酞咪哌啶酮剂量从 50 mg/d 到 800 mg/d，其毒性也相应增加。其主要不良反应包括：嗜睡、便秘、乏力、四肢感觉减退、下肢水肿、皮肤瘙痒、皮疹等，肝肾损害不明显，无骨髓抑制。酞咪哌啶酮的类似物（IMids）已进入临床，并取得令人鼓舞的疗效。

2）三氧化二砷（ATO）：砷剂作为药物已经有数千年的历史，至今还是亚洲民间的验方。近十几年来，中外科学家发现了砷剂治疗肿瘤的惊人效果，这一发现引起了世界范围的兴趣。ATO 已被 FDA 批准作为孤儿药物治疗 MM。一个多中心的 ATO 治疗复发/耐药的进展期 MM 的 II 期临床试验正在进行。剂量：0.25 mg/（kg·d），静脉滴注 1 小时以上，每周 5 天，用药 2 周，间歇 2 周（4 周为一个循环），直到疾病进展或出现治疗反应。3/14（21%）患者的 M 蛋白下降大于 50%。阎金松等用 ATO 联合化疗治疗 21 例难治复发 MM，总有效率达 90.5%，长期随访治疗 7 例，均保持持续缓解状态，未出现严重毒副作用。方法：ATO10 mL 加入 5% 葡萄糖液 500 mL 中，每日 1 次静脉滴注，10~14 天为 1 个疗程。ATO 抗 MM 的可能机制有：①ATO 能摧毁 MM 细胞的线粒体跨膜电位，诱导并促进凋亡；②能直接或间接地抑制血管新生；③通过去甲基化作用抑制 MM 细胞增生并诱导其凋亡。

3）单克隆抗体 CD20（美罗华）：单克隆抗体 CD20 多与化疗联合使用。375 mg/m^2，每周 1 次，或在每次化疗前 1 天使用，连用 4~6 次。

4）硼替佐米（PS-341，万珂）：硼替佐米为新的蛋白酶体抑制剂。2003 年 5 月，美国 FDA 批准上市用于难治性和复发性 MM 的治疗。2004 年 10 月，获欧盟批准上市。

1.3 mg/m², 每周静脉注射 2 次，连续注射 2 周（即在第 1、4、8、11 天注射）后停药 10 天。3 周为 1 个疗程，两次给药至少间隔 72 小时，最多持续 8 个疗程。1 项对 202 例复发性和顽固性 MM 患者进行的安全性和有效性的多中心临床研究显示总显效率 27.7%，其中完全显效率 2.7%，部分显效率 25%，临床缓解率 17.6%，起效时间中值为 38 天（30~127 天），所有受试者存活时间中值为 16 个月（1~18 个月）。

（二）中药治疗

本病与中医之"骨痹""骨蚀"相类似，中医认为，本病多因外邪夹瘀阻络，肝肾气阴亏损，热毒炽盛，灼伤营血所致，故治疗上应掌握扶正祛邪并重的原则。

1. 辨证用药

根据辨证本病可分为气血瘀阻、肝肾气阴亏损、热毒炽盛三型。

1）气血瘀阻

胸肋、腰脊、四肢剧痛，痛有定处，转侧困难，低热，自汗或盗汗，面色灰暗无华。舌质紫暗有瘀斑，脉涩而细。

治法：活血通络，益气补肾。

方药：丹参、狗脊、川断、桑寄生、白英、徐长卿、茯苓、香谷芽、赤芍、白芍各 15 g，桃仁、黄芪各 12 g，鸡矢藤、白花蛇舌草、延胡索各 30 g。可随证加减。

2）肝肾气阴亏损

头痛眩晕，胸肋疼痛，腰痛尤甚，面色少华，低热盗汗，口干烦渴，乏力水肿。舌质红或淡，少苔，脉细。

治法：滋补肝肾，益气养血。

方药：太子参、女贞子、川断、狗脊、枸杞、炒谷芽各 15 g，当归、刘寄奴、牛膝各 9 g，白术、赤芍、白芍各 12 g，炙甘草 3 g，白花蛇舌草 30 g，陈皮、佛手片各 6 g。可随证加减。

3）热毒炽盛

持续高热，烦躁，甚则神昏谵语，鼻衄，齿衄，皮肤紫斑，或尿血便血，全身骨骼酸痛。舌绛，苔黄有芒刺，脉数。

治法：清热解毒，凉血散瘀。

方药：仙鹤草 60 g，蛇舌草、半枝莲、生地、生山楂各 30 g，丹皮、赤芍、太子参各 15 g，红花 9 g，黄芩、焦山栀、黄芪各 12 g。

2. 中成药

1）大黄䗪虫丸：适用于明显骨痛、骨肿瘤者，每日 2 次，每次 3 g。

2）知柏八味丸：适用于脾肾阳虚者，每日 2 次，每次 5 g。

3）右归丸：适用于脾肾阴虚者，每日 2 次，每次 6~9 g。

4）人参鳖甲煎丸：适用于明显骨痛、骨肿瘤者，每日 3 次，每次 3 g。

3. 单、验方

1）喜树根、败酱草根、蛇毒、白英、大青叶、三棱、莪术、赤芍、红花各 10 g，仙鹤草 90 g，蛇六谷 60 g，白花蛇舌草、半边莲、半枝莲各 30 g，生薏仁 12 g。水煎服。每日 1 剂。据报道本方结合化疗治疗多发性骨髓瘤 10 例，其中显效 2 例，缓解 3 例，无变化 5 例，存活最长 1 例 5 年。

2）孩儿参、石斛、狗脊各 12 g，白术、白芍、麦冬、川断、补骨脂各 9 g。水煎服，每日 1 剂。适用于肝肾气阴亏损之多发性骨髓瘤。

3）丹参、赤芍、徐长卿、地龙各 15 g，桃仁、丹皮各 9 g，鸡矢藤 30 g，桑枝 12 g。水煎服，每日 1 剂。适用于瘀热阻络之多发性骨髓瘤，骨痛抽掣，剧烈难忍，不能行动，面色萎黄，脉弦，苔黄腻。

4）丹参、赤芍、穿山甲、川断各 15 g，桃仁、红花、地龙、天南星各 9 g，补骨脂 10 g，夏枯草、半枝莲、白花蛇舌草、益母草各 30 g。每日 1 剂，水煎分 2 次温服。适用于多发性骨髓瘤。瘀血阻络，发热、骨痛，面黑或萎黄无泽，肝脾及淋巴结肿大，舌紫暗，脉弦滑。

5）金银花、连翘各 9 g，生地、白花蛇舌草各 30 g，白英、蛇果草各 15 g，土大黄 10 g。每日 1 剂，水煎服。适用于多发性骨髓瘤，症见高热不退，口干气促，口鼻、齿龈出血，骨骼疼痛。舌绛起刺，脉细数，属热毒炽盛者。

6）北沙参、黄芪各 30 g，川断、狗脊、枸杞各 12 g，生地、熟地、石斛、麦冬、补骨脂、白蒺藜各 15 g。每日 1 剂，水煎分 2 次温服。适用于多发性骨髓瘤，症见气阴两虚，头晕乏力，心悸气短，面色少华，自汗或盗汗，夜间潮热或午后低热，骨痛酸软，口咽干，肢肿，舌淡红少苔乏津，脉细弱。

7）枸杞、菟丝子、覆盆子、黑豆、补骨脂、骨碎补、生薏苡仁、鸡血藤各 50 g，紫河车、鹿角胶各 15 g，黄芪、当归各 25 g。水煎服，每日 1 剂。多有效验。

8）茅莓、徐长卿、生半夏、虎杖、丹参各 30 g，生地 15 g，生甘草 6 g。水煎服，每日 1 剂。

4. 食疗验方

1）黄鳝洗净去骨、内脏，切片，1～2 条，生姜 2 片，水煎（加油、盐调味），佐餐，或用黄鳝煲饭吃。

2）塘虱鱼（胡子鲶）1～2 条，洗净去鳞、鳃及内脏，切块，黑豆 50～100 g，红枣 6～10 枚，水煎加油、盐调味，佐餐。

以上两方可交替使用，长期食用，广东花都区人民医院以此食疗方配合中西药治疗 1 例多发性骨髓瘤患者，该患者获得痊愈。

多发性骨髓瘤目前尚无根治疗法，主要用药物治疗配合放疗、中医中药等综合治疗。随着对本病病理生理、临床药理和中西医结合大量研究的进展，疗效有了明显的提高。如文献报道 1 例 52 岁女患者，经专家会诊确诊为多发性骨髓瘤，曾予以输血、抗生素、化疗及对症治疗，症状稍有缓解，但局部仍疼痛难忍，两下肢不能屈伸，瘫痪于床上。经服中药（党参、牛膝、旱莲草、丹参、鸡血藤各 30 g，麦冬、首乌、寄生、女贞子、杜仲、天麻、川断各 15 g，五味子、甘草各 10 g，全蝎 6 g，蜈蚣 2 条，杭白芍 25 g。每日 1 剂，水煎服）月余，上肢活动较前好转，低热退，饮食增，下肢开始屈伸，肿胀消。半年后可扶拐杖行走。3 年后复查骨髓片，基本正常。

（樊晓燕）

第七章　内分泌和代谢疾病

第一节 腺垂体功能减退症

成人腺垂体功能减退症（西蒙－席汉综合征）是由于垂体前叶缺血、坏死、炎症、肿瘤、手术等原因引起的腺垂体内分泌功能不足的一种疾病。临床上主要表现为腺垂体所调节的靶腺（甲状腺、肾上腺皮质、性腺）出现继发性功能减退所致的一系列症状。大多为多种激素缺乏的复合表现，也可为单一激素不足的表现。本病根据病因不同和激素缺乏的程度不同，临床表现可急可缓、轻重不一、多种多样。经早期诊断及合理治疗，大多可获满意疗效。

一、病因

本病病因可见以下几种：

（一）垂体瘤

为成人最常见的原因，腺瘤可分为功能性［泌乳素瘤（PRL瘤）、垂体腺瘤（GH瘤）、促肾上腺皮质激素细胞腺瘤（ACTH瘤）］和无功能性（无生物学活性，但可有激素前体产生）。腺瘤增大可压迫正常垂体组织，使其功能减退，或功能亢进与减退合并存在。颅咽管瘤可压迫邻近神经血管组织，导致生长迟缓、视力减退、视野缺损、尿崩症等。垂体也可为其他恶性肿瘤的转移部位。

（二）颅咽管瘤或下丘脑区域肿瘤

直接破坏下丘脑神经分泌细胞，释放激素分泌减少，从而使腺垂体分泌的多种促靶腺激素、GH和PRL等减少。

（三）垂体缺血性坏死

妊娠期腺垂体增生肥大，血供丰富，分娩时由于前置紫河车、紫河车早期剥离、紫河车滞留、子宫收缩无力等引起大出血、休克、血栓形成，使腺垂体缺血，导致垂体缺血坏死和纤维化。

（四）蝶鞍区手术、放疗和创伤

垂体瘤切除可损伤正常垂体组织，术后放疗加重垂体损伤。严重头部损伤可引起颅底骨折、损毁垂体柄和垂体门静脉血液供应；鼻咽癌放疗也可损坏下丘脑和垂体，引起垂体功能减退。

（五）垂体－下丘脑区域病变

垂体－下丘脑区域病变如感染、浸润性病变等。

（六）糖皮质激素长期治疗

糖皮质激素长期治疗反馈性抑制下丘脑促肾上腺皮质激素释放激素（CRH）和垂体 ACTH 合成，突然停用糖皮质激素后可出现医源性腺垂体功能减退，表现为肾上腺皮质功能减退。

（七）其他因素

其他因素如家族性垂体功能减退症，可能为常染色体隐性或 X 连锁隐性遗传病。各种病毒性、结核性、化脓性脑膜炎或脑炎，流行性出血热、梅毒、真菌、疟疾等感染，均可直接损害腺垂体及（或）下丘脑。长期外源性激素治疗可抑制相应的促激素的分泌，致使周围腺体萎缩。此外，近来研究结果表明，有的患者发病与自身免疫因素有关。这些也是腺垂体功能减低的原因之一。

垂体病理随病因而异。产后大出血急性死亡患者，垂体前叶可发现大片缺血性坏死在95%以上，仅残留少许正常垂体组织，垂体动脉有血栓形成。如产后一次或多次出血，病久而死亡者，其垂体显著缩小，坏死区发生纤维化，前叶上部仅剩少许较大的嗜伊红性细胞与少数嗜碱性细胞。其他外周内分泌腺（靶腺），如性腺、甲状腺及肾上腺皮质也可有不同程度的萎缩。内脏方面有生殖器官的显著萎缩。其他内脏也小于正常。

垂体功能及临床表现往往随破坏程度而定。据估计50%以上的前叶组织被毁坏时，始出现临床症状；破坏70%时症状明显；破坏达95%则症状常较严重。

二、临床表现

据估计，50%以上腺垂体组织破坏后才有症状，75%破坏时才有明显临床症状，待破坏达95%可有严重垂体功能减退。促性腺激素、生长激素和催乳素缺乏为最早表现；促甲状腺激素缺乏次之；然后可伴有 ACTH 缺乏。希恩综合征患者往往有全垂体功能减退症，即所有垂体激素均缺乏，但无占位性病变表现；垂体及鞍上肿瘤引起者则除有垂体功能减退外，还伴占位性病变的体征如视野缺损、眼外肌麻痹、视力减退、头痛、嗜睡、多饮多尿、多食等下丘脑综合征。生长激素缺乏可引起侏儒症。

腺垂体功能减退主要表现为各靶腺（性腺、甲状腺、肾上腺）功能减退。

（一）性腺（卵巢、睾丸）功能减退

性腺（卵巢、睾丸）功能减退表现为产后少乳或无乳，闭经，副性征减退，生殖器萎缩，性欲减退。

（二）甲状腺功能减退

甲状腺功能减退表现为怕冷，皮肤黄白，干燥臃肿，少汗，毛发脱落，反应迟钝，智力减退。心界往往偏小，此点与原发性甲状腺功能减退不同。

（三）肾上腺皮质功能减退

肾上腺皮质功能减退表现为头晕、乏力、食欲缺乏、恶心、呕吐、血压下降。

（四）其他表现

非产后大出血的垂体坏死性垂体前叶功能低下患者，如果儿童期发病，则生长发育受到影响，成为垂体性侏儒。垂体肿瘤患者会有局部压迫症状，如头痛、视力障碍和视野变化，少数患者垂体病变侵及下丘脑，出现多尿、多饮等尿崩症状。此外，因感染、手术等其他原因所致本病，则具有各原发病及垂体功能减退两类症状。

值得引起注意的是垂体功能减退性危象（简称垂体危象）。在全垂体功能减退症基础上，各种应激如感染、败血症、腹泻、呕吐、失水、饥饿、寒冷、AMI、脑血管意外、手术、外伤、麻醉及使用镇静药、安眠药、降糖药等均可诱发垂体危象。临床呈现：①高热型（>40℃）；②低温型（<30℃）；③低血糖型；④低血压、循环虚脱型；⑤水中毒型；⑥混合型。各种类型可伴有相应的症状，突出表现为消化系统、循环系统和神经精神方面的症状，如高热、循环衰竭、休克、恶心、呕吐、头痛、神志不清、谵妄、抽搐、昏迷等严重垂危状态。

三、药物治疗

（一）西药治疗

1. 激素替代治疗

激素替代治疗主要针对功能减退的周围腺体，可有效地控制病情，缓解症状，使用时可根据病情调节剂量。

1）肾上腺皮质激素：口服可的松或氢化可的松，每日 12.5～25 mg。如果出现水肿。可改服泼尼松 5 mg 或地塞米松 0.75 mg。治疗中应选择最小有效剂量，避免医源性皮质醇过多症。遇有发热、感染、创伤、手术等应激时，用药剂量较平时增加 2～3 倍，应激消除后，渐减到维持剂量。

2）甲状腺片：开始每日口服 15～30 mg。逐渐增加到每日 60～120 mg，一般在肾上腺皮质激素服用几日之后开始或同时口服。遇有过度劳累或寒冷时适当增加剂量。如过早或大剂量应用甲状腺片时，可能会引起肾上腺皮质危象，需警惕。

3）性腺激素：无须常规使用。中年以上妇女，可以不用或小剂量应用。年轻女患者可以做人工月经周期，口服炔雌醇每日 0.02～0.05 mg（或己烯雌酚每日 0.5～1 mg），连续 25 天，最后 5 天（20～25 天）每日肌内注射黄体酮 10～20 mg，或口服甲羟孕酮每日 10 mg。这样有利于避免副性腺器官萎缩，维持正常性生活，雌激素与孕激素联合应用，可以防止子宫内膜过度增生。另外，女性患者应用雄激素，庚酸睾酮 50 mg，每 6～8 周肌内注射 1 次，或用丙酸睾酮 25 mg 每周肌内注射 1～2 次，可以改善性功能及增强体力。

男性患者性腺功能低下，可用庚酸睾酮 300 mg 每 3 周肌内注射 1 次，200 mg 每 2 周肌内注射 1 次，100 mg 每周肌内注射 1 次或用丙酸睾酮 50 mg 每周肌内注射 2 次。在少年期，应尽量避免长期使用雄激素，避免骨骺过早闭合，保证正常身材高度的生长。

2. 垂体危象的治疗

垂体危象是重症垂体前叶功能减退患者在各种应激因素侵袭下，病势急剧恶化所致的危重征象，应力争早期诊断，判明病变类型，积极组织抢救，延误诊治常可导致死亡。

1）纠正低血糖：快速静脉注射 50% 葡萄糖液 40～60 mL 后，继以静脉滴注 10% 葡萄糖生理盐水，每分钟 20～40 滴，千万不可骤停。

2）补充肾上腺皮质激素：以 5% 葡萄糖生理盐水加氢化可的松 200～300 mg，24 小时内静脉滴注。好转后肾上腺皮质激素减量改用口服制剂。

3）甲状腺素制剂的应用：应给予甲状腺素制剂口服，如不能口服则鼻饲，可用于甲状腺片 30～60 mg 每 6 小时 1 次；如有三碘甲状腺原氨酸，则效果更为显著，20 μg 每 6 小时 1 次。对低体温昏迷严重者，可静脉注射，好转后减量。

4）纠正水和电解质紊乱：液体和电解质的补充按危象前、危象期患者入量、呕吐情况和失水体征、血清电解质测定和血气分析结果调整。血钠降低的患者，可补给极大量的氯化钠液。有些患者需适量输血，有利于血容量的恢复和血压稳定。

5）纠正休克：垂体前叶功能减退症危象患者血压下降是很常见的，失水、血容量不足及低血糖、糖皮质激素缺乏等是重要原因。经以上治疗，许多患者不必用升压药物，血压可逐渐恢复，休克得到纠正。在另外一些血压严重下降，以上处理后血压恢复不满意，感染严重的患者，仍要及时使用升压药物和综合性抗休克措施。

6）高热与低温的治疗：高热者，用各种物理和化学降温法。有低温者注意保暖，可将患者放入 34～35℃ 温水池中，逐渐增加热水，使水温控制在 38～39℃。待体温恢复至 35℃ 时搬出，擦干保暖，或用电热床褥保持温度。并开始用小剂量甲状腺激素制剂等。严禁使用氯丙嗪等中枢神经抑制药。

7）水中毒型：应立即予以口服泼尼松龙 40～80 mg 或泼尼松 10～20 mg。不能口服者，可用氢化可的松 25 mg 溶于 25% 葡萄糖 40 mL 内缓慢静脉注射，继以氢化可的松 100 mg 溶于 10% 葡萄糖液 250 mL 内静脉滴注。以后根据病情减量应用。

（二）中药治疗

1. 辨证用药

1）精血亏损

乏力肢软，面色苍白，腰酸腰痛，乳少或无乳，月经量少或闭经，阴毛、腋毛脱落。舌淡，脉细弱。

治法：补精髓，益精血。

方药：大补元煎加味。

人参 6 g，熟地 20 g，炒山药、杜仲、当归各 15 g，枸杞、山茱萸、炙甘草、紫河车（冲服）各 10 g，鹿茸粉 2 g（冲服）。

2）脾肾阳虚

面色苍白，腰膝酸软，嗜酸疲倦，畏寒肢冷，纳差便秘，毛发脱落，闭经，阳痿，性欲减退。舌淡体胖有齿痕，脉沉细或沉迟。

治法：温补脾肾。

方药：右归丸加味。

熟地、山药、菟丝子、茯苓各20 g，山茱萸5 g，当归12 g，枸杞、鹿角胶、仙茅、炙甘草各10 g，杜仲、仙灵脾各15 g，淡附片9 g，肉桂3 g。

2. 中成药

1）十全大补丸，每服1丸，每日2次。

2）河车大造丸，每服1丸，每日2次。

3）金匮肾气丸，每服1丸，每日2次。

3. 单、验方

1）人参15 g，黄芪、熟地各20 g，当归、陈皮各10 g，白芍25 g，茯苓12 g，远志、肉桂、五味子、生姜各3 g，甘草6 g，红枣4枚。水煎服，每日1剂，适于气血两亏者。

2）当归、白芍、熟地、党参各15 g，川芎、阿胶（烊）、茯苓、甘草各9 g，黄芪30 g。水煎服，每日1剂。性腺功能减退加菟丝子、仙茅、仙灵脾、鹿角胶（烊）各12 g；甲状腺机能减退加附子（先煎）、白术各9 g，肉桂6 g，黄芪15 g；肾上腺皮质功能减退加黄芪、党参各15 g，补骨脂、巴戟天各12 g。

（樊晓燕）

第二节　尿崩症

尿崩症是由于下丘脑－神经垂体部位病变引起精氨酸加压素（AVP，即抗利尿素）减少或缺乏所致，又称中枢性或脑性尿崩症。肾小管对AVP不敏感引起者称肾性尿崩症。临床表现主要有多尿、烦渴、多饮与低比重尿。本节主要阐述中枢性尿崩症。

一、病因

本病的病因有两大类：一类是继发性尿崩症（毁坏性病变），是因下丘脑产生抗利尿激素的神经核及其神经纤维因创伤、肿瘤、感染、血管病变、全身性疾病等病变受到毁坏所致；另一类是原发性尿崩症（退行性病变），由于视上核及室旁核神经细胞退行性变所致。

（一）继发性尿崩症

1. 创伤

颅脑外伤，特别是颅底骨折，下丘脑、垂体部位手术。

2. 肿瘤

良性或恶性，原发性或转移性肿瘤侵犯了下丘脑–神经垂体束。

3. 感染

可为脑部感染（脑炎、脑膜炎等）或全身性感染（麻疹、波状热等）。鼻咽部感染、鼻窦炎引起漏斗–结节蛛网膜炎等。此外，梅毒、弓形虫病、放线菌病、病毒感染也可为尿崩症的原因。

4. 血管病变

动脉硬化或其他血管病变，引起下丘脑–神经垂体束血供障碍。

5. 全身性疾病

主要是血液病及网状内皮系统疾病，包括白血病、淋巴瘤、肉芽肿、黄色瘤、结节病等。

（二）原发性尿崩症

无明显病因，占8%～23%。部分患者尸体解剖时，发现下丘脑视上核及室旁核的神经细胞萎缩或减少。少数患者有家族史，其发病可能与遗传基因有关。本病与自身免疫的关系，尚待进一步证实。

抗利尿激素（ADH）主要在下丘脑视上核及室旁核的神经细胞内合成，然后沿神经轴突移至垂体后叶内贮存，需要时释放至血液。上述各种病因均可破坏下丘脑漏头部以上的解剖部位，常致永久性尿崩症；若病变在漏斗部以下，可致暂时性尿崩症。

二、临床表现

尿崩症的主要临床表现为多尿、烦渴与多饮，起病可缓可急。24小时尿量可多达或甚至超过10 000 mL，尿比重常在1.001～1.005（相当于尿渗透压50～200 mmol/L），尿色淡如清水。部分患者症状较轻，24小时尿量仅2 500～5 000 mL，如限制饮水，尿比重可超过1.010，尿渗透压可超过300 mmol/L，称为部分性尿崩症。

由于低渗性多尿，血浆渗透压常轻度升高，因而兴奋口渴中枢，患者因烦渴而大量饮水，常喜冷饮。如有足够的水分供应，患者一般健康可不受严重影响；但当病变累及下丘脑的口渴中枢时，口渴感消失，或由于手术、麻醉、颅脑损伤等原因，患者处于意识不清状态，如不及时补充大量水分，可出现严重失水，血浆渗透压与血清钠浓度可明显升高（后者可高达175 mmol/L），甚至死亡。

长期多尿可导致膀胱容量增加，因此排尿次数相应有所减少。继发性尿崩症除上述表现外，尚有原发病的症状与体征。

三、药物治疗

（一）西药治疗

病情轻者一般选用口服抗利尿药物治疗，病情重且口服药无效者可采用加压素替代疗法，继发性尿崩症应同时进行病因治疗。

1. 口服抗利尿药物

1）氢氯噻嗪：氢氯噻嗪每次 25～50 mg，每日 2～3 次，可望使尿量减少一半，尿渗透压增加 1 倍以上。疗效稳定后，逐渐减至维持量，每日 12.5～25 mg。此药对肾性尿崩症也有效。其作用机理可能是尿中排钠增多，引起体内缺钠，肾近曲小管重吸收增加，致到达远曲小管的原尿减少，因而尿量减少。长期服用氢氯噻嗪可引起低钾血症，故在服用期间应适当补钾。此外，氢氯噻嗪还可引起高尿酸血症，糖耐量减低，偶可引起粒细胞减少症，均应观察处理。

其他排钠利尿剂，如依他尼酸对尿崩症也有一定作用。螺内酯也有效，与噻嗪类合用，可减轻失钾的不良反应。

2）氯磺丙脲：氯磺丙脲 100～200 mg/次，晨服。此药可引起低血糖，且不良反应时间长，故不宜用于小儿及垂体前叶功能减退者，如用量过大或进水过多可引起水中毒。与氢氯噻嗪合用可增加疗效，且可互相减少对血糖的影响。

3）卡马西平：卡马西平每次 0.1～0.2 g，每日 3 次。可使尿量明显减少。作用机理可能是刺激 ADH 的分泌，大剂量时可出现嗜睡、复视、共济失调、恶心、呕吐、黄疸、皮疹、白细胞减少，甚至再生障碍性贫血，本药对肾性尿崩症无效。

4）氯贝丁酯：氯贝丁酯每次 0.25～0.5 g，每日 3 次。其作用机理可能是刺激 ADH 分泌。不良反应为对肝有损害，有时可引起恶心或体重增加，提示有暂时性水潴留。

2. 激素替代疗法

激素替代疗法适用于完全性中枢性尿崩症，主要为补充足量 ADH。剂量因人而异，从小剂量开始，逐渐摸索最佳替代剂量。

1）加压素：加压素作用仅能维持 3～6 小时，每日需多次注射，长期应用不便。主要用于脑损伤或手术时出现的尿崩症。每次 5～10 U，皮下注射。

2）鞣酸加压素：鞣酸加压素即长效尿崩停（5 U/mL），开始时每次 0.2～0.3 mL，肌内注射，以后根据每日尿量逐步增加，可为每次 0.5～0.7 mL，作用一般可维持 3～4 天。慎防用量过大引起水中毒。

3）去氨加压素：去氨加压素鼻腔喷雾或滴入，每次 5～10μg，作用可维持 8～20 小时，每日用药 2 次。此药抗利尿作用强，不良反应少，为目前治疗尿崩症比较理想的药物。

4）人工合成 DDAVP：DDAVP 增加了抗利尿作用，而缩血管作用只有 AVP 的 1/400，抗利尿与升压作用之比为 4 000:1，作用时间为 12～24 小时，是目前最理想的抗利尿剂。该药目前已有口服剂型（如去氨加压素），0.1 mg/片，口服 0.1～0.2 mg，对多数患者可维持 8～12 小时抗利尿作用。初始剂量可从每天 0.1 mg 开始，逐步调整剂量，防止药物过量引起水中毒。

（二）中药治疗

1. 辨证用药

1）肾阴偏虚

大渴引饮，尿频而多，形体消瘦，皮肤干燥，手足心热，烦躁。舌质红，少苔，脉沉细而数。

治法：滋阴固肾。

方药：六味地黄汤加减。

熟地 24 g，山萸肉 12 g，淮山药 12 g，泽泻 12 g，丹皮 9 g，茯苓 9 g，远志 12 g。

2）肾阳偏虚

口渴引饮，小便频数量多，饮一溲一，尿色清白，阳痿不举或有怕冷感。舌质淡，苔薄白，脉沉细无力。

治法：补肾扶阳，佐以固摄。

方药：金匮肾气丸加减。

熟地 24 g，山药 12 g，山茱萸 12 g，茯苓 9 g，泽泻 9 g，牡丹皮 9 g，桂枝 3 g，附子 3 g。

2. 单、验方

1）制首乌、黑芝麻、红枣各 120 g，山药、黑枣各 60 g，黑毛小母鸡 1 只。服法：先将鸡去净毛和内脏，和诸药入砂锅内，小火炖 8～12 小时，分多次服用其汤及肉，2～3 天服完。每周 1 剂，小儿适当减量。

2）黄芪、煅牡蛎各 30 g，葛根 20 g，天花粉、桑螵蛸各 15 g，五味子 21 g，炒白术 10 g，升麻、陈皮、甘草各 6 g。水煎服，每日 1 剂。

3）猪腰汤 1 碗，生栗子 8～10 枚，早晨顿服。可长期服用，以冬季为主。

4）甘草浸泡水，随意饮用。

（樊晓燕）

第三节　甲状腺功能亢进症

甲状腺功能亢进症简称甲亢，是由多种病因导致甲状腺激素（TH）分泌过多，引起以神经、循环、消化等系统兴奋性增高和代谢亢进为主要表现的一种临床综合征。

一、病因

甲状腺功能亢进症可以分为以下几种：

（一）毒性弥漫性甲状腺肿

又称 Graves 病，由自身免疫过程和精神刺激引起。由于合成并分泌过多的甲状腺素，易产生交感神经兴奋性和代谢率增高。各年龄组均可患此病。

（二）毒性结节性甲状腺肿

又称 Plummer 病，病因不明，老年妇女居多。常于甲状腺肿大多年后出现甲亢，可分单结节和多结节两种。

（三）垂体性甲亢

由于垂体前叶肿瘤分泌过多的 TSH，致甲状腺肿大并分泌过多的甲状腺素而引起甲亢。

（四）甲状腺炎性甲亢

包括亚急性甲状腺炎合并甲亢及桥本甲状腺炎合并甲亢。亚急性甲状腺炎由于非细菌性炎症使甲状腺滤泡细胞损伤，释放出甲状腺素，引起一时性甲亢。桥本甲状腺炎合并甲亢时，除有甲亢症状外，此时患者血中抗甲状腺抗体阳性。

（五）外源性碘过多引起

外源性碘过多引起又称 Basedow 病、碘甲亢，如在缺碘区投碘过多，或服含碘药物所致的甲亢。

（六）分泌 TSH 样物质的恶性肿瘤所致的甲亢

如绒毛膜上皮细胞癌、支气管癌、胃肠道癌、前列腺癌等均可分泌 TSH 样物质引起甲亢。

毒性弥漫性甲状腺肿伴甲亢，是临床最为常见的一种甲亢类型，作为重点阐述。

本病的发病机制至今尚未完全阐明，可能是在遗传的基础上，遭遇精神刺激、感染等应激时，体内免疫稳定性被破坏，产生自身抗体（TSI）或促甲状素受体抗体（TSAb），刺激甲状腺细胞增生并合成与分泌大量甲状腺激素所致。因此，本病为自身免疫性疾病。

甲状腺弥漫性肿大，可为正常的 2~4 倍。镜下见滤泡增生为主要特征。间质充血、并有淋巴细胞及浆细胞浸润，常伴有淋巴滤泡形成。眼球后房常有水肿及炎细胞浸润，眼外肌肿胀，肌纤维可见不同程度的退行性变和淋巴细胞，成为浸润性突眼的病理基础。心、肝等脏器也多有细胞变性和脂肪浸润改变。

二、临床表现

一般起病缓慢，少数可在精神创伤和感染等应激状态后急性起病。典型者有高代谢症候群、甲状腺肿大及突眼症。但此三者出现先后与程度可不平行。

（一）甲腺素（T₄）、三碘甲状腺原氨酸（T₃）分泌过多综合征

1. 高代谢症状

怕热、多汗、皮肤温暖、湿润（尤以手掌、足掌、脸、颈、前胸、腋下等处明显），平时可有低热，危象时有高热。体重减轻、倦怠乏力。

2. 精神、神经系统

神经过敏、易于激动、快言多语、烦躁多虑、紧张、失眠、注意力不集中、好动、行动急促，有时有幻觉，两手平伸有细颤，腱反射亢进。也有寡言抑郁、神经淡漠者。

3. 心血管系统

甲状腺激素可间接或直接作用于心肌与周围血管系统，往往为早期重要表现。患者诉心悸、胸闷、气促，严重者可导致甲亢性心脏病。常见体征有①心动过速：常为窦性，一般每分钟 90～120 次，休息或睡眠时仍快，与代谢率增高呈正相关，为本病特征之一。②心律失常：以期前收缩为常见，房性者较多，也较常见阵发性或持久性房颤，或有扑动；偶见房室传导阻滞。③心音和杂音：心音增强，心尖区第一心音亢进；常有 Ⅰ～Ⅱ级收缩期杂音。④心脏肥大、扩大，甚至发生心力衰竭。⑤血压：收缩压升高，舒张压正常或降低，脉压增大，可出现水冲脉、毛细血管搏动征及枪击音等。

4. 消化系统

食欲亢进，多食消瘦，因 TH 刺激肠蠕动增快，排便次数增多，常呈糊状。重者可有肝脏肿大及肝功能损害。

5. 运动系统

多有不同程度肌无力和肌萎缩，呈慢性甲亢性肌病。部分患者伴周期性瘫痪，原因不明。也可伴重症肌无力、急性延髓麻痹症。

6. 生殖系统

女性多有月经减少甚至闭经症状，男性可有阳痿，偶有乳腺发育症状。

7. 造血系统

外周血中白细胞总数降低，淋巴细胞绝对值和百分比及单核细胞增多，血小板寿命缩短，可出现血小板减少性紫癜。

8. 胫前黏液性水肿

在 Graves 病中约占 5%，多与浸润性突眼同时或先后发生，或不伴甲亢而单独存在。

（二）甲状腺肿大

甲状腺对称性弥漫性肿大，质地较软，随吞咽运动而上下移动，常有震颤和血管杂音。

（三）眼症

突眼多呈双侧性，并有睑裂增宽，上眼睑挛缩，两眼聚合不良，上看时前额皮肤不能皱起等征象。重症有恶性突眼，其突眼显著，且有畏光、复视、流泪、结膜充血水肿或有结膜溃疡及眼外肌麻痹。

（四）甲亢危象

多为甲亢恶化时重危急并发症，常因感染、手术、^{131}I 治疗、劳累、精神激动、严重创伤等诱发。表现原有甲亢症状加重，体温 > 39℃，大汗淋漓，脱水，极度烦躁不安，心动过速，恶心、呕吐，腹泻，以至休克、昏迷。死因多为高热虚脱，心衰，肺水肿，水、电解质代谢紊乱。

（五）其他

甲状腺功能亢进症时还可并发甲亢性心脏病、局限性黏液水肿等。

三、药物治疗

目前常用的甲亢治疗方法有抗甲状腺药物，甲状腺大部分切除术，放射性碘和中医中药等治疗方法，治疗方法的选用主要根据患者的年龄、病情轻重、甲状腺大小及有无结节，心、肝、肾等重要器官有无合并症，患者能否坚持服药，是否同意手术以及医院设备和技术条件等。并要掌握各种治疗方法的适应证和禁忌证。

（一）西药治疗

1. 抗甲状腺药物治疗
常用药物有甲巯咪唑（他巴唑）、卡比马唑、甲硫氧嘧啶和丙硫氧嘧啶。其主要作用是抑制甲状腺素的合成。
1）适应证
（1）病情轻，甲状腺较小。
（2）年龄在 20 岁以下，孕妇、年迈体弱或合并严重肝、心、肾等疾病而不宜手术者。
（3）术前准备。
（4）甲状腺次全切除后复发而不宜用 ^{131}I 治疗者。
（5）作为放射性 ^{131}I 治疗的辅助治疗。
2）剂量和疗程：病情轻重决定剂量，疗程一般以 1.5～2.5 年为宜，大致可分为 3 个阶段。
（1）初治：甲巯咪唑或卡比马唑用量 30～40 mg/d，硫氧嘧啶 300～450 mg/d，分 3 次口服。如服用 2～4 周症状无改善，可增加剂量。此期需 1～3 个月。
（2）减药阶段：症状消失，实验室检查接近正常时，可根据病情，每 2～3 周递减药量 1 次，每次减甲巯咪唑或卡比马唑 5 mg、硫氧嘧啶 50 mg。在减药过程中应定期复查白细胞和测定 T_3、T_4。减药不宜过快，此期需 2～3 个月。
（3）维持阶段：甲巯咪唑或卡比马唑用量为 5～10 mg/d，硫氧嘧啶为 50～100 mg/d，停药前剂量还可减半。每当感染或其他因素病情加重时可短期加量。疗程一般为 1.5～2 年。约有 50% 可获痊愈。
在减药开始时可加服甲状腺片，30～60 mg/d，以稳定下丘脑 - 垂体 - 甲状腺轴的关系，避免甲状腺肿和突眼加重。

3）不良反应：主要有粒细胞减少（甲硫氧嘧啶多见，甲巯咪唑次之，丙硫氧嘧啶最少），严重时可致粒细胞缺乏症。前者多发生在用药后 2 ~ 3 个月，也可见于任何时期。如外周血白细胞低于 $3 \times 10^9/L$ 或中性粒细胞低于 $1.5 \times 10^9/L$，应考虑停药，并应严密观察病情变化。试用促进白细胞增生药如维生素 B_4、鲨肝醇、利血生、脱氧核糖核酸等，必要时给予泼尼松 30 mg/d 口服。如仍无效或病情严重，外周血粒细胞呈进行性下降时，可试用粒系集落刺激因子（G – CSF）治疗。此外，药疹较常见，可用抗组胺药控制，不必停药。如皮疹加重，应立即停药，以免发生剥脱性皮炎。如发生中毒性肝炎、肝坏死、精神病、胆汁淤滞综合征、狼疮样综合征、味觉丧失等应立即停药。

2. 其他药物治疗

1）复方碘口服溶液：仅用于术前准备和甲状腺危象。其作用为减少甲状腺充血，阻抑 TH 释放，也抑制 TH 合成和外周 T_4 向 T_3 转换，但属暂时性。于给药后 2 ~ 3 周症状渐减轻，但继而又可使甲亢症状加重，并延长药物控制甲亢症状所需的时间。

2）β 受体阻滞剂：有多种制剂可供选择。除阻滞 β 受体外，还可抑制 T_4 转换为 T_3，用于改善甲亢初治期的症状，近期疗效显著（如普萘洛尔 10 ~ 40 mg，每日 3 ~ 4 次）。此药可与碘剂合用于术前准备，也可用于 ^{131}I 治疗前后及甲状腺危象时。支气管哮喘或喘息性支气管炎患者禁用，此时可用选择性 β_1 受体阻滞剂，如阿替洛尔、美托洛尔等。

3）锂盐：碳酸锂可以抑制 TRAb 与配体的相互作用，从而抑制甲状腺激素的分泌，并不干扰放射性碘的聚集。对硫脲类和碘制剂过敏的患者可以每 8 小时 1 次地用 300 ~ 400 mg 碳酸锂来暂时地控制甲亢症状。但因其副作用较明显，可以导致肾性尿崩症、精神抑制等，故临床较少应用。

4）碘番酸：碘番酸每天 1 g，疗程 2 ~ 3 个月。此类药物可以抑制 T_4 转化为 T_3，从而使 T_3 水平迅速下降，T_4 水平也可以下降。此类药物使用过久其抗甲状腺效应即可脱逸。

5）过氧酸钾：过氧酸钾具有过氧酸离子（Cl_4^-），可以竞争性地抑制甲状腺的碘转运。剂量每天限于 1 g，短时间使用可以避免其严重的毒性作用，如骨髓再生障碍和胃溃疡。此药对碘甲亢特别有效，如使用胺碘酮治疗心律失常的患者出现的"碘甲亢"。造血功能不良者与胃溃疡患者禁用。用药期间应密切随访，仔细监测血象。

3. 放射性碘（^{131}I）治疗

口服 ^{131}I 后，大部分被甲状腺摄取，其释出的放射线破坏甲状腺组织，从而使甲状腺激素合成减少。

严格掌握适应证（药物治疗无效或有手术禁忌证者）和禁忌证（妊娠、哺乳期妇女或有严重肝、肾功能不全者），采取合理的剂量（一般为 50 ~ 100 μCi/g 甲状腺）和治前准备，这是获得最佳疗效（完全复解率 > 60%）和避免并发症（主要是甲状腺功能减退）的关键。

4. 甲状腺危象的治疗

1）应用抑制甲状腺激素合成和释放的药物：丙硫氧嘧啶或甲硫氧嘧啶首剂

600 mg，后 200～300 mg/次，4 次/天。甲巯咪唑、卡比马唑首剂 60 mg，后 20～30 mg/次，4 次/天，危象控制后，改为常用量。复方碘液首剂 30～60 滴，以后服用 10～30 滴/6～8 小时，或碘化钠 0.5～1.0 g 加入 10% 葡萄糖液中静脉滴注，24 小时内可用 2～3 g。病情好转后减量。

2）降低周围组织对甲状腺激素的反应：应用盐酸普萘洛尔 40～80 mg，口服，1 次/6～8 小时，或 1 mg 在 1 分钟内静脉注射。哮喘及心功能不全者忌用。

3）拮抗应激性：可用皮质醇 100 mg，或氢化可的松 200～300 mg，加入 5%～10% 葡萄糖液中，静脉滴注。

4）对症治疗：高热者给予降温，感染时加用抗生素，防治心、肾功能不全，纠正水、电解质紊乱。

5）一般治疗：绝对卧床休息，给予镇静剂和氧气吸入，补充热量和 B 族维生素。甲状腺危象的预防较治疗更有重要意义。

5. 浸润性突眼的防治

手术、放射性[131]I 治疗以及抗甲状腺药物（尤其丙硫氧嘧啶），用量过大等均可能使突眼加重，因此，严重突眼患者选择治疗方案时应注意预防突眼恶化问题。严重的浸润性突眼不宜行甲状腺次全切除术，放射性[131]I 治疗亦应慎重。抗甲状腺药物治疗过程中要注意观察突眼变化。治疗措施有：

1）局部治疗：①保护角膜，戴茶色镜片，防止风、光、沙等刺激；②高枕卧位，控制食盐摄入；③交替使用眼药水。

2）全身治疗：①甲状腺片，口服甲状腺片 10～30 mg，3 次/日，见效后递减，维持 1～3 年；②免疫抑制剂，主要消炎及抑制免疫反应。一般泼尼松 10～40 mg/日，分 2～3 次口服。

各科治疗无效时可施行眶内减压手术。

6. 胫骨前黏液性水肿治疗

轻度局限性黏液性水肿一般无须特殊治疗。但病程较长者，治疗效果较差，可采用倍他米松软膏局部应用加塑胶包扎每晚 1 次。局部注意透明质酸酶或泼尼松混悬液。口服泼尼松或环磷酰胺等。有少数采用手术切除胫骨前黏液性水肿，继以植皮治疗或胫骨部及垂体 X 线照射治疗。

（二）中药治疗

1. 辨证用药

1）肝郁气滞

精神紧张、情绪低落或易于激动，胸闷不舒，常喜太息，或乳部胀痛，每因多虑而失眠。舌红苔薄，脉弦。常见于甲亢初起时。

治法：疏肝理气，解郁。

方药：丹栀逍遥散加减。

丹皮 10 g，山栀 10 g，白芍 15 g，白术 10 g，茯苓 10 g，当归 12 g，柴胡 10 g，薄荷 10 g，生牡蛎 15 g，海藻 15 g。

2）气阴两虚

神疲乏力，形体消瘦，气促多汗，口干咽燥，五心烦热；舌红苔少，脉虚数。或脘闷腹胀，大便次频，呈糊状并夹有不消化食物残渣；舌淡而胖，边有齿印，苔白腻，脉虚无力。本证多见于久病体弱或老年甲亢患者。

治法：益气养阴。

方药：甲亢重方（经验方）。

黄芪30~50 g，白芍15 g，生地15 g，香附12 g，夏枯草30 g，何首乌18 g。

脾虚突出者去生地，加淮山药15 g，白术15 g，神曲10 g。

3）阴虚阳亢

心悸不宁，心烦失眠，易惊健忘，神疲乏力。腰膝酸软，耳鸣目涩，口干喜饮，或胁肋隐痛，或手指、舌体细颤，或颜面潮红，骨蒸劳热。舌红少苔，脉细数。常见于病程较长的甲亢患者。

治法：滋阴柔肝，养心安神。

方药：一贯煎合天王补心丹加减。

太子参10 g，天冬10 g，麦冬12 g，沙参15 g，元参15 g，白芍10 g，生地15 g，酸枣仁10 g，夜交藤15 g，生牡蛎15 g，龟板10 g。

4）痰瘀交阻

颈前肿块较软而不痛，眼球突出，眼裂增宽。双目凝视，或呈惊恐状。苔薄腻，脉弦滑或弦数。

治法：祛痰化瘀，软坚散结。

方药：海藻玉壶汤加减。

海藻30 g，昆布30 g，海带15 g，法半夏12 g，陈皮10 g，青皮10 g，连翘12 g，川芎10 g，独活10 g，当归12 g，贝母12 g，甘草10 g，生牡蛎15 g，丹参15 g。

2. 中成药

1）六味地黄丸：六味地黄丸每次1丸，每日2次。

2）消瘿气瘰丸：消瘿气瘰丸每次6~9 g，每日2次。

3）夏枯草膏：夏枯草膏9~15 g，温开水化服。

4）牛黄解毒丸：牛黄解毒丸每次1丸，每日2次。

5）养阴脉安片：养阴脉安片每次4~6片，每日3次。

6）天王补心丹：天王补心丹每次1丸，每日2次。

7）龙胆泻肝丸：龙胆泻肝丸每次6~9 g，每日2次。

8）栀子金花丸：栀子金花丸每次6 g，每日2次。

9）黄药子：黄药子6 g，每日1剂，水煎服。

10）五海瘿瘤丸：五海瘿瘤丸每次6~9 g，每日2次。

11）安神补心片：安神补心片每次4~6片，每日3次。

3. 单、验方

1）姜石适量，加工成粉。每次2 g，泡于水中饮用。

2）蒲公英100 g。煎汤代茶饮。对甲亢术后突眼症有效。

3）芦根 60 g。煎汤代茶饮。

4）沙参、天冬、麦冬、生地、天花粉、昆布、海藻各 15 g，五倍子、大贝各 10 g。瘿肿明显者，加海浮石 15 g；手抖者，加龙骨、牡蛎各 15 g；消谷善饥者，加元参 15 g，生地增至 30 g；口渴者，加乌梅、石斛各 15 g；大便次数增多者，加山药 30 g；气虚者，加太子参 15～30 g；阳痿者，加仙灵脾 15 g；肝郁化热者，加夏枯草 15 g。每日 1 剂，水煎服。共治疗 34 例，完全缓解 18 例，部分缓解 13 例，无效 3 例。

5）当归、黄芩、浙贝母各 9 g，生地、酸枣仁、黄芪各 15 g，玄参 12 g，黄连、黄柏各 6 g，生牡蛎、浮小麦各 30 g。每日 1 剂，水煎服。系统观察治疗 8 例，于 3 个月内症状完全消失 5 例，症状明显减轻 2 例，无效 1 例。症状消失后，可将上方制成药丸，每日 18 g，分 2～3 次服用，以巩固疗效。

6）陈皮 10 g，云茯苓、胆草各 12 g，昆布、清半夏、海藻各 15 g，白芥子 3 g，生甘草 6 g。每日 1 剂，水煎服，30 日为 1 个疗程。共治疗 10 例，1～3 个疗程，全部患者临床症状均消失。

7）玄参 12 g，白芍、丹皮、生地、茯苓、当归、山萸肉、浙贝母、青皮、陈皮各 9 g，三棱、莪术、瓦楞子各 6 g。生龙骨、生牡蛎、夏枯草各 15 g。气虚重者加黄芪、党参；心悸失眠重者加生赭石、炒枣仁；突眼显著者加白蒺藜、谷精草；口渴者加知母、石膏、天花粉；脾虚便频者加山药、白术、泽泻。每日 1 剂，水煎服，30 日为 1 个疗程，轻症者 1 个疗程，重症者 2～4 个疗程。共观察治疗 112 例，治愈 39 例，显效 64 例，进步 6 例，无效 3 例。本方改善症状的总有效率达 97.3%，对甲状腺肿的有效率为 89.9%，对突眼的有效率为 92.8%。随访半年至 15 年，绝大部分患者能从事中等和轻体力全日工作，无一例恶化或发生不良反应。

8）黄药子 6 g，龙胆草 3 g。水煎后，当茶饮用。

9）元参、玉竹、炙龟板、麦冬、白芍、女贞子、旱莲草、党参、枸杞、海藻、昆布、泽泻、牡蛎、制首乌、红枣各 30 g，山药、生地、黄芪、茯苓、夏枯草各 60 g，当归、丹皮各 20 g，上药共研细粉，炼蜜为丸，每丸 10 g 重，早晚各服 1 丸。服 1 剂可见效，连服 2～3 剂，以巩固疗效。

（樊晓燕）

第四节　糖尿病

糖尿病是由于人体内的胰岛素分泌不足，使胰岛功能失调而引起体内葡萄糖代谢紊乱的一种慢性疾病。主要表现为"三多一少"，即多尿、多饮、多食、形体消瘦，以及尿有甜味为特征，可并发酮症酸中毒，非酮症高渗性昏迷，各种感染，动脉粥样硬化，神经、肾及视网膜病变。糖尿病是老年人最常见的疾病之一。我国糖尿病流行病学工作者在不同地区进行的抽样调查表明：我国大陆地区老年糖尿病患病率为 6.51%，台湾地区老年人糖尿病总患病率为 8.99% 。美国老年糖尿病患病率为 10.39% ，80 岁以上老年人群中高达 20% 。糖尿病有家族史者患病率高于无家族史者；生活富裕者高于生活贫困者；体重超重者高于非超重者；脑力劳动者多于体力劳动者；卫生知识水平低者高于水平高者。

一、病因

糖尿病的病因和发病机制：

（一）遗传因素

糖尿病肯定与遗传因素有关，但遗传的不是糖尿病本身，而是它的易感性，即在父母双亲中有糖尿病患者时，其子代更容易得糖尿病。如单卵双生中一人在 50 岁以后出现糖尿病，另一人在几年内也发生本病的概率占 90% 以上，多为非胰岛素依赖型糖尿病，提示遗传因素在此型糖尿病中占主要地位。如上述一人在 40 岁以前出现糖尿病，另一人也发生糖尿病的概率接近 50% ，多为胰岛素依赖型糖尿病。提示此型糖尿病的遗传基础上，环境因素的参与也是必需的。目前认为，糖尿病属多基因遗传疾病的范畴。

（二）环境因素

1. 病毒感染

在某些病毒感染流行后胰岛素依赖型糖尿病发病率增高，且糖尿病患者群血清某一病毒抗体阳性率亦高于非糖尿病患者群；若干病毒如柯萨奇 B_4 病毒、流行性腮腺炎病毒、脑炎心肌炎病毒可使实验动物胰岛感染，B 细胞严重破坏发生糖尿病等，提示病毒感染可能是导致胰岛素依赖型糖尿病发病的主要环境因素之一。

2. 自身免疫

胰岛素依赖性患者的发病有不少与自身免疫有关，患者抗胰岛细胞抗体显著阳性，且可伴有其他脏器的特异体抗体如抗甲状腺抗体、抗肾上腺抗体等，胰腺病理检查有自体免疫性胰岛炎的组织学改变，白细胞移动抑制试验阳性等，均说明胰岛素依赖型糖尿病可能与自体免疫有关。

3. 肥胖

非胰岛素依赖型糖尿病多发生于 40 岁以上，体型肥胖者，其脂肪组织细胞膜胰岛素受体数量不足且常伴有受体后缺陷，对胰岛素敏感低下，即使血浆胰岛素水平不低，也易发生餐后高血糖而罹患本病，提示肥胖可能是诱发非胰岛素依赖型糖尿病的重要环境因素之一。

此外，感染、创伤等应激，老年人缺乏体力活动等均可能是诱发非胰岛素依赖型糖尿病的环境因素。

二、病史

应详细询问患者症状的起始时间，评估患者主要症状及其特点，有无出现并发症。

了解患者的生活方式、饮食习惯、食量、妊娠次数、新生儿出生体重、身高等。患病后的检查治疗经过，目前用药情况和病情控制情况。评估患者有无糖尿病家族史，病毒感染及诱发因素。

三、临床表现

老年糖尿病往往起病缓慢，症状轻微，常无"三多"症状，只有乏力或口干的表现，或因并发症就医者多见，如非酮症高渗性糖尿病昏迷、泌尿道感染、低血糖及其引起的心肌梗死及脑血管意外、应激状态时发生酮症酸中毒等，应引起临床注意。老年糖尿病的慢性并发症与中年糖尿病相似，有心血管病变及神经病变、糖尿病肾病及视网膜病变、白内障、足部感染及坏疽、慢性痛性末梢神经炎及糖尿病性肌萎缩等。

确诊的依据是血糖异常升高，常伴有尿糖的增加；有些老年人，血糖很高而尿糖阴性，单凭尿糖检查容易漏诊；有些老年人血糖可能正常，但糖耐量试验异常，表明存在糖尿病或糖代谢异常。

四、药物治疗

（一）西药治疗

1. 治疗目标

①降低血糖，纠正体内代谢紊乱；②保持正常体力，维持正常体重，肥胖患者减轻体重，儿童患者保证生长发育；③控制症状，预防和减少并发症发生、发展、降低死亡率。

2. 治疗原则

①必须个体化，具体情况，具体处理；②每一例患者都必须控制饮食，大部分患者除心、肺、肾功能不全者外，均应做适当体力活动；③指导患者及家属，会观察病情，会适当用药。

3. 控制目标

见表7-1。

表7-1 血糖值评价标准（mmol/L）

评价	空腹时	餐后1小时	餐后2小时	餐后3小时
正常	4.4~6.1	6.7~8.3	5.0~7.2	4.4~6.7
良好	6.1~7.2	8.3~9.9	7.2~8.8	6.7~8.2
一般	7.2~8.2	10.0~12.7	8.9~11.0	8.3~9.9
不良	8.3~9.9	12.7~16.1	11.1~15.3	10.0~14.4
极其不良	10.0~	16.6~	15.5~	14.4~

注：1. 空腹指早晨6~8点，且8小时前未进食除水以外的其他食物。

2. 餐后时间一般指从进食第一口开始计时。

根据《中华糖尿病杂志》的最新指南，从2023年开始，空腹血糖的平均标准范围被扩大到 4.4~7.0 mmol/L。这也就意味着，曾经在血糖标准线上"挣扎"的高血糖人群，从 2023 年开始将不再被认定为高血糖患者。这个新的标准范围，更接近大部分年轻人的血糖平均水平，因此，以这个范围作为血糖控制的基准对大部分年轻人来说是十分科学。然而，我们不能期望所有的人都能按照同一种标准来控制血糖，这显然是不符合医学常识的。比如，身体状况较差的老年人和年轻人，他们各自需要不同的标准。

因此，制定更加贴近实际的血糖控制标准，对于不同年龄段和身体状况的人群来说，显得尤为重要。①青少年血糖的控制应严格遵循标准，控制在空腹状态下 4.4~6.1 mmol/L 为最佳。由于青少年运动量较大，家人也会合理安排他们的饮食，确保营养均衡，因此青少年的血糖水平往往比较标准且严格。②正值壮年的人群，血糖水平在 4.4~7.1 mmol/L 最为理想。③老年人血糖水平在 7.0~9.0 mmol/L 属于正常范围。随着年龄的增长，多个器官功能逐渐衰退，导致老年人对一些食物中的糖分分解能力减弱，因此血糖水平可能高于其他年龄段的人群。虽然老年人血糖标准高于其他年龄段，但一旦发现血糖异常仍需及时就医检查，并定期进行血糖检测，预防各种并发症的发生。

4. 口服降糖药物治疗

1）磺脲类：此类药物直接刺激 β 细胞释放胰岛素，增强周围组织中胰岛素受体作用和减少肝糖输出。其降糖机制包括胰内和胰外两个部位的作用。现已清楚，在胰岛 β 细胞膜上存在磺脲类药物的特异性受体。第一代磺脲类有甲苯磺丁脲（D860）和氯磺丙脲，目前已较少用。目前常用的第二代磺脲类降糖药更适合老年患者。第二代磺脲类降糖药与第一代相比，其特点为作用强、剂量小、不良反应相对小。老年糖尿病患者宜用那些作用较温和、作用时间较短者，而且从小剂量开始。如果血糖控制不好，可以加用胰岛素而进行磺脲类药物加胰岛素的联合治疗或全改胰岛素治疗。

几种磺脲类药物作用特点及应用见表 7-2。

表 7-2 磺脲类药物的主要特点及应用

药物	每片剂量/mg	剂量范围/(mg·d⁻¹)	每日服药次数	半衰期/小时	作用时间/小时 开始	最强	持续
甲苯磺丁脲	500	500~3 000	2~3	4~8	0.5	4~6	6~12
氯磺丙脲	100，250	100~50	1	36	4	10	20~60
格列本脲	2.5	2.5~15	1~3	10~16	0.5	2~6	16~24
格列齐特	80	80~240	1~3	12	–	5	10~20
格列吡嗪	5	5~30	1~3	3~6	1	1.5~2	8~12
格列喹酮	3	30~180	1~2	1~2	–	–	10~20
格列波脲	25	12.5~75	1~3	6~12	–	–	12~24
格列美脲	1	1~6	1	9	–	–	24

磺脲类的主要不良反应是低血糖反应，与剂量过大、饮食配合不妥、使用长效制剂或同时应用增强磺脲类降糖作用药物等有关。其他不良反应有恶心、呕吐、消化不良，

胆汁淤积性黄疸、肝功能损害，粒细胞缺乏、再生障碍性贫血、溶血性贫血、血小板减少，皮肤瘙痒、皮疹和光敏性皮炎等。这些不良反应少见，一旦出现，应立即停药，并给予相应治疗。

糖尿病患者如接受足量的磺脲类降糖药治疗后一个月，空腹血糖仍高于 14 mmol/L，称为磺脲类降糖药原发性失效。糖尿病患者接受磺脲类降糖药物治疗后有明显的降血糖作用，经过一定的时间后，降血糖作用逐渐减弱，需加大剂量。如服用足量的磺脲类降糖药，空腹血糖仍然高于 11.1 mmol/L，餐后 2 小时血糖高于 14 mmol/L，应视为磺脲类降糖药继发性失效。宜联合应用其他类型的抗糖尿病药物或改用胰岛素治疗。

2）格列奈类促胰岛素分泌剂：格列奈类降糖药是 20 世纪 90 年代末期应用于临床的非磺脲类促胰岛素分泌剂，目前应用于临床的药物包括瑞格列奈和那格列奈。此类药物降血糖作用快而短，模拟胰岛素生理性分泌，其适应证与磺脲类降糖药相似，新诊断的非肥胖 2 型糖尿病患者行饮食控制及运动疗法后血糖仍高，瑞格列奈可作为首选降糖药，尤其餐后血糖增高者更为合适。在服用双胍类抗高血糖药肥胖的 2 型糖尿病患者，如血糖控制不满意，或因胃肠道反应不耐受，可加用或改用瑞格列奈。或作为胰岛素补充治疗时的降糖治疗。有人认为由于格列奈类和磺脲类降糖药作用于磺脲受体的不同位点，若磺脲类降糖药原发或继发失效，可考虑试用格列奈类。但格列奈类的降糖作用仍然需要胰岛 β 细胞功能存在。磺脲类降糖药效果不佳者常因残存的 β 细胞数量较少，改用格列奈类同样较少取得满意效果。

（1）瑞格列奈：为苯甲酸衍生物，与 36 ku 蛋白质特异结合后起作用。于餐前或进餐时口服，每次 0.5~4 mg，从小剂量开始，按病情逐渐调整剂量，不进餐不服药，用药较灵活，最大剂量不应超过 16 mg。

（2）那格列奈：那格列奈为 D-苯丙氨酸衍生物，其刺激胰岛素分泌的作用有赖于血糖水平，故低血糖发生率低。常用剂量为每次 120 mg 餐前口服。

3）双胍类：主要通过增加周围组织对葡萄糖的利用而发挥降血糖疗效，并有肯定的降血脂作用和确切的减肥功效。其降血糖作用温和，不产生低血糖反应。

适应证：经饮食管理与运动治疗后血糖控制不满意的 2 型糖尿病，尤其是肥胖型 2 型糖尿病可列为首选药物；用磺酰脲类药物，效果不理想者，可联用本类药物；用胰岛素的 1、2 型糖尿病者，加服双胍类药物，可以减少胰岛素用量。新近的研究提示，对 2 型糖尿病的高危人群应用双胍类药物可推迟或防止其发展成糖尿病。

禁忌证：凡 1 型糖尿病患者必须用胰岛素治疗者，不能单独应用双胍类药物治疗。有酮症、重度感染、创伤、高热、手术、妊娠晚期及分娩期、慢性胃肠病、慢性腹泻、消瘦、营养不良等情况者不宜用双胍类；凡有肝、肾功能不全、心肺功能不全及贫血等体内缺氧性疾病、心肌梗死失水失血等低血容量性休克、酒精中毒者不宜用此组药物，以免诱发乳酸性酸中毒。高龄患者、曾有乳酸中毒史者慎用或禁用该类药物。服用双胍类后，有严重的恶心、呕吐、腹痛、腹泻等消化道症状而不能耐受者，不宜选用。

常用药物有两种：

（1）苯乙双胍（降糖灵）：苯乙双胍每片 25 mg，每日 2~3 次，极量为每日 150 mg。主要不良反应为胃肠道反应及诱发乳酸性酸中毒，每日用量控制在 75 mg 以下时常可避免。

（2）二甲双胍：二甲双胍每片 0.25 g，每日 2～3 次，极量为每日 3 g。不良反应小，被推荐为肥胖型糖尿病患者的首选降糖药物。

4）α-葡萄糖苷酶抑制剂：此类药物有阿卡波糖，作用机理是通过抑制小肠黏膜上皮细胞表面的 α 葡萄糖苷酶（如麦芽糖酶、淀粉酶、蔗糖酶）而延缓碳水化合物的吸收，降低餐后高血糖。可作为 2 型糖尿病的一线药物，尤其适用于空腹血糖正常而餐后血糖明显升高者。此药可单独用药，也可与磺脲类或双胍类合用，还可与胰岛素合用。剂量：25 mg，每日 3 次，在进食第一口饭时服药，若无不良反应，可增至 50 mg，每日 3 次。最大剂量可用至 100 mg，每日 3 次。

常见不良反应为胃肠反应，如腹胀、腹泻、肠鸣音亢进、排气增多。单用本药不引起低血糖，但如与磺脲类或胰岛素合用，仍可发生低血糖，且一旦发生，应直接应用葡萄糖处理，进食双糖或淀粉类食物无效。肝功能不正常者慎用。忌用于胃肠功能障碍者，也不宜用于孕妇、哺乳期妇女及 18 岁以下儿童。

5）噻唑烷二酮（TZD）：TZD 也称格列酮类药物，作用机理是增强靶组织对胰岛素的敏感性，减轻胰岛素抵抗，故被视为胰岛素增敏剂。主要用于使用其他降糖药疗效不佳的 2 型特别是有胰岛素抵抗的患者，可单独使用，也可与磺脲类或胰岛素联合应用。此类药物有曲格列酮（TRG）、罗格列酮（RSG）和帕格列酮（PIO）。TRG 因可引起严重肝损害，先后在美国和欧洲停用。RSG 用量 4～8 mg/d，每日 1 次或分次服用。PIO 每日服 1 次 15 mg。

5. 胰岛素治疗

是补充胰岛素分泌不足的替代疗法。

1）适应证：①胰岛素依赖型糖尿病；②非胰岛素依赖型糖尿病经饮食治疗和（或）口服降糖药治疗疗效不佳者；③施行外科大手术前后；④合并妊娠及分娩前后；⑤并发酮症酸中毒、乳酸性酸中毒、高渗性昏迷、严重感染、活动性肺结核以及 AMI、脑血管意外等严重并发症者。

2）常用剂型：常用剂型有 3 种（见表 7-3）：

表 7-3　常用胰岛素制剂及使用方法

剂　型	作用类别	给药途径	作用时间/小时			注射时间
			开始	最强	持续	
正规（普通）胰岛素（RI）	速效	H*	1/2	2～4	6～8	每餐前 30 分钟
		iv	即刻	1/2	1～2	糖尿病昏迷
中效胰岛素（NPH）	中效	H	3～4	8～12	18～24	早、晚餐前 1 小时 每日 1～2 次
鱼精蛋白锌胰岛素（PZI）	长效	H	3～4	14～20	24～36	早餐或晚餐前 1 小时，每日 1 次
混合胰岛素 NPH + RI（1:1）	中效 + 速效	H	1/2～1	2～8	18～24	每日 1～2 次，早或晚餐前 1 小时
PZI + RI［（2～3）:1］	长效 + 速效	H	1/2～1	2～8	24～36	同上

＊H：皮下注射。

应用胰岛素治疗时，一般均首选 RI，以便于调整剂量。根据前一日的血、尿糖水平，调整当日的胰岛素剂量，根据下一餐前的血、尿糖水平，调整上一餐前的胰岛素剂量。

由于影响胰岛素剂量的因素复杂多变，应用胰岛素治疗的患者几乎不可避免地要发生低血糖反应。治疗过程中应告诉患者可能发生低血糖反应的情况及其早期症状，养成随身携带甜食的习惯，以便及早摄食使症状缓解。当患者出现难以解释的异常情况、又不能排除低血糖反应时，应立即按低血糖处理（进食、喂糖水或静脉注射葡萄糖），以免发生严重低血糖昏迷。

随着科技的发展，为满足临床治疗的需要，近年又研制出一些胰岛素类似物。快速胰岛素制剂提供快速吸收的胰岛素，可在餐后迅速起效。赖脯胰岛素皮下注射后 15 分钟起效，30~60 分钟达峰，持续 4~5 个小时。另一种速效制剂为门冬胰岛素，注射后起效快（10~20 分钟），40 分钟达峰，高峰持续时间比普通胰岛素短（3~5 小时）。长效胰岛素类似物有甘精胰岛素，在皮下缓慢吸收，持续 24 小时，无明显高峰。

胰岛素吸入是一种新的给药方式，主要有经肺、经口腔黏膜和经鼻腔黏膜吸收 3 种方式，以第一种的研究为多，有干粉状和可溶性液态两种，使用时经雾化由肺泡吸收，其应用正在不断研究改进中。

应注意当从动物胰岛素改用人胰岛素制剂时，发生低血糖症的危险性增加，应严密观察。

胰岛素制剂的类型、种类、注射部位、注射技术、胰岛素抗体及患者的个体差异等均可影响胰岛素的起效时间、作用强度及持续时间。腹壁注射起效最快，其次为上壁、大腿和臀部。胰岛素制剂不能冰冻保存，在 2~8℃下可保存 2 年，正在使用的胰岛素置于 25℃室温中可保存 1 个月左右。制剂规格有每瓶 10 mL 含 400 U、500 U、800 U、1 000 U，或每瓶 3 mL 含 300 U（胰岛素笔专用）。

6. 胰腺和胰岛移植

成功的胰腺或胰岛移植可纠正代谢异常，并可望防止糖尿病微血管病变的发生和发展。胰腺移植因其复杂的外分泌处理和严重并发症而受到限制。胰岛移植尚处在临床试验阶段。

7. 糖尿病合并妊娠的治疗

饮食治疗原则同非妊娠者，总热量每日每千克体重 38 kcal 左右，蛋白质每日每千克体重 1.5~2.0 g。整个妊娠期间严密监测血糖水平、胎儿的生长发育及成熟情况。单纯饮食控制不佳者应选用短效和中效胰岛素，忌用口服降糖药物。由于孕 36 周前早产婴死亡率较高，38 周后胎儿宫内死亡率增高，因此妊娠 32~36 周时宜住院治疗直至分娩。产后注意新生儿低血糖症的预防和处理。

（二）中药治疗

1. 辨证用药

1）肺热津伤

烦渴多饮，口干舌燥，尿频量多。舌边尖红，苔薄黄，脉洪而数。

治法：清热润肺，生津止渴。

方药：消渴方加味。

天花粉 30 g，黄连 6 g，生地 15 g，藕汁 15 g，葛根 15 g，麦冬 15 g，黄芩 12 g。

2）胃热炽盛

多食易饥，形体消瘦，大便干燥。苔黄，脉滑实有力。

治法：清胃泻火，养阴增液。

方药：玉女煎加黄连、栀子。

生石膏 60 g，知母 20 g，生地 15 g，麦冬 15 g，黄连 8 g，栀子 10 g，牛膝 12 g，生大黄 10 g。

3）肾阴亏虚

尿频量多，浑浊如脂膏，或尿甜，口干唇燥。舌红，脉沉细数。

治法：滋阴固肾。

方药：六味地黄丸加味。

熟地 15 g，山药 12 g，山萸肉 12 g，泽泻 10 g，丹皮 10 g，茯苓 12 g，天花粉 15 g，元参 15 g，肉桂 4 g，黄柏 12 g，地骨皮 12 g。

4）阴阳两虚

小便频数，浑浊如膏，甚至饮一溲一，面色黧黑，耳轮焦干，腰膝酸软，形寒畏冷，阳痿不举。舌淡苔白，脉沉细无力。

治法：温阳滋肾固摄。

方药：金匮肾气丸加味。

熟附子 10 g，肉桂 10 g，熟地 15 g，山药 12 g，山萸肉 12 g，茯苓 10 g，泽泻 10 g，丹皮 10 g，覆盆子 15 g，金樱子 15 g，仙灵脾 15 g，仙茅 12 g。

5）瘀血内阻

病程日久，或本病合并心脑血管病变。舌质暗，或有瘀斑，瘀点，脉细涩。

治法：活血化瘀。

方药：膈下逐瘀汤加减。

五灵脂 15 g，当归 12 g，川芎、桃仁各 10 g，赤芍 10 g，元胡 9 g，红花 6 g，枳壳 9 g，乌药 6 g，生地 15 g，麦冬 12 g，沙参 12 g，天花粉 15 g，肉桂 4 g。

2. 中成药

1）消渴丸：消渴丸每次 6 粒，日 3 次。用于一般 2 型糖尿病。

2）六味地黄丸：六味地黄丸每次 8 粒，每日 3 次。有滋阴补肾作用，用于糖尿病阴虚者。

3）知柏地黄丸：知柏地黄丸每次 8 粒，每日 3 次。有滋阴清热的作用，用于糖尿病阳虚内热者。

4）金匮肾气丸：金匮肾气丸每次 8 粒，每日 3 次。有温阳补肾作用。用于糖尿病肾阴阳两虚者。

3. 单、验方

1）生地、黄芪各 30 g，淮山药 90 g。每日 1 剂，水煎服。

2）猪胰一只，低温干燥，研成粉末制蜜丸，每次 9 g，每日服 2 次，长期服用。

3）玉米须、积雪草各 30 g，水煎代茶饮用。

4）生地 20 g，山药 30 g，枸杞 15 g，黄芩、黄精各 10 g，山萸肉 12 g。每日 1 剂，水煎服。

5）生黄芪 30 g，生山药 40 g，葛根、五味子、鸡内金各 10 g，天花粉、知母各 15 g。多饮以肺热为主加人参 10 g，黄芩 12 g，芦根 30 g；多尿以肾虚为主加覆盆子 12 g，枸杞 10 g；多食以胃热为主加黄连 9 g，大贝母、藕节各 12 g。每日 1 剂，水煎服。

6）山萸肉 30 g，五味子、乌梅、苍术各 20 g，加水 2 000 mL，煎至 1 000 mL，分早、中、晚 3 次饭前温服。连续治疗 3 个月。

7）女贞子、丹皮、黄芪、生地各等份，研粉，每次 6 g，每日 4 次吞服。

8）山药、天花粉各 30 g，水煎服，每日 1 剂。

9）白茅根 60 ~ 90 g，天花粉 30 g。水煎当茶饮用，连续服用十余日，就可见到较好的疗效。

10）鲜菠菜根 90 g，干鸡内金 15 g，水煎服，每日 2 ~ 3 次。

11）鲜红薯叶 100 g，鲜冬瓜 200 g。水煎当茶饮用。

12）西瓜皮 30 ~ 50 g。水煎后当茶每日饮用。

13）山药 60 g。每日煮粥食用。

14）鲜玉米须 60 ~ 120 g（干品减半），乌龟 1 ~ 2 只。将乌龟杀后去内脏，与玉米须同用文火煲汤，调味后食用。用于糖尿病瘦弱，口渴神疲患者。

15）红皮白萝卜捣烂取汁，每次 100 ~ 150 mL，每日 2 ~ 3 次服用。

16）南瓜煮熟当主食，每日 500 g 以上。

17）鲜生姜 2 片，食盐 4.5 g，绿茶 6 g。前 3 味煎汤 500 mL，分次饮用。用于口渴多饮，烦躁的患者。

18）黑木耳、扁豆各等份。将前两味晒干，共研成末，每次服 9 g，白水送服。

19）玉米粒 500 g，加水煮玉米至开花，分 4 次吃，连吃 1 000 g。有降低血糖及利尿作用。

（张婷）

第五节 糖尿病酮症酸中毒

糖尿病酮症酸中毒是危及糖尿病患者生命的急性并发症。当糖代谢紊乱急剧加重时，继发脂肪分解加速，脂肪酸在肝脏经 β 氧化，产生大量酮体，因而使酸性产物过度储积，导致代谢性酸中毒。若病情继续发展可出现昏迷，即糖尿病酮症酸中毒昏迷。近年来由于胰岛素的应用，糖尿病并发酮症酸中毒及昏迷的发生率明显降低，病死率已降至 8% ~15% 。主要死因为感染、肾功能衰竭、心脑血管并发症，真正死于酮症酸中毒者数量很少。酮症酸中毒的预后受许多因素影响，老年患者，昏迷时间持续较长，有严重休克、脑血管意外、感染、心肌梗死、肾衰竭等症者死亡率较高。糖尿病酮症酸中毒属中医"消渴"的范畴。

一、病因

任何可以引起或加重胰岛素绝对或相对缺乏的因素均可成为诱因，多数患者的发病诱因不是单一的。

（一）感染

感染是最常见的诱因，尤其是急性全身性严重感染如败血症、肺炎、化脓性皮肤感染、急性胰腺炎、胆道感染等。

（二）胰岛素剂量不足

胰岛素剂量不足或停用或产生抗药性。

（三）应激状态

应激状态如心肌梗死、外伤、手术、麻醉、妊娠分娩、精神紧张或严重刺激等。

（四）饮食失调或胃肠疾患

如过多进食高糖或高脂肪食物、酗酒、严重呕吐、腹泻、厌食、高热等导致严重失水和进食不足，停用或减量使用胰岛素时。

胰岛素的绝对或相对缺乏，引起糖、蛋白质、脂肪三大基本物质代谢紊乱，是本病的基本病理过程。胰岛素的拮抗激素——胰高血糖素、皮质醇、儿茶酚胺也参与作用，使胰岛素释放被阻断，并抑制了它对葡萄糖向周围组织的介导。在胰岛素缺乏时，由于周围组织不能正常利用葡萄糖，肝糖原分解增多，而葡萄糖原及脂肪的转化降低，使血糖增高而造成机体内水、电解质丢失和细胞内脱水。葡萄糖的利用发生障碍，蛋白质和脂肪的分解代谢增加，产生大量酸性代谢产物和酮体，导致酮体体内堆积——酮症，进而酸碱平衡受到破坏，造成酮症酸中毒。

二、病史

可发生于任何年龄，以 30 ~40 岁多见，有明确糖尿病病史及使用胰岛素史、反复出现酮症的病史，大多为胰岛素依赖型糖尿病。本症性别差异不显著。

三、临床表现

早期患者仅表现为原有糖尿病的症状加重，多饮、口渴、乏力、嗜睡等症状，随着病情发展患者出现食欲减退、恶心、呕吐，或有腹痛；呼吸深大，呼气有铜臭味（烂苹果味）；脱水貌，皮肤黏膜干燥、弹性差，眼球下陷；心动过速，脉搏细数；血压下降，甚至休克或心肾功能不全；神志由烦躁不安、嗜睡逐渐发展为昏迷。

四、药物治疗

（一）西药治疗

1. 治疗过程中的检验

全部患者均应住院救治，并立即测血糖、血酮、尿糖、尿酮，此后每 2 小时复查 1 次，待血糖下降至 14 mmol/L 后，改每 6 小时复查 1 次。同时在治疗前做血气分析，血电解质二氧化碳结合力、尿素氮、心电图。以后每 4～6 小时复查 1 次。

2. 补液

迅速、大量。首剂生理盐水 500～1 000 mL，1～2 小时滴完，以后每 6～8 小时补 1 000 mL，24 小时总量 3～5 L。对高龄老年人、伴有心血管病患者，补液不要太多、太快，以免发生肺水肿。患者清醒后立即改口服。当血糖下降至 13.89 mmol/L 时，改为 5% 葡萄糖，当血糖 >16.67 mmol/L，不应用葡萄糖，以免加重脱水和细胞外液渗透压，加重电解质丢失，应适当补充胶体液。

3. 胰岛素治疗

胰岛素治疗多主张小剂量正规胰岛素来治疗。一般初次静脉推注 4～8 U，重症酮症酸中毒或昏迷者，立即肌内注射或静脉推注 20 U，以后每小时 4～6 U 静脉滴注，经以上治疗 1～2 小时血糖仍不下降者，可相应增加用量，绝大多数 5～6 小时血糖降至 13.89 mmol/L，然后给予 5% 葡萄糖液，胰岛素以每小时 1～2 U 静脉滴注，待血糖稳定在 13.89 mmol/L 以下，可改为皮下注射。每日总量为 50～60 U。在静脉滴注过程中，2 小时查一次血糖、血酮、尿糖、尿酮及二氧化碳结合力。小剂量胰岛素治疗很少发生低血糖、低血钾及脑水肿等并发症。

4. 及早补钾

本病均存在有不同程度的缺钾。如治疗前血钾水平已低于正常，开始治疗时即应补钾，补钾速度可与补液同步进行，每补 500 mL 液体，可补 10% 氯化钾 10～15 mL；如治疗前血钾正常，尿量 >40 mL/h 时应及早补钾，尿量 <30 mL/h 时宜暂缓补钾，待尿量增加后再开始补钾；如治疗前血钾水平高于正常，应暂缓补钾。以后结合尿量和血钾水平调整补钾量和速度。待食欲恢复后还应继续口服钾盐数天。

5. 谨慎补碱

本病的酸中毒，经应用胰岛素及补液后常可改善或纠正。一般认为，血 pH 值 > 7.1 或 ［HCO_3^-］ >10 mmol/L，无明显酸中毒大呼吸时，可暂不予补碱；如血 pH 值 ≤ 7.1 或 ［HCO_3^-］ ≤5 mmol/L 时，宜小剂量补碱（避免使用乳酸钠）：静脉滴注 5% 碳酸氢钠 50～100 mL，2 小时后，如酸中毒无明显改善，可重复补碱，至血碳酸氢根浓度达到 15 mmol/L 时，即应停止补碱。

6. 积极治疗诱因及并发症

感染常为本症最常见的诱因，又可继发于本症，常见于泌尿道、上呼吸道感染，应积极治疗。休克经上述综合处理应有所改善，如休克严重，血压不升，应注意合并症的存在。在酮症酸中毒、失水、电解质紊乱及治疗中输液过多过速、碱性药物使用不当，易诱发心力衰竭、心律失常、肺水肿等，应加以防治。

（二）中药治疗

1. 辨证用药

1）气阴两虚

口渴多饮，多尿，气短，精神倦怠，四肢乏力，心悸头晕，睡不安寐，面容憔悴，形寒畏冷，食纳不香，语言无力，口干舌燥。舌红少苔，脉细数。

治法：益气养阴，清热生津。

方药：生脉散合增液汤加减。

参须、知母、石斛、天花粉、茯苓各 10 g，麦冬、沙参、黄芪各 15 g，五味子 6 g，生地 30 g，玄参 12 g。

2）热毒蕴结

口渴多饮，尿频量多，消瘦乏力，神疲懒言，四肢麻木，恶心欲呕，头晕目眩，大便干结。舌暗红，苔黄，脉弦滑。

治法：清热养阴，解毒降浊。

方药：清酮汤加减。

黄连 9 g，黄芩、丹皮、赤芍各 12 g，山栀 10 g，生地、天花粉、茯苓、山药各 15 g，玄参 20 g，黄芪 30 g。

3）热闭清窍

头痛，烦躁，甚则嗜睡，昏迷，心悸，气促，口中有烂苹果味，渴饮难止，尿少色黄。舌质红绛，苔黄少津，脉细数。

治法：清热救阴，清营开窍。

方药：清营汤加减。

西洋参、玄参、天冬、竹叶、石菖蒲各 10 g，生地 30 g，麦冬、丹参、郁金各 15 g，黄连 6 g，五味子 9 g。

4）元阳欲脱

烦躁不安，大汗淋漓，四肢厥冷，面色晦暗，口唇发绀，神疲倦卧，甚则昏迷。舌淡苔白，脉细微欲绝。

治法：峻补阴阳，益气固脱。

方药：参附龙牡汤合生脉散加味。

人参、炙甘草各 10 g，附子、干姜、五味子各 6 g，麦冬 15 g，黄芪、龙骨、牡蛎各 30 g，山茱萸 12 g。

2. 中成药

1）消渴丸：消渴丸每次 5～10 粒，每日 3 次，开水送服。用于血糖增高。

2）降糖丸：降糖丸每次 6 g，每日 4 次，开水送服。用于血糖增高。

3）安宫牛黄丸：安宫牛黄丸每次 1 粒，每日 2 次，开水送服。用于阴闭。

4）至宝丹：至宝丹每次 1 粒，每日 2 次，开水送服。用于阳闭。

5）苏合香丸：苏合香丸每次 1 粒，每日 1~2 次，开水送服。用于阴闭。

6）清开灵注射液：清开灵注射液每次 30 mL 加入生理盐水 100 mL 中，每日 1~2 次，静脉滴注。用于醒神。

7）醒脑静注射液：醒脑静注射液每次 10 mL 加入生理盐水 100 mL 中，每日 1~2 次，静脉滴注。用于醒神；用于益气回阳固脱。

8）参麦注射液：参麦注射液每次 100 mL 加入生理盐水 250 mL 中，静脉滴注，至血压稳定为止。用于益气养阴固脱。

9）人参注射液：人参注射液每次 50~100 mL 加入生理盐水 250 mL 中，静脉滴注。用于益气固脱。

10）参附注射液：参附注射液每次 50~100 mL 加入生理盐水 250 mL 中，静脉滴注。

3. 单、验方

1）生地、黄芪各 30 g，淮山药 90 g。水煎服，每日 1 剂。用于气阴两虚型。

2）猪胰 1 只，低温干燥，研末制成蜜丸。每日 9 g，每日 2 次。长期服用。

（樊晓燕）

第六节　低血糖症

低血糖症是指血葡萄糖浓度低于 2.8 mmol/L 及其伴发的一系列临床征象，是内科常见的急症之一。原因很多，发病率甚高。由于脑组织细胞不像其他组织可以直接利用自由脂肪酸等，葡萄糖是它最基本的能量来源。因此严重或持久的低血糖可使脑细胞产生不可逆的器质性损害，甚至导致死亡。本症群属中医"虚证"的范畴。

一、病因

低血糖症常见的病因有：①胰岛素过多（如胰岛素瘤、胰岛细胞增生、降糖药物治疗）；②摄食不足或耗糖过度；③肝脏疾病（如肝硬化、急性黄色肝萎缩、肝癌等）；④垂体前叶、甲状腺或肾上腺皮质功能低下等；⑤中胚层源性肿瘤（如纤维肉瘤、平滑肌肉瘤等）；⑥反应性低血糖（如早期糖尿病、功能性低血糖、胃大部切除术后）；⑦药物中毒（如乙醇、阿司匹林等）、荔枝中毒；⑧食管肿瘤、吞咽困难、孕妇、剧烈运动等。上述诸多因素均可导致血糖过低以致脑部或（及）交感神经受到影响，产生一系列症状群。

中医学认为，低血糖症是由于各种原因导致肺气不足，肺卫失调；阳气式微，阳不敛阴，卫外不固；气血亏虚，肾精不足，脑失所养；甚至元气衰竭，亡阴亡阳，阴阳离决，神气耗散而导致脱汗、眩晕、心悸，甚至昏迷。

二、临床表现

低血糖症的特点是病因复杂，临床表现却很接近。低血糖症状的发生及其轻重不但与血糖下降程度有关，且与其下降速度、持续时间及患者机体反应性有关，即血糖值愈低、发展愈快、持续时间愈长，则症状愈明显和严重。

（一）交感神经过度兴奋

交感神经过度兴奋是一种低血糖引起的代偿反应，此组症状在血糖下降较快、肾上腺素分泌较多时更为明显，主要包括大汗、颤抖、视物模糊、饥饿、软弱无力，以及紧张、面色苍白、心悸、恶心、呕吐、四肢发冷等。

（二）中枢神经系统缺氧、缺糖症候群

此组症状在血糖下降较慢而持久者更为常见。中枢神经越高级，受抑制越早，而恢复越迟。主要表现为：

1. 大脑皮质受抑制

定向力及识别力逐渐丧失、头痛、头晕、健忘、语言障碍、嗜睡甚至昏迷跌倒。有时出现精神失常、恐惧、慌乱、幻觉、躁狂等。

2. 皮质下中枢受抑制

神志不清，躁动不安，可有阵挛性、舞蹈性或幼稚性动作，心动过速，瞳孔散大，阵发性惊厥，锥体束征阳性等。

3. 延脑受抑制

若低血糖程度加剧，可出现深度昏迷，去大脑性强直，各种反射消失，呼吸浅弱，血压下降，瞳孔缩小。如此种状况历时较久，患者不易恢复。

三、药物治疗

（一）西药治疗

1. 低血糖发作时的治疗

轻者进食糖水或糖果，重者静脉注射50%葡萄糖液50～100 mL，低血糖症状可迅速缓解。严重者除给予静脉注射50%葡萄糖液外，还需继续给予5%～10%葡萄糖液静脉滴注，直至患者能进食，必要时加用氢化可的松100 mg静脉滴注或胰高血糖素1～2 mg肌内注射。

另外，长时间的低血糖可以造成脑水肿，使昏迷不易纠正，故在处理时除积极寻找原因外，须加用脱水剂，如20%甘露醇或地塞米松静脉注射，有条件时使用高压氧治疗。对酒精中毒的患者不能进食时应保证每小时输入10 g左右葡萄糖以防止发生低血糖症。

2. 病因治疗

如手术切除胰岛β细胞瘤、腺癌及中胚层源性肿瘤等。如未找到肿瘤，可从胰尾

起行逐段胰腺部分盲目切除，直至血糖回升，并需注意切除异位腺瘤。

（二）中药治疗

1. 辨证用药

1）气血不足

面色苍白，心悸烦躁，头晕目眩，乏力气短，多汗淋漓，食欲下降。舌淡苔白，脉细数。

治法：补益气血，养心宁神。

方药：八珍汤加味（经验方）。

党参、生地、熟地、龙眼肉各 30 g，白术、茯苓、川芎、白芍、当归、山茱萸各 9 g，炙甘草 4.5 g。

2）气虚痰阻

意识朦胧，身软无力，饥不能食，突然昏倒，喉有痰声，呕吐涎沫，四肢震颤。舌苔黄腻，脉沉滑。

治法：涤痰开窍，补气扶正。

方药：涤痰汤。

石菖蒲、熟地各 15 g，姜半夏、制南星、白茯苓、枳实、竹茹各 9 g，陈皮 6 g，甘草 3 g，党参 12 g。

2. 中成药

1）10% 人参注射液：10% 人参注射液每次 1～2 mL，肌内注射。或每次 1～2 mL 加入 50% 葡萄糖液 20～40 mL 中静脉注射。

2）10% 参麦注射液：10% 参麦注射液每次 10～20 mL，加入 50% 葡萄糖液 20～40 mL中静脉注射。

3. 单、验方

1）高丽参 6～9 g。浓煎灌服，适用于虚厥；或用党参 30～60 g，水煎服亦可。

2）给予浓茶或糖盐水口服。

（贾曦）

第七节　肥胖症

肥胖症是指体内脂肪堆积过多和（或）分布异常致体重增加的临床征象，是遗传因素和环境因素共同作用的结果。生理因素及病理因素均可导致肥胖，因此，肥胖症也是一种慢性代谢异常疾病。而且常与胰岛素抵抗、冠心病、高血压、血脂异常等组合在一起。肥胖影响身心和行为等相关问题，并可作为某些疾病的临床表现之一，与一些疾病如心血管疾病、糖尿病等患病率和死亡率密切相关。

肥胖症分为单纯性（生理性）肥胖（与遗传、环境因素有关）和继发性（病理性）肥胖（与某些疾病有关）。

一、病因

肥胖症的病因未完全明了，有各种不同的病因，同一患者可有几种因素同时存在。机体靠食物供给能量，若能量摄入与能量消耗之间的关系通过中枢神经系统－内分泌系统的调节网络取得精确的平衡，则体重可维持在一定正常范围。任何能量摄入增加和（或）消耗减少均引起能量正平衡，过剩的能量便以脂肪的形式逐渐积存于体内。因此，肥胖症是慢性能量平衡失调的结果。

（一）遗传因素

肥胖病可呈一定的家族倾向，父母体重正常者，其子女肥胖的概率约10%，而父母中1人或2人均肥胖者，其子女肥胖的概率分别增至50%和80%。由于肥胖者收养的子女也有类似的患病情况，因此肥胖病在某些家族的聚集倾向更可能与共同的生活方式有关。

（二）中枢神经系统

中枢神经系统通过影响食欲或调整定点（规定每个人的脂肪含量、体重的固有控制系统）而引起肥胖。

（三）内分泌系统

内分泌系统如胰岛素、雌激素、缩胆囊素、β内啡肽等，均可能参与肥胖的形成过程。

（四）代谢因素

肥胖者可能存在代谢缺陷引起能量的利用和贮存效能增加。

（五）其他因素

摄入过高热量、体力活动过少等。

不同病因引起的肥胖症，其临床表现不同。继发性肥胖症的患者有原发病的临床表现。脂肪组织的分布有性别差别，通常男性型脂肪主要分布在腰部以上（又称苹果型），女性型脂肪主要分布在腰以下，如下腹部、臀、大腿（又称梨型）。苹果形体型者发生代谢综合征的危险性大于梨形体型者。

肥胖症患者可因体型改变而有自卑感、焦虑、抑郁等身心相关问题，而在行为上则可引起气急、关节痛、水肿、肌肉酸痛、体力活动减少。此外，与肥胖症密切相关的一些疾病如心血管疾病、高血压、糖尿病等患病率和病死率也随之增加。

二、临床表现

轻度肥胖无症状，中重度肥胖视不同程度肥胖可有下列症状：

（一）内分泌代谢紊乱

相当多的患者可伴有高血脂及高脂蛋白血症、糖耐量减低、胆石症、胆囊炎、脂肪肝、钙磷代谢异常、骨质疏松、骨质增生及阳痿等。

（二）心脑血管症状

重度肥胖者循环血容量、心搏出量、输出量均增高，有时伴高血压、引起心肌劳损、左心室肥大，甚至左心衰竭。中重度肥胖常合并高血脂、血黏度增高、动脉硬化及冠心病。当脑动脉硬化时可发生脑萎缩、老年性痴呆、脑血栓、脑出血。下肢静脉易有曲张、瘀血及血栓形成。

（三）消化系统症状

消化系统症状如胃排空快，多食易饥，便秘、腹胀等。

（四）通气不足综合征

极度肥胖者腹腔内压力增加，横膈膜升高，使胸腔内压力升高，肺通气量减少，二氧化碳潴留与缺氧，稍事活动后易感无力，心悸气喘。缺氧常引起红细胞增多及血容量增加，甚至肺动脉高压，肺心病与右心衰竭。

（五）其他

可发生退行性骨关节病，以脊柱和下肢关节好发且严重，表现腰腿痛，轻度僵硬，活动受限。50 岁以上肥胖者易发生骨折。另外，腹部和大腿部可有紫纹，汗多、怕热等。

三、药物治疗

（一）西药治疗

减肥药是饮食、运动治疗的辅助手段，2003 年公布的中国成人超重和肥胖症预防控制指南建议用药物减重的适应证为：①食欲旺盛，餐前饥饿难忍，每餐进食量较多；②合并高血糖、高血压、血脂异常和脂肪肝；③合并负重关节疼痛；④肥胖引起呼吸困难或有阻塞性呼吸困难暂停综合征；⑤体重指数（BMI）≥24 并有上述并发症情况，或 BMI≥28 不论是否有并发症，经过 3~6 个月单纯控制饮食和增加活动量处理仍不能减重 5%，甚至体重仍有上升趋势者，可考虑用药物辅助治疗。

药物减重的目标：①使原体重减轻 5%~10%，最好能逐步接近理想体重；②减重后维持体重不再反弹和增加；③使降血压、降血糖、调节血脂药物能更好地发挥作用。

下列情况不宜应用减肥药：①儿童；②孕妇、哺乳期妇女；③原有对该类药物有不良反应者；④正在服用其他选择性血清素再摄取抑制剂。理想的减肥药应能够减少能量摄取，增加能量消耗，并改善与肥胖相关情况的危险因素，且安全性好。

减肥药可分两大类，即非中枢作用和中枢作用减肥药。以往曾用过的代谢增强剂如甲状腺激素制剂因其心血管系统的不良反应已停用。

1. 食欲抑制剂

宜在餐前 30~60 分钟服用。主要作用为兴奋饱觉中枢，产生饱食的感觉。同时产生中枢神经系统的兴奋作用，增加代谢率，减轻体重。

1）苯丙胺：苯丙胺是传统的治疗肥胖症药物。开始用 5 mg，每日 2~3 次，逐渐加大剂量至每日 40 mg。最后 1 次服药不宜晚于睡前 4 小时或免去晚餐前服药，以免影响睡眠。一般短期疗效较好。主要不良反应为易致失眠、兴奋和成瘾，合并有高血压、冠心病和糖尿病的患者禁用。

2）芬氟拉明：芬氟拉明每片 20 mg，每日从 1~2 片开始，渐增至需要剂量，常用量为 60~80 mg。本品自 20 世纪 60 年代广泛应用以来，公认有确切显著的减肥功效，且无成瘾性。有人观察治疗 50 例肥胖症患者，患者服药 3 月后，体重平均下降 6 kg，总有效率达 96%。不良反应较多：口干、乏力、轻度腹泻、嗜睡、眼酸流泪、眼压增高，甚至诱发急性青光眼、复视、头晕，诱发内耳性眩晕症等，因出现明显不良反应而被迫停药者达 10%。目前因不良反应已退出市场。

3）安非拉酮：安非拉酮每次 25 mg，每日服 3 次，8 周为 1 个疗程，其间不宜间断服药。不良反应轻，主要有口干、恶心等，3~5 天自行消失。服用本品前应注意：抑郁症、癫痫及孕妇忌用；接受胍乙啶、甲基多巴等药物治疗或上述药物停药时间在 2 周以内的高血压病患者禁用；青光眼患者慎用。

2. 血清素和去甲肾上腺素再摄取抑制剂

这类药物有西布曲明，作用于中枢增强饱感，使摄食减少，并可通过 β_3 肾上腺素能受体而促进生热作用，使体重减轻。剂量范围 5~30 mg/d，常用剂量 10~15 mg/d，每日服 1 次。不良反应有恶心、口干、食欲下降、心跳快、紧张、便秘和失眠。

3. 脂肪酶抑制剂

饮食中的甘油三酯、游离脂肪酸、单酸甘油酯必须经胃肠道中的脂肪酶水解后才能通过黏膜吸收，脂肪酶抑制剂奥利司他在结构上与甘油三酯相似，通过竞争性抑制作用，服药后可使甘油三酯的吸收减少 30% 而以原形随粪便排出，减少能量摄取而达到减肥目的。该药对胃肠道的其他酶系（如淀粉酶、胰蛋白酶、糜蛋白酶、磷酸酯酶）无抑制作用，不影响碳水化合物、蛋白质和磷脂的吸收。用量为 120 mg，每日 3 次，进餐时服药。主要不良反应是粪便中含脂肪多而呈烂便、脂肪痢、恶臭。

（二）中药治疗

1. 辨证用药

肥胖患者临床常见脾胃功能失调，饮食失调或偏食，或有痰瘀互结，在治疗时除辨证治疗外，还应调整其饮食结构，祛瘀化痰，调补阳气等。

　　1）脾虚湿阻

　　形体肥胖，纳谷不香，或嗜食肥甘，腹胀便溏。苔腻，脉滑。

　　治法：健脾化湿。

　　方药：香砂六君子汤加减。

　　制香附 12 g，砂仁 8 g，党参 10 g，白术 15 g，茯苓 15 g，清半夏 12 g，陈皮 10 g，泽泻 10 g，生山楂 20 g，草决明 20 g。

　　2）脾虚湿困

　　形体肥胖，下肢水肿，倦怠嗜睡，饮食减少。苔滑而腻，脉滑虚缓无力。

　　治法：健脾利湿。

　　方药：平胃散加味。

　　白术 15 g，苍术 15 g，川朴 12 g，陈皮 10 g，清半夏 12 g，生姜 3 片，大枣 5 枚，茯苓 12 g，猪苓 12 g，泽泻 10 g，桂枝 10 g，生山楂 15 g，决明子 15 g。

　　3）肝肾阴虚

　　男女在更年期后发胖者，常见体重明显增加，行动不便，头晕目眩，口苦，急躁易怒，寐不安。舌红少苔，脉细数。

　　治法：滋补肝肾。

　　方药：六味地黄丸加味。

　　熟地 15 g，山药 12 g，山萸肉 10 g，茯苓 10 g，丹皮 10 g，泽泻 10 g，决明子 15 g，生山楂 15 g，茶叶 6 g，何首乌 15 g，夏枯草 12 g，黄柏 12 g，地骨皮 10 g。

　　4）脾肾阳虚

　　形体肥胖，下肢水肿，小便不利，形寒肢冷，倦怠嗜卧，食纳不佳，或有大便溏泄。苔薄白，舌胖大，脉沉细无力。

　　治法：温补脾肾。

　　方药：金匮肾气丸加减。

　　熟附子 12 g，肉桂 10 g，仙灵脾 12 g，菟丝子 12 g，巴戟天 10 g，枸杞 12 g，山药 12 g，熟地 10 g，白术 15 g，茯苓 10 g，猪苓 12 g，生山楂 15 g，决明子 15 g。

　　2. 中成药

　　1）三花减肥茶：三花减肥茶由玫瑰花、代代花、茉莉花、川芎、荷叶组成。每日 1 包，开水冲泡代茶饮，疗程 3 个月。

　　2）春风减肥茶：春风减肥茶由杜仲、三七、云雾茶、普洱茶等组成，有减肥降血脂作用。每日 1～2 包，冲泡代茶饮。

　　3）轻身降脂乐：轻身降脂乐由首乌、夏枯草、冬瓜皮、陈皮等制成的冲剂。每次 1～2 袋，每日 2～3 次。对脾虚胃热或阴虚内热者适宜。

　　4）减肥饮：减肥饮由荷叶、山楂、泽泻组成，代茶饮。疗程 3 个月，有清热利湿作用，适合于肥胖有湿浊、湿热者。

　　5）山莨菪碱：山莨菪碱每日早晨服 15～30 mg，连服 2 周。抑制食欲，促进代谢而减肥。

　　6）天雁减肥茶：天雁减肥茶每日 1～3 袋，浸泡 15～30 分钟后服，有清热通便降脂作用。

7）西施美胶囊：西施美胶囊每日 3 次，每次 3~4 粒，饭前半小时用温开水 1~2 杯冲服，服后有减少食量作用。

8）宁脂：宁脂由白术、陈皮、半夏、丹参等组成，每次 8 片，每日 3 次。有健脾化痰消瘀作用。

9）肥胖丸：肥胖丸由番泻叶、松罗茶、泽泻、淡竹叶、槐花、夏枯草、葶苈子、茯苓组成。每次 1 丸，每日 2 次，浓茶水送服，见汗为宜。便秘者加量，有除湿化痰、利尿通便作用。

10）轻身减肥片：轻身减肥片由黄芪、防己、泽泻、山楂、丹参等组成。

11）防风通圣丸：防风通圣丸每次 6~10 g，每次 2~3 次。

12）清宫减肥仙药茶：清宫减肥仙药茶由荷叶、苏叶、山楂、乌龙茶组成，每次 1 包，每日 1~2 次，泡水代茶。

13）其他：如消胖美、体可轻、还童茶、乌龙茶、仙药茶、瑶山减肥茶、北京减肥乐等。

3. 单、验方

1）黄芪 30 g，防己 12 g，白术、生姜、黄芩各 10 g，甘草 4 g，大枣 3 枚，草决明 20 g。水煎，每日 1 剂，分 2 次服。用于单纯肥胖并发高脂血症者。

2）枸杞 30 g，当茶冲服。早晚各 1 次，虚胖者用之颇宜。

3）茉莉花、玫瑰花、荷叶、草决明、枳壳各 10 g，泽兰、泽泻各 12 g，桑椹、补骨脂、何首乌各 15 g。嗜睡加乌龙茶 10 g；便结加生大黄 5 g（后下）；乏力、气短加党参、黄芪各 15 g。每日 1 剂，水煎，半空腹服，连续服药一个月可减轻一定的体重。

4）苍术、白术、茯苓、泽泻各 10 g。水煎服，每日 1 剂。

5）赤小豆、生山楂各 10 g，大枣 5 枚。水煎服，每日 1 剂。

6）赤小豆长期食用，可收到一定效果。

7）早餐前吃稀饭、水果，中餐停食，晚餐取黄芪、党参煎煮瘦肉吃可起到减肥之效果。

8）将赤小豆和薏苡仁淘洗干净，蒸 20 分钟，然后放入洗净的糯米或粳米或冬瓜子仁加水蒸熟，起锅后撒上黄瓜丁食用，有减肥之效。

9）粳米 100 g，鲜荷叶 1 张，菊花、竹叶各 5 g，共同煮吃。

10）每天用鲜荷叶 50~100 g 煎汤代茶饮用，连服 3 个月，体重可显著降低。

（贾曦）

第八章　神经系统疾病

第一节　缺血性中风

　　缺血性中风和出血性中风合称急性脑血管疾病，又称脑中风或脑卒中，是由于供应脑部的血管发生病变引起的一种严重的疾病。本病多数发生在中老年，随着人类平均寿命的延长，急性脑血管疾病的发病率和死亡率也在明显上升，据我国流行病学调查，急性脑血管疾病每年新的发病率为（79～188）/10 万，老年人为 1 023/10 万。因此，急性脑血管疾病严重威胁着老年人的身体健康。

　　中医文献中没有急性脑血管疾病的病名，其临床症状及体征类似于中医的"中风""脑晕""头痛"等证候。中风，又名卒中。因本病起病急骤，证见多端、变化迅速，与风性善行数变的特征相似，故以中风命名。本病是以猝然昏仆，不省人事，伴口眼歪斜，半身不遂，语言不利，或不经昏仆而仅以歪僻不遂为主症的一种疾病。《灵枢·刺节真邪》说："虚邪偏客于身半，其入深，内居营卫，营卫稍衰，则真气去，邪气独留，发为偏枯。"《素问·生气通天》说："阳气者，大怒则形气绝，而血菀于上，使人薄厥。"《素问·调经论》又说："血之与气，并走于上，则为大厥，厥则暴死，气复反则生，不反则死。"说明了中风的特点及其疾病的急、暴特性。

　　急性脑血管疾病最重要的危险因素是高血压，国内外大量资料表明，血压愈高，发生脑卒中的危险性愈大。其次心脏病（风湿性心脏病、冠心病、心律失常等）、糖尿病、高脂血症及吸烟和饮酒也是公认的危险因素，正确对待和防治这些危险因素，是预防急性脑血管疾病发生的关键。

一、病因

　　由于缺血性中风的病因基础主要为动脉粥样硬化，因而产生动脉粥样硬化的因素是发生缺血性中风最常见的病因。近期在全球范围内进行的研究结果显示：缺血性中风风险中的90%可归咎于10个简单的危险因素，它们依次是高血压、吸烟、腰臀比过大、饮食不当、缺乏体育锻炼、糖尿病、过量饮酒、过度的精神压力及抑郁、有基础心脏疾病和高脂血症。需要指出的是，以上大多数危险因素都是可控的。

（一）血管壁本身的病变

　　最常见的是动脉粥样硬化，且常伴有高血压、糖尿病、高脂血症等危险因素。其可导致各处脑动脉狭窄或闭塞性病变，但以大中型管径（≥500 μm）的动脉受累为主，国人的颅内动脉病变较颅外动脉病变更多见。其次为脑动脉壁炎症，如结核、梅毒、结缔组织病等。此外，先天性血管畸形、血管壁发育不良等也可引起脑梗死。动脉粥样硬化好发于大血管的分叉处和弯曲处，故脑血栓形成的好发部位为颈动脉的起始部和虹吸部、大脑中动脉起始部、椎动脉及基底动脉中下段等。当这些部位的血管内膜上的斑块破裂后，血小板和纤维素等血液中有形成分随后黏附、聚集、沉积形成血栓，而血栓脱落形成栓子可阻塞远端动脉导致脑梗死。脑动脉斑块也可造成管腔本身的明显狭窄或闭塞，引起灌注区域内的血液压力下降、血流速度减慢和血液黏度增加，进而产生局部脑区域供血减少或促进局部血栓形成出现脑梗死症状。

（二）血液成分改变

真性红细胞增多症、高黏血症、高纤维蛋白原血症、血小板增多症、口服避孕药等均可致血栓形成。少数患者可有高水平的抗磷脂抗体、蛋白 C、蛋白 S 或抗血栓 III 缺乏伴发的高凝状态等。这些因素也可以造成脑动脉内的栓塞事件发生或原位脑动脉血栓形成。

（三）其他

药源性、外伤所致脑动脉夹层及极少数不明原因者。

本病的病理过程实质上是在动脉粥样硬化基础上发生的局部脑组织缺血、坏死。由于脑动脉有一定程度的自我代偿功能，因而在长期脑动脉粥样硬化斑块形成中，并无明显的临床表现出现。但脑组织本身对缺血、缺氧非常敏感，供应血流中断的 4~6 分钟其即可发生不可逆性损伤。故缺血性中风的病理过程可分为以脑动脉粥样硬化斑块形成过程为主的脑动脉病变期和脑动脉内血栓形成伴有脑组织缺血坏死的脑组织损伤期。急性脑梗死的是一个动态演变的过程，在发生不可逆的梗死脑组织的周围往往存在处于缺血状态但尚未完全梗死的脑区域（即缺血半暗带）。

二、临床表现

（一）短暂性脑缺血发作

短暂性脑缺血发作（TIA）是指缺血引起的在 24 小时以内可以完全缓解的局灶性神经功能缺损。表现为突然发作的局灶性症状和体征，多数在数分钟至数小时缓解，实际上，60%~70% 的患者中 1 小时内即完全缓解。

通常认为，TIA 是脑梗死或出血的预警信号，据临床观察 TIA 患者中 1/3 在 5 年内发生中风，其死亡原因主要是心肌梗死或猝死。

本病好发于 50~70 岁的中老年人，TIA 的临床表现依其缺血部位、范围而有不同。其共同特征：发作突然、迅速缓解、恢复完全、反复发作呈"刻板性"。熟悉每条血管供血区的结构及其功能，将有助于定位诊断。通常，临床上将 TIA 分为颈内动脉系统和椎基底动脉系统两大类，前者较后者多见，如发生在椎基底动脉系统的 TIA 几乎没有必要做颈动脉内膜切除术，其中风的发生率低但病死率高，抗凝治疗疗效较好；而颈内动脉系统的 TIA 发生中风的机会较大，中风后病死率低而致残率高，抗血小板疗法及颈动脉内膜切除术有较好疗效。

1. 颈内动脉系统

大脑半球大部分为颈动脉供血，包括额叶、顶叶、颞叶的外侧部和基底节，发生在这一部位的 TIA 最常见的症状有对侧轻偏瘫、感觉障碍、偏盲、失语或构音障碍，以及同侧短暂性单眼盲等。同侧短暂性单眼盲为颈内动脉系统 TIA 所独有的，这是病变侧分出于颈内动脉的眼动脉缺血所致。

2. 椎基底动脉系统

其供血范围包括脑干、小脑、丘脑、颞叶内侧部分和枕叶，发生 TIA 时通常表现为双侧、单侧、交叉性运动或感觉障碍、构音障碍、双侧完全性或不完全性视力障碍（皮质盲）、眩晕、复视、共济失调、吞咽困难、记忆力丧失、恶心和呕吐等。其眩晕很少伴有耳鸣。

（二）动脉硬化性脑梗死

动脉硬化性脑梗死即脑血栓形成，是脑部动脉粥样硬化和血栓形成，使血管腔变窄或闭塞，产生急性脑供血不足所引起的脑局部组织软化、坏死，引起急性或亚急性脑的局灶性神经功能障碍。本病占全部急性脑血管病的 50% ~ 60%。

多有动脉硬化、高血压、糖尿病等病史，有头痛、头昏的先兆症状，常在安静或睡眠状态下发病，1 ~ 3 天达高峰。少数病情呈进行性加重，1 ~ 2 周达到高峰。脑颅内压增高的症状不明显，常见各种类型的失语、偏瘫，意识多清楚，少数患者可有浅、中度昏迷，但时间不长，脑损害的症状和体征依受累血管而异。

1. 颈动脉系统

1）颈内动脉：颈内动脉血栓形成的临床表现类似于大脑中动脉主干支闭塞，出现患侧单眼失明、对侧偏瘫和偏身感觉障碍。病情严重程度差异甚大，这与闭塞快慢、脑底动脉环（Willis 环）血运是否正常、侧支循环是否健全有关。

2）大脑中动脉：主干支及深支闭塞均可出现典型的三偏征，偏瘫、偏身感觉障碍和同向偏盲。累及主侧半球时可出现失语、失读、失写和失算等症状、辅侧半球受累出现失用、失认和体象障碍。皮质分支闭塞引起偏瘫、偏身感觉障碍，常不伴有视野改变。此类型临床多见。

3）大脑前动脉：闭塞时主要引起额叶内侧、基底核和内囊前部血液供应障碍，产生以下肢为主的对侧肢体偏瘫，以小腿和足部明显，可伴有感觉和排尿障碍。部分患者出现精神症状和嗅觉障碍。深穿支闭塞引起内囊前支梗死时，出现对侧中枢性面瘫、舌瘫和上肢轻瘫。

2. 椎基底动脉系统

主要表现为枕叶、小脑和脑干损害，出现交叉性瘫痪、交叉性感觉障碍、多数脑神经麻痹和共济失调症状。

1）脑桥梗死：脑桥梗死在脑干梗死中最常见。临床表现为病侧展神经和面神经麻痹，对侧中枢性舌瘫和肢体瘫，瞳孔缩小呈针尖样，梗死累及双侧出现四肢瘫痪和昏迷。

2）中脑梗死：中脑梗死出现韦伯（Weber）综合征，病灶侧动眼神经麻痹，对侧中枢性面瘫、舌瘫和肢体瘫，也可出现病灶侧动眼神经麻痹伴对侧肢体震颤或不自主运动。严重者意识障碍，瞳孔散大，对光反射消失，四肢瘫痪。

3）延脑梗死：延脑梗死在脑干梗死中少见。延髓脊外侧梗死出现眩晕、声哑、吞咽困难、构音不清、眼球震颤、霍纳综合征和共济失调，病侧面部和对侧面部和对侧肢体感觉障碍，称延髓外侧综合征。延髓内侧梗死出现病侧舌肌麻痹，以对侧上下肢为主的肢瘫和感觉障碍。

4）小脑梗死：小脑梗死以眩晕、恶心、呕吐及平衡障碍为主诉。检查发现眼球震颤、小脑性共济失调、肌张力低下。小脑大面积梗死可因水肿压迫脑干出现昏迷和死亡。

5）枕叶梗死：枕叶梗死由大脑后动脉闭塞引起。表现为同向偏盲和中枢盲，有时发生严重遗忘症。

（三）脑栓塞

脑栓塞系指脑动脉被进入血循环的栓子堵塞所引起的急性脑血管病，其总数高达卒中的 20%。

患者常有心脏病或肺部外伤、手术或长骨骨折等病史，多无前驱症状，起病急骤，有头痛、呕吐，常有短暂昏迷、癫痫样发作。有时可出现多个脏器栓塞的症状和体征。带有细菌的栓子阻塞脑血管后，如发展为脑脓肿，则可有颅压增高或化脓性脑炎、化脓性脑膜炎。空气栓塞，发病后患者即时面色苍白，然后发绀，迅速昏迷、抽搐、偏瘫和失明。

（四）腔隙性梗死

脑深部穿通动脉在高血压和动脉粥样硬化的基础上发生小的局灶软化，称腔隙性脑梗死或腔隙中风。软化局灶多为 2 mm 直径左右（0.2~15 mm）。若反复发作脑部出现多个小软化灶，称为腔隙状态。

1）多由高血压动脉粥样硬化病引起，急性或亚急性发病。

2）无意识障碍。

3）临床表现都不严重，常见纯感觉性中风，纯运动性轻偏瘫，共济失调性轻偏瘫，构音不全 - 手笨拙综合征或感觉运动性中风等。

三、药物治疗

（一）西药治疗

1. 短暂性脑缺血发作

1）病因治疗：首先应认识到危险因素在预防中风中的重要性，治疗目的是预防继发 TIA、脑梗死、心肌梗死或猝死，最有效的措施是纠正中风的危险因素，包括高血压、糖尿病、脂代谢异常、吸烟等。并应避免颈部过度活动。

2）药物治疗

（1）抗血小板治疗：非心源性栓塞性 TIA 推荐抗血小板治疗，一般单独使用。①阿司匹林：50~325 mg/d；②氯吡格雷（波立维）：75 mg/d；③小剂量阿司匹林 25 mg/d 与缓释的双嘧达莫 200 mg/次联合应用，每日 2 次口服，对卒中风险较高患者，如 TIA 或小卒中发病 1 个月内，可采用小剂量阿司匹林 50～150 mg/d 与氯吡格雷 75 mg/d 联合治疗。

（2）抗凝治疗：目前尚无证据支持抗凝治疗作为 TIA 的常规治疗，但临床伴有房颤、频繁发作的 TIA 患者可以考虑应用。①心源性栓塞性 TIA 伴发房颤和冠心病的患者，推荐口服抗凝剂治疗，治疗目标为凝血功能检查中国际标准化比值（INR）达到 2～3 或凝血酶原时间为正常值的 1.5 倍；②频繁发作的 TIA 或椎基底动脉系统 TIA 患者，对抗血小板治疗无效的患者可考虑抗凝治疗；③对瓣膜置换术后已服用足量口服抗凝剂治疗的 TIA 患者也可加用小剂量阿司匹林或双嘧达莫联合治疗。常用抗凝剂有：①华法林，初始剂量 6～12 mg/d，每晚 1 次口服，3～5 天改为 2～6 mg/d 维持。剂量调整至凝血酶原时间为对照组 1.5 倍或 INR2～3，用药 4～6 周逐渐减量至停药，可用于长期治疗。消化性溃疡或严重高血压为禁忌。②肝素，普通肝素 100 mg 加入 0.9% 氯化钠 500 mL 中静脉滴注，20～30 滴/分。根据部分凝血活酶时间（APTT）调整剂量，维持治疗前 APTT 值 1.5～2.5 倍（100 mg/d 以内）。或用低分子肝素 4 000～5 000 U，腹壁皮下注射，2 次/天，7～10 天为 1 个疗程。

在抗凝治疗期间应注意出血并发症。需反复检查小便有无红细胞、大便有无隐血，密切观察可能发生的其他脏器的出血。如有出血情况即停抗凝治疗，如为口服抗凝剂者停药后即予维生素 K_1 10～40 mg 肌内注射，或 25～50 mg 加入葡萄糖液或生理盐水中静脉滴注，每分钟不超过 5 mg。用肝素抗凝出现出血情况时则用硫酸鱼精蛋白锌，其用量与最后一次所用的肝素量相当，但一次不超过 50 mg。必要时给予输血。抗凝治疗期间应避免针灸、腰穿和任何外科小手术，以免引起出血而被迫中止抗凝治疗。

（3）降脂治疗：颈内动脉斑块、内膜增厚或颅内动脉狭窄者可使用他汀类降脂药物。常用药物有辛伐他汀（舒降之），20 mg 口服，每日 1 次。

（4）钙离子拮抗剂：钙离子拮抗剂可选择性地阻断病理状态下的钙离子通道，减少血管平滑肌的收缩，扩张脑血管。常用的药物有尼莫地平 20～40 mg，每日 3 次口服；桂利嗪（脑益嗪）25 mg，每日 3 次；氟桂利嗪（西比灵）5～10 mg，每晚 1 次口服。

（5）其他药物：高纤维蛋白原血症可选降纤药改善血液高凝状态，如巴曲酶、安克洛和蚓激酶等．对老年 TIA 合并有抗血小板禁忌证或抵抗性者，可选用活血化瘀的中药制剂治疗。

2. 脑梗死

1）急性期治疗：治疗原则是维持患者生命，调整血压，防止血栓进展，增加侧支循环，减少梗死范围，挽救半影区，减轻脑水肿，防治并发症。

（1）一般处理：急性期应静卧休息，头放平，以改善脑部循环。对于脑水肿明显、伴意识障碍者，可立即予以吸氧及降颅内压治疗，如静脉滴注地塞米松、甘露醇等。对血压偏高者，降压不宜过快、过低，使血压逐渐降至发病前水平或 150/90 mmHg 左右。血压偏低者头应放平或偏低，可输入胶体物质或应用升压药维持上述水平。吞咽困难者给予鼻饲。预防压疮，保持口腔卫生。

（2）药物治疗：药物治疗主要包括控制血压、血糖和血脂水平的药物治疗。

控制血压：在参考高龄、基础血压、平时用药、可耐受性的情况下，降压目标一般应该达到≤140/90 mmHg，理想应达到≤130/80 mmHg。糖尿病合并高血压患者严格控制血压在130/80 mmHg以下，降血压药物以ACEI、血管紧张素Ⅱ受体拮抗剂类在降低心脑血管事件方面获益明显。

控制血糖，空腹血糖应<7 mmol/L，糖尿病血糖控制的靶目标为糖化血红蛋白（HbA1c）<6.5%，必要时可通过控制饮食、口服降糖药物或使用胰岛素控制高血糖。

调脂治疗：对脑梗死患者的血脂调节药物治疗的几个推荐意见如下。

胆固醇水平升高的缺血性脑卒中和TIA患者，应该进行生活方式的干预及药物治疗。建议使用他汀类药物，目标是使LDL-C水平降至2.59 mmol/L以下或使LDL-C下降幅度为30%~40%。

伴有多种危险因素（冠心病、糖尿病、吸烟、代谢综合征、脑动脉粥样硬化病变但无确切的易损斑块或动脉源性栓塞证据或外周动脉疾病之一者）的缺血性脑卒中和TIA患者，如果LDL-C>2.07 mmol/L，应将LDL-C降至2.07 mmol/L以下或使LDL-C下降幅度>40%。

对于有颅内外大动脉粥样硬化性易损斑块或动脉源性栓塞证据的缺血性脑卒中和TIA患者，推荐尽早启动强化他汀类药物治疗，建议目标LDL-C<2.07 mmol/L或使LDL-C下降幅度>40%。

长期使用他汀类药物总体上是安全的。他汀类药物治疗前及治疗中，应定期监测肌痛等临床症状及转氨酶（谷氨酸和天冬氨酸氨基转移酶）、肌酶（肌酸激酶）变化，如出现监测指标持续异常并排除其他影响因素，应减量或停药观察（供参考：转氨酶>3倍正常上限，肌酶>5倍正常上限时停药观察）；老年患者如合并重要脏器功能不全或多种药物联合使用时，应注意合理配伍并监测不良反应。

对于有脑出血病史或脑出血高风险人群应权衡风险和获益，建议谨慎使用他汀类药物。

（3）特殊治疗：特殊治疗主要包括溶栓治疗、抗血小板聚集及抗凝药物治疗、神经保护剂、血管内介入治疗和手术治疗等。

溶栓治疗：静脉溶栓和动脉溶栓的适应证及禁忌证基本一致。本文以静脉溶栓为例详细介绍其相关注意问题。

适应证：①年龄≥18岁；②发病4.5小时内（rt-PA）或6小时内（尿激酶）；③脑功能损害的体征持续存在超过1小时，且比较严重；④脑CT已排除颅内出血，且无早期大面积脑梗死影像学改变；⑤患者或家属签署知情同意书。

禁忌证：①既往有颅内出血，包括可疑蛛网膜下腔出血；近3个月有头颅外伤史；近3周内有胃肠或泌尿系统出血；近2周内进行过大的外科手术；近1周内有在不易压迫止血部位的动脉穿刺。②近3个月内有脑梗死或心肌梗死史，但不包括陈旧小腔隙梗死而未遗留神经功能体征。③严重心、肝、肾功能不全或严重糖尿病患者。④体检发现有活动性出血或外伤（如骨折）的证据。⑤已口服抗凝药，且INR大于1.7；48小时内接受过肝素治疗（APTT超出正常范围）。⑥血小板计数低于100×10^9/L，血糖<2.7 mmol/L。⑦血压：收缩压≥180 mmHg，或舒张压≥100 mmHg。⑧妊娠。⑨神经功

能缺损。⑩CT 已显示早期脑梗死低密度 >1/3 大脑中动脉供血区（大脑中动脉区脑梗死）。

用法：①rt – PA 0.9 mg/kg（最大剂量 90 mg）静脉滴注，其中 10% 在最初 1 分钟内静脉推注，其余持续滴注 1 小时。国内习惯用 5 mg 静脉注射，余 45 mg 1 小时静滴，总量 50 mg。②尿激酶 100 万～150 万 U，溶于生理盐水 100～200 mL 中，持续静脉滴注 30 分钟。

静脉溶栓的监护及处理：①尽可能将患者收入重症监护病房或卒中单元进行监护；②定期进行神经功能评估，第 1 小时内 30 分钟 1 次，以后每小时 1 次，直至 24 小时；③如出现严重头痛、高血压、恶心或呕吐，应立即停用溶栓药物并行脑 CT 检查；④定期监测血压，最初 2 小时内 15 分钟 1 次，随后 6 小时内 30 分钟 1 次，以后每小时 1 次，直至 24 小时；⑤如收缩压 ≥180 mmHg 或舒张压 ≥100 mmHg，应增加血压监测次数，并给予降压药物；⑥鼻饲管、导尿管及动脉内测压管应延迟安置；⑦给予抗凝药、抗血小板药物前应复查颅脑 CT。

静脉溶栓的并发症：①梗死灶继发性出血或身体其他部位出血；②致命性再灌注损伤和脑水肿；③溶栓后再闭塞。

动脉溶栓：动脉溶栓使溶栓药物直接到达血栓局部，理论上血管再通率应该高于静脉溶栓，且出血风险降低。然而其益处可能被溶栓启动时间的延迟所抵消。作为卒中紧急治疗，可在数字减影血管造影（DSA）直视下进行超选择性介入动脉溶栓。需指出的是，进行动脉内溶栓对设备和医生的专业知识要求较高，因此，患者应在有经验的脑卒中治疗中心接受动脉内溶栓治疗，以便在必要时能立即进行脑血管影像学和介入性神经放射学检查。因此：①发病 6 小时内由大脑中动脉闭塞导致的严重脑卒中且不适合静脉溶栓的患者，经过严格选择后可在有条件的医院进行动脉溶栓；②发病 24 小时内由后循环动脉闭塞导致的严重脑卒中且不适合静脉溶栓的患者，经过严格选择后可在有条件的单位进行动脉溶栓。接受动脉内溶栓治疗的患者，仍有接受 rt – PA 静脉内溶栓治疗的可能性。

有关动脉溶栓的适应证、禁忌证及并发症与静脉溶栓基本相同。

抗血小板治疗：常用的抗血小板聚集剂包括阿司匹林和氯吡格雷。建议：①抗血小板药物的选择以单药治疗为主，氯吡格雷、阿司匹林都可以作为首选药物；有证据表明氯吡格雷优于阿司匹林，尤其对于高危患者获益更显著；②对于不符合溶栓适应证且无禁忌证的缺血性脑卒中患者应在发病后尽早给予口服阿司匹林 150～300 mg/d。急性期后可改为预防剂量（50～150 mg/d）；③溶栓治疗者，阿司匹林等抗血小板药物应在溶栓 24 小时后开始使用；④对不能耐受阿司匹林者，可考虑选用氯吡格雷（75 mg/d）等抗血小板治疗；⑤不推荐常规应用双重抗血小板药物。但对于有急性冠状动脉疾病（例如不稳定型心绞痛、无 Q 波心肌梗死）或近期有支架成形术的患者，推荐联合应用氯吡格雷和阿司匹林。

抗凝治疗：急性期抗凝治疗虽然已应用 50 多年，但一直存在争议。Cochrane 系统评价纳入 24 个随机对照试验（RCT）共 23 748 例患者，药物包括普通肝素、低分子肝素、类肝素、口服抗凝剂和凝血酶抑制剂。其 Meta 分析显示：抗凝药治疗不能降低随访期末病死率；随访期末的残疾率亦无明显下降；抗凝治疗能降低缺血性脑卒中的复发率、降低肺栓塞和深静脉血栓形成发生率，但被症状性颅内出血增加所抵消。心脏或动脉内血栓、动脉夹层和椎基底动脉梗死等特殊亚群尚无证据显示抗凝的疗效。因此：①对大多数急性缺血性脑卒中患者，不推荐无选择性地早期进行抗凝治疗；②关于少数特殊患者（如主动脉弓粥样硬化斑块、基底动脉梭形动脉瘤、颈动脉夹层、卵圆孔未闭伴深静脉血栓形成或房间隔瘤等）的抗凝治疗，可在谨慎评估风险、效益比后慎重选择；③特殊情况下溶栓后还需抗凝治疗的患者，应在 24 小时后使用抗凝剂。

抗凝药物的应用方法参见本节中"短暂性脑缺血发作"部分。

降纤治疗：很多研究显示脑梗死急性期血浆纤维蛋白原和血液黏滞度增高，蛇毒酶制剂可显著降低血浆纤维蛋白原，并有轻度溶栓和抑制血栓形成的作用。因此，对不适合溶栓并经过严格筛选的脑梗死患者，特别是高纤维蛋白血症者可选用降纤治疗。可选择的药物包括巴曲酶、降纤酶、安克洛酶和蚓激酶等。巴曲酶首剂 10 BU，以后隔日 5 BU，静脉注射，共 3 ~ 4 次。用药过程中监测纤维蛋白原，防止出血的发生。

扩容治疗：对一般缺血性脑卒中患者，目前尚无充分 RCT 支持扩容升压可改善预后。Cochrane 系统评价（纳入 18 项 RCT）显示，脑卒中后早期血液稀释疗法有降低肺栓塞和下肢深静脉血栓形成的趋势，但对近期或远期病死率及功能结局均无显著影响。因此：①对一般缺血性脑卒中患者，不推荐扩容；②对于低血压或脑血流低灌注所致的急性脑梗死如分水岭梗死可考虑扩容治疗，但应注意可能加重脑水肿、心力衰竭等并发症；此类患者不推荐使用扩血管治疗。常用制剂为低分子右旋糖酐，500 mL 静脉滴注，每日 1 次，10 ~ 14 天为 1 个疗程。

扩血管治疗：目前缺乏血管扩张剂能改善缺血性脑卒中临床预后的大样本高质量 RCT 证据，因此，对一般缺血性脑卒中患者，不推荐扩血管治疗。

神经保护剂：理论上，针对急性缺血或再灌注后细胞损伤的药物（神经保护剂）可保护脑细胞，提高对缺血、缺氧的耐受性。但大多数神经保护剂包括自由基清除剂、电压门控性钙通道阻滞剂、兴奋性氨基酸受体阻滞剂、阿片受体阻滞剂和镁制剂等，在动物实验中的疗效未能得到临床试验的肯定。因此，神经保护剂的疗效和安全性尚需开展更多高质量临床试验进一步证实。常用的有依达拉奉、胞磷胆碱、吡拉西坦等。

（4）其他疗法

丁基苯酞：丁基苯酞是近年国内开发的 Ⅰ 类新药。实验研究表明，本品可阻断缺血性脑卒中所致脑损伤的多个病理环节，具有较强的抗脑缺血作用，明显缩小局部脑缺血的梗死面积，减轻脑水肿，改善脑代谢和缺血脑区的微循环和血流量，抑制神经细胞凋亡，并具有抗脑血栓形成和抗血小板聚集作用。几项评价急性脑梗死患者口服丁基苯酞的多中心随机、双盲、安慰剂对照试验显示：丁基苯酞治疗组神经功能缺损和生活能力评分均较安慰剂对照组显著改善，安全性好。用法：成人 0.2 g 口服，每日 3 次，10 天为 1 个疗程。静脉滴注：25 mg/次，每日 2 次，14 天为 1 个疗程。本品应在发病后 48 小时内开始给药。

人尿激肽原酶：人尿激肽原酶（尤瑞克林）是近年国内开发的另一个 Ⅰ 类新药。本品有两点突出于其他药物的作用：①在临床剂量下，选择性扩张缺血部位细小动脉，改善梗死灶内供血,对一般动脉影响不大(不扩张正常动脉,不引起缺血区盗血);②促进损伤部位新生血管的生成。此外,尚具有改善红细胞变形能力和氧解离能力、促进组织对葡萄糖的利用、抑制血小板聚集等作用。评价急性脑梗死患者静脉使用人尿激肽原酶的多中心随机、双盲、安慰剂对照试验显示:尤瑞克林治疗组的功能结局较安慰剂组明显改善且安全。

2)恢复期、后遗症期的治疗:治疗原则是促进肢体、语言、智力康复,预防再梗死(详见康复治疗)。

3. 脑栓塞

急性期应卧床休息,保持呼吸道的通畅和心脏功能,注意营养状况,保持水和电解质的平衡,加强护理,防止肺炎、尿路感染和压疮等的发生。脑栓塞本身的治疗原则是要改善脑循环、防止再栓塞、消除脑水肿、保护脑功能。针对栓子来源的不同进行对症治疗。

1)抗凝及溶栓治疗,对于心源性栓塞者,推荐早期、长期抗凝治疗,抗凝治疗禁忌及非心源性栓塞者不推荐抗凝治疗,建议抗血小板治疗;溶栓类药物(如尿激酶、链激酶等)可能仅在早期发挥作用。

2)对症治疗:出现颅内高压者可给予脱水剂减轻脑水肿,防止脑疝形成,以降低病死率。常用高渗脱水剂有甘露醇、甘油果糖等,也可用利尿剂如呋塞米等;血压明显升高者可适当给予降压治疗;在急性期还可适当应用一些神经保护剂保护脑细胞。

3)当发生出血性脑梗死时,要立即停用溶栓、抗凝和抗血小板聚集的药物,防止出血加重和血肿扩大,适当应用止血药物,治疗脑水肿,调节血压;若血肿量较大,内科保守治疗无效时,考虑手术治疗;对感染性栓塞应使用抗生素,并禁用溶栓和抗凝药物,防止感染扩散;在脂肪栓塞时,可应用肝素、低分子右旋糖酐(不能用于对本药过敏者)、5%的碳酸氢钠及脂溶剂(如乙醇溶液等),有助于脂肪颗粒的溶解。

4)早期进行积极的康复治疗,有助于神经功能缺损症状的早期恢复。

4. 腔隙性脑梗死

1)对症治疗:包括维持生命功能和处理并发症。

(1)缺血性卒中后血压升高通常不需紧急处理,病后 24 ~ 48 小时收缩压 >220 mmHg、舒张压 >120 mmHg 或平均动脉压 >130 mmHg 时可用降压药,如卡托普利 6.25 ~ 12.5 mg 含服;切忌过度降压使脑灌注压降低,导致脑缺血加剧;血压过高(舒张压 >140 mmHg)可用硝普钠 0.5 ~ 10 μg/(kg·min),维持血压在 170 ~ 180/95 ~ 100 mmHg 水平。

(2)意识障碍和呼吸道感染者宜选用适当抗生素控制感染,保持呼吸道通畅、吸氧和防治肺炎,预防尿路感染和压疮等。

(3)发病后 48 小时至 5 天为脑水肿高峰期,可根据临床观察或颅内压监测用 20% 甘露醇 250 mL,静脉滴注,每 6 ~ 8 小时 1 次;或呋塞米 40 mg 静脉注射,2 次/天;10% 白蛋白 50 mL,静脉滴注;脱水剂用量过大、持续时间过长易出现严重不良反应,如肾损害、水电解质紊乱等。

(4)卧床患者可用肝素钙(低分子肝素)4 000 U 皮下注射,1 ~ 2 次/天,预防肺栓塞和深静脉血栓形成。

（5）发病 3 天内进行心电监护，预防致死性心律失常（室速和室颤等）和猝死，必要时可给予钙拮抗药、β 受体阻滞剂治疗。

（6）血糖宜控制在 6 ~ 9 mmol/L，过高或过低均会加重缺血性脑损伤，如 > 10 mmol/L宜给予胰岛素治疗，并注意维持水电解质平衡。

（7）及时控制癫痫发作，处理患者卒中后抑郁或焦虑障碍。

2）超早期溶栓治疗：可能恢复梗死区血流灌注，减轻神经元损伤，挽救缺血半暗带。

（1）静脉溶栓疗法

常用溶栓药物包括：尿激酶（UK），50 万 ~ 150 万 U 加入 0.9% 生理盐水 100 mL 中，在 1 小时内静脉滴注；阿替普酶（重组组织型纤溶酶原激活物），一次用量 0.9 mg/kg，最大剂量 < 90 mg；10% 的剂量先予静脉推注，其余剂量在约 60 分钟持续静脉滴注。

阿替普酶是位于人类 8 号染色体的丝氨酸蛋白酶，可催化纤溶酶原变为纤溶酶，具有溶解脑血栓所含纤维蛋白凝块的能力；临床对照研究提示，出现症状 3 小时内阿替普酶静脉注射可降低缺血性卒中病残率和死亡率，但价格昂贵限制了其应用。使用阿替普酶最初 24 小时内不能再用抗凝剂和抗血小板药，24 小时后 CT 显示无出血，可用抗凝和抗血小板治疗。卒中患者接受尿激酶和阿替普酶溶栓治疗必须在具有确诊卒中和处理出血并发症能力的医院进行。不推荐用链激酶（SK）静脉溶栓，因易引起出血。用药过程中出现严重头痛、呕吐和血压急剧升高时，应立即停用尿激酶或阿替普酶并进行 CT 检查。

溶栓适应证：急性缺血性卒中，无昏迷；发病 3 小时内，在 MRI 指导下可延长至 6 小时；年龄 ≥ 18 岁；CT 未显示低密度病灶，已排除颅内出血；患者本人或家属同意。

绝对禁忌证：TIA 单次发作或迅速好转的卒中以及症状轻微者；病史和体检符合蛛网膜下隙出血；两次降压治疗后血压仍 > 185/110 mmHg；CT 检查发现出血、脑水肿、占位效应、肿瘤和动静脉畸形；患者 14 天内做过大手术或有创伤，7 天内做过动脉穿刺，有活动性内出血等；正在应用抗凝剂或卒中前 48 小时曾用肝素治疗；病史有血液疾病、出血素质、凝血障碍或使用抗凝药物史。

溶栓并发症：梗死灶继发出血，尿激酶是非选择性纤维蛋白溶解剂，激活血栓及血浆内纤溶酶原，有诱发出血的潜在风险，用药后应监测凝血时间及凝血酶原时间；溶栓也可导致致命的再灌注损伤和脑水肿；溶栓再闭塞率高达 20%，机制不清。

（2）动脉溶栓疗法：动脉溶栓疗法作为卒中紧急治疗，可在 DSA 直视下进行超选择介入动脉溶栓。尿激酶动脉溶栓合用小剂量肝素静脉滴注，可能对出现症状 3 ~ 6 小时的大脑中动脉分布区卒中患者有益。

3）脑保护治疗：多种脑保护剂被建议应用，在缺血瀑布启动前用药，可通过降低脑代谢、干预缺血引发细胞毒性机制、减轻缺血性脑损伤。包括自由基清除剂（过氧化物歧化酶、巴比妥盐、维生素 E 和维生素 C、21 - 氨基类固醇等），以及阿片受体阻滞剂纳洛酮、电压门控性钙通道阻断药、兴奋性氨基酸受体阻滞剂和镁离子等。

4）抗凝治疗：在大多数完全性卒中患者未显示有效，似乎不能影响已发生的卒中过程，为防止血栓扩展、进展性卒中、溶栓治疗后再闭塞等可以短期应用。常用药物包括肝素、肝素钙（低分子肝素）及华法林等。治疗期间应监测凝血时间和凝血酶原时间，须备有维生素K、硫酸鱼精蛋白等拮抗药，处理可能的出血并发症。

5）降纤溶治疗：通过降解血中冻干人纤维蛋白原、增强纤溶系统活性以抑制血栓形成。可选择的药物包括巴曲酶、去纤酶（降纤酶）、安克洛酶、蚓激酶等。巴曲酶首剂 10 BU，以后隔天 5 BU，静脉注射，共 3 ~ 4 次，安全性较好。

6）抗血小板治疗：大规模、多中心随机对照临床试验显示，未选择的急性脑梗死患者发病 48 小时内用阿司匹林 100 ~ 300 mg/d，可降低死亡率和复发率，推荐应用。但溶栓或抗凝治疗时不要同时应用，可增加出血风险。抗血小板聚集剂如噻氯匹定、氯吡格雷等也可应用。

7）有条件的医院应组建卒中单元（SU）：SU 由多科医生、护士和治疗师参与，经过专业培训，将卒中的急救、治疗、护理及康复等有机地融为一体，使患者得到及时、规范的诊断和治疗，有效降低病死率和致残率，改善患者预后，提高生活质量，缩短住院时间和减少花费，有利于出院后管理和社区治疗。中、重度脑卒中，如大面积脑梗死、小脑梗死、椎基底动脉主干梗死及病情不稳定脑梗死患者均应进入 SU 治疗。

8）脑梗死急性期不宜使用或慎用血管扩张剂：因缺血区血管呈麻痹及过度灌流状态，可导致脑内盗血和加重脑水肿。脑卒中急性期不宜使用脑细胞营养剂脑活素等，可使缺血、缺氧脑细胞耗氧增加，加重脑细胞损伤，宜在脑卒中亚急性期（2 ~ 4 周）使用。中药制剂，如银杏制剂、川芎嗪、三七粉（三七）、葛根素（葛根）、丹参和水蛭素等均有活血化瘀作用；应进行大规模、多中心、随机对照临床试验和 Meta 分析，提供有效的有力证据。

5. 分水岭区脑梗死

保持呼吸道通畅，通过血氧饱和度和氧分压测定发现低氧血症的患者，要给予吸氧治疗，如果仍不能纠正者，辅以机械通气。

1）抗感染：有感染的证据和有明显的意识障碍时要使用抗生素。

2）纠正血糖：对于糖尿病患者或应激性糖尿病患者均应积极控制。

3）扩容：补足血容量，腹泻患者更应积极对因治疗。

4）改善微血液循环，分水岭区脑梗死治疗禁用降压药，慎用钙离子通道拮抗剂。首选提高灌注压药物，如扩容药物和中药。

（二）中药治疗

1. 辨证用药

本病一经发生，急性期以标实为急，治无缓法。病以风、火、痰、气、血为因，导致心、肝、肾三脏阴阳失调，气机逆乱，闭窍阻络发为本病。临床应把握其病情的轻重，病位的深浅，症候的虚实程度等，便于立法遣方用药，以驱其邪，邪去病自安。

1）风痰入络

突然口眼歪斜，口角流涎，肌肤麻木，手足拘挛，言语不利，甚则半身不遂。苔薄白，脉弦滑而数。

治法：祛风止痉，化痰通络。

方药：牵正散加减。

白附子、全蝎、红花、胆南星、橘络各 6 g，僵蚕、丹参各 12 g，半夏 9 g。

2）风阳上扰

平素头晕头痛，耳鸣眼花，突然发生舌强语謇，口眼歪斜，半身不遂。舌质红，苔黄，脉弦滑或细数。

治法：育阴潜阳，镇肝息风。

方药：天麻钩藤饮加减。

天麻 6 g，钩藤、益母草、丹参、桑寄生各 15 g，川牛膝、赤芍、黄芩各 12 g，栀子、杜仲、茯神各 9 g。

3）气虚血瘀

多在休息或睡眠时发病，头痛头晕，肢体麻木，半身不遂，语言不清。舌质紫暗，苔薄白，脉象细弱。

治法：益气活血，逐瘀通络。

方药：党参、黄芪、威灵仙各 15 g，当归、川芎、白芍、秦艽各 12 g，桃仁、红花、地龙各 6 g。

2. 中成药

1）人参再造丸：人参再造丸每次 1 丸，每日 3 次。用治中风症见半身不遂，口眼歪斜，手足麻木。

2）华佗再造丸：华佗再造丸 1 次 8 g，每日 2~3 次，连服 10 天，停药 1 天，30 天为 1 个疗程。用治中风瘫痪，拘挛麻木，口眼歪斜，言语不清。

3）中风片：中风片每次 2 片，每日 2 次。用治中风不语，半身不遂，口眼歪斜。

4）大活络丸：大活络丸每次 1 丸，每日 2 次。用治中风痰厥引起的瘫痪，足痿痹痛。

5）再造丸：再造丸每次 1 丸，每日 2 次。用治中风，半身不遂，手足麻木，疼痛拘挛，口眼歪斜，言语不清。

6）回天再造丸：回天再造丸每次 1 丸，每日 2 次。用治半身不遂，口眼歪斜，手足麻木等。

7）祛风通络丸：祛风通络丸每次 1 丸，每日 2 次。用治中风症见牙关紧闭，口眼歪斜，半身不遂，麻木不仁，筋脉拘挛等。

8）醒脑再造丸：醒脑再造丸 1 次 1 丸，每日 2 次。用治脑血栓形成及其后遗症，神志不清，语言謇涩，口角流涎，筋骨酸痛，手足拘挛，半身不遂。

9）消栓再造丸：消栓再造丸，1 次 1~2 丸，每日 2 次。用治脑血管病的恢复期及后遗症期。

10）消栓口服液：消栓口服液每次 1~2 支，每日 2~3 次。用治气虚血瘀引起中风后遗症，半身不遂，口眼歪斜，言语不清，口有流涎。

11）脉络通冲剂：脉络通冲剂每次 1 袋，每日 3 次，开水冲服。孕妇慎用。用治中风之肢体麻木，半身不遂等。

12）脑得生片：脑得生片每次 4 片，每日 3 次。用治脑血栓形成及卒中后遗症。

13）消栓通络片：消栓通络片每次 8 片，每日 3 次。用治脑血栓形成。

14）偏瘫复原丸：偏瘫复原丸每次 1 丸，每日 2 次。用治中风后半身不遂，口眼歪斜，言语不清等。

15）中风回春片：中风回春片每次 4 ~ 6 片，每日 3 次。用治卒中偏瘫，口眼歪斜等。

16）通塞脉片：通塞脉片每次 8 ~ 12 片，每日 3 次。用治脑血栓形成。

17）脉络宁注射液：脉络宁注射液每次 10 ~ 20 mL 加入 5% 葡萄糖液 250 ~ 500 mL 内静脉滴注，每日 1 次，10 ~ 14 天为 1 个疗程，根据病情需要，可用 3 ~ 4 个疗程，每疗程之间间隔5 ~ 7天，重症患者必要时可连续使用 2 个疗程。

18）丹参注射液：丹参注射液每次 8 ~ 12 mL，加入 5% 或 10% 葡萄糖液 500 mL 中静脉滴注，疗程同脉络宁注射液。用治脑血栓形成及卒中后遗症。

19）川芎嗪：川芎嗪每次 40 ~ 80 mg，加入 5% 葡萄糖液 250 ~ 500 mL 中静脉滴注。用治脑血栓形成及卒中后遗症。

3. 单、验方

1）水蛭、木香（后下）、乌梢蛇各 9 g，全蝎 6 g，鸡血藤 25 g，土鳖虫 10 g，地龙 12 g，丹参 20 g，忍冬藤、钩藤各 15 g，黄芪 50 g。偏头痛加川芎、茺蔚子各 9 g；血压偏高加石决明 30 g，紫石英 15 g，磁石 20 g，牛膝 15 g；肢体麻木加姜黄 8 g，桑枝 20 g；肢体疼痛加葛根 30 g，桂枝 4.5 g；痰盛加天竺黄 10 g，胆南星 8 g；大便干燥加枳壳 6 g，酒大黄（后下）8 g；小便不利加车前子 8 g，木通 6 g；肝火盛加龙胆草 6 g，栀子 8 g；失眠加朱砂 1.5 g，夜交藤 15 g；腿软无力加五加皮、狗脊、川续断各 8 g，制马钱子 1 g。对偏瘫患者有较好疗效。

2）生黄芪 15 g，水蛭 1 g，虻虫 0.1 g，葛根 21 g，桃仁、胆南星各 6 g，赤芍、地龙各 12 g，酒大黄 5 g，红花、毛橘红各 9 g，通草 0.5 g，红糖 15 g，以葱白 1 根为引。水煎服，每日 1 剂，饭后服。本方有益气活血化瘀，通经活络开窍之效。适于气虚血瘀，经气内阻，痰湿内聚，上蒙清窍。

3）黄芪 30 ~ 60 g，当归 6 ~ 12 g，鸡血藤 30 g，丹参 15 ~ 30 g，生乳香 3 ~ 9 g，川芎 6 ~ 12 g，葛根 6 ~ 12 g。每日 1 剂，水煎分早晚 2 次服。若口舌謇涩，言语不清，舌苔白腻者加石菖蒲、郁金、制半夏；血压偏高者加钩藤；手足伸屈不利者加制豨莶草；腰膝酸软无力者加杜仲、桑寄生、枸杞；服药后觉热加生地、天花粉、麦冬。总有效率为 95% 。

4）对于脑血栓形成后手足拘挛者可用伸筋草、透骨草、红花各 3 g，置于搪瓷脸盆中；加清水 2 kg，煮沸 10 分钟后取用药液温度以 50 ~ 60℃ 为宜，浸泡 15 ~ 20 分钟，汤液温度降低后需加热，再浸泡 1 遍，手足拘挛者，先浸泡手部，后浸泡足部，每日 3 次，浸泡时手指、足趾在汤液中进行自由伸屈活动。一个月 1 个疗程。

5）珍珠母 50 g，生牡蛎 60 g。煮水 500 mL 去渣，用粳米 100 g，煮粥食服，每日 2 次。用于阴虚阳亢之中风患者。

6）桃仁 10 g（打碎），草决明 12 g。水煎后加白蜜适量冲服。用于脑血栓形成。脑出血者忌服。

7）黑豆适量洗净，加水煮汁，煎至稠为膏状，用时先含口中不咽，片刻再咽下，每日数量不限。用于中风不语。

8）山楂 60 g。水煎 100 mL，分 2 次口服。用于颅内高压者。

9）将大蒜 2 瓣去皮，捣烂如泥，涂于患者牙根处。用于中风不语症。

10）黑木耳、桃仁、蜂蜜各 120 g。将木耳用温水浸泡，洗净，与桃仁、蜂蜜共捣烂如泥，放锅内蒸熟，分 4 天吃完，孕妇禁用。用于中风四肢麻木不仁证。

11）乌龟 3 只，冰糖 5 g。将乌龟头切下取血，碗中放入冰糖隔水炖熟食，每日 1 次。用于中风后半身不遂，四肢麻木。

（郭婕）

第二节　出血性中风

由于颅内各种原因引起的突然出血，称为出血性中风，包括脑出血、蛛网膜下隙出血、高血压脑病等。本病亦属中医学的"中风"范畴。

中医学认为，出血性中风属中医中风中器官范畴。其与中经络不同处在于中器官者常有神志不清而病重。其病因亦不外乎风、火、虚、痰等四端。与缺血性中风相比，上述诸因作用更强。

中风中器官可分脱证、闭证两大证，闭证又分阳闭证、阴闭证两证。风、火、痰太甚可伤正气，或正气太虚，以致正气虚脱，阳浮于上，阴竭于下，阴阳即将离决，不但见神志不清，且有"亡阳"（休克）之象，真气暴绝，元阳将脱而形成脱证，生命垂危，必须立即抢救。闭证者元阳尚足，而邪气暴盛。阳闭者以肝阳暴涨、阳升风动，气血上逆，夹痰火上蒙清窍，而致昏迷，面赤身热，气粗口臭等；阴闭者火不盛，反见寒湿内盛之象，如静卧不烦，四肢不温，面白唇青等。一热一寒，以此区别。

中风后遗症半身不遂，言语不利，口眼歪斜等，是由风痰流窜经络，血脉痹阻，血瘀气滞，经络不通，气不能行，血不能荣而致。

一、病因

现代医学认为，最常见的病因是高血压合并细小动脉硬化，其他病因包括动脉畸形、动脉瘤、血液病（白血病、再生障碍性贫血、血小板减少性紫癜、血友病和镰状细胞贫血病）、梗死后出血、脑淀粉样血管病、脑动脉炎、抗凝或溶栓治疗、原发性或转移性脑肿瘤破坏血管等。新近文献报道了非高血压性自发脑出血的出血原因探析，非高血压性自发性脑出血的原因较多，国外文献报道自发性脑出血病因以脑动脉瘤为首位，其次为脑血管畸形，而烟雾病、血液病、脑肿瘤卒中及其他病因则占少数。另外还有部分脑出血患者由于病情特点及技术的局限性，尚不能明确病因。颅内动脉瘤是脑动脉局部异常性扩张变形成球形凸起病灶，其形成的因素有脑血管的先天变异、动脉硬化、感染、外伤等。由于颅内动脉瘤处血管扩张变形导致血管壁薄弱且缺乏弹力层，在血管壁长期变形和外界因素的诱发下容易发生破裂出血。统计资料显示脑动脉瘤的好发部位依次为后交通动脉（25%～35%）、前交通动脉（25%～30%）、大脑中动脉分叉（20%）、颈内动脉末端（5.4%～11%）、椎基底动脉（8%）。脑动脉畸形是一种先天性脑血管发育异常疾病，是颅内最常见的血管畸形。脑动静脉畸形破裂出血其血肿多位于脑实质内。烟雾病的病因多系颅底脑血管先天发育不良或变态反应性炎症。烟雾病在成年患者以颅内出血表现为主，在儿童以脑缺血表现为主。脑血管造影是确诊烟雾病的最佳方法。脑肿瘤卒中，也是临床上自发性脑出血的常见原因之一，脑肿瘤卒中的 CT 影像特点是出血征象和肿瘤征象并存。可见不规则高低密度混杂影，有明显的占位与水肿效应，其水肿明显，但与一般的脑出血的水肿期龄不符。

脑内动脉壁薄弱，中层肌细胞和外膜结缔组织较少，而且无外弹力层。长期高血压使脑细小动脉发生玻璃样及纤维性坏死，管壁弹性减弱，血压骤然升高时血管易破裂出血。在血流冲击下，血管壁病变也会导致微小动脉瘤形成，当血压剧烈波动时，微小动脉瘤破裂而导致脑出血。高血压脑出血的发病部位以基底节区最多见，主要是因为供应此处的豆纹动脉从大脑中动脉呈直角发出，在原有血管病变的基础上，受到压力较高的血流冲击后易致血管破裂。

二、病史及临床表现

（一）脑出血

以 50 岁左右高血压患者发病最常见。由于高血压发病有年轻化趋势，因此在年轻的高血压患者中也可发生脑出血。高血压脑出血发生前常无预感，少数有头昏、头痛、肢体麻木和口齿不清等前驱症状。多在白天情绪激动、过分兴奋、劳累、用力排便或脑力紧张活动时发病。起病突然，往往在数分钟至数小时病情发展到高峰。急性期常见的主要表现为：头痛、呕吐、意识障碍、偏瘫、失语、大小便失禁等。呼吸深沉带有鼾声，重则呈潮式呼吸或不规则呼吸。患者在深昏迷时四肢呈弛缓状态，局灶性神经体征不易确定，此时需与其他原因引起的昏迷相鉴别；若昏迷不深，查体时可能发现轻度脑膜刺激症状以及局灶性神经受损体征。现按不同部位脑出血的临床表现分述如下：

1. 内囊出血

内囊出血最多见，典型表现为三偏综合征：对侧偏瘫、偏身感觉障碍及同向偏盲。出血侧如为主半球则可出现失语。

2. 脑桥出血

脑桥出血重症常迅速波及双侧，瞳孔呈针尖样，中枢性高热，双侧面瘫和四肢强直性瘫痪。出血破入第四脑室呈深昏迷、高热、抽搐、呼吸衰竭而死亡。轻症常累及单侧，表现为交叉性瘫痪，即病灶侧面瘫、外展麻痹或面部麻木，对侧上下肢瘫痪，头和双眼偏向健侧，双眼凝视。

3. 小脑出血

小脑出血暴发型者常突然死亡。多数突感后枕部疼痛、眩晕、呕吐、复视、步态不稳、眼震，而无肢体瘫痪。病情常迅速恶化进入昏迷。后期因压迫脑干可有去大脑强直发作，或因颅内压升高产生枕大孔疝而死亡。

4. 脑室出血

可由脉络丛血管破裂引起，但大多数是由脑出血时血肿破入脑室所致。常于起病1~2小时陷入深昏迷，四肢弛缓性瘫痪，或出现中枢性高热、去大脑强直、顽固性呃逆、瞳孔忽大忽小或左右不等、皮肤苍白或发绀、血压下降，多在 24 小时内因呼吸循环衰竭死亡。

（二）蛛网膜下隙出血

1. 病史

询问起病缓急及起病时的情况，了解有无明显诱因和前驱症状。了解起病时的症状特征，是否突然剧烈头痛、呕吐；有无面色苍白、全身冷汗；有无眩晕、抽搐、项背或下肢疼痛；有无意识或精神障碍。了解有无颅内动脉瘤、脑血管畸形和高血压、动脉硬化病史；有无血液病、糖尿病、冠心病、颅内肿瘤、脑炎及抗凝治疗史。评估患者的心理状态，了解有无恐惧、紧张、焦虑及绝望的心理。

2. 症状和体征

脑膜刺激征、剧烈的头痛及血性脑脊液是蛛网膜下隙出血的三大症状，绝大多数患者都会出现。多数患者发病前完全正常，部分患者有偏头痛和眩晕史。发病常较急骤，突然出现剧烈头痛、呕吐，很快发展至昏迷。意识障碍时间一般较短，清醒后有头痛、呕吐。脑膜刺激征，以颈项强直为最突出，凯尔尼格征、布鲁津斯基征均呈阳性。

蛛网膜下隙出血的临床症状可分 4 组：

1）脑膜刺激征：血液进入蛛网膜下隙后，红细胞及细胞破坏产物刺激脑膜及神经根引起脑膜刺激征，即头痛、呕吐、颈强直及凯尔尼格征阳性。

2）脑局灶体征：所在部位的动脉瘤或血管畸形破裂产生局灶体征，大脑半球的血管畸形破裂则发生偏瘫、失语及癫痫发作；脑桥部位的动脉瘤破裂，发生多数脑神经损害和呼吸、循环功能异常。

3）脑血管痉挛：由于血小板破裂后释放 5－HT 等，引起广泛的脑血管痉挛、脑水肿和颅内压增高，而致继发性脑缺血，出现意识障碍、精神症状与锥体束征等。

4）多器官功能衰竭：严重蛛网膜下隙出血时，因丘脑下部受出血或脑血管痉挛引起的缺血损害，发生一系列自主神经－内脏功能障碍，表现为多器官功能衰竭。

三、药物治疗

（一）西药治疗

治疗原则为安静卧床、脱水降颅压、调整血压、防治继续出血、加强护理防治并发症，以挽救生命，降低死亡率、残疾率和减少复发。

1. 降低颅内压

1）脑水肿可使颅内压增高，并致脑疝形成，是影响脑出血死亡率及功能恢复的主要因素。积极控制脑水肿、降低颅内压是脑出血急性期治疗的重要环节。

2）甘露醇是最重要的降颅压药物。可同时应用呋塞米，静脉或肌内注射，二者交替使用，维持渗透梯度。用药过程中应该监测尿量、水及电解质平衡。

3）甘油果糖静脉滴注，脱水作用温和，没有反跳现象，适用于肾功能不全患者。

4）20%白蛋白静脉滴注，能提高血浆胶体渗透压，减轻脑水肿，但价格昂贵，应用受限。

2. 调整血压

一般来说，当收缩压＞200 mmHg或平均动脉压＞150 mmHg时，要用持续静脉降压药物积极降低血压；当收缩压＞180 mmHg或平均动脉压＞130 mmHg时，如果同时有疑似颅内压增高的证据，要考虑监测颅内压，可用间断或持续静脉降压药物来降低血压，但要保证脑灌注压＞60～80 mmHg；如果没有颅内压增高的证据，降压目标则为160/90 mmHg或平均动脉压110 mmHg。降血压不能过快，要加强监测，防止因血压下降过快引起脑的灌注不足。脑出血恢复期应积极控制高血压，尽量将血压控制在正常范围内。调控血压时应考虑患者的年龄、有无高血压史、有无颅内高压、出血原因及发病时间等因素。

3. 纠正凝血异常

对于严重凝血因子缺乏或严重血小板减少的患者，推荐补充凝血因子和血小板；因口服华法林导致脑出血的患者，应立即停用华法林，给予维生素K，可静脉输注新鲜冰冻血浆或凝血酶原复合物；因应用肝素引起的脑出血，应立即停用肝素，给予鱼精蛋白。

4. 管理血糖

血糖值可控制在7.8～10.0 mmol/L，目标是达到正常血糖水平。血糖超过10 mmol/L时可给予胰岛素治疗；血糖低于3.3 mmol/L时，可给予10%～20%葡萄糖液口服或注射治疗。

（二）中药治疗

1. 辨证用药

1）阳闭

突然昏倒，不省人事，牙关紧闭，口噤不开，两手握固，两便闭塞，肢体拘挛，以及面赤身热，气粗口臭，躁扰不宁。舌苔黄腻，脉弦滑而数。

治法：辛凉开窍，清肝息风。

方药：羚角钩藤汤加减。

羚羊角粉1 g，石决明30 g，钩藤12 g，生地、白芍各15 g，夏枯草、黄芩、僵蚕、菊花、浙贝母各9 g。

局方至宝丹或安宫牛黄丸1粒。先以局方至宝丹或安宫牛黄丸灌服或研末和水鼻饲，以辛凉透窍，待患者醒后用上方煎后，冲羚羊角粉送服。

2）阴闭

突然昏倒，不省人事，牙关紧闭，口噤不开，两手握固，两便闭塞，肢体拘挛，以及面白唇青，痰涎壅盛，四肢不温，静卧不烦。苔白腻，脉沉滑缓。

治法：辛温开窍，除痰息风。

方药：导痰汤加味。

半夏、胆南星、枳实、茯苓、石菖蒲各 9 g，陈皮 6 g，甘草 3 g，钩藤 12 g，苏合香丸 1 粒。

先以苏合香丸温开水化开灌服或用鼻饲法，以温开透窍，再服上方。

3）脱证

突然昏倒，不省人事，目合口张，鼻干息微，手撒肢凉，汗多，两便自遗，肢体软瘫。舌痿，脉微弱。

治法：扶正固脱，益气回阳。

方药：参附汤加味。

人参 9 g（另煎）或人参粉 6 g，制附子、炙甘草、五味子各 9 g，龙骨、牡蛎各 30 g，黄芪、五味子各 15 g。

2. 中成药

1）安宫牛黄丸：安宫牛黄丸每次 1 丸，每日服 2 次。

2）局方至宝丹：局方至宝丹每次 1 丸，每日服 2 次。

3）脑血康（由动物类活血化瘀药物提取研制而成）：脑血康每次 10 mL，每日 3 次，口服（昏迷患者可鼻饲）。

4）清开灵注射液：清开灵注射液 6 mL 加入 10% 葡萄糖液 500 mL 中，每日 1 次，静脉滴注。适用于急性期。

5）复方丹参液：复方丹参液 8 mL 加入 5% 葡萄糖液 500 mL 中，每日 1 次，静脉滴注。适用于恢复期。

6）苏合香丸：苏合香丸每次 1 丸，每日 2 次。用于阴闭者。

7）参附注射液：参附注射液 10 mL 加入 50% 葡萄糖液 40 mL 中静脉注射，每日 2~4 次。用于脱证者。

3. 单、验方

1）生地、丹皮、泽泻、茯苓、枣皮、牡蛎、龙骨、竹茹、白芍各 12 g，山药 15 g，石菖蒲 9 g，远志肉 6 g。水煎服。用于脑出血，症见猝然昏倒，面部发红，喉间痰鸣辘辘，牙关紧闭。

2）当归、赤芍、合欢皮各 12 g，桂枝、木瓜、地龙干各 45 g，鸡血藤、夜交藤各 30 g，桃仁、黄芩、炒六曲各 9 g。水煎服，适用于卒中后遗症。

3）乌龟 3 只，冰糖 5 g。将乌龟头切下取血，碗中放入冰糖隔水炖熟食，每日 1 剂。适用于脑卒中后半身不遂，四肢麻木。

4）黑豆 500 g 洗净，加水煮汁，煎至稠为膏状。用时先含于口中不咽，片刻后再饮下，每日数次不限。适用于脑卒中不语。

5）冬麻子仁 30 g，荆芥穗 10 g，薄荷叶 6 g，白粟米 100 g。先将荆芥穗、薄荷叶煎汤取汁。用此汁研冬麻子仁，滤过后下白粟米煮粥，空腹食之。每日 1 剂。适用于脑卒中，言语謇涩，手足不遂。

（郭婕）

第三节　失　眠

失眠是指经常入睡困难，或时睡时醒，睡眠不熟，或醒后不能再入睡，常伴有头晕、头痛、心悸、健忘等症状。老年人多见。

失眠中医称"不寐""不得眠""不得卧""目不瞑"等，是指经常不能获得正常睡眠为特征的一种病证。不寐的病情轻重不一，轻者有入寐困难，有寐而易醒，有醒后不能再寐，亦有时寐时醒等，严重者则整夜不能入寐。

一、病因

引起失眠的原因：

（一）精神因素

老年人失眠大多由精神因素引起，如紧张、兴奋、焦虑或恐惧等，当精神兴奋解除，睡眠可获改善。

（二）躯干因素

老年人易患皮肤瘙痒症，或有鼻塞、咳嗽、气促、气喘呼吸系统疾病，或有恶心、呕吐、腹痛、腹泻；或有尿频、尿急、尿痛等症状，均可影响睡眠。

（三）环境因素

环境发生变化可影响睡眠。

（四）药物因素

浓茶、咖啡均能刺激大脑皮质的兴奋，氨茶碱、麻黄碱等常用药物也能兴奋中枢神经，使入睡困难。

（五）其他因素

如高血压、贫血、更年期综合征等疾患均可引起不同程度的失眠。

中医认为形成不寐的原因很多。思虑劳倦，内伤心脾，阳不交阴，心肾不交，阴虚火旺，肝阳扰动，心胆气虚以及胃中不和等因素，均可以影响心神而导致不寐。不寐的原因很多，但总是与心脾肝肾及阴血不足有关，其病理变化，总属阳盛阴衰，阴阳失交。

二、临床表现

老年人失眠一般为入睡困难，时常觉醒；或入睡容易，凌晨过早醒来，则不能再入睡；也有少数老年人彻夜难眠。

三、药物治疗

（一）西药治疗

由于失眠的原因较多，治疗上既有共同点，也有不同点，治疗时应首先明确失眠原因。首先要建立良好的睡眠卫生习惯，逐步纠正各种影响睡眠的行为与认知因素；其次要重建正常睡眠模式和恢复正常睡眠结构，摆脱失眠困扰。

1. 苯二氮䓬类

苯二氮䓬类（BZD）是目前应用最为普遍的一大类抗焦虑药物，均具有抗焦虑和不同程度的镇静催眠的效果。常用的如地西泮、艾司唑仑、氯硝西泮等。

2. 非苯二氮䓬类

非苯二氮䓬类包括唑吡坦、佐匹克隆和扎来普隆。小剂量即可缩短入睡时间，延长睡眠时间，不影响睡眠结构；较大剂量使睡眠期延长，不引起肌肉松弛；由于半衰期短，吸收迅速，不蓄积，后遗作用少，对白昼活动影响轻微。

3. 巴比妥类

巴比妥类选择性抑制脑干网状上行激活系统，降低皮质兴奋性。催眠为剂量相关性。由于易产生耐药性和依赖性，中等剂量抑制呼吸，目前很少用于治疗失眠。

4. 抗抑郁药

抗抑郁药能减轻慢性失眠、预防抑郁。有些抗抑郁药由于有镇静作用，可用来改善睡眠。三唑酮拮抗 5 - HT_{2a} 受体和组胺受体，因此有较强的镇静作用，然而有研究提示在非抑郁失眠症患者中应用三唑酮（常用剂量 25 ~ 250 mg）应该注意其不良反应如眩晕、过度镇静和精神运动功能损害，这些不良反应对老年人可能更为显著。此外，长期应用三唑酮会有耐药性增加的可能。另一些抗抑郁药如奈法唑酮、米氮平也被用来治疗失眠症，但同样对非抑郁失眠患者的疗效尚缺乏可靠的临床资料。

5. 褪黑素

褪黑素是松果体分泌的吲哚类激素，有镇静催眠和调节睡眠－觉醒周期作用。对睡眠位相滞后、时差反常、倒班作业引起的睡眠障碍、盲人及脑损伤者等睡眠节律障碍性失眠有较好的效果。褪黑素还有抗氧化和抗衰老作用，对老年患者更好。与传统的 γ－氨基丁酸作用机制不同，瑞美替昂是一种选择性褪黑素受体激动剂，在自然睡眠中褪黑素正是通过作用于这些受体来控制昼夜节律的变化。瑞美替昂可改善睡眠效率，提高睡眠总时间，是第一个也是目前唯一一个获准用于治疗失眠症的褪黑素能药物。与 BZD 药物相比，瑞美替昂没有潜在的滥用风险，可长期使用。在老年患者中，瑞美替昂口服吸收快，1~2 小时血药浓度达峰值，甚至在剂量加倍时也不会引起精神运动性障碍和认知功能损害。

6. 其他

抗精神病药物尤其是非经典抗精神病药物对于顽固性失眠和夜间谵妄的患者还可以选择合并或单独应用，但不提倡首选使用，同时要注意药物的安全性和适应证问题。抗组胺药如苯海拉明，具有镇静作用，是大多数非处方药的主要成分。因半衰期长而具有残留镇静作用。且对催眠作用有耐受。

不同失眠类型的药物选择：入睡困难时选用诱导入睡作用快速的药物，主要是短半衰期镇静催眠药，唑吡坦的疗效较好，其他如三唑仑、咪达唑仑、扎来普隆、佐匹克隆和水合氯醛等。夜间易醒：上半夜易醒者选择短半衰期药物，如咪达唑仑、三唑仑和阿普唑仑等，下半夜易醒者选择中或长半衰期药物，如艾司唑仑、硝西泮和氟西泮等。早醒：多见于抑郁症患者，在治疗原发病同时可选用长或中半衰期镇静催眠药，如地西泮、艾司唑仑、硝西泮和氟西泮等。

应用镇静催眠药注意事项：①确定失眠原因，掌握药品适应证和禁忌证，例如，催眠药可导致睡眠中低氧血症，阻塞性睡眠呼吸暂停综合征禁用；避免与中枢抑制剂（如乙醇等）合用。②用药剂量个体化。③使用最小有效剂量，短期（2～4周）处方或间断用药，有效后逐渐减量与停药，以减少复发和可能的戒断反应。④了解患者用药史有助于正确选择药物，注意长半衰期药物对从事机械、驾车人员的潜在风险。⑤由于肌肉松弛作用或起效快，服药后应立即上床。⑥及时评估疗效，以免产生依赖性与耐受性。⑦警惕抑郁症患者自杀危险。⑧注意毒性不良反应，尤其是肝肾功能减退患者。

7. 心理治疗

心理行为治疗在建立良好医患关系的基础上，向患者解释失眠的发生机制，传授有关睡眠的正确知识，矫正患者关于睡眠的错误认知，如"睡眠不足会引起严重的疾病"等。对于慢性失眠患者来说，进入寝室本身就是构成了沉重的精神负担，一接近上床时间，情绪变得烦躁，陷入条件性失眠状态。刺激控制疗法、睡眠限制疗法、肌肉松弛疗法、自律训练疗法和生物反馈疗法等行为治疗，既可以单独应用，更可以与药物治疗结合起来，达到终止患者条件性失眠的目的。

（二）中药治疗

临床辨证，首先要明确本病主要特点为入寐困难，或寐而不酣，或时寐时醒，或醒后不能再寐，或整夜不能入寐。其次要分清虚实。虚证多因阴血不足，责在心脾肝肾；实证多因肝郁化火，食滞痰浊，胃府不和。治疗以补虚泻实，调整阴阳为原则。

1. 辨证用药

1）肝郁化火

不寐，性情急躁易怒，不思饮食，口渴喜饮，目赤口苦，小便黄赤，大便秘结。舌红，苔黄，脉弦而数。

治法：疏肝泄热，佐以安神。

方药：龙胆泻肝汤加味。

龙胆草 10 g，黄芩 10 g，栀子 10 g，泽泻 10 g，木通 10 g，车前子 12 g，当归 12 g，

生地 15 g，柴胡 12 g，甘草 8 g，茯神 10 g，酸枣仁 10 g，龙骨 15 g，牡蛎 5 g。

2）痰热内扰

不寐头重，痰多胸闷，恶食嗳气，吞酸恶心，心烦口苦，目眩。苔腻而黄，脉滑数。

治法：化痰清热，和中安神。

方药：温胆汤加黄连、山栀。

清半夏 12 g，陈皮 10 g，竹茹 12 g，枳实 10 g，黄连 6 g，山栀 10 g，茯苓 12 g，珍珠母 15 g，山楂 12 g，炒麦芽 15 g。

3）阴虚火旺

心烦不寐，心悸不安，头晕、耳鸣，健忘，腰酸梦多，五心烦热，口干津少。舌红，脉细数。

治法：滋阴清火，养心安神。

方药：黄连阿胶汤加减。

黄连 10 g，阿胶 12 g（冲），鸡子黄 2 枚，黄芩 12 g，白芍 12 g，牡蛎 12 g，龟板 12 g，柏子仁 10 g，酸枣仁 10 g，磁石 15 g。

4）心脾两虚

多梦易醒，心悸健忘，头晕目眩，肢倦神疲，饮食无味，面色少华。舌淡，苔薄，脉细弱。

治法：补养心脾，以生气血。

方药：归脾汤加减。

党参 15 g，黄芪 15 g，白术 10 g，甘草 6 g，远志 10 g，枣仁 10 g，茯神 10 g，龙眼肉 10 g，当归 12 g，木香 10 g，熟地 10 g，阿胶 10 g（冲），夜交藤 30 g，合欢皮 10 g。

5）心胆气虚

不寐多梦，易于惊醒，胆怯心悸，遇事善惊，气短倦怠，小便清长。舌淡，脉弦细。

治法：益气镇惊，安神定志。

方药：安神定志丸加减。

人参 10 g，茯苓 10 g，石菖蒲 12 g，龙骨 12 g，龙齿 10 g，远志 10 g，夜交藤 20 g，酸枣仁 12 g，当归 10 g，柏子仁 10 g。

2. 中成药

1）安神补脑液：安神补脑液每次 10 mL，每日 3 次。有补心安神作用，用于心脾两虚引起的失眠症。

2）朱砂安神丸：朱砂安神丸每次 1 丸，每日 2 次。有重镇安神的作用，用于阴虚火旺型失眠的患者。

3）柏子养心丸：柏子养心丸每次 1 丸，每日 2 次。有养心安神通便作用，用于失眠而大便不通者。

4）归脾丸：归脾丸每次 1 丸，每日 2 次。有补益心脾，气血双补的作用，用于心脾两虚之失眠症。

3. 单、验方

1）酸枣仁，每日 20～25 g，上午 7 时许将酸枣仁放在茶杯里开水冲泡，每日服用数次至十几次，半月为 1 个疗程，效验显著。

2）吴茱萸 9 g，人参 9 g，桂皮 10 g，陈皮 10 g，生姜 18 g，大枣 12 g。取 3 剂，水煎服，每日 1 剂，忌生冷。对重症失眠有较好疗效。

3）炒酸枣仁 10 g，麦冬 6 g，远志 3 g，水煎后，晚上睡前顿服。

4）黄芪 30 g，白术 10 g，陈皮 10 g，党参 10 g，当归 10 g，甘草 10 g。每日 1 剂水煎服，或补中益气丸 10 粒，每日 3 次，温开水送服。

5）杭菊花 250 g，灯心草 250 g，做枕芯用。常用有效。

4. 饮食疗法

1）酸枣仁 50 g，捣碎浓煎服汁，用粳米 100 g，煮粥，待米熟时加入酸枣仁汁同煮，粥成淡食，加糖食亦可，每日晚饭食用。此粥对神经衰弱，失眠多梦疗效较好。无论失眠新久均适用。

2）绞股蓝茎叶 2 g，白糖适量。开水冲泡，当茶饮用，每日数次。对顽固性失眠，长期失眠的效果较为理想。

3）合欢花 10 g，冲茶饮用。适用于各种失眠症。

4）百合花 15 g，水煎取汁，当茶饮用。适用于心肾不交型失眠。

5）龙眼肉 15 g，炒杏仁 10 g，白糖适量。水煎服。适用于心脾两虚型失眠患者。

6）醋 1 汤匙，冲 1 杯冷开水或温开水服下。可治疗失眠。

7）牛奶 250 mL，鸡蛋 2 枚，红枣适量。将鸡蛋、牛奶、红糖搅匀煮熟，临睡前服，连服 10 日为 1 个疗程。可治失眠。

8）小米 50 g 煮粥，打入鸡蛋 1 个，稍煮即可。睡前用热水泡脚，然后吃蛋粥，可治长期失眠。

（郭婕）

第四节　头　痛

头痛是指额、顶、颞及枕部的疼痛。头痛是一种常见症状。但对老年人来说，有些头痛是严重疾病的信号，例如高血压患者头痛突然加剧，尤其是伴有呕吐时，须警惕脑出血的发生。

中医亦称头痛，又称头风、偏头风、脑风、首风等。头痛是临床上常见的自觉症状，可单独出现，亦可以出现在多种急慢性病之中。《证治准绳·头痛》说："医书多分头痛、头风为二门，然一病也，但有新久去留之分耳。浅而近者名头痛，其痛卒然而至，易于解散速安也；深而远者为头风，其痛作止不常，愈后遇触复发也。皆当验其邪所从来而治之。"

一、病因

现代医学认为颅内血管疾病是头痛最常见的原因，如脑血管意外（脑出血、脑血栓形成、脑栓塞、蛛网膜下隙出血）、高血压脑病、脑供血不足、静脉窦血栓形成等；脑肿瘤、脑外伤及躯体疾病；感染、中毒及内分泌代谢紊乱等也属致本病原因。对疼痛刺激敏感的颅内结构：静脉窦以及引流到静脉窦的皮质静脉；颅底动脉；颅底部硬脑膜；三叉、舌咽及迷走神经；第 1 颈椎到第 3 颈椎脊神经分支。头皮及面部所有的结构对疼痛都是敏感的。有关头痛的一些生化因素近年来也受到重视。5－HT、去甲肾上腺素以及缓激肽在偏头痛中的作用早就受到注意。此外，前列腺素、前列腺素 E 激素在偏头痛发作中的作用也得到证实。

中医认为头痛之病因多端，但不外乎外感和内伤两大类。盖头为"诸阳之会"，"清阳之府"，又为髓海所在，凡五脏精华之血，六腑清阳之气，皆上注于头，故六淫之邪外袭，上犯巅顶，邪气羁留，阻抑清阳，或内伤诸疾，导致气血逆乱，瘀阻经络，脑失所养，均可发生头痛。如《医碥·头痛》说："头为清阳之分，外而六淫之邪气相侵，内而六腑经脉之邪气上逆，皆能乱其清气，相搏击致痛，须分内外虚实。"

外感头痛：多因起居不慎，坐卧当风，感受风、寒、湿、热等外邪，而以风邪为主。所谓"伤于风者，上先受之""高巅之上，惟风可到"，故外邪自表侵袭于经络，上犯巅顶，清阳之气受阻，气血不畅，阻遏络道，而致头痛。又风为百病之长，多夹时气而发病。若夹寒邪，寒凝血滞，络道被阻，而为头痛；若夹热邪，风热上炎，侵扰清空，而为头痛；若夹湿邪，湿蒙清空，清阳不展，而致头痛。如《医碥·头痛》说："六淫外邪，惟风寒湿三者最能郁遏阳气。火暑燥三者皆属热，受其热则汗泄，非有风寒湿袭之，不为患也。然热甚亦气壅脉满，而为痛矣。"

内伤头痛："脑为髓之海"主要依赖于肝肾精血濡养及脾胃运化水谷精微，输布气血上充于脑，故内伤头痛，其发病原因与肝、脾、肾三脏有关。因于肝者，一因情志所伤，肝失疏泄，郁而化火，上扰清空，而为头痛；一因火盛伤阴，肝失濡养，或肾水不足，水不涵木，导致肝肾阴亏，肝阳上亢，上扰清空而致头痛。因于肾者，多由禀赋不足，肾精久亏，脑髓空虚而致头痛。亦可阴损及阳，肾阳衰微，清阳不展，而为头痛。固于脾者，多系饥饱劳倦，或病后体虚，脾胃虚弱，生化不足，或失血之后，营血亏虚，不能上荣于脑髓脉络，而致头痛。或饮食不节，脾失健运，痰湿内生，上蒙清空，阻遏清阳而致头痛。

二、临床表现

根据临床表现常见类型如下。

（一）脑血管性疾病引起的头痛

1. 蛛网膜下隙出血

在颅内动脉瘤与血管畸形破裂所造成的蛛网膜下隙出血中，头痛是最主要的症状，为弥散性、"爆裂样"痛。以枕部最为显著，并沿颈项部向下放射，出现颈项强直。可持续数周到数月。

2. 脑出血

头痛常为发病症状，但往往迅速出现意识障碍与肢体偏瘫，伴血压升高时其诊断不难。

3. 未破裂的脑动脉瘤与动静脉血管畸形

一般动脉瘤未破裂之前，头痛是不常见的，但是后交通动脉或颈内动脉瘤可以引起一侧性头痛。脑血管畸形，可以引起同侧突出的剧烈头痛，可以有癫痫发作。

4. 缺血性脑卒中

脑供血不足可以引起头痛，伴有感觉与运动障碍，头痛呈搏动性。偏头痛类中的典型偏头痛、普遍型偏头痛等亦可在老年期复发，多长期反复发作，多有家族史，麦角胺止痛有效。

（二）颅内压变化引起的头痛

1. 腰穿后头痛

常在腰穿后数小时甚至数天后发生，反复穿刺的患者较易发生。造成头痛的原因是穿刺部位脑脊液缓慢向外渗漏。通常持续数小时，常表现为额、枕部钝痛。

2. 气脑造影后头痛

气脑造影后由于异物刺激的因素可致头痛。卧床休息48小时，取头低卧位，加强水摄入及应用止痛剂可缓解症状。

3. 自发性颅内压低症

可能为脉络丛的暂时性功能障碍所致。主要症状为头痛。

4. 颅内压增高的头痛

在颅内压增高的患者中出现的头痛多由脑膜和血管的移位与牵引所致，而不是颅内压增高本身所造成。

5. 脑肿瘤的头痛

脑肿瘤的头痛常由颅底脑动脉、静脉窦、脑神经的移位引起。如果无视盘水肿，则头痛有定位价值。头痛随肿瘤的增长而呈持续性。

（三）头部损伤的头痛

头部损伤后出现的头痛小部分由颅内因素引起，大部分由颅外因素所造成。老年人的慢性硬膜下血肿，往往由于缺乏损伤的病史而被误诊。脑震荡后头痛是主要症状，但头痛的剧烈程度与损伤无平行关系。

（四）面部疾病的扩散性头痛

1. 眼部疾病所致的头痛

老年人慢性青光眼是慢性额部头痛的重要病因之一。

2. 耳鼻、咽疾病所致的头痛

外耳道炎及外耳道疖肿、牙周炎、牙周脓肿等可引起头痛。鼻咽癌引起的头痛为一侧性，常伴鼻塞、鼻衄、耳聋等。老年人慢性鼻窦炎头痛较轻，急性发作时，可使头痛加重，表现为一侧剧烈头痛。

（五）其他疾病所致的头痛

三叉神经痛也是老年人常见的头痛原因。老年人由于颈椎退行性改变，也可引起头痛。绝经期头痛可能由于内分泌失调所致。

三、药物治疗

（一）西药治疗

针对病因进行治疗，如颅内感染应用抗生素；颅内占位性病变可行手术治疗；高血压、五官疾病、精神因素等所致者，均应进行相应的处理。

1. 一般治疗

无论何种原因引起的头痛，患者均应避免过度疲劳和精神紧张，须静卧、保持安静、避光。

2. 对症治疗

1）镇痛剂：用于严重头痛时，多为临时或短期用，可用于各型头痛。可选用阿司匹林 0.2~0.5 g，或复方阿司匹林（APC）0.5~1.0 g，吲哚美辛 25 mg，均每日 3 次，口服。若痛剧未止或伴烦躁者，选用延胡索乙素 100~200 mg，每日 3 次，口服；或 60~100 mg 皮下或肌内注射。或罗通定 30~60 mg，每日 3 次，口服；或 60 mg 皮下或肌内注射，或可待因 15~30 mg，哌替啶 50 mg，皮下或肌内注射。

2）镇静、抗癫痫药：通过镇静而减轻疼痛。可用地西泮 2.5~5 mg，口服；或 5~10 mg，肌内注射。氯氮草 5~10 mg，每日 3 次，口服。抗癫痫药多用于控制头痛发作。可选用苯妥英钠 50~100 mg，每日 3 次，口服。

3）控制或减轻血管扩张的药物：主要用于血管性头痛。①麦角胺：麦咖片 1~2 片口服，0.5 小时后无效可加用 1 片。严重头痛者用酒石酸麦角胺 0.25~0.5 mg 皮下注射，孕妇、心血管、肝肾疾患等忌用。②5-HT 拮抗剂：二甲麦角新碱每日 2~12 mg；苯噻啶 0.5~1 mg，每日 3 次；赛庚啶 2~4 mg，每日 3 次。③单胺氧化酶：苯乙肼 15~25 mg 或阿米替林 10~35 mg，每日 3 次。④β 受体阻滞剂：普萘洛尔 10~30 mg，每日 3 次；吲哚美辛每日 2.5 mg。哮喘、心力衰竭、房室传导阻滞者禁用。⑤可乐定 0.035~0.075 mg，每日 3 次。

4）脱水剂：颅内高压（脑水肿）时，用 20% 甘露醇或 25% 山梨醇 250 mL，快速静脉滴注，4~6 小时重复 1 次，间隙期静脉注射 50% 葡萄糖注射液 60 mL。必要时 10% 葡萄糖溶液 500 mL 加地塞米松 10~20 mg，静脉滴注，每日 1 次。

（二）中药治疗

头痛的辨证，除详问病史，根据各种症状表现不同，辨别致病之因以外，尤应注意头痛之久暂、疼痛之性质、特点及部位之不同，辨别外感和内伤，以便进行辨证论治。

外感头痛，一般发病较急，病势较剧，多表现掣痛、跳痛、灼痛、胀痛、重痛，痛无休止。每因外邪致病，多属实证，治宜祛风散邪为主；内伤头痛一般起病缓慢，病势较缓，多表现为隐痛、空痛、昏痛，痛势悠悠，遇劳则剧，时作时止，多属虚证。治宜补虚为主。

1. 辨证用药

1）风寒头痛

头痛时作，痛连项背，恶风畏寒，遇风尤剧，口不渴。苔薄白，脉浮紧。

治法：疏散风寒。

方药：川芎茶调散加减。

川芎20 g，荆芥12 g，防风10 g，羌活12 g，白芷10 g，细辛3 g，菊花10 g，桑叶10 g。

2）厥阴头痛

巅顶头痛，干呕，吐涎沫，甚则四肢厥冷。苔薄白而滑，脉弦或弦紧。

治法：温散厥阴寒邪。

方药：吴茱萸汤加味。

吴茱萸15 g，党参10 g，生姜6片，大枣3枚，清半夏12 g，藁本12 g，川芎15 g，茯苓12 g。

3）风热头痛

头痛而胀，甚则头痛如裂，发热或恶风，面红目赤，口渴欲饮，便秘溲黄。舌质红，苔黄，脉浮数。

治法：疏风清热。

方药：芎芷石膏汤加减。

川芎15 g，白芷10 g，菊花12 g，生石膏30 g，黄芩10 g，薄荷10 g，生地10 g，丹皮10 g，玄参10 g，龙胆草10 g。

4）风湿头痛

头痛如裹，肢体困重，纳呆胸闷，小便不利，大便或溏。苔白腻，脉濡。

治法：祛风胜湿。

方药：羌活胜湿汤加减。

羌活12 g，独活12 g，川芎20 g，防风10 g，蔓荆子10 g，藁本12 g，苍术12 g，白术10 g，茯苓10 g，陈皮10 g，生薏苡仁15 g。

5）肝阳头痛

头痛而眩，心烦易怒，夜眠不宁，或兼胁痛，面红口苦。苔薄黄，脉弦有力。

治法：平肝潜阳。

方药：天麻钩藤饮加减。

天麻12 g，钩藤20 g，桑叶10 g，菊花12 g，石决明20 g，杜仲12 g，川牛膝12 g，桑寄生12 g，黄芩12 g，山栀10 g，丹皮10 g，牡蛎15 g。有肝阴不足者，加生地12 g，枸杞10 g，何首乌10 g，女贞子10 g；肝火明显者加郁金10 g，龙胆草10 g，夏枯草15 g。

6）肾虚头痛

头痛且空，每兼眩晕，腰痛酸软，神疲乏力，耳鸣少寐。舌红少苔，脉细无力。

治法：养阴补肾。

方药：大补元煎加减。

熟地 15 g，山茱萸 10 g，山药 10 g，枸杞 12 g，人参 10 g，当归 10 g，杜仲 12 g，菊花 10 g，川芎 15 g，炙龟板 12 g。

7）血虚头痛

头痛而晕，心悸不宁，神疲乏力，面色㿠白。舌质淡苔薄白，脉细弱无力。

治法：养血为主。

方药：加味四物汤。

熟地 12 g，山药 12 g，山萸肉 10 g，泽泻 10 g，当归 10 g，川芎 15 g，桃仁 10 g，甘草 10 g，菊花 12 g，赤芍 12 g，黄芪 12 g，白术 12 g。

8）痰浊头痛

头痛昏蒙，胸脘满闷，呕恶痰涎。苔白腻，脉滑或弦滑。

治法：化痰降逆。

方药：半夏白术天麻汤加减。

天麻 12 g，清半夏 12 g，白术 10 g，陈皮 10 g，茯苓 10 g，生姜 4 片，大枣 6 枚，厚朴 10 g，白蒺藜 12 g，蔓荆子 10 g，竹茹 12 g，枳实 12 g。

9）瘀血头痛

头痛经久不愈，痛处固定不移，痛如锥刺，或有头部外伤史。舌质紫暗，苔薄白，脉细或细涩。

治法：活血化瘀。

方药：通窍活血汤加减。

桃仁 10 g，红花 10 g，川芎 15 g，赤芍 10 g，生姜 4 片，葱白 1 根，郁金 10 g，白芷 10 g，细辛 4 g，石菖蒲 12 g。

头痛甚者加全蝎、蜈蚣；气血不足加黄芪、当归。

2. 中成药

1）镇脑宁胶囊：镇脑宁胶囊每次 4 粒，每日 3 次。有理气活血，祛风镇痛作用。用于内伤性头痛各种类型。

2）天麻头风灵胶囊：天麻头风灵胶囊每次 4 粒，每日 3 次。有祛风活血止痛作用。用于治疗内伤性头痛的各种类型。

3. 单、验方

1）川芎 120 g，荆芥 120 g，细辛 30 g，白芷 60 g，羌活 60 g，甘草 60 g，防风 45 g，薄荷 240 g。上药共研细粉，每服 6～9 g，饭后茶水送服，或水煎 1 次服。治风寒头痛，一般服后可见效。

2）荆芥 60 g，炒甘草 60 g，川芎 60 g，羌活 60 g，炒僵蚕 60 g，防风 60 g，茯苓 60 g，蝉蜕 60 g，藿香 60 g，党参 90 g，姜厚朴 15 g，陈皮 15 g。上药共为细粉，每次 6 g，茶水调服。另需用下方透顶散搐鼻（细辛 2 茎，瓜蒂 7 个，丁香 3 粒，冰片 0.5

g，麝香 0.5 g，糯米 7 粒。先将细辛、瓜蒂、丁香、糯米研细末，再加入冰片、麝香末调匀。每次用药粉或黄豆粒般大，塞入双鼻孔中）。可治奇难之头痛。

3）全蝎 9 g。水煎服，每天 1 剂，连服 10 天。适用于各型头痛。

4）全蝎 30 g，地龙 30 g，甘草 30 g。共研细末，每服 3 g，早晚各服 1 次。适用于各型头痛。

4. 饮食疗法

1）生姜 5 片，葱白 3 根，红糖适量。洗净葱、姜，放锅内，清水适量，或火煎煮，煮沸 10 分钟，加入红糖，取汁趁热饮用，饭后忌吹风受凉。每日 1~2 次，连服 2~3 天。适用于风寒性头痛。

2）川芎 6~9 g，鸡蛋 2 个，大葱 3 根。共放锅中水煮，鸡蛋熟后去壳再煮片刻，食蛋饮汤。每日 1 次，连服数天。可治风寒性头痛。

3）菊花 20 g，白糖适量。泡茶饮用。适用于风热头痛。

4）山楂 30 g，荷叶 12 g。水煎代茶饮用。适用于肝阳头痛。

5）猪瘦肉 100 g，红枣 10 枚，鲜紫河车 1 个，生姜 5 片，先将紫河车剪去血络，漂洗干净并切碎，配生姜锅里略炒，后加入瘦猪肉，红枣，隔水炖熟，加盐调味后食用。适用于血虚头痛。

6）川芎 30 g，菊花 15 g，山楂 15 g，羊脑 1 个。文火炖至烂熟，分次食用之。有活血清肝的作用。适用于瘀血头痛。

（郭婕）

第五节 眩 晕

由不同原因而产生的一种运动性或位置性错觉称为眩晕。老年人发生的眩晕在临床上较为常见。

中医认为眩晕之眩是指眼花，晕是指头晕，两者常同时并见，故统称为眩晕。轻者闭目即止；重者如坐舟船，旋转不定，不能站立，或伴有恶心、呕吐、汗出，甚则昏倒等症状。

一、病因

本病可见于多种疾病，如梅尼埃病、迷路炎、内耳药物中毒、前庭神经元炎、脑动脉粥样硬化、高血压、椎基底动脉供血不足、阵发性心动过速、贫血、中毒性眩晕、头部外伤后眩晕、屈光不正、神经症等。此外，老年人肾功能常处于临界状态，应用耳毒性药物时，由于肾脏排泄功能差，容易导致耳毒性反应，表现为眩晕。常引起眩晕的药物还有链霉素、庆大霉素、水杨酸钠、奎宁、苯妥英钠和卡马西平等。

中医认为，本病的发生属虚者居多，阴虚则肝风易动，血少则脑失所养，精亏则髓海不足，均可导致眩晕。其次由于痰浊壅遏，或化火上蒙，亦可形成眩晕。

二、临床表现

老年眩晕的症状为突感自身或周围景物的旋转和晃动感，伴有站立不稳，严重者有恶心、呕吐、出汗、面色苍白等自主神经系统症状。

三、药物治疗

（一）西药治疗

1. 治疗原则

眩晕可分为耳源性眩晕、眼源性眩晕、神经源性眩晕、全身疾病性眩晕四大类。

积极寻找病因，进行病因治疗。如颅内感染，应积极控制感染；颅内肿瘤，应手术治疗；椎基底动脉系统血栓形成，应用低分子右旋糖酐、血管扩张剂、抗凝剂、激素等；体质差者应积极进行体育锻炼。发作期宜卧床休息，防止起立时跌倒受伤，减少头部转动。要保持心情舒畅，不宜过多饮水。饮食宜素净和容易消化，不宜食用酒、浓茶、咖啡、韭菜、辣椒、大蒜等刺激性食物。

2. 治疗方案

1）镇静剂：一般头晕者可给氯丙嗪（25 mg）、苯巴比妥（0.03 g）、地西泮（2.5 mg），每日 3 次口服（0.3 mg）或肌内注射。

2）茶苯海明：茶苯海明 50 mg，每日 3 次口服。

3）甲氧氯普胺：甲氧氯普胺 10 mg，每日 3 次口服。对晕车、晕船者，有较好疗效。

4）氟桂利嗪：氟桂利嗪又名西比灵。剂量 10 mg，每日 1 次口服，10 天为 1 个疗程。

5）倍他司汀：文献报道，应用本品每日 12 mg，分 3 次服。治疗各种原因引起的眩晕 30 例（梅尼埃综合征 18 例，高血压动脉硬化 6 例，颈椎病 2 例，中耳炎、迷路炎、脑震荡后遗症、链霉素中毒各 1 例），多数于服用后 4～12 小时后即有明显效果，最快者 2 小时即见效。症状、体征消失时间为（2.3±1.9）天，总有效率为 96%。

6）利多卡因：本品具有调节自主神经系统或扩张脑微血管，改善脑循环和内耳微循环的作用。有人给 100 例患者用本品 50 mg 加入 25% 葡萄糖液 40 mL 中缓慢静脉注射，每日 1～2 次，效果显著。国外有人用本品鼓室注射治疗梅尼埃综合征 28 例，获良效。

7）地芬尼多：地芬尼多别名戴芬逸多，为强效抗晕止吐药。对眩晕、呕吐和眼球震颤均有明显疗效，对头痛和耳鸣亦有较好疗效。剂量 25～50 mg，每日 4 次。6 个月以上儿童，首剂 0.9 mg/kg，必要时 1 小时可重复 1 次，以后每 4 小时给药一次。1 天剂量 5.5 mg/kg，6 个月以下儿童禁用。肌内注射时剂量相应减少 1/5～1/2。本品应在严密监护下给药。青光眼、窦性心动过速及胃肠道或泌尿生殖道阻塞的患者应慎用。

8）复方氯化钾液：取 10% 葡萄糖液 500 mL 加入 10% 氯化钾 10 mL、地塞米松

10 mg、维生素 B₆100 mg 静脉滴注。有人治疗眩晕症 88 例，有效率为 93.18%，优于对照组。钾具有改善内外淋巴囊中 K⁺ 不平衡的病理过程，使淋巴囊内外与细胞内外钾离子浓度迅速恢复正常平衡状态的作用；激素具有膜稳定等作用；维生素 B₆ 是细胞代谢的良好辅酶，可增加氨基酸与脂肪的代谢；三药合用具有很好的调节和协同效果。

（二）中药治疗

1. 辨证用药

1）肝阳上亢

眩晕耳鸣，头胀且痛，每因烦劳或恼怒而头晕、头痛加剧，面色潮红，急躁易怒，少寐多梦，口苦。舌质红，苔黄，脉弦。

治法：平肝潜阳，滋养肝肾。

方药：天麻钩藤饮加减。

天麻 12 g，钩藤 15 g，石决明 20 g，杜仲 15 g，牛膝 12 g，桑寄生 12 g，茯苓 10 g，夜交藤 15 g，生牡蛎 15 g，生龙骨 15 g，山栀 10 g。

2）气血亏虚

眩晕动则加剧，劳累即发，面色㿠白，唇甲不华，发色不泽，心悸少寐，神疲懒言，饮食减少。舌质淡，脉细弱。

治法：补养气血，健运脾胃。

方药：归脾汤加减。

党参 12 g，黄芪 15 g，白术 12 g，当归 12 g，炙甘草 10 g，酸枣仁、生地 12 g，生姜 3 片，大枣 4 枚，阿胶 10 g（冲），熟地 10 g。

3）肾精不足

眩晕而见精神萎靡，少寐多梦，健忘，腰膝酸软，遗精，耳鸣，偏于阳虚者，五心烦热；舌质红，脉弦细数。偏于阳虚者，四肢不温，形寒怯冷；舌质淡，脉沉细无力。

治法：偏于阴虚者，补肾滋阴。偏于阳虚者，补肾助阳。

方药：补肾滋阴用左归丸加减。

熟地 15 g，山萸肉 10 g，菟丝子 12 g，牛膝 10 g，龟板 15 g，鹿角胶 10 g，知母 10 g，黄柏 10 g，丹皮 10 g，菊花 10 g。

补肾助阳用右归丸加减。

熟地 15 g，山萸肉 10 g，杜仲 12 g，熟附子 12 g，肉桂 10 g，鹿角胶 10 g，仙灵脾 15 g，巴戟天 10 g，珍珠母 12 g，生牡蛎 15 g，麦冬 12 g，白芍 15 g。

4）痰浊中阻

眩晕而见头重如蒙，胸闷恶心，食少多寐。苔白腻，脉濡滑。

治法：燥湿祛痰，健脾和胃。

方药：半夏白术天麻汤加减。

清半夏 12 g，陈皮 10 g，茯苓 12 g，白术 15 g，天麻 12 g，生姜 4 片，大枣 4 枚，郁金 10 g，石菖蒲 10 g，苍术 10 g。

5）痰热互结

眩晕而见头重如蒙，头目胀痛，心烦口苦，渴不欲饮。苔黄腻，脉弦滑。

治法：苦寒燥湿，化痰泄热。

方药：温胆汤加减。

黄连 10 g，黄芩 12 g，清半夏 12 g，陈皮 10 g，甘草 10 g，枳实 12 g，竹茹 10 g，生姜 4 片，茯苓 15 g，钩藤 15 g，菊花 10 g。

2. 中成药

1）脑立清丸：脑立清丸每次 10 粒，每日 2 次。有疏肝泻火的作用，用于眩晕见口苦善怒，血压偏高者。

2）归脾丸：归脾丸每次 1 丸，每日 2 次。有补脾养血的作用，用于气血亏损型眩晕。

3）补中益气丸：补中益气丸每次 1 丸，每日 2 次。用于低血压引起的眩晕。枳实 30 g 煎水冲服补中益气丸。

4）知柏地黄丸：知柏地黄丸每次 1 丸，每日 2 次。用于老年性高血压头晕目眩。

5）天麻头风灵：天麻头风灵每次 4 粒，每日 3 次。用于各种眩晕头痛症。

3. 单、验方

1）川芎 12 g，菊花 20 g，地龙 10 g，川牛膝 15 g，夏枯草 30 g，地骨皮 30 g，玉米须 30 g。每日 1 剂，水煎服。用于肝阳上亢所致的眩晕头痛，耳鸣，脉弦实等证。

2）仙鹤草 60 g。煎水代茶饮。用于体乏不耐劳作者。

3）赤芍 12 g，钩藤 15 g，川芎 10 g，刘寄奴 15 g，葛根 15 g，桃仁 10 g。每日 1 剂，水煎服。用于头受伤后痰瘀阻塞头窍者。

4）珍珠母 30 g，代赭石 30 g，稽豆衣 10 g，菊花 9 g，白芍 10 g，姜竹茹 9 g，佛手 9 g，茯苓 9 g，青皮 9 g，陈皮 9 g，白蒺藜 9 g，旋覆花 9 g，生姜 3 片。水煎服，每日 1 剂。用于耳源性眩晕症。

4. 饮食疗法

1）陈皮 10 g，茶叶 5 g，煎水代茶。用于肝阳上亢患者。

2）白木耳 15 g（先浸泡 1 夜），瘦猪肉 50 g，红枣 10 枚，加水同炖，熟后饮服。或黑豆、浮小麦各 30 g，水煎服。用于气血虚弱患者。

3）陈皮 15 g，大米 100 g。先将陈皮煎取汁，下米煮成稀粥。每日服 2～3 次，连服 3～5 天。用于痰浊中阻患者。

4）黑桑椹 500 g，黑芝麻 50 g，蜂蜜 200 g，加水文火煎煮熬成膏，每日早晚各 2 汤匙。用于肾精不足者。

5）新鲜柳树叶每日 250 g，浓煎成 100 mL，分 2 次服，6 日为 1 个疗程。用于肝阳上亢眩晕。

6）生姜 15 g，羊肉 250 g，当归、大枣各 50 g，生姜切片，羊肉、生姜文火熬成 3 碗，加入调料另煎余药 240 mL，每日分 2 次，将药液、羊肉汤分别依次饮用（混合后难服）。主治低血压性眩晕。

7）生姜 30 g，大葱 30 g，白萝卜 30 g。上几味共捣成泥，敷在头前部，每日 1 次，半小时取下，连用 3 ~ 4 次。主治老年性眩晕症。

（郭婕）